临床常见病的防治与护理

王林霞　蔡秀菊　宋佳佳　主编

U0247495

中国纺织出版社有限公司

图书在版编目（CIP）数据

临床常见病的防治与护理 / 王林霞, 蔡秀菊, 宋佳佳主编. -- 北京：中国纺织出版社有限公司, 2020.7

ISBN 978-7-5180-7423-5

Ⅰ. ①临… Ⅱ. ①王… ②蔡… ③宋… Ⅲ. ①常见病—防治②常见病—护理 Ⅳ. ①R4

中国版本图书馆CIP数据核字（2020）第079332号

策划编辑：樊雅莉　　责任校对：楼旭红　　责任印制：王艳丽

中国纺织出版社有限公司出版发行

地址：北京市朝阳区百子湾东里A407号楼　　邮政编码：100124

销售电话：010—67004422　　传真：010—87155801

http://www.c-textilep.com

中国纺织出版社天猫旗舰店

官方微博http://weibo.com/2119887771

三河市宏盛印务有限公司印刷　　各地新华书店经销

2020年7月第1版第1次印刷

开本：787×1092　1/16　印张：23.25

字数：558千字　定价：98.00元

凡购本书，如有缺页、倒页、脱页，由本社图书营销中心调换

主编简介

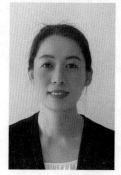

　　王林霞，女，1983年4月出生于山东省海阳市，2010年毕业于山东省滨州医学院。现任威海市立第三医院主管护师、神经内科护士长，威海市护理学会疼痛专业委员会首届委员。曾被山东省卫生厅授予"全省对口支援北川灾后恢复重建医疗卫生工作先进个人"并给予嘉奖，曾先后获得"威海市杰出青年岗位能手"、"威海市优质护理服务先进个人"、"威海市女职工立业标兵"等荣誉称号，曾多次参与市级专业竞赛，均取得优异成绩。曾发明实用新型专利1项，发表国家论文7篇，参与编写著作2部。

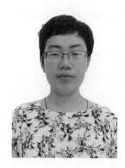

　　蔡秀菊，女，1981年8月出生于山东省潍坊市，2006年毕业于滨州医学院，本科学历。现任威海市立第三医院神经内科副护士长、主管护师。从事临床护理工作10余年。曾发明专利1项，发表国家级论文4篇，参与编写著作1部。

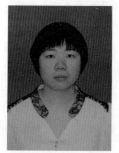

　　宋佳佳，女，毕业于吉林大学，本科学历，主管护师。现就职于威海市立第三医院公共卫生科。从事临床护理工作6年，理论知识扎实，临床经验丰富。曾在国家级核心期刊发表相关论文数篇。

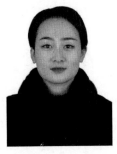

　　阮亚琼，女，1988年出生于山东省威海市，2015年毕业于山东省滨州医学院，中共党员。现于威海市立第三医院从事临床护理工作，主管护师。从事临床护理工作12年，工作中细心严谨，有良好的沟通能力和服务意识，对内、外科急危重症患者有着丰富的临床护理工作经验。曾在国家级核心期刊发表相关论文数篇。

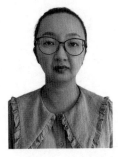

　　米员昆，女，于1983年出生，2013年毕业于潍坊医学院护理专业。现就职于山东省威海市立第三医院，主管护师。从事临床护理工作10余年，在工作期间专心学习护理技能，理论与实践相结合，深入病房工作，临危不乱，耐心护理，微笑服务，用最大的耐心、信心服务每一位患者。

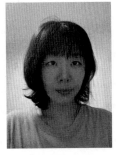

　　郭成成，女，于1985年出生，2007年毕业于山东中医药高等专科学校护理专业。现就职于山东省威海市立第三医院，主管护师。从事临床护理工作12年，工作中具有良好的适应性、敏锐的观察力和正确的判断力，本着认真负责的工作态度，以细心、爱心、耐心、责任心对待每一位患者。

编委会

主编

王林霞　威海市立第三医院
蔡秀菊　威海市立第三医院
宋佳佳　威海市立第三医院
阮亚琼　威海市立第三医院
米员昆　威海市立第三医院
郭成成　威海市立第三医院

副主编

辛　勇　威海市立第三医院
王雪峰　威海市立第三医院
李芳慧　威海市立第三医院
邵兰清　威海市立第三医院
林秀云　威海市立第三医院
初春晓　威海市立第三医院
孙晓芳　威海市立第三医院
王川川　威海市立第三医院

编委

丛亮波　威海市立第三医院
邓燕萍　威海市立第三医院
鞠晓辉　威海市立第三医院
张海宁　威海市立第三医院
戚晓菲　威海市立第三医院
张玲妍　威海市立第三医院
姜　明　威海市立第三医院
公海宏　威海市立第三医院
孙月君　威海市立第三医院

前　言

　　随着社会发展和生活水平的改善，人们的健康需求不断提高，对健康和疾病的认识也在不断深化。"有病要治疗，未病要预防"的理念已逐渐为人们所接受，因此，对医护人员的专业知识和技术水平、人文素养等也提出了更高的要求。为进一步推进优质护理服务，提高护理水平，健全人们的防治意识，编写了《临床常见病的防治与护理》一书，旨在规范整体护理工作，更好地适应医学的发展和患者健康保健防治的需求。

　　本书从不同角度反映了当前疾病护理发展的新趋向，汇聚了全体编者们的智慧和努力。整本书的编写立足于临床疾病的护理，在参阅国内外文献和资料的基础上，结合编者们多年的临床经验，介绍与临床疾病护理相关的基本理论、基本知识、基本操作方法，条理清楚，重点突出，具有系统性、实用性、针对性和指导性。

　　本书是编者们多年来临床护理心得的总结，编写过程中虽然付出了很多努力，但由于时间和水平有限，不足或疏漏之处在所难免，恳请使用本书的读者惠予指正。

编者

2020 年 4 月

目　　录

第一篇　总论

第二篇　专科护理学

第一篇　总论

第一章　心理健康教育

一、患者心理健康教育

(一)患者心理健康教育的概述

1.心理健康教育的概念

心理健康教育是指专业人员通过有组织、有计划、有评价的教育活动,促使人们认识心理健康与躯体健康的关系,建立有益于心理健康的防御机制和行为应对方式,掌握心理自助和心理保健方法,提高心理健康水平,预防心理疾病。

2.患者心理健康教育的概念

患者心理健康教育是指以医院为基地,以患者为对象,通过有目的、有计划、有评价的教育过程,使患者认识社会心理因素与疾病发生、发展和转归的关系,改变不利于健康的错误思维、观念和行为,建立良好的心理防御机制和应对方式,促进身心健康。

3.心理健康教育的作用

①心理健康教育是患者健康教育的重要组成部分;②心理健康教育为护士实施心理护理提供了方法;③心理健康教育是激发患者潜能的推进器。

4.心理健康教育的原则

①科学性原则;②针对性原则;③尊重性原则;④保密性原则;⑤专业性原则。

5.心理健康教育的主要内容

心理健康教育的内容可以涵盖与人类心理健康相关的诸多方面。

(1)按心理发展的年龄特征可分为:幼儿心理健康教育、儿童心理健康教育、青少年心理健康教育、中年心理健康教育、更年期心理健康教育、老年心理健康教育等。

(2)按群体心理问题及心理健康的特点可分为:家庭心理健康教育、学校心理健康教育、工矿心理健康教育、机动车驾驶心理健康教育、航海心理健康教育、航空航天心理健康教育、军人心理健康教育、医护人员心理健康教育等。

(3)按与心理健康相关的症状特点可分为:情绪障碍心理健康教育、睡眠障碍心理健康教育、人格障碍心理健康教育、疼痛问题心理健康教育和性心理问题心理健康教育。

(4)按心理健康与疾病的特点分为:亚健康人群心理健康教育、患者心理健康教育和康复患者心理健康教育。

(二)患者心理健康教育的主要内容

1.心理疾病患者的心理健康教育要点

(1)帮助患者认识影响健康的心理社会因素:这些影响因素包括外部因素和内部因素。其中外部因素主要包括生活事件、社会支持与慢性应激性刺激;内部因素主要包括个体易感性和应对方式。心理健康教育的目的是帮助患者认清心理社会因素对健康的影响具有双向性特征,它既是影响健康的致病因素,又是促进健康的治疗因素。对于因心理社会因素患病或病情加重的患者,应帮助其建立积极的心理防御机制和社会支持系统,努力消除心理社会因素对患者健康造成的消极影响。

(2)帮助有生活事件的患者减少负面影响:生活事件对人体的影响依事件的性质不同而各不相同。当在对患者评估时发现患者有近期生活事件和慢性应激性刺激时,应进一步评价这些刺激因素对患者健康的影响程度,应用"生活再适应量表"对患者进行测评,根据积分预测患者出现健康问题的可能性。依据评估结果,指导患者理解和认清生活事件对个体的影响,加深对心理社会因素是致病因素的认识,减少个体易感性,减轻心理反应程度,主动消除心理社会因素对患者健康的负面影响。

(3)帮助有不良应对方式的患者建立积极的心理防御机制:人们对由心理社会因素导致的疾病所采用的应对方式有两种:积极应对和消极应对。采用何种方式,与压力的性质、对压力的感知程度、以往应对压力的能力或经验、个体的人格特征、个体的支持系统等有关。

护士在向患者实施心理健康教育之前,需要对这些因素进行评估,对于有严重生活事件打击、对压力感知程度高、反应敏感、缺乏处理压力经验和社会支持系统的患者,应作为重要的教育对象,帮助其建立积极的心理防御机制。

防御机制的基本功能是:帮助个体延长彻底处理冲突的时间;掩盖真实的感情、害怕和冲突;减轻焦虑;以社会可接受的方式释放内心强烈的感受;将不可接受的行为转化为可接受的方式。

患者常见的防御机制有:①抑制,即将不愉快的想法压抑于潜意识中,不愿释放和表达;②文饰,以自圆其说来解释自己的行为,将自己的真实感受掩盖起来;③投射,将自己不愉快的情绪归因于他人;④退化,个体的行为倒退到早期幼稚的行为阶段;⑤置换,将情绪中的一个目标转移到可以接受的另一个目标,以减轻不良情绪所带来的痛苦;⑥升华,将无意识的冲突以社会能接受的方式表示,使之具有建设性。前4种属于消极防御机制,后2种为积极防御机制。护士在实施心理健康教育时,要注意观察患者对不同情形的行为反应、患者对这些反应的解释,以及这些反应的有效性,从而判断患者的行为属于何种应对方式。以举例的方式向患者解释消极应对方式的弊端,帮助患者学会运用积极的应对方式促进机体的康复,充分发挥患者心理防御机制对机体的保护功能。

(4)帮助无助的患者建立良好的心理社会支持系统:心理社会支持系统是患者可利用的外部资源,包括家庭、亲属、朋友、同事、伙伴、单位、工会等个人或组织所给予患者精神上和物质上的帮助与支持。在进行心理健康教育过程中,要对患者的心理社会支持程度、患者利用心理社会支持资源的情况进行综合评估,判断患者有无心理社会支持系统,支持的来源、数量和利用度,患者对支持的需求和反应等,以便在教育时有目的地调动和利用有效的、患者需要得到的外部资源。在实施教育时,向缺乏社会支持的患者说明心理社会支持系统对促进疾病康复的意义,调动其利用社会支持的积极性,同时向家属说明为患者提供心理社会支持的作用、意义、方法,共同为促进患者康复建立起良好的心理社会支持系统。

2.心身疾病患者的心理健康教育内容

(1)常见的心身疾病如下。

1)循环系统疾病:冠心病、原发性高血压、心律失常。

2)呼吸系统疾病:支气管哮喘、过敏性鼻炎、过度换气综合征、花粉症。

3)消化系统疾病:消化性溃疡,溃疡性结肠炎,结肠过敏,神经性厌食,神经性呕吐及食管、贲门或幽门痉挛等。

4)泌尿生殖系统疾病:神经性多尿症、阳痿、月经紊乱、经前紧张征。

5)内分泌代谢系统疾病:肥胖症、消瘦、糖尿病、甲状腺功能亢进症。

6)神经系统疾病:偏头痛、紧张性头痛、痛觉过敏、痉挛性疾病。

7)肌肉骨骼系统疾病:类风湿关节炎、痉挛性斜颈。

8)皮肤系统疾病:神经性皮炎、慢性荨麻疹、湿疹、银屑病、斑秃、多汗症。

9)其他:恶性肿瘤、妊娠、毒血症、青光眼、弱视、口腔炎等。

(2)心身疾病具有的主要患病特点:①在患者的躯体上可以查出器质性病变或病理生理过程;②本病是由情绪和人格因素引起的;③躯体变化与正常心理反应时的生理变化相同,但更为强烈和持久;④本病不是神经症和精神病。

(3)心身疾病患者心理健康教育的要点:包括以下几点。

1)帮助患者认识心身疾病的特点,有助于增强患者的防病意识,减少心理因素对机体的不利影响。

2)帮助患者认识心身疾病的常见症状。向患者说明心身疾病的症状概括起来主要有两大类:躯体症状和心理障碍,如高血压常伴有焦虑状态,溃疡病常伴有紧张、抑郁状态等。躯体症状和心理障碍互为因果关系,致使患者在不同的疾病阶段,表现出不同的躯体症状和心理紊乱症状。

最常见的心身症状有:注意力不集中、记忆减退、脑力疲劳、易激惹、兴奋性增高、情绪不稳定、焦虑、抑郁、睡眠障碍、头晕、晕厥、性功能减退、胸前区压迫感和刺痛、胸部压迫感、呼吸困难、喉部块状阻塞感、食欲减退、厌食、口干、呕吐、上腹部压痛、胃肠痉挛、颈肩部疼痛、腰痛、肢体痛和痛经等。此外还可见到客观的躯体症状或体征,如血压波动、脉搏易变、心动过速、期前收缩等。护士应指导患者向医生正确描述病情、具体的心身症状的特点,以及引起这些症状的原因,为医生正确诊断和及时治疗提供可靠依据。

3)帮助患者明确心身疾病治疗的要点:临床上治疗心身疾病的基本原则是在治疗躯体疾病的基础上,积极进行心理干预。护士在进行心理健康教育时,应根据患者所患心身疾病的特点和治疗方法,做好相关治疗知识的宣教和指导。如心理治疗是一个用时较长的过程,需要多次复诊,不可能一次解决所有心理问题,也不可以随意减少或终止;对于用药,要说明用药的注意事项,尽量按医生的要求做到足量、足疗程,不能随意减少药量或自行停药。同时告知患者一般药物的起效期为2周,此期出现的胃肠道症状、焦虑反应和神经系统反应,均属正常反应,告知患者不必紧张,不能自行停药,待 2 周后,这些症状可逐渐减轻或消失。鼓励患者积极配合治疗,提高患者治疗的依从性。

3.躯体疾病患者心理健康教育要点

许多躯体疾病虽然没有明显的心理社会致病因素,但在患病过程中,疾病的症状始终被大脑所感知着、评价着,会产生相应的心理或行为反应。认识这些反应,对于护士指导患者积极应对疾病、减少心理因素的消极影响,具有十分重要的作用。

(1)躯体疾病患者的反应:具体如下。

1)疼痛反应:是临床最常见的症状。

2)感知过敏反应:当患者感知到疾病原因、疾病痛苦和行为的社会后果时,可以出现感知过敏状态,表现为警觉性增高,对突然发生的轻微声响或动作也易引起惊跳,常因小事吵闹不止,注意力不集中,思维杂乱,做事茫然无序,被动接触等。

3)躯体转移性反应:由于个体易感性因素,部分患者可出现躯体转移症状,如病变器官心因性功能障碍加剧,出现尿频、里急后重感、心悸、手颤、面部肌肉紧张、多梦、失眠、全身倦怠等。

4)过度防御反应:正常的防御反应可以在短时间内使患者心理平衡。如果持续存在消极或过度、过强的心理防御反应,就有可能将躯体疾病演化为心理障碍。

上述反应可在各类躯体疾病中出现,但有的症状十分隐匿,护士能够及时发现和处理躯体疾病伴随的心理反应,是进行心理健康教育的重要任务。

(2)心理健康教育要点:包括以下几点。

1)帮助患者认识躯体障碍对心理活动的影响:躯体疾病对患者心理活动或态度的影响取决于疾病的性质、病情的严重程度和患者的个性心理特征、年龄、经验以及当时的心理状态。患相同疾病的患者,不同的心态会产生不同的求医行为和治疗行为:性格开朗的患者,可表现为理智地承认患病的现实,主动地就医治疗;而谨慎、内向性格的患者,可能会出现怀疑、多虑、烦躁不安等情绪反应,脱离现实地处理问题,如采取轻视病情,不按时就医等行为,极有可能会延误疾病的治疗。因此,护士在实施心理健康教育时,应帮助患者认识心理活动产生的原因和对疾病的影响,指导患者在疾病发生、发展和转归的过程中,始终保持积极向上的心态,客观地处理好躯体疾病带来的心理问题。

2)帮助患者认识躯体疾病引起的心理行为异常现象:躯体疾病常常导致器官功能的丧失、活动的异常、疼痛或继发该系统功能失调,它的性质、部位、程度、持续时间和生物学后果会严重影响患者的认知、情绪、行为方式和态度,使患者出现不同的心理应激反应、情绪反应和心理防御反应。躯体疾病所致的心理行为异常主要表现如下。

①意识障碍:意识障碍的症状多数为一过性或暂时性的,会随着病情的好转和稳定逐渐减退或消失。②认知障碍:对有认知障碍的患者,护士在实施心理健康教育时,一定要向家属说明认知功能障碍的危害,帮助家属增强安全防护意识,加强对患者的监护和关爱,随时防止意外事件的发生。③情绪障碍:躯体疾病所致的情绪障碍多数为消极反应,这种负性情绪往往成为影响患者心身康复的重要因素,如果得不到及时有效的调整则会增加并发症发生的概率,加重病情,甚至危及生命。临床常见的负性情绪有 3 种:反应性焦虑、反应性抑郁和抑郁焦虑的

混合状态。对于外科手术患者的情绪反应,护士在实施心理健康教育时,应针对其情绪反应特点,做好围术期的心理健康指导,利用术前准备、术前访视和术后监护的时机对患者进行情绪疏导和手术适应行为训练,努力减少负性情绪对手术效果的影响。对于内科患者,尤其是长期患病导致的抑郁情绪,若得不到及时发现并得到有效干预,会影响疾病的康复,而且严重的抑郁发作会使患者产生自杀观念或自杀行为。因此,护士在进行心理健康教育时,对于易产生抑郁障碍的躯体疾病患者应给予高度重视,发现情绪障碍的迹象,应及时进行心理疏导,分析引起抑郁的原因,同时利用患者的社会支持系统对患者给予感情支持,帮助家属认识抑郁发作的症状和引起自杀的危害,并加强对患者的安全监护。④行为异常:某些躯体疾病还会伴随一些行为异常的表现,如兴奋、躁狂、呆滞、淡漠、行为迟缓等表现,重者可出现重性精神病的行为表现,如人格改变、不修边幅,甚至丧失工作能力。某些隐私性疾病、传染性疾病患者,心理上有被歧视、恐惧的感觉,会产生退缩行为或报复行为。因此,护士在为易于发生行为异常的患者实施心理健康教育时,应注意观察患者行为异常的特征,判断患者的行为表现可能引起的不安全因素,教会家属识别患者的异常行为,并在发生异常行为时采取及时有效的措施加以防护。

4.康复患者心理健康教育要点

现代康复理念强调全面的康复,除机体康复外,还注重心理康复和重返社会。心理康复在全面康复中扮演着极其重要的角色,它对机体康复、恢复社会功能、预防疾病和防止疾病复发,起着积极的促进作用。心理康复的过程就是将患者在患病期间出现的心理紊乱现象调整到心理平衡状态,促进患者向着全面康复的方向发展。

康复患者的心理健康教育主要有两大任务:一是促进患者的心理健康,使其达到全面康复的水平;二是减少不良心理因素对康复过程的影响,提高患者对执行康复计划的依从性。其目的是使患者充分认识心理康复对促进康复和重返社会的意义和作用,积极调整因躯体疾病引起的心理紊乱状态,以积极的心态主动进行康复治疗。其心理健康教育的要点主要包括以下两种:

(1)帮助患者认识心理康复在全面康复中的作用。通过心理健康教育,帮助患者树立全面的康复观,使者能积极参与心理康复活动,主动改变不利于疾病康复的行为模式,努力达到全面康复。

(2)帮助患者认识康复过程中的心理问题,及时予以疏导和纠正。在疾病康复中,有些因素会影响康复治疗的进程和效果,较常见的情况有以下几种。

1)错误认知对康复过程的阻碍与干预:康复过程中的一些错误认知,如否认作用、认同延迟、失能评价、不合理信念等,都会阻碍患者心理康复的进程。

对于持否定态度的患者,在实施心理健康教育时,教育重点是说明持久性康复的意义,鼓励患者积极参与制订康复计划,并努力配合和完成计划,避免一味的纠正否定态度。

认同延迟的患者往往采取逃避的方式,拒绝治疗或不配合治疗。护士在教育中应注意评估者的行为表现,判断逃避的原因,及时修订康复计划,循序渐进地增加康复内容,以减少训练中的负面影响,指导家属对于患者的配合行为及时给予鼓励,使者能够坚定信心,积极进行康复训练。

由于躯体疾病可能会导致患者机体的某些功能丧失,有的患者终身需要别人照顾。这将会导致患者抑郁、焦虑、失望,甚至产生自杀意念或行为,拒绝治疗、绝食,甚至有攻击行为,加之大多数患者和家属不十分了解疾病发展的医学知识,对失能做出不正确的评价,有的过分夸大或看轻事实,有的歪曲事实。由此而导致的后续行为将严重影响对残疾的适应以及对康复计划的执行。因此,护士在实施心理健康教育时,其教育的重点是向患者及家属解释躯体疾病病残的部分失能是客观现实,以免患者认为"残疾是暂时的",抱有不现实的幻想或导致否认躯体病残的事实;其次,病前适应能力较好的患者,可以明确向患者公开病残的失能程度和可以恢复的程度,使患者明确康复的目标,激发患者的行为动力。

由于社会文化背景的差异,一些患者对某些躯体疾病产生不合理信念,多见于因残疾引起的性功能丧失的患者。护士在进行心理健康教育时的重要任务是帮助患者改变不合理信念,告知患者人类的性行为取决于生物和心理两方面因素,性问题不仅是生理现象,还是一种情绪体验,生物方面的损伤可以通过情绪体验来弥补。通过科学知识的学习,消除患者因性问题所带来的焦虑和抑郁情绪,鼓励患者积极采取医学措施加以改善,从而提高生活质量。

2)不良情绪对康复的影响与干预:病残对患者的影响主要体现在自尊的丧失和因不能自理而产生的负性情绪,影响康复最常见的负性情绪是焦虑、抑郁、愤怒和过分依赖。患者情绪不稳定,易激惹,充满敌意和攻击性,缺乏动力,对前途悲观失望,甚至因绝望而自杀。在心理健康教育中,护士要善于观察这些负性情绪的行为表现,及时发现和处理不良情绪的发作,如患者情绪突然由阴转晴,假装愉快来麻痹亲人或医务人员,以寻求自杀的机会;过度依赖的患者其行为会像儿童一样,希望得到额外的照顾,不愿意接受自理能力的训练等。护士在进行心理健康教育的同时,要将这些负性情绪特点告知家属,取得家属的配合,使患者出现这些情绪反应时,能够及时得到积极的心理支持和疏导,帮助患者建立康复的信心。对于康复过程中取得的微小进步要及时给予肯定和鼓励,当出现焦虑、抑郁情绪和攻击行为时,要指导患者运用放松技术缓解情绪压力。

3)不健全人格对康复的影响和干预:不健全的人格特征在疾病的发生、发展和转归中起重要的作用,可能成为影响疾病康复的重要因素。如偏执型人格患者,在遇到挫折时容易将病残的责任推给别人,视别人的好意为动机不良,甚至怀疑治疗效果,因此严重阻碍了康复的进程。对于此类患者应做好人格与疾病关系的解释工作,使患者能够意识到不良人格给康复治疗带来的负面影响,消除患者的多疑心理,以科学的态度对待治疗。对于暗示心理较强的患者,护士可利用此特点,采用积极的暗示,提高康复的依从性。对于冲动型人格患者,要积极稳定情绪,减少刺激,避免因冲动而做出不利于康复的行为。

4)不良社会因素对康复的影响与干预:不良社会因素对康复的影响,主要表现在家庭成员、工作单位、社会对患者的态度和社会支持系统的保障力度上。同情、理解、支持、接纳、关心、鼓励的态度对患者建立康复信心、努力重返社会的目标具有积极的促进作用。相反,如果对患者采取厌恶、遗弃、歧视、嘲弄、侮辱,以致把他们当作累赘的态度,将会对患者的心理造成致命的打击,不仅影响患者的康复进程,还有可能导致患者放弃治疗,甚至采取自杀的恶性后果。护士在对这类患者进行心理健康教育时,应对影响患者康复的社会因素进行评价,向患者家属及单位领导等说明积极的社会支持系统的意义和作用,帮助建立完善的社会支持系统,使患者对回归社会充满信心。

5)医源性因素对康复的影响和干预:医护人员在与患者的密切接触过程中,各种医源性因素必然会对患者心理产生某些影响,最常见的因素有医护人员的态度、语言、操作水平,治疗程序的复杂程度,治疗过程中的痛苦程度,治疗时间的长短以及治疗费用等。疾病康复是一个缓慢的过程,要使患者在整个缓慢的过程中始终保持良好的治疗心态,医护人员也必须调整良好的心态,做好长期作战、付出艰辛努力的准备,与患者和家属达成同盟,共同克服康复过程中遇到的障碍,为患者的康复各尽其责,促使患者早日康复回归社会。

二、心理健康促进的原则

1.心理健康促进的基本概念

(1)定义:第三届国际心理卫生大会将心理健康定义为:所谓心理健康,是指在身体、智能以及情感上与他人的心理健康不相矛盾,将个人的心境发展成最佳状态。心理健康包括两层含义:一是与绝大多数人相比,其心理功能正常,无心理疾病;二是能积极调节自己的心理状态,顺应环境,建设性地发展完善自我,充分发挥自己的能力,过有效率的生活。也就是说,心理健康不仅意味着没有心理疾病,还意味着个人的良好适应和充分发展。

(2)心理健康的一般标准:综合国内外心理学家的观点,参照现实社会生活及人们的心理和行为表现,现代人的心理健康标准应从以下7个方面来判断。

1)智力正常:智力正常是人正常生活最基本的心理条件,是心理健康的首要标准。世界卫生组织(WHO)提出的国际疾病分类体系,把智力发育不全或阻滞视为一种心理障碍和变态行为。一般来讲,智商在130以上,为超常;智商在90以上,为正常;智商为70~89,为亚正常;智商在70以下,为智力落后。智力落后的人较难适应社会生活,很难完成学习或工作任务。衡量一个人的智力发展水平要与同龄人的智力水平相比较,及早发现和防止智力的畸形发展。例如,对外界刺激的反应过于敏感或迟滞、知觉出现幻觉、思维出现妄想等,都是智力不正常的表现。

2)情绪适中:情绪适中是指情绪是由适当的原因所引起;情绪的持续时间随着客观情况的变化而变化;情绪活动的主流是愉快的、欢乐的、稳定的。有人认为,快乐表示心理健康如同体温表示身体健康一样的准确。一个人的情绪适中,就会使整个身心处于积极向上的状态,对一切充满信心和希望。

3)意志健全:一个人的意志是否健全主要表现在意志品质上,意志品质是衡量心理健康的主要标准,其中行动的自觉性、果断性和顽强性是意志健全的重要标志。行动的自觉性是对自己的行动目的有正确的认识,能主动支配自己的行动,以达到预期的目标;行动的果断性是善于明辨是非,适当而又当机立断地采取决定并执行决定;行动的顽强性是在作出决定、执行决定的过程中,克服困难、排除干扰、坚持不懈的奋斗精神。

4)人格统一:心理健康的人,其人格结构包括气质、能力、性格和理想、信念、动机、兴趣、人生观等各方面能平衡发展,人格在人的整体的精神面貌中能够完整、协调、和谐地表现出来。思考问题的方式是适中和合理的,待人接物能采取恰当灵活的态度,对外界刺激不会有偏颇的情绪和行为反应,能够与社会的步调合拍,能与集体融为一体。

5)人际关系和谐:人际关系和谐是心理健康的重要标准,也是维持心理健康的重要条件之一。人际关系和谐具体表现为:在人际交往中,心理相容,互相接纳、尊重,而不是心理相克,相互排斥、贬低;对人情感真诚、善良,而不是冷漠无情、施虐、害人;以集体利益为重,关心、奉献,而不是私字当头,损人利己等。

6)与社会协调一致:心理健康的人,应与社会保持良好的接触,认识社会,了解社会,使自己的思想、信念、目标和行动跟上时代发展的步伐,与社会的进步与发展协调一致。如果与社会的进步和发展产生了矛盾和冲突,应及时调节,修正或放弃自己的计划和行动,顺历史潮流而行,而不是逃避现实,悲观失望,或妄自尊大、一意孤行,逆历史潮流而动。

7)心理特点符合年龄特点:在人的生命发展的不同年龄阶段,都有相对应的不同的心理行为表现,从而形成不同年龄独特的心理行为模式。心理健康的人应具有与同年龄段大多数人相符合的心理行为特征。如果一个人的心理行为经常严重偏离自己的年龄特征,一般都是心理不健康的表现。

(3)心理健康促进定义:心理健康促进,是指提高人们心理耐受性和适应水平,预防心理障碍的发生;提高社会识别、理解精神疾病的水平,减少精神疾病的复发。

2.心理健康促进的原则

要培养良好的心理素养,心理健康是基础。社会变革常常引起人们心态的起伏变化。20 世纪人类社会的政治、经济、科技、文化和自然环境的巨大变化,给人类带来了狂热、欢悦、振奋和希望,同时带来了某些人的消沉、痛苦、失意和迷惘。心理健康的促进奏出了现代人生活的一支"主旋律"。

(1)认识自己,悦纳自己:德国的一名学者说:"一个人真正伟大之处,就在于他能够认识自己"。悦纳自己是发展健康的自我体验的关键与核心。一个心理健康的人能体验到自己的存在价值,既能了解自己,又能接受自己,具有自知之明。即对自己的能力、性格、情绪和优缺点做出恰当、客观的评价,对自己不会提出苛刻的非分期望与要求。对自己的生活目标和理想也能制定得切合实际,因而对自己总是满意的。同时,努力发展自身的潜能,即使对自己无法补救的缺陷,也能安然处之。

(2)面对现实,适应环境:心理健康的人能够面对现实、接受现实,并能够主动地去适应现实,进一步改造现实,而不是逃避现实。对周围事物和环境能做出客观的认识和评价并能与现实环境保持良好的接触,既有高于现实的理想,又不会沉湎于不切实际的幻想与奢望。对自己的能力有充分的信心,对生活、学习、工作中的各种困难和挑战都能妥善处理。心理健康才能与现实保持良好的接触。一则让他们能发挥自己最大的能力去改造环境,治愈或减轻患者痛苦,以求外界现实符合自己的主观愿望;另则在力所不能及的情况下,又能另择目标或重选方法以适应环境,让患者以良好的心态去面对困难。

(3)结交知己,与人为善:心理健康的人乐于与他人交往,和他人建立良好的关系,是心理健康的必备条件。不仅能接受自我,也能接受他人,能认可他人存在的重要作用,能为他人所理解,为他人和集体所接受,能与他人相互沟通和交往,人际关系协调和谐,在生活小集体中能融为一体,乐群性强。在与人相处时,积极的态度(如同情、友善、信任、尊敬等)总是多于消极的态度(如猜疑、嫉妒、敌视等),在社会生活中有较强的适应能力和较充足的安全感。与他人在一起,不仅可得到帮助和获得信息,还可使自身的苦痛、快乐和能力得到宣泄、分享和体现,从而促使自己保持心理平衡与健康。

(4)挫折磨砺,积极进取:成功的机会往往存在于挫折之中。强者的奥秘就在于自觉运用这个哲理处理生活道路上的困境。遇事退一步,海阔天空;凡事论曲直,路窄林深。请体会一下郑板桥"吃亏是福""难得糊涂"的宽大胸怀吧!

医护人员只有自身的心理健康达到一个更高的境界与水准,才能将现代医学模式所要求的临床工作做好。

三、护理人员心理素养的培养

1.护理人员应具备的心理素养

护理人员应具备的心理素质和特点,从广义来说,就是医德高尚、大公无私、全心全意为患者服务的品德。从狭义来说,护理人员的心理素养则主要体现在情感、能力、意志、兴趣、气质和性格几个方面。

(1)情感:情感是人对客观事物是否符合需要而产生的内心体验与外部表现。作为负有救死扶伤责任的护士,应具有高尚的心理品格,忠于职守,对患者具有责任心、同情心和爱心,视患者如亲人,将患者的病痛当作自己的病痛,事事处处为患者着想,一心一意为患者解除疾苦。如果缺乏这种真挚的情感,就很难成为一名合格的护士。

护士的情感对患者有直接的感染作用,特别是对于暗示性强的患者,这种感染作用更为突出。护士应以良好的情感去影响患者的心理状态,去唤起患者对生活的热爱,增强战胜疾病的信心,积极配合治疗。一名优秀的护士,不但要善于应用良好的情感鼓励患者,同时也要学会控制自己的某些不良情绪,以免带给患者消极的影响和暗示。对不同疾病、心理状态的患者,恰当地运用表情动作、体态姿势、言语等,这是护理人员应该掌握的艺术。

(2)能力:能力是人能够顺利完成某种活动的个性心理特征。人要顺利地、成功地完成任何一种活动,总要有一定的心理和行动方面的条件作保证,它直接影响活动的效率。能力可分为一般能力和特殊能力两类。

一般能力是指完成各种活动都需要的共同能力,它是有效地掌握知识和顺利完成活动所必不可少的心理条件,一般能力大致包括观察力、记忆力、想象力、思维能力、语言能力、操作能力、自学能力和科研能力等。特殊能力是指从事某种特殊活动或专业活动所必需的能力。任何一种专业活动都是与该专业内容相符合的几种能力的结合。

一般能力是特殊能力发展的基础和内部条件,一般能力在活动中具体化和专门化,在各种活动中发展相应的特殊能力的同时,也发展了一般能力。能力是在人的先天素质的基础上通过后天的学习和锻炼而形成发展起来的。素质本身不是能力,只是能力发展必要的物质基础。在同样素质基础上可以形成各种不同的能力,这完全取决于后天条件,如营养、社会实践、早期教育以及个人的勤奋努力等都起着重要的作用。护士需要具备以下能力。

1)敏锐的观察力:观察是一种有目的、有计划的有意知觉,是人对现实认识的一种主动形式。当有意知觉探索和了解客观事物的矛盾和变化,并有系统地、独立地进行,就是观察。观察力是发现事物典型特征的能力,是一种稳定的心理特征。

护理人员需要有敏锐的观察力,善于从患者的言语、行为特点去发现他们的内心活动。敏锐的观察力是护理人员工作质量优劣的重要标志。在疾病的过程中把握各复杂因素的变化,对于诊断、治疗和护理的效果及预计可能发生的问题等,都是非常重要的。观察必须具有科学性和系统性。护理人员除了观察患者的生命体征,还应观察患者细微的肌肉运动,如面部表情、眼神、举止、体态、手势以及言语的声调等,以便了解患者的内心活动和躯体情况。仔细地观察往往能得到较之询问更为可靠的初步信息,如想了解患者喜欢哪种食物,只要认真观察剩下饭菜的数量、品种,就可以清楚地了解这个问题。又如某些患者由于治疗效果不佳,他们的焦虑情绪随着病程的延长而加重,表现为吃不下、睡不好,本来开朗健谈的人变得沉默寡言了。

2)准确的记忆力:记忆力是指人脑对经历过的事物的识记、保持、再认和重现(回忆)。记忆是人脑对外界信息的编码、存储和提取的过程。记忆是一种积极能动的心理活动。护士要熟悉各种药物的配伍禁忌,对病房中每一例患者的病情需要有较详细的了解,手术室的护士在不同手术步骤中正确无误地传递器械等,都需要护理人员具有良好的记忆力和科学的记忆术,否则是难以完成治疗、护理任务的。

3)丰富的想象力:想象力是在头脑中改造记忆的表象而创造新形象的过程,也是对过去经验中已经形成的那些暂时联系进行新的结合过程。人的任何心理过程都离不开想象力。想象力能丰富情感,激起情绪,促进行动。爱因斯坦曾说:"想象力比知识更重要,因为知识是有限的,而想象力概括着世界上的一切,推动着进步,并且是知识的源泉。严格地说,想象力是科学研究中的实在因素。"具有丰富想象力的护士,不仅能了解患者的病情、心理状态,而且能根据患者的特点,预料他们的发展动向,给予某些护理的措施,使其获得预期的效果。

4)独立的思维力:思维是人脑对客观事物的一般特性和规律性的一种概括、间接的反映过程。概括性、间接性是思维的主要特征。思维力是能力结构的核心,是能力水平的标志。例如,医生通过看见描记 ST 段下移和 T 波倒置,凭借对人体正常知识的掌握和认识,进行推理,可间接地诊断患者有心肌缺血。临床上疾病的诊断,治疗方案的选用,护理计划的制订,都是思维的结果。思维的任务在于解决问题。这需要护理人员培养自己创造性思维的能力。创造是更高一层地解决问题。创造性思维的特点是新颖性、奇特性和创造性。它的形式有两种,即发散性思维和复合性思维。没有两个患者的病情是完全一样的。因此,护理工作不能千篇一律,必须因人因时而异,对不同的患者采取不同的护理措施。工作中要不断探索新的途径和新的方法,创造性地去解决问题。

5)善于沟通的能力:语言是思维的外壳,思维概括和间接地反映客观事物,均凭借语言来实现。语言是人们在社会生活中广泛运用的交际工具,它好像一面镜子,反映了一个人的思想、情操、道德、文化修养等状况。它对于协调医护人员与患者、社会的关系起着重要作用。医护人员的一句话,一个表情,对于患者的心理状态、情绪变化、健康恢复有很大影响。良好的言语能使者感到温暖和力量,能鼓舞患者战胜疾病的信心,能使患者的某些不利于治疗的心理反应转化为接受治疗的良好的心理状态。然而言语不当,会引起患者精神负担,导致病情加重,甚至引起新的心理性疾患。因此,护理人员要加强语言修养,充分认识语言的精神力量。

6)良好的社会适应能力:护士职业的社会属性,要求护士必须具备良好的环境适应能力,无论在急诊室、手术室、ICU或一般病房护士都应尽快适应,全身心地投入工作;无论在进行常规护理操作,还是抢救患者,护士都能沉着镇定,应对自如。

7)娴熟的操作能力:经过反复练习而达到或接近自动化的动作称为技能。技能可分为动作技能和心智技能两种。前者主要是肌肉运动,它表现在外部行动上,表现在对事物的直接行动中。心智技能主要是认识活动,思维是它的核心成分。所有的护理人员都应该熟练地掌握与自己职业或专业相关的操作技能。操作技能的熟练程度在某种意义上标志着医疗、护理水平的高低。因此,娴熟的操作技能是护理人员的重要心理素养之一,也是完成医疗、护理任务的关键因素。

8)自学能力:自学能力是以主观定向设计的方式寻觅知识的能力,这在现代科学知识急剧增长的情况下尤为必要。护士从学校毕业后,一般较少有机会进行理论上系统的进修,所以自学也是终身教育的主要途径。

9)科研能力:护理人员不但要能胜任各项护理工作,而且要具有一定的科研能力。科研能力主要指能顺利地完成如下的研究步骤:合理选择科研课题、制订周密的科研计划及课题设计、合理组织实施、熟练地掌握实验操作、科学地做出总结、写成论文等。

(3)意志:意志是自觉地确定目的,并根据目的来支配、调节行动,克服各种困难,从而实现目的的心理过程。护理人员在进行护理活动过程中,主观和客观的困难很多,如果没有克服困难的坚强意志,就难以很好地完成任务。护理人员完成任务的明确目的和力求达到这一目的的坚定意向,是克服困难的内在动力。这种坚定的意向表现在精力和毅力方面。能够精神饱满地从事护理工作,坚持长期努力,遇到困难时仍勇往直前,抢救患者时争分夺秒,连续操作,夜以继日,不顾疲劳,战胜困难完成任务。

此外,护理人员的沉着、自制、耐心和坚韧也是有效影响患者意志的重要素养。倾听患者的诉说尤其需要耐心,倾听患者诉说的过程是心理治疗和心理咨询的过程。患者诉说自己的痛苦、积怨和愤懑,是一种宣泄和抒发。护理人员给予适当的解释和诱导,可使之得到安慰和解脱。顺畅的倾诉,甚至可以减轻一半病痛。所以在听取患者诉说时,不可漫不经心,更不应表现出不耐烦或打断和阻止患者的叙述。

(4)兴趣:兴趣是人们力求认识或掌握某种事物,力求参与某种活动,并具有积极情绪色彩的心理倾向。兴趣也是在需要的基础上,在生活、实践过程中形成和发展起来的。兴趣对一个人知识的获得,眼界的开阔,心理生活内容的丰富具有重要意义。兴趣是取得各项工作成就的重要动力之一。作为护理人员,应在广泛兴趣的基础上,突出一种中心兴趣,这样的兴趣才有深度。护士的中心兴趣应当是事业和信念相结合的护理工作。这种兴趣不仅促使他们更好地关心患者,研究患者的需要,解决患者的疾苦,而且促使他们去刻苦钻研,努力创新。同时,还应使兴趣保持长期稳定,持之以恒,切不可朝三暮四、见异思迁,不然将一事无成。

(5)气质和性格。

1)气质:气质是不依活动目的和内容为转移的典型、稳定的心理活动的动力特性,也就是性情、秉性和脾气。气质特征既有稳固性,又有可塑性。大量实验结果表明,经外界环境影响和主观意志努力,原来的气质可被掩盖或转换。因此护理人员在工作实践中应吸取自己气质的优点,塑造成热情、开朗、耐心、充满朝气、自制、镇静等良好的品质。此外,我们在工作中,还要重视观察了解和分析患者的气质倾向,以便因势利导,因人施治。

2)性格:性格是个人对客观现实稳定的态度及与之相适应的习惯化的行为方式。性格是个性特征的核心,受意识倾向性的制约,能反映一个人的生活经历及本质属性。在生活过程中形成的对现实的稳固态度,以及与之相适应的习惯化的行为方式。人的性格特征不是先天具有,而是由后天生活条件、教育,特别是个人的实践活动所决定的。人的性格还和他的理想、信念、世界观等有着密切关系。一名合格的护理人员应该具有认真负责、热情理智、勤奋坚毅、耐心细致、灵活果断,沉着镇定、任劳任怨等良好的性格。

2.护理人员心理素养的培养

护理人员的优良心理素养不是天生的,而是在教育、生活、工作实践中依靠渐强的意志逐渐形成和发展起来的,培养良好的心理素养应做到以下几方面。

(1)树立职业理想,培养职业兴趣:要想成为一名优秀的护理人员,首先必须树立热爱护理事业并为护理事业献身的崇高理想,这是对护理人员最基本、首要的职业素质要求。只有这样,护理人员才会主动、自觉地加强优良心理素质的培养,以满足职业需求;才能真正爱护并尊重自己的工作对象,把解除患者痛苦视为己任;才会对护理工作产生浓厚兴趣,愉快、积极地投身于护理工作,发现问题、解决问题,工作中精益求精,并从中获得使命感和自豪感。

(2)学习相关知识:护理是一门以人为研究对象的工作。要想取得良好的护理效果,除了学习自然学科外,还必须学习如社会学、伦理学、人际关系学等社会人文学的知识,尤其要注重对心理学的深入研究。这样做一方面是为了更好地促进良好心理素质的形成,指导护理人员心理素质的培养,加强心理健康意识,为正确对待工作压力、了解自我心理健康方面的不足、学会自我调适技术与方法提供必要的知识储备;另一方面也是为了更好地理解和预见患者的心身反应,为其提供有效的整体护理,促进其身心康复。

(3)加强实践锻炼:优良的心理素养是在实践中形成的,并通过实践得以体现。为使心理素养得到更快、更好的锻炼,应注意以下几点:①目的明确:把实践视为培养锻炼心理素养的良好机会和场所,通过各种活动有意识地培养心理素养。②经常评价:经常将自身情况与护理人员应有的优良素养对比,与自己的过去比,与同行比,与患者及其家属的期望值比,通过比较,巩固已取得的成绩,克服尚存在的不足。③自觉严格地遵守制度:临床上各项规章制度的制订都是为了保证护理工作的质量。护士应力争把制度上的要求变成自己习惯化了的行为方式,这本身也是对优良心理品质的培养。

(4)加强自身修养,提高自我控制能力:修养是指经过自我教育、勤奋学习、自我陶冶和锻炼,养成良好素质的过程。护理人员在工作过程中面临很多的应激源,如长期的超负荷工作,与形形色色的患者及其家属接触,高度紧张甚至危险的工作环境,"三班倒"的工作制度等,如何积极适应是对护理人员自身素质的一种考验。为此,护理人员应加强自身修养,培养稳定的情绪、良好的性格、敏锐的观察、坚强的意志、善于沟通的能力以及自我控制能力。

护理人员良好心理素养的培养,除了接受学校教育和社会磨炼外,还必须加强道德、语言、性格等方面的自身修养。要善于进行自我调解,运用理智的力量,自觉地用意志来指导自己的行为,变工作压力为动力,提高自我控制能力,处理好护理工作中遇到的各种问题。

四、护理人员心理健康的维护

护士心理健康状况不但直接影响工作业绩,而且影响职业心态,因此护士心理健康的维护是十分重要的。维护护士心理健康的主要对策有以下几方面。

1.加强护士的社会支持

社会支持不但能对应激状态下的个体提供保护,即对应激起到缓冲作用,而且对维护良好的情绪体验具有重要意义。社会支持包括来自家庭、朋友和上级领导的支持、认同和鼓励。各级领导应给予护士群体关心和重视,鼓励护士正确面对工作中的问题,以积极乐观的心态去适应环境。

各级护理管理者应重视公共关系工作,充分利用新闻媒体宣传护士工作的重要性、科学性和艺术性,这不仅对社会公众了解、认识护士行业起到重要作用,而且还能在全社会形成尊重护士的良好风尚,提高护士的社会地位。

同时,建立良好的护患关系,同情、理解、体贴患者,为患者提供正确的信息,纠正患者错误的认知,帮助患者尽快适应病房生活,其本身就是一种有效的社会支持。

此外,还应强化护士职业意识和知识技能的教育与培养,提高护士整体素质,塑造良好的职业形象;科学培养和使用护士,改善医院和社会环境,拓宽护士的服务范围,真正使护理成为终身职业;建立健全各项法律法规,促进护理事业持续健康的发展。

2.提高护士的心理调适能力

护士的职业特点决定了她的一生都要把患者的利益和人类的健康放在第一位。为此,护士应对自己所从事的工作有充分的认识,培养良好的心理素质,加强自我心理调适能力。

护理管理者为了解护士心理健康存在的问题,可建立护士档案,从人力资源管理的角度,对每一名护士的性格特征、心理健康水平、能力、兴趣爱好等方面有所了解,才能知人善用;心理档案可以作为使用、培养、选拔护士的基础资料。

举办心理健康教育方面的讲座,提高护士自我护理意识,正确对待工作压力,提高护士感知自我和他人情绪的能力,掌握疏导负性情绪的方法,如有氧运动、听音乐、肌肉放松、旅游、购物、散步、看喜剧等。

3.营造人性化工作环境,解除护士的心理压力

管理者应为护士营造宽松、愉悦、团结、奋进的工作氛围,培养缜密、热情、精细、顽强、幽默的工作团队。通过具体的心理减压措施,如定期组织运动比赛、郊游、文艺表演等活动,协助护士放松心情,缓解压力。

4.养成良好的生活习惯

(1)常规运动锻炼:可以增强个体心肺功能,增加血液循环,改善肌肉张力和姿势,控制体重,减轻紧张,促进肌肉放松,从而达到缓解应激反应和提高护士应对应激的能力。

(2)饮食与营养:不良饮食习惯和摄入不当均可增强应激反应,使个体易激惹、多动、焦虑,加重应激对机体的损害。因此,保持良好的饮食习惯,注意饮食平衡搭配,多进食含丰富维生素、矿物质及营养丰富的食物。

（3）休息：养成良好的休息和睡眠习惯，安排足够的休息和睡眠时间，这样才能消除疲劳、放松精神，有足够的精力解决面临的问题。

5.建立心理督导机构

可组织心理咨询小组或借助心理咨询机构对护士的心理健康进行维护，可采取个人、小组、团体等形式，定期咨询，对突发事件引发的心理危机应有心理干预方案。

（王林霞）

第二章 医院感染

第一节 医院环境和消毒

一、医院环境分类和空气卫生学标准

医院环境分为 4 类区域，Ⅰ类环境包括层流洁净手术室和层流洁净病房；Ⅱ类环境包括普通手术室、产房、婴儿室、早产儿室、普通保护性隔离室、供应室无菌区、烧伤病房、重症监护病房；Ⅲ类环境包括儿科病房，妇产科检查室，注射室、换药室、治疗室、供应室清洁区、急诊室、化验室、各类普通病室和房间；Ⅳ类环境包括传染科和病房。各区域的空气卫生学标准如下。

Ⅰ类区域：①空气中的细菌总数≤10cfum³；②物体表面的细菌总数≤5cfu/cm²；③工作人员手细菌总数≤5cfu/cm³，并未检出金黄色葡萄球菌、大肠埃希菌、铜绿假单胞菌为消毒合格；④皮肤黏膜细菌总数≤5cfu/cm²，并未检出致病菌为消毒合格。

Ⅱ类区域：①空气中的细菌总数≤200cfu/m³；②物体表面的细菌总数≤5cfu/cm²；③工作人员手细菌总数≤5cfu/cm³，并未检出金黄色葡萄球菌、大肠埃希菌、铜绿假单胞菌为消毒合格；④皮肤黏膜细菌总数≤5cfu/cm²，并未检出致病菌为消毒合格。

Ⅲ类区域：①空气中的细菌总数≤500cfu/m³；②物体表面的细菌总数≤10cfu/cm²；③工作人员手细菌总数≤10cfu/cm³，并未检出金黄色葡萄球菌、大肠埃希菌为消毒合格；④皮肤黏膜细菌总数≤10cfu/cm²，并未检出致病菌为消毒合格。

Ⅳ类区域：①物体表面的细菌总数≤15cfu/cm²；②工作人员手细菌总数≤10cfu/cm³，并未检出金黄色葡萄球菌、大肠埃希菌；③皮肤黏膜细菌总数≤10cfu/cm²，并未检出金黄色葡萄球菌、大肠埃希菌为消毒合格。

二、不同区域的空气消毒方法

根据 GB 15982—1995 中规定Ⅰ、Ⅱ、Ⅲ、Ⅳ类环境室内空气的消毒。

1.Ⅰ类环境的空气消毒

这类环境要求空气中的细菌总数≤10cfu/m³，只能采用层流通风，才能使空气中的微生

物减到此标准以下。

2.Ⅱ类环境的空气消毒

(1)循环风紫外线空气消毒器消毒。

(2)静电吸附式空气消毒器消毒。

3.Ⅲ类环境的空气消毒

(1)循环风紫外线空气消毒器消毒。

(2)静电吸附式空气消毒器消毒。

(3)臭氧消毒。

(4)紫外线消毒。

(5)熏蒸或喷雾消毒(过氧乙酸:过氧化氢复方空气消毒剂;季铵盐类消毒液;中草药空气消毒剂喷雾消毒)。

4.Ⅳ类环境的空气消毒

(1)静电吸附式空气消毒器消毒。

(2)臭氧消毒。

(3)紫外线消毒。

(4)熏蒸或喷雾消毒(过氧乙酸:过氧化氢复方空气消毒剂;季铵盐类消毒液;中草药空气消毒剂喷雾消毒)。

(林秀云)

第二节　医院隔离与预防

一、基本原理和技术

1.隔离预防的基本原理

(1)隔离的定义:将处于传染期内的患者,可疑传染患者和病原携带者同其他患者分开,或将感染者置于不能传染给他人的条件下,即称之为隔离。

(2)隔离的目的:是切断感染链中的传播途径,保护易感者,最终控制或消灭感染源。因此,它是防止感染性疾病传播的重要措施。从医疗角度讲"隔离"的目标是防止感染扩散并最终消灭或控制感染源。即防止和限制感染患者的传染因子直接或间接地传染给易感者,或传染给可能将这种因子再传给他人者,同时,使感染患者在控制下得到及时治疗并尽早恢复健康。

(3)隔离的对象。

1)一般隔离:针对疑似或确诊具有传染性的患者。

2)保护性隔离:针对免疫功能低下的易感宿主。

3)混合性隔离:疑似或确诊具有传染性的患者,但因其他问题存在免疫功能低下的患者,为防其造成传染或造成机会性感染。

(4)感染链及控制方法:感染源、传播途径、易感宿主是感染链的三要素。因此控制感染主要手段是利用各种医疗措施阻止感染链的形成。最简单、直接、有效的手段亦是利用各种隔离技术切断传播途径。

(5)隔离与预防的措施:包括隔离室的设置、洗手制度和实施、口罩、隔离衣、手套、头罩、眼罩、护目镜等的使用与处置。

2.隔离预防的技术

(1)隔离室的设置:设置隔离室的目的是将感染源与易感宿主从空间上分开,且提醒医务人员离开隔离间时洗手。

适用的情况:①患有高度传染性疾病的人。②患者个人卫生状态差。③多重耐药菌感染的患者。

设施:除一般病房应有的设施外,还必须有:①缓冲房间或有隔离车,用以放置口罩、隔离衣、帽子、手套等用物;②单独的沐浴设备、洗手设施;③独立空调,感染患者的房间应为负压,保护性隔离患者为正压,其空气交换应每小时 6 次以上;④空气在排除室外或流向其他区域之前应经过高效过滤;⑤如无单独房间,同一类传染病患者可住同一房间,但床距应保持 1m以上。

(2)口罩的使用:医务人员在接近距离接触飞沫传播疾病的患者时,需戴口罩。使用口罩应充分覆盖口、鼻,且应使用一次性口罩。

(3)手套:应参照标准预防的建议,当可能接触患者血液、体液、分泌物、排泄物、污染的敷料、引流物时应戴手套。手套使用为一次性,不可重复使用,出现破损时应立即更换。

(4)隔离衣:衣服有可能被传染性的分泌物、渗出物污染时才使用隔离衣。

(5)物品处理。

1)可重复使用的物品受到传染性病原体污染时,使用后应以黄色包装袋包装隔离,经灭菌方可使用。如医疗仪器、器械、衣服和床单等。

2)体温计专人使用,用后须经高水平消毒才能用于其他患者。

3)血压计、听诊器应与其他患者分开,同病原菌感染者可共同使用。

4)不可重复使用的物品,使用后应丢弃在黄色垃圾袋中,按照感染性废物处理。

5)病历:不要接触感染物或污染物品,不带进隔离室。否则应灭菌后再使用。

6)检验标本:标本应放在有盖的容器内,防止漏出。运送时必须在盒外再用一个袋子套好,并做好标记。标本应经灭菌处理后再丢弃。

(6)探视人员的管理:隔离室一般不接待探视,必须探视时,应先通报护士并经指导,按照规定进行隔离防护,采取隔离措施后,方可探视。

(7)隔离室的终末消毒:患者解除隔离或已不再排出感染物或死亡后的病室环境消毒。消毒的对象是那些与患者接触过的设施、物品及患者血液、体液、分泌物污染的地方。必须用有效的消毒液进行终末消毒。

二、隔离的种类和措施

《医院内隔离预防指南》提出了两个隔离预防系统,即 A 系统和 B 系统。A 系统按类隔离预防,B 系统按病隔离预防,目的是控制传染源、防止疾病的传播。

1.A 系统隔离预防

共包括 7 类隔离。

(1)严格隔离:是为了预防高传染性及高致病性的感染,以防止经空气和接触传播。

(2)接触隔离:是预防高传染性及有重要流行病学意义的感染。

(3)呼吸道隔离:防止病原体经空气中的气溶胶及短距离的飞沫传播。

(4)结核病隔离:针对痰涂片结核菌阳性或 X 线胸片检查,证实为活动性肺结核患者采取的隔离。

(5)肠道隔离:针对直接或间接接触患者粪便而传播疾病的隔离。

(6)脓汁/分泌物隔离:防止直接和间接接触感染部位的脓、引流物和分泌物而进行的感染。

(7)血液/体液隔离:防止直接或间接接触传染性的血液和体液而进行的隔离。

2.B 系统隔离预防

是按疾病隔离预防,即根据每一种疾病的传播特性而单独考虑的隔离措施。

(1)严格隔离:用于传播途径广泛、对人类健康危害极大的烈性传染病,如鼠疫、狂犬病、炭疽、SARS 及甲型 H1N1 等。①分室隔离,相同菌种可同居一室;②对患者分泌物、排泄物严格消毒;③工作人员严格防护;④废弃物及医用垃圾严格无害化处理;⑤接触者尽可能注射疫苗或采取其他防护措施。

(2)呼吸道隔离:用于病原微生物随飞沫及分泌物排出而传播的呼吸道传染病,如病毒类,包括疱疹、水痘、带状疱疹、流感、麻疹、埃博拉、出血热、SARS(飞沫吸入);细菌类,包括猩红热、流脑、白喉、百日咳、布鲁氏菌病、结核病、军团病、炭疽以及其他如肺炎衣原体病等。①同病种可收同室,分泌物及痰液焚烧处理。②注意室内通风、每日进行空气消毒。

(3)消化道隔离:适用于粪-口传播途径的疾病,如伤寒、痢疾、病毒性肝炎等。①同病神、同病原体感染者可收住同一病室;②诊疗、护理患者需按病种分别穿隔离衣;③处理污染物时要戴手套;④甲类传染病排泄物及呕吐物需消毒后再倒入厕所;⑤便器固定使用定期消毒;⑥凡患者接触过的物品应视为污染物,餐具应固定使用并定期消毒或使用一次性餐具;⑦病室保持无蚊蝇、无蟑螂。

(4)虫媒隔离:适用于疟疾、流行性出血热、流行性乙型脑炎等。病室应有完善有效的防蚊蝇设施。

(5)接触隔离:适用于皮肤炭疽、狂犬病、破伤风、性病等。①密切接触患者需穿隔离衣,皮肤有破损戴手套;②被分泌物、皮屑所污染的物品必须严格消毒;③患者用过的衣物、被单要先消毒再清洗;④患者换下的伤口敷料要焚烧处理。

(6)保护性隔离:保护免疫功能极度低下的患者,减少感染发生的机会。①要求单间洁净室;②房间应有层流净化设备;③患者住院前3d要进行肠道消毒;④入院日要沐浴,换无菌衣、无菌鞋;⑤工作人员诊治护理操作时,应穿无菌隔离衣、戴无菌口罩,必要时戴无菌手套,要重视洗手。

三、标准预防的原则和措施

标准预防的原则是:无论是否确定患者有传染性,均采取防护措施。即把血液、体液、分泌物、排泄物(不含汗液,除非被血污染),均当成具有传染性进行隔离预防,以降低医务人员和患者、患者和患者间的微生物传播的危险性。同时针对疾病的传播途径,采取空气传播防护措施或飞沫及接触传播的防护措施。具体措施如下。

1.洗手

(1)可能接触患者的血液、体液、分泌物、排泄物、污染的器械后,应立即洗手。即使操作时戴着手套,脱去手套后也应及时洗手。在两例患者之间,当手可能传播微生物污染环境时应洗手;同一患者,接触身体的不同部位时应洗手。

(2)日常工作卫生洗手,使用普通肥皂,快速洗手。

(3)为控制暴发使用抗菌药或手消毒剂。

2.手套

当接触血液、体液、排泄物、分泌物及破损的皮肤黏膜时应戴手套;手套可以防止医务人员把自身手上的菌群转移给患者的可能性;手套可以预防医务人员变成传染微生物的媒介,即防止医务人员将从患者或环境中污染的病原在人群中传播。在两例患者之间一定要换手套,手套不能代替洗手。

3.面罩、护目镜和口罩

戴面罩、口罩及护目镜也可以减少患者的体液、血液、分泌物等液体传染性物质飞溅到医护人员眼、口腔及鼻腔黏膜。

4.隔离衣

穿隔离衣在防止被传染性的血液、分泌物、渗出物、飞溅的水和大量的传染性材料污染时使用。脱去隔离衣后应立即洗手,以避免污染其他患者和环境。

5.可重复使用的设备

用过的可重复使用的设备被血液、体液、分泌物、排泄物污染,为防止皮肤黏膜暴露危险和污染衣服或将微生物在患者和环境中传播,应确保在下一患者使用之前清洁干净和适当地消毒灭菌,一次性使用的部件应弃去。

6.环境控制

保证医院有适当的日常清洁标准和卫生处理程序,在彻底清洁的基础上,适当地清毒床单位、设备和环境的表面(床栏杆、床侧设备、轮椅、洗脸池、门把手),并保证该程序的落实。

7.被服

触摸、传送被血液、体液、分泌物、排泄物污染的被服时,在某种意义上为防止皮肤黏膜暴露和污染衣服,应避免扰动,以防微生物污染其他患者和环境。

8.职业健康安全

（1）为防止被使用后的污染利器（针、刀、其他利器）刺伤，小心处理用过的尖锐物品（针及手术刀等）和设备，如使用后针头不复帽且不复用，不用手去除针头，若要人为去除针头，应使用任何其他技术和可用器械设备除针头。用后的针头及尖锐物品应弃于耐刺之硬壳防水容器内。

（2）在需要使用口对口呼吸的区域内，应备有可代替口对口复苏的设备，并应将复苏的设备装袋备用。

（林秀云）

第三节　手卫生

手卫生包括洗手、卫生手消毒和外科手消毒。洗手是指用肥皂（皂液）和流动水洗手，去除手部皮肤污垢、碎屑和部分致病菌的过程。卫生手消毒是指用速干手消毒剂揉搓双手，以减少手部暂住菌的过程。外科手消毒是指外科手术前医务人员用肥皂（皂液）和流动水洗手，再用手消毒剂清除或杀灭手部暂住菌和减少常住菌的过程。

一、手部微生物

手部皮肤的细菌分为暂住菌和常住菌。暂住菌主要是寄居在皮肤表面，常规洗手容易被清除的微生物；常住菌通常是指皮肤上定植的正常菌群。

二、洗手和卫生手消毒

1.洗手和对卫生手消毒的指征

（1）直接接触每一个患者前后，从同一患者身体的污染部位移动到清洁部位时。

（2）接触患者黏膜、破损皮肤或伤口前后，接触患者的血液、体液、分泌物、排泄物、伤口敷料等之后。

（3）穿脱隔离衣前后，摘手套后。

（4）进行无菌操作，接触清洁、无菌物品之前。

（5）接触患者周围环境及物品后。

（6）处理药物或配餐前。

2.洗手设施

（1）手术室、产房、导管室、层流洁净病房、骨髓移植病房、器官移植病房、重症监护病房、新生儿室、母婴室、血液透析病房、烧伤病房、感染疾病科、口腔科、消毒供应中心等重点部门应配备非手触式水龙头。有条件的医疗机构在诊疗区域均宜配备非手触式水龙头。

（2）肥皂应保持清洁和干燥。有条件的医院可用皂液，当皂液出现浑浊或变色时及时更换,盛换皂液的容器宜为一次性使用,重复使用的容器应每周清洁消毒。

(3)应配备干手物品或设施。可选用纸巾、风干机、擦手毛巾等擦干双手。擦手毛巾应保持清洁、干燥,每日消毒。

三、外科手消毒

外科手消毒要求先洗手、后消毒。不同患者手术之间、手套破损或手被污染时,应重新进行外科手消毒。

1.冲洗手消毒方法

取适量的手消毒剂涂抹至双手的每个部位、前臂和上臂下 1/3,并认真揉搓 2~6min,用流动水冲净双手、前臂和上臂下 1/3,无菌巾彻底擦干。流动水应达到 GB 5749 的规定。特殊情况水质达不到要求时,手术医师在戴手套前,应用醇类手消毒剂再消毒双手后戴手套。手消毒剂的取液量、揉搓时间及使用方法遵循产品的使用说明。

2.免冲洗手消毒方法

取适量的免冲洗手消毒剂涂抹至双手的每个部位、前臂和上臂下 1/3,并认真揉搓直至消毒剂干燥。手消毒剂的取液量、揉搓时间及使用方法遵循产品的使用说明。

(林秀云)

第四节 消毒与灭菌

消毒是指杀灭或清除外环境中传播媒介物上的病原微生物及有害微生物,使其达到无害化水平。

灭菌是指杀灭外环境的传播媒介物上所有的活的微生物,包括病原微生物及有害微生物,同时也包括细菌繁殖体、芽孢、真菌及真菌孢子。

一、消毒灭菌原则

(1)医务人员必须遵守消毒灭菌原则,进入人体组织或无菌器官的医疗用品必须灭菌;接触皮肤黏膜的器具和用品必须消毒。

(2)用过的医疗器材和物品,应先去除污物,彻底清洗干净,再消毒或灭菌;其中感染症患者用过的医疗器材和物品,应先消毒,彻底清洗干净,再消毒或灭菌。所有医疗器械在检修前应先经消毒或灭菌处理。

(3)根据物品的性能采用物理或化学方法进行消毒灭菌。耐热、耐湿物品灭菌首选物理灭菌法;手术器具及物品、各种穿刺针、注射器等首选压力蒸汽灭菌;油、粉、膏等首选干热灭菌。不耐热物品如各种导管、精密仪器、人工移植物等可选用化学灭菌法,如环氧乙烷灭菌等,内镜可选用环氧乙烷灭菌或 2%戊二醛浸泡灭菌。消毒首选物理方法,不能用物理方法消毒的方选化学方法。

（4）化学灭菌或消毒,可根据不同情况分别选择灭菌,高效、中效、低效消毒剂。使用化学消毒剂必须了解消毒剂的性能、作用、使用方法、影响灭菌或消毒效果的因素等,配制时注意有效浓度,并按规定定期监测。更换灭菌剂时,必须对用于浸泡灭菌物品的容器进行灭菌处理。

（5）自然挥发熏蒸法的甲醛熏箱不能用于消毒和灭菌,也不可用于无菌物品的保存。甲醛不宜用于空气的消毒。

（6）连续使用的氧气湿化瓶、雾化器、呼吸机的管道、早产儿暖箱的湿化器等器材,必须每日消毒,用毕终末消毒,干燥保存。湿化液应用灭菌水。

二、医用物品的消毒与灭菌

1.消毒作用水平

根据消毒因子的适当剂量（浓度）或强度和作用时间对微生物的杀菌能力,可将其分为4个作用水平的消毒方法。

（1）灭菌:可杀灭一切微生物（包括细菌芽孢）达到灭菌保证水平的方法。属于此类的方法有:热力灭菌、电离辐射灭菌、微波灭菌、等离子体灭菌等物理灭菌方法,以及甲醛、戊二醛、环氧乙烷、过氧乙酸、过氧化氢等化学灭菌方法。

（2）高水平消毒法:可以杀灭各种微生物,对细菌芽孢杀灭达到消毒效果的方法。这类消毒方法应能杀灭一切细菌繁殖体（包括结核分枝杆菌）、病毒、真菌及其孢子和绝大多数细菌芽孢。属于此类的方法有:热力、电离辐射、微波和紫外线等以及用含氯、二氧化氯、过氧乙酸、过氧化氢、含溴消毒剂、臭氧、二溴海因等甲基乙内酰脲类化合物和一些复配的消毒剂等消毒因子进行消毒的方法。

（3）中水平消毒法:是可以杀灭和去除细菌芽孢以外的各种病原微生物的消毒方法,包括超声波、碘类消毒剂（碘伏、碘酊等）、醇类、醇类和氯己定的复方、醇类和季铵盐（包括双链季铵盐）类化合物的复方、酚类等消毒剂进行消毒的方法。

（4）低水平消毒法:只能杀灭细菌繁殖体（分枝杆菌除外）和亲脂病毒的化学消毒剂和通风换气、冲洗等机械除菌法。如单链季铵盐类消毒剂（苯扎溴铵等）,双胍类消毒剂如氯己定,植物类消毒剂和汞、银、铜等金属离子消毒剂等进行消毒的方法。

2.医用物品的危险性分类

医用物品对人体的危险性是指物品污染后造成危害的程度。根据其危害程度将其分为3类。

（1）高度危险性物品:这类物品是穿过皮肤或黏膜进入无菌的组织或器官内部的器材,或与破损的组织、皮肤黏膜密切接触的器材和用品,例如手术器械和用品、穿刺针、腹腔镜、脏器移植物和活体组织检查钳等。

（2）中度危险性物品:这类物品仅和皮肤黏膜相接触,而不进入无菌的组织内,例如呼吸机管道、胃肠道内镜、气管镜、麻醉机管道、子宫帽、避孕环、压舌板、喉镜、体温表等。

（3）低度危险性物品:虽有微生物污染,但一般情况下无害。只有当受到一定量病原菌污染时才造成危害的物品。这类物品和器材仅直接或间接地和健康无损的皮肤相接触。包括生活卫生用品和患者、医护人员生活和工作环境中的物品,例如毛巾、面盆、痰盂(杯)、地面、便器、餐具、茶具、墙面、桌面、床面、被褥、一般诊断用品(听诊器、听筒、血压计袖带)等。

3.选择消毒、灭菌方法的原则

(1)使用经卫生行政部门批准的消毒物品,并按照批准的范围和方法在医疗卫生机构和疫源地等消毒中使用。

(2)根据物品污染后的危害程度,选择消毒、灭菌方法。

1)高度危险性物品,必须选用灭菌方法处理。

2)中度危险性物品,一般情况下达到消毒即可,可选用中水平或高水平消毒法。但中度危险性物品的消毒要求并不相同,有些要求严格,例如内镜、体温表等必须达到高水平消毒,需采用高水平消毒方法消毒。

3)低度危险性物品,一般可用低水平消毒方法,或只做一般的清洁处理即可,仅在特殊情况下,才做特殊消毒要求。例如,当有病原微生物污染时,必须针对污染病原微生物种类选用有效的消毒方法。

(3)根据物品上污染微生物的种类、数量和危害性,选择消毒、灭菌方法。

1)对受到细菌芽孢、真菌孢子、分枝杆菌和经血液传播病原体(乙型肝炎病毒、丙型肝炎病毒、艾滋病病毒等)污染的物品,选用高水平消毒法或灭菌法。

2)对受到真菌、亲水病毒、螺旋体、支原体和病原微生物污染的物品,选用中水平以上的消毒法。

3)对受到一般细菌和亲脂病毒等污染的物品,可选用中水平或低水平消毒法。

4)对存在较多有机物的物品消毒时,应加大消毒剂的使用剂量和(或)延长消毒作用时间。

5)消毒物品上微生物污染特别严重时,应加大消毒剂的使用剂量和(或)延长消毒作用时间。

(4)根据消毒物品的性质,选择消毒方法:选择消毒方法时需考虑,一是要保护消毒物品不受损坏,二是使消毒方法易于发挥作用。

1)耐高温、耐湿度的物品和器材,应首选压力蒸汽灭菌;耐高温的玻璃器材、油剂类和干粉类等可选用干热灭菌。

2)不耐热、不耐湿,以及贵重物品,可选择环氧乙烷或低温蒸汽甲醛气体消毒、灭菌。

3)器械的浸泡灭菌,应选择对金属基本无腐蚀性的消毒剂。

4)选择表面消毒方法,应考虑表面性质,光滑表面可选择紫外线消毒器近距离照射,或液体消毒剂擦拭;多孔材料表面可采用喷雾消毒法。

三、常用的消毒灭菌方法

1.液体化学消毒剂的使用规范

(1)戊二醛:戊二醛属灭菌剂,具有广谱、高效的杀菌作用。具有对金属腐蚀性小,受有机物影响小等特点。常用灭菌浓度为2%。也可使用卫生行政机构批准使用的浓度。适用于不耐热的医疗器械和精密仪器等消毒与灭菌。使用方法包括：①灭菌处理，常用浸泡法。将清洗、晾干待灭菌处理的医疗器械及物品浸没于装有 2%戊二醛的容器中，加盖，浸泡 10h 后，无菌操作取出，用无菌水冲洗干净，并无菌擦干后使用。②消毒用浸泡法，将清洗、晾干的待消毒处理医疗器械及物品浸没于装有 2%戊二醛或 1%增效戊二醛的容器中，加盖，一般 10～20min，取出后用灭菌水冲洗干净并擦干。

使用戊二醛应注意：①戊二醛对手术刀片等碳钢制品有腐蚀性，使用前应先加入 0.5%亚硝酸钠防锈；②使用过程中应加强戊二醛浓度监测；③戊二醛对皮肤黏膜有刺激性，接触戊二醛溶液时应戴橡胶手套，防止溅入眼内或吸入体内；④盛装戊二醛消毒液的容器应加盖，放于通风良好处。

(2)过氧乙酸：过氧乙酸属灭菌剂，具有广谱、高效、低毒、对金属及织物有腐蚀性、受有机物影响大、稳定性差等特点。其浓度为 16%～20%(g/mL)。适用于耐腐蚀物品、环境及皮肤等的消毒与灭菌。

常用消毒方法有浸泡、擦拭、喷洒等。①浸泡法：凡能够浸泡的物品均可用过氧乙酸浸泡消毒。消毒时，将待消毒的物品放入装有过氧乙酸的容器中，加盖。对一般污染物品的消毒，用 0.05%(500mg/L)过氧乙酸溶液浸泡；对细菌芽孢污染物品的消毒用 1%(10000mg/L)过氧乙酸浸泡 5min，灭菌时浸泡 30min。然后，诊疗器材用无菌蒸馏水冲洗干净并擦干后使用。②擦拭法：对大件物品或其他不能用浸泡法消毒的物品用擦拭法消毒。消毒所有药物浓度和作用时间参见浸泡法。③喷洒法：对一般污染表面的消毒用 0.2%～0.4%(2000～4000mg/L)过氧乙酸喷洒，作用 30～60min。

使用中注意：①过氧乙酸不稳定，应储存于通风阴凉处，用前应测定有效含量，原液浓度低于 12%时禁止使用。②稀释液临用前配制。③配制溶液时，忌与碱或有机物相混合。④过氧乙酸对金属有腐蚀性，对织物有漂白作用。金属制品与织物经浸泡消毒后，即时用清水冲洗干净。⑤使用浓溶液时，谨防溅入眼内或皮肤黏膜上，一旦溅上，及时用清水冲洗。

(3)过氧化氢：过氧化氢属高效消毒剂，具有广谱、高效、速效、无毒、对金属及织物有腐蚀性、受有机物影响大、纯品稳定性好、稀释液不稳定等特点。适用于丙烯酸树脂制成的外科埋植物、隐形眼镜、不耐热的塑料制品、餐具、服装、饮水等消毒和口腔含漱、外科伤口清洗。

常用消毒方法有浸泡、擦拭等。①浸泡法：将清洗、晾干的待消毒物品浸没于装有 3%过氧化氢溶液的容器中，加盖，浸泡 30min。②擦拭法：对大件物品或其他不能用浸泡法消毒的物品用擦拭法消毒；所有药物浓度和作用时间参见浸泡法。③其他方法：用 1%～1.5%过氧化氢溶液漱口；用 3%过氧化氢冲洗伤口。

使用中应注意：①过氧化氢应储存于通风阴凉处，用前应测定有效含量；②稀释液不稳定，临用前配制；③配制溶液时，忌与还原剂、碱、碘化物、高锰酸钾等强氧化剂相混合；④过氧化氢对金属有腐蚀性，对织物有漂白作用；⑤使用浓溶液时，谨防溅入眼内或皮肤黏膜上，一旦溅上，即时用清水冲洗；⑥消毒被血液、脓液等污染的物品时，需适当延长作用时间。

(4)含氯消毒剂：含氯消毒剂属高效消毒剂，具有广谱、速效、低毒或无毒、对金属有腐蚀性、对织物有漂白作用、受有机物影响大、粉剂稳定而水剂不稳定等特点。适用于餐(茶)具、环境、水、疫源地等消毒。

常用的消毒方法有浸泡、擦拭、喷洒与干粉消毒等方法。①浸泡方法：将待消毒的物品放入装有含氯消毒剂溶液的容器中，加盖。对细菌繁殖体污染的物品的消毒，用含有效氯200mg/L的消毒液浸泡10min以上；对经血液传播的病原体、分枝杆菌和细菌芽孢污染物品的消毒，用含有效氯2000～5000mg/L消毒液浸泡30min以上。②擦拭法：对大件物品或其他不能用浸泡法消毒的物品用擦拭法消毒。消毒所用药物浓度和作用时间参见浸泡法。③喷洒法：对一般污染的物品表面，用1000mg/L的消毒液均匀喷洒（墙面，200mL/m²；水泥地面，350mL/m²，土质地面，1000mL/m²），作用30min以上。对经血液传播的病原体、结核杆菌等污染表面的消毒，用含有效氯2000mg/L的消毒液均匀喷洒（喷洒量同前），作用60min以上。④干粉消毒法：对排泄物的消毒，用含氯消毒剂干粉加入排泄物中，使含有效氯10000mg/L，略加搅拌后，作用2～6h。对医院污水的消毒，用干粉按有效氯50mg/L用量加入污水中，并搅拌均匀，作用2h后排放。

使用过程中应注意：①粉剂应于阴凉处避光、防潮、密封保存；水剂应于阴凉处避光、密闭保存。所需溶液应现配现用。②配制漂白粉等粉剂溶液时，应戴口罩及橡胶手套。③未加防锈剂的含氯消毒剂对金属有腐蚀性，不应用于金属器械的消毒；加防锈剂的含氯消毒剂对金属器械消毒后，应用无菌蒸馏水冲洗干净，并擦干后使用。④对织物有腐蚀和漂白作用，不应用于有色织物的消毒。⑤用于消毒餐具，应即时用清水冲洗。⑥消毒时，若存在大量有机物，应提高使用浓度或延长作用时间。⑦用于污水消毒时，应根据污水中还原性物质含量适当增加浓度。

（5）乙醇：乙醇属中效消毒剂，具有中效、速效、无毒、对皮肤黏膜有刺激性、对金属无腐蚀性、受有机物影响很大、易挥发、不稳定等特点。其含量为95％（mL/mL）。适用于皮肤、环境表面及医疗器械的消毒等。

常用消毒方法有浸泡法和擦拭法。①浸泡法：将待消毒的物品放入装有乙醇溶液的容器中，加盖。对细菌繁殖体污染医疗器械等物品的消毒，用75％的乙醇溶液浸泡10min以上。②擦拭法：对皮肤的消毒。用75％乙醇棉球擦拭。注意必须使用医用乙醇，严禁使用工业乙醇消毒和作为原材料配制消毒剂。

（6）碘仿：碘仿属中效消毒剂，具有中效、速效、低毒，对皮肤黏膜无刺激并无黄染，对铜、铝、碳钢等二价金属有腐蚀性，受有机物影响很大，稳定性好等特点。适用于皮肤、黏膜等的消毒。

常用消毒方法有浸泡、擦拭、冲洗等方法。①浸泡法：将清洗、晾干的待消毒物品浸没于装有碘仿溶液的容器中，加盖。对细菌繁殖体污染物品的消毒，用含有效碘250mg/L的消毒液浸泡30min。②擦拭法：对皮肤、黏膜用擦拭法消毒。消毒时，用浸有碘仿消毒液的无菌棉球或其他替代物品擦拭被消毒部位。对外科洗手用含有效碘2500～5000mg/L的消毒液擦拭作用3min。对于手术部位及注射部位的皮肤消毒，用含有效碘2500～5000mg/L的消毒液局部擦拭，作用2min；对口腔黏膜及创口黏膜创面消毒，用含有效碘500～1000mg/L的消毒液擦拭，作用3～5min。注射部位消毒也可用市售碘仿棉签（含有效碘2000mg/L）擦拭，作用2～3min。③冲洗法：对阴道黏膜及伤口黏膜创面的消毒，用含有效碘250mL/L的消毒液冲洗3～5min。

使用时应注意：①碘仿应于阴凉处避光、防潮、密封保存；②碘仿对二价金属制品有腐蚀性,不应用于相应金属制品的消毒;③消毒时,若存在有机物,应提高药物浓度或延长消毒时间;④避免与拮抗药物同用。

(7)氯己定:包括醋酸氯己定和葡萄糖酸氯己定。均属低效消毒剂,具有低效、速效、对皮肤黏膜无刺激性、对金属和织物无腐蚀性、受有机物影响轻微、稳定性好等特点。适用于外科洗手消毒、手术部位皮肤消毒、黏膜消毒等。

常用消毒方法有浸泡、擦拭和冲洗等方法。①擦拭法:手术部位及注射部位皮肤消毒。用5000mg/L醋酸氯己定溶液局部擦拭2遍,作用2min;对伤口创面消毒,用5000mg/L醋酸氯己定水溶液擦拭创面2～3遍,作用2min。外科洗手可用相同浓度和作用时间。②冲洗法:对阴道、膀胱或伤口黏膜创面的消毒,用500～1000mg/L醋酸氯己定水溶液冲洗,至冲洗液变清为止。

使用中应注意:①勿与肥皂、洗衣粉等阴性离子表面活性剂混合使用或前后使用;②冲洗消毒时,若创面脓液过多,应延长冲洗时间。

(8)季铵盐类消毒剂:本类消毒剂包括单链季铵盐和双长链季铵盐两类,前者只能杀灭某些细菌繁殖体和亲脂病毒,属低效消毒剂,例如苯扎溴铵(新洁尔灭);后者可杀灭多种微生物,包括细菌繁殖体,某些真菌和病毒。季铵盐类可与乙醇或异丙醇配成复方制剂,其杀菌效果明显增加。季铵盐类消毒剂的特点是对皮肤黏膜无刺激,毒性小,稳定性好,对消毒物品无损害等。

使用方法包括:①皮肤消毒:单链季铵盐消毒剂500～1000mg/L,皮肤擦拭或浸泡消毒,作用时间3～5min,或用双链季铵盐500mg/L,擦拭或浸泡消毒,作用2～5min。②黏膜消毒:用500mg/L单链季铵盐作用3～5min,或用双链季铵盐100～500mg/L,作用1～3min。③环境表面消毒:根据污染微生物的种类选择用双链还是单链季铵盐消毒剂,一般用1000～2000mg/L,浸泡、擦拭或喷洒消毒,作用时间30min。

使用中应注意:①阴离子表面活性剂,例如肥皂、洗衣粉等对其消毒效果有影响,不宜合用。②有机物对其消毒效果有影响,严重污染时应加大使用剂量或延长作用时间。③近年来的研究发现,有些微生物对季铵盐类化合物有耐药作用,对有耐药性微生物消毒时,应加大剂量。

2.压力蒸汽灭菌

适用于耐高温、高湿的医用器械和物品的灭菌。不能用于凡士林等油类和粉剂的灭菌。压力蒸汽灭菌器根据排放冷空气的方式和程度不同,分为下排气式压力蒸汽灭菌器和预真空压力蒸汽灭菌器两大类。下排气式压力蒸汽灭菌器,其灭菌原理是利用重力置换原理,使热蒸汽在灭菌器中从上而下,将冷空气由下排气孔排出。排出的冷空气由饱和蒸汽取代,利用蒸汽释放的潜伏热使物品达到灭菌效果。预真空压力蒸汽灭菌器,其灭菌原理是利用机械抽真空的方法,使灭菌柜室内形成负压,蒸汽得以迅速穿透到物品内部进行灭菌。蒸汽压力达205.8kPa(2.1kg/cm²),温度达132℃或以上,达到灭菌时间后,抽真空使灭菌物品迅速干燥。应用压力蒸汽灭菌必须注意尽量排除灭菌器中的冷空气,以免影响蒸汽向待灭菌物品内穿透;

严格按照要求进行灭菌物品的包装,注意物品在灭菌器中的装量和摆放;合理计算灭菌时间和温度等,并按要求进行监测。

3.干热灭菌

适用于高温下不损坏、不变质、不蒸发物品的灭菌,用于不耐湿热的金属器械的灭菌,以及蒸汽或气体不能穿透物品的灭菌。如油脂、粉剂和金属、玻璃等制品的消毒灭菌。干热灭菌方法包括烧灼和干烤。

四、消毒灭菌效果监测

医院必须对消毒、灭菌效果定期进行监测。灭菌合格率必须达到100%,不合格物品不得进入临床使用部门。

1.化学消毒剂

使用中的消毒剂、灭菌剂应进行生物和化学监测。

(1)生物监测:①消毒剂每季度进行1次,其细菌含量必须<100cfu/mL,不得检出致病性微生物;②灭菌剂每个月监测1次,不得检出任何微生物。

(2)化学监测:①应根据消毒、灭菌剂的性能定期监测,如含氯消毒剂、过氧乙酸等应每日监测,对戊二醛的监测应每周不少于1次;②应同时对消毒、灭菌物品进行消毒、灭菌效果监测,消毒物品不得检出致病性微生物,灭菌物品不得检出任何微生物。

2.压力蒸汽灭菌效果监测

压力蒸汽灭菌必须进行工艺监测、化学监测和生物监测。

(1)工艺监测:应每锅进行,并详细记录。

(2)化学监测:①应每包进行,手术包尚需进行中心部位的化学监测;②预真空压力蒸汽灭菌器每天灭菌前进行 B-D 试验。

(3)生物监测:①应每周进行,新灭菌器使用前必须先进行生物监测,合格后才能使用;②对拟采用的新包装容器、摆放方式、排气方式及特殊灭菌工艺也必须先进行生物监测,合格后才能采用。

3.紫外线消毒效果监测

应进行日常监测,紫外灯管照射强度监测和生物监测。日常监测包括灯管开关时间、累计照射时间和使用人签名,对新的和使用中的紫外灯管应进行照射强度监测。

(1)新灯管的照射强度不得低于 $90\sim100\mu\mathrm{W/cm^2}$。

(2)使用中灯管不得低于 $70\mu\mathrm{W/cm^2}$。

(3)照射强度监测应每 6 个月进行 1 次。

(4)生物监测必要时进行,经消毒后的物品或空气中的自然菌减少 90.00% 以上,人工染菌杀灭率应达到 99.00%。

（林秀云）

第五节　合理使用抗感染药物

抗感染药物是指用以治疗病原体(病毒、衣原体、支原体、立克次体、细菌、螺旋体、真菌、原虫、蠕虫等)所致感染的各种药物,其中包含抗菌药(抗生素、合成类抗菌药)、抗结核药、抗麻风病药、抗真菌药和抗病毒药。

合理使用抗感染药物是预防和控制医院感染的重要措施之一。为有效控制感染而不破坏宿主体内的微生态平衡,为防止药物的毒性反应及避免耐药菌株的产生,在明确指征下,根据药敏试验,选用适宜的抗生素,并采用适当的剂量、给药方法和疗程,以达到杀灭致病菌、治疗感染的目的,并防止浪费,是抗生素治疗中必须遵循的原则。为加强抗生素使用的宏观管理,减少医院感染的发生,阻止或减缓细菌耐药性的产生及发展,应加强抗感染药物应用的管理。

一、抗感染药物的作用机制及细菌耐药机制

1.抗感染药物的作用机制

临床上抗感染药物主要对病原微生物具有较高的"选择性毒性作用",对患者不造成危害。其作用机制主要包括:干扰黏肽的生物合成,从而干扰细胞壁的合成;抑制菌体成分如聚糖、磷酸等在细胞膜上合成而影响其通透性;影响细菌蛋白质的合成或抑制细菌核酸的合成。

2.细菌耐药机制

细菌的耐药性分为天然耐药和获得性耐药两大类。天然耐药指一些细菌因缺乏药物的靶位点或药物不能通过细胞壁、细胞膜而到达相应的活性部位,能天然耐受某些抗菌药物。获得性耐药是当微生物接触抗菌药物后,遗传基因变化改变代谢途径,使其能避免被药物抑制或杀灭。

二、抗感染药物的管理与合理使用原则

1.抗感染药物应用的管理

(1)医院应建立健全抗感染药物应用的管理制度。

(2)医院应对抗感染药物的应用率进行统计,力争控制在50%以下。

(3)参与医院感染管理委员会工作的抗感染药物专家或有抗感染药物应用经验医师负责全院抗感染药物应用的指导、咨询工作。

(4)检验科和药剂科须分别履行定期公布主要致病菌及其药敏试验结果和定期向临床医务人员提供抗感染药物信息的职责,为合理使用抗感染药物提供依据。

(5)临床医师应提高用药前相关标本的送检率,根据细菌培养和药敏试验结果,严格掌握适应证,合理选用药物;护士应根据各种抗感染药物的药理作用、配伍禁忌和配制要求,准确执行医嘱,并观察患者用药后的反应,配合医师做好各种标本的留取和送检工作。

（6）有条件的医院应开展抗感染药物临床应用的监测，包括血药浓度监测和耐药菌［如耐甲氧西林金黄色葡萄球菌（MRSA）、耐万古霉素金黄色葡萄球菌（VRSA）及耐万古霉素肠球菌（VRE）等］的监测，以控制抗感染药物不合理应用和耐药菌株的产生。

2. 抗感染药物合理应用的原则

（1）严格掌握抗感染药物使用的适应证、禁忌证，密切观察药物效果和不良反应，合理使用抗感染药物。

（2）预防和减少抗感染药物的毒性作用。

（3）选择适宜的药物、剂量、疗程和给药方法，避免产生耐药菌株。

（4）密切观察患者体内正常菌群，减少甚至避免抗感染药物相关性肠炎的发生。

（5）根据细菌药敏试验结果及药动学特征，严格选择药物和给药途径，降低患者抗感染药物费用支出。

（6）病毒性感染一般不使用抗生素。

3. 合理选用抗感染药物

根据合理应用抗感染药物的原则，在诊断或高度疑似细菌性感染、决定使用抗生素前，应留取标本做细菌学涂片镜检、细菌培养、分离病原体，并做常规药敏试验，作为抗生素选药依据，并根据抗生素的药动学特点，结合感染部位及药物浓度分布情况选择抗生素。

4. 配伍禁忌及合理给药

（1）静脉滴注抗生素药物必须注意配伍禁忌，原则上两种抗生素不宜置于同一溶液中静脉注射或滴注，以免发生相互作用，而致抗生素的活力受到影响，或导致溶液变色、浑浊、沉淀等。

（2）静脉滴注抗生素的溶液，原则选择生理盐水，除必要时才选择 5% 葡萄糖盐水或 5% 葡萄糖注射液，以免溶液 pH 对抗生素的破坏。

（3）连续给药与间歇给药的合理选择。

1）β 内酰胺类抗生素（时间依赖性药物）静脉滴注时，一定要采用间歇给药方案。可将每次剂量溶于 100mL 液体内滴注 0.5～1h，按每 6h 1 次、每 8h 1 次、每 12h 1 次时间给药，药物应临时配制。

2）大环内酯类（红霉素、吉他霉素等）及多烯抗生素（两性霉毒 B）可采用连续给药方案，避免毒性反应。用注射用水溶液溶解后放入盐水中静脉滴注，防止水解失效。

3）氨基糖苷类抗生素（浓度依赖性药物）采用间歇性给药方案或一日量一次性给药，可采用肌内注射，也可分次静脉滴注，不宜静脉推注，也不宜与 β 内酰胺类药物同瓶滴注。

5. 使用抗生素治疗中的注意事项

使用抗生素治疗过程中，要注意保护患者的定植抵抗力，尽可能避免使用广谱抗生素，防止宿主自身菌群失调，造成外来菌定植及耐药菌株生长，密切注意菌群失调的先兆。对长期大量使用广谱抗生素的患者，应定期监测菌群变化及感染部位的细菌变化，及时予以纠正和治疗，减少二重感染的发生。

三、抗感染药物在外科的预防应用

1.术前预防性应用抗生素的原则

(1)清洁无菌手术(如甲状腺手术、疝修补术、输卵管结扎术、膝软骨摘除术等):无术前预防性应用抗生素的指征。

(2)可能污染的手术(如胃切除术、小肠切除术、胆囊切除术、子宫切除术等):一般不预防用药。如事先估计手术时间长,污染可能性大,可适当应用抗生素进行预防。

(3)以下情况为术前预防性应用抗菌药物的指征:①污染手术,术后有发生感染高度可能者。例如:严重污染和组织创伤的伤口,不能及时手术处理或彻底清创者(如复杂外伤、战伤、开放性骨关节伤、严重烧伤、伴溃疡坏疽的截肢术、感染性病灶如脑脓肿等手术和各种咬伤等);连通口咽部的颈部手术;回肠远端及结肠手术;腹部空腔脏器破裂或穿通伤;高危胆道手术;经阴道子宫切除术。②一旦发生感染将引起严重后果者(如心脏瓣膜病或已植入人造心脏瓣膜因病需行其他手术者、脑脊液鼻漏者以及器官移植术等)。③各种人造物修补、置换或留置手术(如人工心脏瓣膜置换手术、人造关节置换术、人造血管移植术、脑室心房分流管放置术等)。

2.术前应用抗生素的方法

(1)抗生素的预防应用仅当有明确的指征,并选择对特定的手术可能引起手术部位感染的最常见的致病菌有效的药物。

(2)一般在术前 0.5~1h 通过静脉途径给予 1 次足量抗生素(最初的预防性抗生素剂量),应使手术开始时组织和血清内达到药物杀菌浓度,并在整个手术过程中维持组织和血清内的治疗性水平(手术时间超过 4h 可术中加用 1 次量),至少至手术切口关闭后的几个小时。

(3)在择期的结直肠手术前,还需要通过导泻或灌肠剂进行肠道准备。在手术前 24h 开始给予不吸收的口服抗生素,共 3 次。

(4)对高危的剖宫产手术,应在脐带钳夹后立即预防性应用抗生素。

(5)不要将万古霉素作为常规的预防性应用药物。

（林秀云）

第三章 疾病的预防控制

第一节 传染病的预防与控制

传染病是指由特异病原体(或它们的毒性产物)所引起的一类疾病。这种病原体及其毒性产物可以通过感染的人、动物或储存宿主直接或间接(经由中介的动物宿主、昆虫、植物宿主或其他环境因素)传染给易感宿主。

一、传染病的发生与流行过程

(一)病原体与宿主

任何一种传染病的发生、发展和传播都是病原、宿主和环境之间相互作用的结果。病原体和宿主是传染病发生的两个最基本条件。

1.病原体

每一种传染病都有与其对应的特异的病原体。病原体是指能够引起宿主致病的各种生物体,包括病毒、细菌、真菌、支原体、衣原体、立克次体、螺旋体和寄生虫等。病原体的特征、数量及其侵入门户等对病原体侵入宿主后是否致病至关重要。

(1)病原体基本特性。

1)传染力:指病原体在宿主体内定居并繁殖从而引起易感宿主发生感染的能力。可通过二代发病率(续发率)来衡量病原体的传染力。传染力较强的病原体如麻疹病毒、天花病毒;传染力相对较弱的病原体如麻风杆菌、结核分枝杆菌。

2)致病力:指病原体侵入机体后引起疾病发生的能力。可用感染者中显性感染者(发生临床病例)的比例来测量。致病力较强的病原体如麻疹病毒、天花病毒、狂犬病病毒;致病力相对较弱的病原体如麻风杆菌、结核分枝杆菌、脊髓灰质炎病毒。

3)毒力:指病原体感染机体后引起严重疾病的能力。可用病死率或总病例数中发生重症病例和严重后遗症的比例来表示。毒力较强的病原体如天花病毒、狂犬病病毒、结核分枝杆菌;毒力相对较弱的病原体如风疹病毒、流感病毒。

但必须指出的是,病原体特性并非固定不变,随着环境和宿主群体条件的改变,病原体的传染力、致病力和毒力也可能随之变化。

(2)病原体变异:由于环境条件或遗传因素的变化,病原体的抗原、耐药性、毒力等可能会发生变异。

1)抗原变异:指由于病原体基因的改变导致病原体抗原改变的现象。抗原变异往往导致传染病发生暴发、流行。

2)药物敏感性变异:指病原体对某种或某几种药物的敏感性发生改变的现象。有些表现为对某种或某几种药物的敏感性降低甚至由敏感转变为耐药;而另外一些则表现为对某种或某几种药物由耐药恢复为敏感。其中,病原体耐药性升高会严重影响药物疗效,往往导致传染病流行不能控制或复燃。

3)毒力变异:指由于病原体携带的遗传物质发生变化,从而导致其对宿主致病性改变的现象。病原体毒力增强导致其所致疾病严重程度增高;而将病原体毒力减弱则是研制疫苗的重要方法之一。

(3)侵入门户:指病原体最初侵入宿主的部位。多数病原体都有严格的侵入门户,并需到达宿主体内特定部位进行生长、繁殖,如脑膜炎球菌必须经呼吸道侵入。

2.宿主

宿主是指在自然条件下为病原体提供生长、繁殖的营养及场所的人或动物。病原体是否能侵入宿主并在宿主体内生存、繁殖与机体的免疫力有很大关系。当宿主免疫力强时,病原体难以侵入,或难以在宿主体内生存、繁殖,不能造成感染和致病。宿主对病原体的免疫反应包括非特异性和特异性免疫反应。非特异性免疫反应是与生俱来的,又称为先天免疫、固有免疫。特异性免疫反应主要包括细胞免疫和体液免疫。

(二)传染过程及感染谱

1.传染过程

指病原体进入机体后,与机体相互作用的过程。作用的结果有多种,可以表现为不同程度的感染或发病,也可以表现为免疫。作用结果取决于病原体和宿主的一系列特征,如病原体的传染力、致病力、毒力和宿主的免疫力。

2.感染谱

指当机体感染病原体后,机体出现不同程度病变的频率,包括隐性感染(体内有病原体,无该疾病的临床表现)、显性感染(轻、中、重型疾病)和死亡。不同传染病病原体不同,感染谱也不相同;同一种传染病,由于宿主个体差异,也会导致感染谱不同。

(1)以隐性感染为主:这类传染病中隐性感染者所占的比例较大,显性感染较少,危重或死亡病例极少。这种感染谱就是传染病的"冰山现象",把数量大、不易被发现的隐性感染者比喻为隐藏在海平面下的巨大的冰山。以隐性感染为主的传染病,如脊髓灰质炎、甲型病毒性肝炎、流行性乙型脑炎等。隐性感染不易被发现,在传染病的播散上起了相当大的作用,具有重要的公共卫生学意义。

(2)以显性感染为主:这类传染病中多数感染者均表现出明显的症状和体征,即显性感染者所占的比例很大,隐性感染及重症、死亡病例很少。以显性感染为主的疾病,如水痘、麻疹等。

(3)隐性感染与显性感染比例相近:如流行性腮腺炎。

（4）以重症或死亡为主：如狂犬病。

（三）传染病流行过程的三个环节

流行过程指传染病在人群中发生、蔓延的过程。传染源、传播途径和易感人群是传染病在人群流行的三个基本环节。如能对其中任何一个环节采取有效措施，就能有效阻止传染病的流行或使已发生的传染病流行终止。

1.传染源

传染源指体内有病原体生长、繁殖并且能排出病原体的人和动物。包括传染病患者、病原携带者和受感染的动物。传染期指传染源能排出病原体的整个时期，传染期是决定传染病患者隔离期限的重要依据。

（1）患者：传染病的病程一般包括潜伏期、临床症状期和恢复期。潜伏期指病原体从侵入机体到最早临床症状出现的这一段时期。有些传染病从潜伏期末就开始排出病原体，如甲型肝炎。而大多数传染病则是临床症状期排出病原体，临床症状期是这种传染病的传染期。传染病在病程的各个时期所排出的病原体的数量和频度不同，所以不同时期的患者作为传染源的意义也有所不同。另外，患者病情的严重程度不同，其排出病原体的数量不同，作为传染源的意义也不同。一般，重症患者排出的病原体数量较大，传染力相对较强。此外，患者的活动范围越大，作为传染源的意义就越大。

（2）病原携带者：指没有任何临床表现却能排出病原体的人，包括带菌者、带毒者和带虫者。体内携带细菌者称为带菌者，体内携带病毒者称为带毒者，体内携带寄生虫者称为带虫者。病原携带者按其携带状态和疾病分期分为健康病原携带者、潜伏期病原携带者和恢复期病原携带者。

健康病原携带者：指整个感染过程中均无明显临床症状与体征而排出病原体者。如白喉、脊髓灰质炎常有健康病原携带者。

潜伏期病原携带者：指在潜伏期内携带并排出病原体者。如麻疹、百日咳常有潜伏期病原携带者。

潜伏期的公共卫生学意义：①根据潜伏期判断患者受感染时间，用于追踪传染源，查找传播途径。②根据潜伏期确定接触者的留验、检疫和医学观察期限。一般为平均潜伏期加1～2d，危害严重者按该病的最长潜伏期予以留验和检疫。③根据潜伏期确定免疫接种时间。④根据潜伏期评价预防措施效果。⑤潜伏期长短还可影响疾病的流行特征。一般潜伏期短的传染病，常呈现暴发流行。

恢复期病原携带者：指临床症状消失后继续携带和排出病原体者。如伤寒、乙型肝炎者等都可能有恢复期病原携带者。凡临床症状消失后，3个月以内的病原携带者，称为暂时性病原携带者；超过3个月的病原携带者，称为慢性病原携带者。少数人甚至终身携带。慢性病原携带者携带病原时间长，具有重要的公共卫生学意义。

病原携带者由于没有临床症状，不容易被人们认识发现，其作为传染源的意义相对于患者来说更为重大。病原携带者对人群的威胁不仅取决于其排出的病原体数量、频度，携带病原体时间的长短，还与病原携带者的职业、个人卫生习惯、社会活动范围、环境卫生条件等密切相关。尤其在饮食服务行业、托幼机构、自来水厂等单位工作的病原携带者对人群的威胁尤为严重。

（3）受感染的动物：以动物为传染源，病原体在自然界的动物间传播的疾病称为动物传染病，在特定条件下动物传染病病原体可传播给人类，所致疾病称为人兽共患病或自然疫源性疾病，如鼠疫、狂犬病、钩端螺旋体病、血吸虫病等。动物传染病是人类新发传染病的重要来源。

动物作为传染源的意义主要在于人与受感染的动物接触的机会和密切程度，环境中是否有适宜该疾病传播的条件等，另外与动物的种类和密度也有关系。近年来，出现过由于饲养宠物造成的传染病发生甚至暴发或流行。

2.传播途径

传播途径指病原体从传染源排出后，至侵入新的易感宿主前，在外环境中所经历的全部过程。传染病可通过一种或多种途径传播，常见的传播途径有以下几种。

（1）经空气传播：其方式包括经飞沫、飞沫核和尘埃及空气传播。

经飞沫传播：患者在呼气、谈话、咳嗽、吐痰、打喷嚏时，可以将含有大量病原体的飞沫排入环境。大的飞沫迅速降落到地面，小的飞沫在空气中短暂停留，会局限于传染源周围，通常限于1m以内。因此，通过飞沫传播只能将病原体传播给传染源周围的密切接触者。百日咳杆菌、流感病毒和脑膜炎双球菌常经飞沫喷射方式传播。

经飞沫核传播：患者排出的飞沫在空气中悬浮的过程中，水分蒸发后剩余的蛋白质和病原体形成体积较小的飞沫核。飞沫核能以气溶胶的形式漂至远处，使易感者吸入，引发感染，这种传播方式称为经飞沫核传播。耐干燥的白喉杆菌和结核杆菌可经此方式传播。

经尘埃传播：含有病原体的飞沫或分泌物落在地面，干燥后形成尘埃。此外，尘埃还可来源于土壤、被褥、衣物等。易感者吸入后可引发感染，这种传播方式称为经尘埃传播。抵抗力较强、耐干燥的病原体如炭疽杆菌芽孢和结核杆菌可通过此方式传播。

经空气传播传染病的流行特征为：①冬春季节发病率升高；②传播广泛，传播途径易实现，病例常可连续发生；③儿童、少年多发；④流行强度受居住条件和人口密度的影响；⑤在未免疫预防人群中发病率周期性升高。

（2）经水传播：许多肠道传染病和某些寄生虫病都是经水传播的，其方式包括经饮用水和经疫水传播。

经饮用水传播：指通过饮用被病原体污染的水导致的病原体传播。饮用水被污染往往由于粪便、污水或污物等污染地表水源或侵入破损的自来水管网所致。另外，饮用非自来水或自来水消毒不严格也是造成该种传播途径实现的原因。痢疾、霍乱、伤寒、甲型肝炎均可通过此方式进行传播。经饮用水传播传染病的流行特征为：①常呈现为暴发；②病例分布与供水范围一致；③除哺乳婴儿外，发病无年龄、性别、职业差别；④停用污染水源或对污染水源采取消毒、净化措施后，暴发或流行即可平息。

经疫水传播：疫水指被病原体污染的具有传染性的水源。人们接触疫水后，病原体经过皮肤、黏膜侵入机体发生的病原体传播称为经疫水传播。如钩端螺旋体病、血吸虫病可经此方式传播。经疫水传播传染病的流行特征为：①患者接触过疫水；②发病有地方性、季节性和职业性；③大量易感者进入疫区接触疫水后可导致经疫水传播传染病暴发或流行；④对疫水进行处理或加强个人防护后，可控制经疫水传播传染病发生或流行。

（3）经食物传播：当食物本身含有病原体或被病原体污染时，污染食物可经胃肠道传播，这种传播方式称为经食物传播。许多肠道传染病、某些寄生虫病及个别呼吸道传染病都可以通过食物传播。有些经食物传播传染病是由于食物本身含有病原体，主要指一些受感染的动物食物，如感染旋毛虫的猪肉类食物、感染甲肝病毒的毛蚶等，食用这类食物时，如未经煮熟或消毒便可能引起相关传染病的感染。另有一些经食物传播传染病是由于食物在其生产、加工、运输、贮存及销售的过程中被病原体污染，以鱼、肉类和乳制品居多，食用这类食物也可能引起相关传染病的感染。沙门菌、志贺菌、空肠弯曲菌等污染食物引起腹泻暴发时有发生。

经食物传播的传染病的流行病学特征主要有：①患者有进食某一食物史，不食者不发病；②食物在短时间内大量被污染，可导致经食物传播传染病的暴发或流行；③潜伏期较短，临床症状较重；④停止供应被污染食物后，暴发或流行即可终止。

（4）接触传播：接触传播包括直接接触传播和间接接触传播。

直接接触传播：指在没有外环境因素参与下，传染源与易感者直接接触（包括触摸、接吻、性交或抓咬等）所导致的疾病传播，如性传播疾病、狂犬病等。

间接接触传播：指易感者接触被传染源的排出物或分泌物等污染的日常生活用品所造成的传播。传染源排出的病原体往往很容易污染自身的手，被污染的手再接触各种物品会进一步造成各种物品的污染，因此被污染的手在此传播中起重要作用。许多肠道传染病、一些呼吸道传染病及某些人畜共患病常可通过间接接触传播，如甲型肝炎、细菌性痢疾、结核等。经间接接触传播传染病一般呈散发；无明显季节性；个人卫生习惯不良和卫生条件较差地区发病较多；加强管理和消毒，注意个人卫生，可减少疾病发生。

（5）经媒介节肢动物传播：经媒介节肢动物传播包括机械性传播和生物性传播。

机械性传播：指媒介节肢动物与病原体之间没有生物学依存关系，媒介节肢动物携带、搬运病原体传染给易感者。如苍蝇、蟑螂等携带病原体污染食物或餐具等，使人们食用污染食物或使用不洁餐具而被感染。伤寒、痢疾等肠道传染病的病原体可经此途径传播。

生物性传播：指病原体进入媒介节肢动物体内，在其肠道或体腔内经过发育或繁殖，然后传给易感者。病原体与媒介节肢动物之间有生物学依存关系，且一种病原体只能通过一定种属的媒介节肢动物传播，具有特异性。如疟原虫只能通过按蚊进行有性生殖，然后才能传播感染给易感者。病原体在媒介节肢动物体内必须经过一段时间的发育和繁殖后才具有传染性，这段时间称为外潜伏期。疟疾、流行性乙型脑炎、登革热等均可经此途径传播。

经媒介节肢动物传播的传染病的流行特征：①有一定地方性；②有职业性特征；③有季节性升高现象；④暴露机会多的人群发病较多，如特殊职业人群和儿童；⑤一般无人与人之间的传播。

（6）经土壤传播：指易感人群接触了被病原体污染的土壤所致的相应疾病的传播。传染源的排泄物、死于传染病的人畜尸体直接掩埋等均可使土壤被病原体污染。一些能形成芽孢的病原体，如炭疽杆菌、破伤风杆菌等，污染土壤后可保持传染性达数十年之久。有些寄生虫（如蛔虫、钩虫、鞭虫等）的卵从宿主排出后，需在土壤中发育到一定阶段，才具有感染易感者的能力。

经土壤传播的传染病与病原体在土壤中的存活时间、个体与土壤接触的机会和个人卫生有关。如赤脚下地劳动容易感染钩虫病,皮肤破损接触土壤可能会感染破伤风等。

(7)医源性传播:指在医疗、预防工作中,由于未能严格执行规章制度和操作规程,而人为地造成某些传染病的传播。

与污染的医疗用品接触传播:间接接触被污染的医疗用品造成的传染病传播。如医疗器械消毒不严,患者在接受诊疗服务时受到感染,可造成产褥热、尿路感染等。

通过污染的药物、血液或生物制剂传播:如药品或生物制剂被污染,患者在输血时感染艾滋病、丙型肝炎等。

(8)垂直传播:指病原体通过母体直接传给子代,又称母婴传播。

经胎盘传播:受感染的孕妇经胎盘血液将病原体传给胎儿引起宫内感染。风疹病毒、艾滋病病毒、乙型肝炎病毒和梅毒螺旋体等病原体均可通过此途径传播。

上行传播:病原体从孕妇阴道经子宫颈口到达绒毛膜或胎盘引起胎儿宫内感染。单纯疱疹病毒、大肠杆菌、白念珠菌等病原体均可通过此途径传播。

经产道传播:分娩过程中,胎儿通过严重感染的孕妇产道时,产道内被污染的母血、羊水、阴道分泌物等经胎儿口腔吸入或皮肤黏膜渗入,使胎儿感染。淋球菌、乙肝病毒、疱疹病毒等病原体均可通过此途径传播。

3.易感人群

易感人群指有可能发生传染病感染的人群。人群作为一个整体对传染病的易感程度称为人群易感性。人群易感性的高低取决于该人群中每个个体的易感状态,可用易感个体所占的比例来衡量。与人群易感性相对应的概念是人群免疫性,指人群对传染病的抵抗程度,可用免疫个体的比例来衡量。人群免疫性高,即免疫者占足够比例,尽管此时尚有相当比例的易感者存在,但免疫个体可构筑免疫屏障,使感染者接触易感个体的概率较小,从而降低病原体传播速度,减小病原体传播范围,从而抑制或阻断传染病的流行。在人群中进行预防接种就是一种增强人群中免疫屏障的措施。

(1)能使人群易感性升高的主要因素。

1)新生儿比例增大:未进行预防接种的 6 个月以上的婴儿,由于其从母体获得的抗体逐渐消失,而自身获得性免疫尚未形成,对多种传染病易感。

2)易感人口迁入:在某传染病流行区,由于居民大多隐性或显性感染,从而获得免疫力,人群免疫性高。而大量非流行区居民进入,由于其缺乏相应免疫力,从而使流行区人群的易感性升高。

3)免疫人群的免疫力自然消退:大部分传染病病后获得的病后免疫或免疫接种后获得的人工免疫都会随时间逐渐消退,从而导致人群的易感性升高。

4)免疫人口死亡:免疫人口的死亡使人群中免疫个体所占的比例下降,从而使人群免疫力下降,相对使人群易感性增高。

(2)能使人群易感性降低的主要因素。

1)预防接种:预防接种可提高人群的特异性免疫力,是降低人群易感性的重要措施。

2)传染病流行:传染病流行过后,人群中相当部分易感者因发病或隐性感染而获得免疫力,从而人群中易感者比例下降,人群易感性降低。

4.疫源地与流行过程

(1)疫源地:是指传染源排出病原体可能波及的范围,也即易感者可能受到感染的范围。范围较小的疫源地称为疫点,如有传染源的某一住户。范围较大的疫源地称为疫区,如一个或几个村子。

(2)流行过程:一系列相互联系的疫源地相继发生的过程即传染病的流行过程。当传染源、传播途径和易感人群相互连接,产生新的疫源地,流行过程则得以延续。一旦疫源地全部被消灭,流行过程就会中断,流行即终止。

(3)影响疫源地范围大小的因素:①传染源存在的时间;②传染源活动的范围;③周围人群免疫力;④疾病的传播方式;⑤环境条件。

(4)疫源地消灭的条件:①传染源不存在或不再传播病原体,如被隔离、死亡、移走、治愈;②传染源播散在环境中的病原体被彻底消灭,如通过消毒、杀虫;③所有易感接触者经该病最长潜伏期没有新病例或新感染发生。

(四)传染病流行过程的影响因素

传染源、传播途径和易感人群是传染病流行的三个必要环节,是传染病流行的生物学基础。这三个环节的变化、衔接往往受到自然因素和社会因素的影响。

1.自然因素

自然因素包括气候因素(如温度、湿度、风速、降水、气压等)和地理因素(如地形、地貌、土壤、植被等)及动物、媒介生物的分布。其中气候因素和地理因素是影响传染病流行的主要自然因素。如近年来全球气候变暖,气温升高有利于媒介昆虫如蚊子等的滋生繁殖。此外,气候变暖也有利于携带病原体的动物如老鼠等的繁衍与活动。而且气候变暖还有利于病原体活动增强、致病力增高,如气温升高促进了疟疾、霍乱、乙型脑炎、登革热等的暴发和流行。同时,随着气温升高,一些夏秋季节传染病流行时间延长。气温升高也会使原本属寒冷、温带、亚热带的地区变成了温带、亚热带和热带,使原本局限于热带、亚热带流行的一些肠道传染病、虫媒传染病和寄生虫病逐渐蔓延至温带甚至是寒冷地区。

此外,地形、地貌和植被等对动物传染源有很大影响。某些传染病媒介昆虫和宿主动物的特异性栖息习性也影响其传播和流行,如以鼠类为传染源的疾病(如鼠疫、肾综合征出血热)主要在草原和沙土地区流行。

2.社会因素

社会因素是指社会上各种事物,包括社会制度、经济水平、人们的卫生习惯、卫生条件、医疗卫生状况、生活居住条件、受教育水平、人口流动、风俗习惯、宗教信仰、战争、药物滥用等。社会因素对传染病流行的三个环节都可以造成一定程度的影响。

(1)对传染源的影响:社会因素对传染源的影响主要体现在对传染源的控制上。随着社会制度的完善和经济水平的提高,绝大多数国家均建立有各级卫生防疫机构和传染病医院,并颁布、执行传染病防治法和国境卫生检验检疫条例等。这些机构的建立和相应法律、条例的实施能及时发现传染源,并对传染源采取必要的隔离、留验、医学观察和应急接种等措施。此外,还能有效防止传染病的进一步蔓延和输入病例的传入。

但与此同时,随着社会发展、经济水平提高,交通逐渐发达,全球旅游业的急剧发展,使人口流动性增加,使传染源流动更为频繁,尤其是对于一些不容易被发现的隐性感染者来说,意义更为重大。战争、动乱、难民潮和饥荒促进了传染病的传播和蔓延。

(2)对传播途径的影响:随着经济水平的提高,人们的生活居住条件、卫生条件和医疗卫生条件得到了改善,有效阻断了传播途径的实现。且人们的受教育水平普遍提高,并通过健康教育、卫生保健宣传等措施,使人们改善卫生习惯,改掉一些不良的卫生习惯。通过动员全社会参与爱国卫生运动,加强饮食、饮水卫生,改水改厕,改良环境卫生,对切断传播途径,控制传染病流行起到了至关重要的作用。

但与此同时,城市化进程加速和人口爆炸及战争、动乱均可造成大量贫民窟的形成,导致居住环境拥挤、卫生条件恶劣、缺乏安全的饮水和食物。抗生素和杀虫剂的滥用使病原体和传播媒介耐药性日益增强。环境污染和破坏造成生态环境的恶化,森林砍伐改变了媒介昆虫和动物宿主的栖息习性。人们的一些风俗习惯和宗教信仰如生吃鱼、毛蚶等动物性食物,天葬、水葬等。以上这些都可使传染病传播途径更加容易实现。

(3)对易感人群的影响:社会因素对易感人群的保护性影响主要体现在对易感人群进行有效的预防接种。在很多国家都有针对儿童的计划免疫,并且随着经济水平和医疗技术水平的提高,世界卫生组织还提出扩大免疫规划,提高群体免疫水平的号召。

但与此同时,人口流动性的增加,如外来务工者涌入城市,导致儿童计划免疫实施难度增大,导致疫苗存在漏种现象。且人口流动频繁,导致易感接触者有更多机会接触传染源。

二、传染病的预防与控制

(一)传染病的预防控制策略

1.以预防为主的积极防治策略

传染病的预防就是在疫情尚未出现,针对可能暴露于病原体并发生传染病的易感人群或传播途径采取措施。

(1)加强卫生健康教育:通过健康教育普及传染病预防知识,提高民众对传染病的认识,加强民众自我保护和预防传染病的能力。

(2)加强人群免疫:人工免疫是预防、控制那些有有效疫苗免疫的传染病如麻疹、白喉、百日咳、破伤风、乙型肝炎等发生的重要策略之一。

(3)改善环境卫生:导致传染病发生、发展甚至流行的病原微生物常常滋生在脏乱的环境中,改善环境卫生则有助于控制和预防传染病。

2.建立、健全传染病监测、预警制度,进一步加强国际合作

传染病监测的主要内容包括传染病发病、死亡;病原体型别、特性;媒介昆虫和动物宿主种类、分布和病原体携带状况;人群免疫水平及人口资料等。必要时还开展对流行因素和流行规律的研究,并评价防疫措施效果。建立、健全传染病监测方法和网络体系,提高实验室监测能力,可以及时掌握传染病的流行动态,发现和认识各种传染病,对传染病的预防和控制起着很重要的作用。

3.进一步建立、健全传染病预警制度

加强传染病的预防控制管理如加强传染病菌种和毒种库、病原生物实验室等的监督管理；加强生物制品、血液及血液制品、病原生物有关的生物标本等的监督管理；加强对传染病相关工作人员的管理、培训。

此外，随着国际交流日趋频繁，加强国际合作，不同国家或地区相互协作，信息共享，也是传染病预防控制策略的重要组成。

4.充分发挥各级疾病防控机构的作用，坚持不懈地与传染病进行长期斗争

各级疾病防控机构包括各级疾病预防控制中心、卫生监督所、国境卫生检疫局和各种专科疾病防治所等。传染病防制工作需要各级疾病防控机构提高业务素质，充分发挥作用，长期与传染病做斗争。

（二）传染病预防控制措施

传染病预防措施是指在传染病未发病或暴发、流行前采取的预防措施。传染病控制措施是指传染病疫情发生后，为防止疫情扩散，尽快平息疫情所采取的措施。传染病的防制必须围绕传染病流行过程的"三环节两因素"，核心内容是要控制传染源、切断传染途径、保护易感人群。

1.普及推广健康教育知识，提高传染病预防意识

健康教育可帮助人们建立利于健康的生活方式和卫生习惯，从而达到减少传染源、切断传播途径、保护易感人群的目的。健康教育的形式多种多样，如大众传媒、专题讲座等。健康教育是一种低成本、高效果的传染病防制措施，对传染病预防的成效非常显著，如宣传饭前便后洗手对肠道传染病预防、安全性行为知识的普及对艾滋病预防都起到了积极的作用。

2.改善卫生条件，消除传染病病原体及其滋生地

保护水源，改善饮用水卫生条件，提供安全的饮用水；改善居民的居住条件，加强粪便、垃圾、污水的管理和无害化处理，建立和改造公共卫生设施；加强食品卫生监督管理，防止病从口入。

3.建立并完善传染病监测和预警系统

我国的传染病监测包括常规报告和哨点监测。

（1）传染病报告：我国法定报告传染病包括甲、乙、丙三类共39种。

甲类传染病：鼠疫、霍乱。

乙类传染病：传染性非典型性肺炎、艾滋病、人感染高致病性禽流感、病毒性肝炎、脊髓灰质炎、麻疹、流行性乙型脑炎、登革热、炭疽、细菌性和阿米巴性痢疾、肺结核、伤寒和副伤寒、狂犬病、流行性脑脊髓膜炎、百日咳、白喉、新生儿破伤风、流行性出血热、猩红热、布鲁氏菌病、淋病、梅毒、钩端螺旋体病、血吸虫病、疟疾、人感染 H7N9 禽流感，共 26 种。其中，对乙类传染病中传染性非典型肺炎、炭疽中的肺炭疽和人感染高致病性禽流感，采取甲类传染病的预防、控制措施。

丙类传染病：流行性感冒（包括甲型 H1N1 流感）、流行性腮腺炎、风疹、急性出血性结膜炎、麻风病、流行性和地方性斑疹伤寒、黑热病、丝虫病、包虫病、除霍乱、细菌性和阿米巴性痢疾、伤寒和副伤寒以外的感染性腹泻病、手足口病，共 11 种。其中，对手足口病，采取乙类传染

病的预防、控制措施。

任何人发现传染病患者或者疑似传染病患者时,都应当及时向附近的医疗保健机构或者卫生防疫机构报告。各级各类医疗保健机构、疾病预防控制机构、采供血机构均为责任报告单位,执行其职务的人员包括个体开业医生,均为责任疫情报告人。

责任报告单位和责任疫情报告人发现甲类传染病和乙类传染病中的肺炭疽、传染性非典型肺炎、脊髓灰质炎、人感染高致病性禽流感的患者或疑似患者,或发现其他传染病和不明原因疾病暴发时,应于2h内将传染病报告卡通过网络报告;未实行网络直报的责任报告单位应于2h内以最快的通信方式(电话、传真)向当地疾病预防控制机构报告,并于2h内寄送出传染病报告卡。对其他乙、丙类传染病患者,疑似患者和规定报告的传染病病原携带者在诊断后,应于24h内进行网络报告;未实行网络直报的责任报告单位应于24h内寄送出传染病报告卡。

(2)传染病预警:国家规定国务院卫生行政部门和省、自治区、直辖市人民政府应根据传染病发生、流行趋势的预测,及时发出传染病预警,根据情况予以公布。县级以上地方人民政府应当制定传染病预防、控制预案,报上一级人民政府备案。

传染病流行日趋全球化。继1980年全球消灭天花后,世界卫生组织1988年启动了全球消灭脊髓灰质炎,2001年发起了全球"终止结核病"合作伙伴的一系列活动。此外,针对疟疾、艾滋病和麻风的全球性预防控制也在不同程度地展开。

4.预防接种,进一步扩大免疫规划

(1)预防接种:将含有病原微生物的抗原或特异性抗体的生物制品接种于易感者体内,使机体获得对传染病的特异性免疫力,降低易感性,预防相应传染病。

1)人工自动免疫:将具有免疫原性的生物制品接种于人体,使其自行产生抗体从而进行特异性免疫的方法。用于人工自动免疫的生物制剂主要包括:①全病原体疫苗,包括减毒活疫苗和灭活疫苗;②成分疫苗,是用生物、化学方法提取或基因工程菌表达病原体的某种(些)抗原成分,制备成的疫苗;③DNA疫苗,是利用基因工程技术制成的疫苗。影响宿主免疫反应的因素包括免疫制剂因素如抗原成分、抗原量等,宿主因素如年龄、遗传易感性等,免疫途径如肌内注射、口服等。

2)人工被动免疫:将含有抗体的血清或其制剂直接注入机体,使机体立即获得抗体抵抗某种传染病的方法。常用的人工被动免疫制剂:①免疫血清,抗菌和抗病毒血清、抗毒素的总称;②免疫球蛋白,包括丙种球蛋白和胎盘球蛋白。

3)被动自动免疫:先进行被动免疫然后进行自动免疫,使机体迅速获得自身特异性抗体,产生持久的免疫力。如注射白喉抗毒素实施被动免疫的同时,接种破白喉类毒素疫苗。

(2)计划免疫:根据传染病疫情监测结果和人群免疫状况,按规定免疫程序,有计划地对人群进行的预防接种。计划免疫的主要目标是使易感人群中相当大部分的人在可能暴露于病原微生物之前的生命早期获得免疫力。

(3)扩大免疫规划(EPI):1974年,世界卫生组织提出根据消灭天花和不同国家控制麻疹、脊髓灰质炎的经验,开展了全球扩大免疫规划活动。1977年,世界卫生组织批准EPI的总政策,主要内容包括:①不断增加免疫接种的疫苗种类;②不断扩大免疫接种的覆盖面。

我国1981年正式加入EPI活动。1992年将乙肝疫苗正式纳入儿童基础免疫,从之前的

"接种四苗,预防六病"发展成"接种五苗,预防七病",即对 7 周岁及 7 周岁以下儿童进行脊髓灰质炎三价疫苗、卡介苗、百白破(百日咳、白喉、破伤风)混合制剂、麻疹疫苗和乙型肝炎疫苗免疫接种,以及以后的适时加强免疫。2007 年,我国进一步提出"扩大国家免疫规划"。2008 年将流行性乙型脑炎、流行性脑脊髓膜炎、甲型肝炎、流行性腮腺炎、风疹、炭疽、流行性出血热和钩端螺旋体病 8 种传染病纳入国家扩大免疫规划中,按照"突出重点、分类指导、注重实效、分步实施"的原则进行。

(4)疫苗的效果评价。

1)免疫学效果:通过测定接种后人群抗体阳转率、抗体平均滴度和抗体持续时间来评价。如脊髓灰质炎中和抗体≥1∶4 或有 4 倍及以上增高;麻疹血凝抑制抗体≥1∶2 或有 4 倍及以上增高等。

2)流行病学效果:可用随机对照双盲的现场试验结果来计算疫苗保护率和效果指数。

$$疫苗保护率(\%) = \frac{对照组发病率-接种组发病率}{对照组发病率} \times 100\%$$

$$疫苗效果指数 = \frac{对照组发病率}{接种组发病率}$$

(5)计划免疫管理评价指标:计划免疫工作考核内容包括组织设置和人员配备;免疫规划和工作计划;计划免疫实施的管理和各项规章制度;冷链装备及运转情况;人员能力建设及宣传动员;监测及疫情暴发控制等。具体考核指标为:建卡率、接种率、覆盖率、冷链设备完好率等。

5.国境卫生检疫

为了防止传染病由国外传入国内或由国内传出国外,国家在国际通航的机场、港口、陆地边境和国界江河口岸(简称国境口岸)设立国境卫生检疫机关,依法对出入国境人员、货物、行李、邮件和交通工具等进行传染病检疫、监测、卫生监督和采取必要的卫生处理,称为国境卫生检疫。

检疫传染病:是指鼠疫(6d)、霍乱(5d)、黄热病(6d)及国务院确定和公布的其他传染病。

监测传染病:由国务院卫生行政部门确定和公布,主要包括脊髓灰质炎、流行性感冒、疟疾、流行性斑疹伤寒、埃博拉病毒病、回归热、登革热和拉沙热及根据国内外疫情监测的其他病种。

(三)传染病疫情的管理与控制

1.针对传染源的措施

(1)患者:应做到早发现、早诊断、早报告、早隔离、早治疗,即"五早"。患者一经诊断为传染病或可疑传染病,就应按《传染病防治法》规定进行报告并实行分级管理。

甲类传染病患者和乙类传染病中的人感染高致病性禽流感、肺炭疽、传染性非典型肺炎患者必须在医院实施隔离治疗。乙类传染病患者,根据病情可在医院或家中隔离,通常隔离至临床或实验室证明患者已痊愈。

(2)病原携带者:早发现、早诊断、早治疗,加强教育,定期检查,做好并随访至其病原体检查 2~3 次阴性后。如病原携带者在饮食、托幼和服务行业工作,应对其登记,进行健康教育,及时治疗,必要时须暂时离开工作岗位。久治不愈的病毒性肝炎或伤寒病原携带者不得从事威胁性职业。乙型和丙型病毒性肝炎、艾滋病、疟疾病原携带者严禁做献血员。

(3)接触者:对有可能感染的传染源接触者应接受检疫。检疫期为最后接触日至该病的最长潜伏期。根据病种及接触者接触时的免疫状态,采取留验、医学观察及应急接种和药物预防。

1)留验:即隔离观察。甲类传染病接触者应留验,即在指定场所进行观察,限制活动范围,实施诊察、检验和治疗。

2)医学观察:乙类和丙类传染病接触者可正常工作、学习,但需接受体检、测量体温、病原学检查和必要的卫生处理等医学观察。

3)应急接种和药物预防:对潜伏期较长的传染病,可对接触者施行预防接种。有些疾病还可采用药物预防,如服用氯喹预防疟疾。

(4)动物传染源:根据感染动物的经济价值和病种采取不同的措施。对危害大且经济价值不大的动物传染源应予以彻底消灭,如捕杀、焚烧或深埋。对危害不大且有经济价值的动物传染源可予以隔离治疗。此外还要做好宠物和家畜的预防接种和检疫。

2.针对传播途径的措施

疫情发生后,要根据传染病的传播途径、疫源地的范围采取不同的措施,包括消毒、杀虫、灭鼠和一般卫生措施,目的是消除外环境中传播媒介上的病原体和能传播传染病的医学节肢动物。

(1)消毒:是用化学、物理、生物的方法杀灭或消除环境中致病性微生物的一种措施,包括预防性消毒和疫源地消毒两大类。

1)预防性消毒:针对可能受到病原微生物污染的场所和物品实施消毒,如空气消毒、饮水消毒等。

2)疫源地消毒:为了消灭传染源排出的致病性微生物对现有或曾经有传染源存在的场所进行消毒,分为随时消毒和终末消毒。①随时消毒是当传染源还存在于疫源地时,随时对传染源的排泄物、分泌物、污染物及其污染的场所所进行的消毒。②终末消毒是当传染源被移走如痊愈、死亡或离开后,为了完全清除传染源播散的病原微生物,对疫源地所做的一次性彻底消毒,如对其使用过的衣服、日用品和所住房间等彻底消毒。只有对外界抵抗力较强的致病性病原微生物才需要进行终末消毒,如伤寒、霍乱、鼠疫、结核、白喉、病毒性肝炎、炭疽等。对外界抵抗力较弱的病原体如流感、水痘、麻疹等一般不需要进行终末消毒。

消毒的方法包括物理消毒法、化学消毒法和生物消毒法。物理消毒法指利用物理因素,杀灭或清除病原体的消毒方法,主要包括煮沸法、流通蒸汽消毒法(常压下利用水蒸气加热至100℃)、巴氏消毒法(高温下对易损坏的奶类、葡萄酒、啤酒等处理)、高压蒸汽灭菌法、焚烧与烧灼灭菌法、干烤灭菌法、紫外线消毒法(253nm 紫外线照射)、电离辐射消毒法(γ 射线与高能量电子束照射的灭菌方法)、机械消毒法(如洗涤、擦拭、冲刷、铲除、通风换气、过滤等)。化学方法是利用化学消毒剂杀灭病原微生物的方法。生物消毒法是利用生物在新陈代谢过程中形成的条件将病原微生物杀灭或清除的方法。

(2)杀虫:杀虫指杀灭能传播疾病、危害人类健康的医学节肢动物,以预防、控制虫媒病的重要措施,防制措施主要包括:环境防制(改造和治理环境)、物理防制(利用声、光、高温、机械等因素杀虫、防虫)、生物防制(利用生物及其代谢产物控制害虫)、遗传防制(改变害虫遗传物质)、化学防制(利用化学杀虫剂、昆虫生长调节剂或驱避剂)。

(3)灭鼠:指杀灭能作为传染源和造成经济损失的啮齿类动物(主要是鼠类),是防制鼠源性疾病和减少经济损失的重要措施,主要灭鼠方法包括生态灭鼠法(通过改造环境、断绝鼠粮等措施)、生物灭鼠法(利用鼠的天敌如猫、刺猬、鹰、蛇等)、物理灭鼠法(利用捕鼠器械、水淹、挖洞、翻草垛等法)、药物灭鼠法(毒饵、化学熏蒸剂)等。

(4)一般卫生措施:主要包括搞好饮水消毒、饮食卫生、环境卫生、居住卫生、粪便无害化处理、个人卫生等。

3.针对易感者的措施

(1)免疫预防:传染病的免疫预防包括主动免疫和被动免疫。计划免疫是预防传染病流行的重要措施。

(2)药物预防:药物预防也可以作为一种应急措施来预防传染病的播散。对于某些有特效防治药物的传染病,在易感人群中可以采用药物预防,如疟疾。

(3)个人防护:对有可能暴露于传染病生物传播媒介的个人采取防护措施,如穿戴口罩、手套、护腿、鞋套等。

4.传染病疫情暴发、流行的紧急措施

根据《传染病防治法》规定,在有传染病暴发、流行时,县级以上地方人民政府应当立即组织力量,按照预防、控制预案进行防治,切断传染病的传播途径,必要时,报经上一级人民政府决定,可以采取下列紧急措施并予以公告:①限制或者停止集市、影剧院演出或者其他人群聚集的活动;②停工、停业、停课;③封闭或者封存被传染病病原体污染的公共饮用水源、食品及相关物品;④控制或者捕杀染疫野生动物、家畜家禽;⑤封闭可能造成传染病扩散的场所。

(王林霞)

第二节　慢性病的预防与控制

慢性病全称为慢性非传染性疾病,是一类患病时间长,缺乏明确病因,迁延不愈的疾病的总称,包括心血管疾病、糖尿病、肿瘤、慢性阻塞性肺疾病等。慢性病的一些共同特征体现在:①复杂的病因;②较长的潜伏期;③复杂的发病机制;④有明显的个体差异;⑤病程长;⑥常累及多器官的功能;⑦预后普遍较差;⑧诊疗费用高。

2012 年我国居民慢性病死亡率为 533/10 万,占总死亡人数的 86.6%,导致的疾病负担占总疾病负担的近 70%。心脑血管病、恶性肿瘤和慢性呼吸系统疾病为主要死因,占总死亡率的 79.4%。糖尿病发病率逐年上升,2012 年全国 18 岁及以上成人糖尿病患病率为 9.7%。

世界卫生组织调查显示,慢性病的发病 60% 取决于个人的生活方式,同时还与遗传、医疗条件、社会条件和气候等因素有关。吸烟、过量饮酒,身体活动不足和高盐、高脂等不健康饮食是慢性病发生、发展的主要危险因素。

一、心脑血管疾病

心脑血管疾病是一系列循环系统疾病总称,包括冠心病、脑血管疾病、外周动脉或外周血管疾病。2014年全球非传染性疾病现况报告中指出全球约3800万人死于慢性病,我国为300万人,其中45％死于心脑血管疾病。

心脑血管疾病具有"四高一多"的特点,即发病率高、死亡率高、致残率高、复发率高、并发症多。目前,心脑血管疾病已经成为威胁人群健康和生命的重要而常见的疾病因素,尤其是冠心病和脑卒中,已是致死的主要病种。

(一)心脑血管疾病的三间分布

1.时间

我国的流行病学统计资料表明,冠心病的发病率和死亡率近年来在波动中呈升高趋势,脑卒中的发病也呈现出相似的特点。当前,我国正处于老年化进程,心脑血管疾病的发病率和死亡率在今后一段时间内还会继续升高。

2.地区

心脑血管疾病在各国均居于死因首位,在不同的国家,病种分布存在差别。例如,在美国、新西兰等国家冠心病存在较高的死亡率,我国则以脑卒中死亡较为常见。同一个国家的不同地区,心脑血管疾病死亡率也不相同,我国河北省一项调查研究显示,农村居民脑血管疾病死亡率(174.67/10万)高于城市(121.07/10万),而城市居民心血管疾病死亡率(116.35/10万)略高于农村(114.90/10万)。

3.人群

(1)性别:心脑血管疾病在不同性别的人群中分布不同。近年来,我国的多项研究显示,男性心脑血管疾病死亡率均高于女性。

(2)年龄:心脑血管疾病有随年龄增长而增加的趋势。中老年人群中,冠心病、脑卒中等是主要疾病。近年来,我国高血压发病存在年龄提前现象,大学生中经常有高血压现象。江苏省昆山市对近20年心脑血管疾病分析发现,55岁以上为心脑血管疾病死亡高危年龄段。

(3)职业:从事脑力劳动,尤其是精神高度紧张人群和每天运动较少人群,其高血压、冠心病、脑卒中等发病率要高于其他人群。上海有调查显示,以商业、文化为主人群中的脑血管病死亡率要高于一般工人人群。

(二)心脑血管疾病的危险因素

心脑血管疾病的发生受到多种因素的影响,例如,高血压、高胆固醇、吸烟和动脉粥样硬化等。因此,机体因素、生活方式、疾病、社会心理因素及多因素的联合作用则可能是心脑血管疾病发生的关键因素。

1.机体因素

(1)年龄和性别:动脉硬化是导致心血管疾病发病的一项重要因素,其形成是一个逐渐进展的过程。随着年龄的增高,冠心病发病率随之增高。对于女性,由于雌激素保护作用,其发病率较男性低,但是更年期后,冠心病发病率则与男性相近。

(2)超重和肥胖:肥胖对全身的各个系统均产生影响,对心脑血管的损伤更为常见。肥胖引起的脂质代谢紊乱极易引起动脉粥样硬化,肥胖患者高血压的危险性远远高于标准体重者。

(3)遗传:冠心病存在一定的家族聚集性。有冠心病家族史的人群,其家族的冠心病死亡率高于一般人群。遗传性高胆固醇血症患者中的血清胆固醇往往较高,是导致冠心病发生的一个重要因素。此外,在脑卒中人群中的研究也显示出一定的家族性。

2.疾病因素

(1)高血压:高血压是发生心脑血管疾病的主要危险因素之一。患者患高血压年龄越早,得冠心病危险性越大。国内外多项研究显示,脑卒中的发病风险随血压增高而提高,尤其是血压波动较大的高血压患者更易死于脑卒中。

(2)糖尿病:冠心病是糖尿病患者最常见和最危险的并发症。糖尿病患者中发生冠心病的概率是正常人的2倍以上,且具有发病早、病变范围广、不易治疗的特点。

此外,高脂蛋白血症和心脏病均影响心脑血管疾病的发生。不良的心脏功能能直接或间接引起脑卒中的发生。

3.生活行为因素

(1)吸烟:吸烟与心脑血管疾病的发生存在剂量-反应关系。某地区随访研究显示,大量吸烟的男性发生心脑血管疾病的危险性几乎是非吸烟人群的3倍。

(2)饮酒:大量饮酒的人,发生冠心病的可能性很高。在动脉硬化基础上,大量饮酒伴随情绪激动,往往可导致脑卒中。

4.其他

某些社会心理因素,如易发脾气、遇事急躁也易引起血压升高。气象因素对心脑血管疾病的影响也不可忽视。有研究显示,冷空气活动对血管、心肌和心脏等心血管系统的影响是多层次、多途径的综合性影响。

(三)心脑血管疾病的预防与控制

心脑血管疾病的发病基础在于高血压,因此高血压的防治对于预防心脑血管疾病的发生具有重要意义。当前采取的预防策略是:①群体策略;②高危人群策略;③三级预防策略。

1.一级预防

加强一般人群的健康宣传,提高一般人群的认识从而主动改变不好的行为和生活习惯,如控制体重、限制钠盐摄入、控制饮酒量、戒烟、加强体育锻炼、纠正不合理的饮食习惯和膳食结构、消除不良的社会心理因素等。

2.二级预防

要把测量高血压作为常规检查项目,及早发现高血压,进而识别心脑血管疾病的高危人群和高危因素,并积极治疗。对高血压患者要做好分级管理,及时治疗相关疾病,如糖尿病等,以减少诱因。

3.三级预防

患者在治疗心脑血管疾病的基础上,进行心理上的康复治疗,并加强患者的随访工作,预防并发症的发展。例如脑卒中偏瘫患者的康复。

三级预防策略是预防心脑血管疾病的主导策略。通过对一般人群进行健康干预,提高认识,重点关注高危人群,做好特定干预,同时做好心脑血管疾病患者的心理健康工作。

二、恶性肿瘤

肿瘤是机体在各种致瘤因素作用下,局部组织的细胞在基因水平上失去对其生长的正常调控导致异常增生与分化而形成的新生物。癌是指起源于上皮组织的恶性肿瘤,是恶性肿瘤最常见的一类。据世界卫生组织估计,全世界每年新发癌症患者超过 800 万,平均死于癌症的人数每年超过 500 万。有关数据显示,我国居民恶性肿瘤死亡率比 20 世纪 70 年代中期增加了 83.1%。根据 2013 年全国肿瘤登记结果分析,我国恶性肿瘤发病率为 235/10 万,肺癌和乳腺癌分别位居男、女性发病首位。

(一)恶性肿瘤的流行特点

1.时间分布

从 20 世纪 20 年代开始以来,恶性肿瘤的发病率和死亡率逐年上升。20 世纪 50 年代之后,各国肺癌发病率明显上升,尤其是城市居民。在 20 世纪 70 年代,我国发病率和死亡率较高的恶性肿瘤是胃癌、食管癌、肝癌、宫颈癌、肺癌等,而到了 20 世纪 90 年代初,肺癌已经上升到首位,肝癌也存在上升趋势。

2.地区分布

恶性肿瘤的发生一般存在比较明显的地区分布特点,这与肿瘤的致病因素的地区差异有关。世界上工业发达的地区,肺癌的发病率和死亡率都较高。胃癌在我国占重要比重,一般认为与环境和饮食习惯有关。食管癌在我国个别地区,比如河南省林州市,比较常见。

3.人群分布

恶性肿瘤在任何年龄段均会发生,但是不同年龄段高发的恶性肿瘤不同。一般来说,5 岁以下儿童,好发白血病、各种母细胞瘤等;青壮年易高发肝癌、白血病等;中老年人则易出现肺癌、胃癌、食管癌、肝癌等。乳腺癌则易在青春发育期和更年期两个时间段出现高峰。在 20~60 岁间,女性的宫颈癌、乳腺癌发病率明显上升。当然,种族、职业等因素均会影响恶性肿瘤的发生与发展。迄今为止,国际上公认的人类职业致癌物或工业生产过程超过 40 种,例如煤焦油、砷化合物引起的皮肤癌,联苯胺引起的膀胱癌,铝生产过程易引发肺癌等。

(二)恶性肿瘤的危险因素

1.环境因素

(1)化学因素:如多环芳香烃类化合物、亚硝胺类和植物毒素等,可诱发肺癌、皮肤癌、膀胱癌、肝癌、胃癌和食管癌等。调查研究显示,空气中苯并芘浓度高的地区,肺癌死亡率较高。

(2)物理因素:电离辐射,如 X 射线可引起皮肤癌、白血病等,紫外线长期照射可引起皮肤癌,石棉纤维与肺癌的发生有关,滑石粉的存在与胃癌有关等。日本广岛和长崎原子弹爆炸后的幸存者中,白血病的发病率明显升高。

(3)生物因素:如病毒,其中 1/3 为 DNA 病毒,2/3 为 RNA 病毒。DNA 病毒,如 EB 病毒与鼻咽癌有关,乙型肝炎病毒与肝癌有关,人乳头瘤病毒的感染与宫颈癌的发生有关。RNA

病毒,如 T 细胞白血病/淋巴瘤的发生与 T 细胞白血病/淋巴瘤病毒有关。此外,某些细菌与恶性肿瘤有关,如幽门螺杆菌感染与胃癌发生有关。

2.生活行为因素

(1)吸烟:现已明确肺癌的发病与吸烟有关。吸烟者肺癌死亡率超过 85/10 万,正常者约为 14/10 万。若吸烟同时接触其他粉尘类,如石棉、镉等,肺癌发病率更高。多项病例对照研究、队列研究证实,吸烟与肺癌之间存在剂量-反应关系,吸烟年龄越早,数量越多,发生肺癌风险越大,戒烟后发生肺癌的危险度可逐渐下降。

(2)饮酒:饮酒与恶性肿瘤的关系没有完全证实,但是多种研究均提示,饮酒与恶性肿瘤之间存在一定的联系,例如口腔癌、喉癌、肝癌等。

3.药物

某些药物可引起肿瘤发生,如长期不正确使用氯霉素可能会导致再生障碍性贫血和白血病;长期使用睾酮可诱发肝癌;长期使用乙烯雌酚可诱发阴道癌、子宫内膜癌等。

4.遗传

遗传因素大多是增加了机体发生肿瘤的倾向性和对致癌因子的易感性,如结肠息肉病、乳腺癌、胃癌等。

5.其他

如免疫和内分泌的作用。先天性或后天性免疫缺陷易发生恶性肿瘤,但大多数恶性肿瘤发生于免疫功能"正常"的人群,主要原因在于肿瘤能逃脱免疫系统的监视并破坏机体免疫系统。雌激素和催乳素与乳腺癌有关,生长激素可以刺激癌的发展。

(三)恶性肿瘤的预防与控制

一般认为,有 1/3 的癌症是可以预防的,1/3 的癌症如能早期诊断是可以进行治愈的,1/3 的癌症是可以减轻痛苦并延长生命的。

1.一级预防

指消除或减少可能致癌的因素,从而防止癌症的发生。加强防癌的健康教育,纠正人们不良的行为和生活方式,加强职业性致癌因素控制,鼓励戒烟酒、合理膳食等,进行体育锻炼增强人体防御机制等。近年来的免疫预防和化学预防均属于一级预防,如乙型肝炎疫苗的大规模接种,选择性环氧化酶-2(COX-2)抑制剂对结直肠腺瘤进行化学预防等。

2.二级预防

指早诊断、早发现、早治疗。对高发区和高危人群定期检查,一方面从中发现癌前病变并及时治疗,另一方面尽可能发现较早期的恶性肿瘤进行治疗。早期筛检试验是恶性肿瘤二级预防的有效手段,如宫颈癌细胞涂片和乳房自我检查等,可对早期发现宫颈癌及乳腺癌有积极意义。

3.三级预防

指治疗后的康复,提高患者的生存质量,减轻痛苦并延长生命,包括各种姑息治疗和对症治疗。对癌痛的治疗,世界卫生组织提出"三级止痛"方案,基本原则为由非吗啡类药物过渡到吗啡类药物;先由小剂量开始,根据止痛效果逐步增加剂量;以口服为主,无效时行直肠给药,最后注射给药;定期给药。通过上述综合治疗,防止手术后残疾和肿瘤细胞的转移,尽可能减轻患者痛苦,从而延长患者生命。

三、糖尿病

糖尿病(DM)是一种人体的代谢性疾病,它以高血糖为主要特征。糖尿病的临床表现为典型的"三多一少",即多饮、多食、多尿和消瘦。糖尿病根据病因因素,可分为1型和2型糖尿病,1型糖尿病一般是由免疫系统的异常引起的,2型糖尿病由于环境因素影响的可能性较大。在糖尿病患者中,2型糖尿病的患病率超过90%。

(一)糖尿病的三间分布特点

1.时间

国际糖尿病联盟(IDF)于2015年12月1日公布第7版英文版"IDF全球糖尿病概览"的数据显示,2015年全球糖尿病患者数量上升到4.15亿,预计到2040年,全球将有6.42亿糖尿病患者,发病率也会从8.8%(大致范围7.2%~11.4%)上升到10.4%(大致范围8.5%~13.5%)。根据2010年我国调查,18岁以上人群中糖尿病患病率为9.7%。

2.地区

糖尿病的患病情况和地区之间存在关联。一般而言,在我国富裕地区的糖尿病患病率高于贫困地区,城市高于农村。广西的调查显示,产糖地区糖尿病患病率明显高于非产糖区。我国患病率较高地区为北京、辽宁、宁夏、甘肃等,较低地区为新疆、贵州等。

3.人群

2015年北京市的一项调查显示,糖尿病发病的平均年龄63.9岁,≥50岁者占78.2%。肥胖者糖尿病患病率高于正常体重,高龄者糖尿病患病率高于低龄者。

(二)糖尿病的危险因素

1.饮食因素

长期的研究显示,饮食因素与糖尿病的发生存在关系,尤其是高蛋白、高热量饮食,不但易引起肥胖,更是糖尿病的独立危险因素。目前有研究证实,高脂饮食与胰岛素抵抗的进展有关,相反高膳食纤维的摄取,可降低糖尿病的危险性。当然,微量元素的缺乏也可能是糖尿病发病率增高的原因之一。

2.遗传因素

糖尿病具有非常明显的遗传易感性(尤其是常见的2型糖尿病),有糖尿病家族史的人群糖尿病患病率显著高于家族史阴性人群。迄今为止,国际上共报告了超过20个糖尿病易感基因,但在不同地域、不同种族间的易感基因谱存在差别。

3.肥胖

肥胖是糖尿病病因中最受重视的因素之一。许多研究发现,无论男女,不同年龄组中,超重者糖尿病患病率都显著高于非超重者,前者是后者的3~5倍。越来越多的资料证明,肥胖者的体型即脂肪分布类型与2型糖尿病更具有相关性,且与肥胖有协同作用。国内有研究显示,既往发胖史、开始发胖年龄、发胖程度、既往最大体重指数(BMI)均与糖尿病发病有关。

4.年龄

年龄增长是成人糖尿病一个确定的独立危险因素,患病率随年龄的增高而增高。40岁以下较低,40岁以上急剧上升。据统计,目前我国60岁以上的老人占全国总人数超过9.1%,近年来老年糖尿病发病率呈上升趋势,已成为老年人的主要疾病之一,因此,老年人糖尿病防治工作不可忽视。

(三)糖尿病的预防与控制

目前,尚无根治糖尿病的方法,但可通过多种有效措施来控制糖尿病。糖尿病的一级预防目标是预防2型糖尿病的发生,二级预防的目标是预防糖尿病并发症的发生,三级预防的目标是延缓已发生糖尿病并发症的进展、降低致残率和死亡率,并改善患者生存质量。

1.一级预防策略

一级预防策略主要做到分级管理和高危人群优先。对于高危人群要做好筛查和干预、强化生活方式。高危人群分为成年人糖尿病高危人群和儿童青少年糖尿病高危人群,要做好分级管理,分级定义,分别筛查。同时,对不同的高危人群要采取合适、有效的生活方式干预,从而降低2型糖尿病的发病率。

2.二级预防策略

对于新诊断和早期的2型糖尿病患者要严格控制血糖;对于具有心血管疾病的危险因素患者,要采取多方面的措施,降糖、降压、降脂和阿司匹林治疗。

3.三级预防策略

在三级预防策略中,血糖的控制要做到个体化,根据每个人的实际情况来进行调节,同时做好降压、调脂及药物如阿司匹林的治疗。

(蔡秀菊)

第四章　康复护理

第一节　康复护理的基本概念

康复护理的定义:康复护理是一门旨在研究病、伤、残者身体、精神康复的护理理论、知识、技能的学科。根据总的康复医疗计划,围绕全面康复的目标,紧密配合康复医师和其他康复专业护理人员而进行的工作。研究有关功能障碍的康复护理预防方法、评定和处理(协助治疗、训练的护理措施),是护理学的第四方面,与预防、保健和临床护理共同组成全面护理。

美国护士和康复护士协会于1988年将康复护理定义为:康复护理是职业护理实践的专业领域,用于诊断和治疗个人或群体对于功能和生活模式改变引起的现实或潜在的健康问题的反应。

一、康复护理的目标

康复护理总的目标:按照以人为本、整体护理和全面康复的原则,通过护理工作,从生理上和心理上为患者提供一个有利于康复的环境和创造有利于康复的条件。

1.维持患者肢体功能

用健侧协同患侧处理日常生活活动,避免发生肌肉萎缩、关节运动范围缩小或继发性失用综合征的形成。

2.协助患者对功能障碍肢体的训练

充分发挥机体潜能,协助和指导患者对伤残部分功能的康复训练,如翻身、肢体正确姿势的摆放、关节活动范围的维持、转移、排便排尿的训练等。

3.防范其他并发症的形成

如压疮、尿路感染、肺炎、深静脉血栓等。

4.对患者进行心理辅助和支持

与患者家庭一起给予患者心理的支持,帮助其去除自卑感,恢复其尊严和成为有用的人,以良好的心理状态回归家庭和社会。

5.对患者及其家属的康复教育

指导和教会患者在维持自身健康及日常生活方面的知识和技能,指导、训练患者的自我照顾能力,使其能最大限度独立完成自我照顾。对家属进行康复教育,让家属了解患者的康复治疗项目及其出院后还需要继续训练的内容、皮肤清洁的重要性、饮食营养的必要性,正确使用辅助器,注重患者安全,避免过分保护或疏忽保护。

二、康复护理的职责

1.为患者提供清洁、舒适的环境

个人的清洁卫生维护及饮食摄取,是身体功能障碍者及疾病患者所迫切需要的,而适当的休息和睡眠是患者所渴望的。康复护士应协助患者在改变了的生活状态和生活环境中,身心尽快调整适应。

2.防范进一步功能障碍的形成

为伤残者执行各种康复性护理,预防肌肉萎缩,关节变形、僵硬、挛缩等形成,如采取措施预防足下垂的发生、活动关节维持关节正常活动范围、鼓励早期下床活动等。防止二次损伤,加重残障。

3.帮助患者接受身体残障的事实

残障可能是突然发生的,患者在没有心理准备的情况下,心理活动一般会经历 4 个时期:休克期,否认期,认知期,承受适应期。以真诚关心的态度面对患者,倾听他们的感受,鼓励患者勇敢接受身体残障的事实,积极参与到康复治疗中。

4.维护团队人员间良好的关系

康复护理人员在康复小组中扮演联络者的角色,应以患者为中心,及时反映患者的问题和需要,安排协调团队各专业人员的工作,起到润滑剂的作用。

5.维持康复治疗的连续性

患者功能训练由康复治疗师负责进行,康复护理继续指导、督促练习,维持康复治疗的连续性。ADL 由 PT 师训练,而病房里的练习则需依赖护士进行;被动运动则在自己无法活动时由护士帮助训练。

6.协助患者重返家庭和社会

患者在接受各种康复治疗,经职业治疗师、职业鉴定师评定后可以返回家庭和社会,护士应积极鼓励患者早日重返家庭和社会,并回答患者和家属的各种咨询。做好患者重返家庭和社会的指导。

三、康复护理的内容

1.观察患者的病情并做好记录

康复护士要与各有关人员保持良好的人际关系,详细观察病情及康复训练过程中康复训练的效果和反应;定期进行效果评价并按时记录,记录要求细致、全面、完整、准确无误。提供信息,在综合治疗过程中起到协调作用,有利于康复治疗的实施。

2.预防继发性残疾和并发症

偏瘫患者应预防压疮、肌肉萎缩、关节挛缩畸形的发生。

3.学习和掌握各有关功能训练技术

配合康复医师及其他康复技术人员对残疾者进行功能评价和功能训练。

4.训练患者进行"自我护理"

指导、督促患者在其中发挥主动性、创造性,使其更完善、更理想地达到目标。一般护理通常是照顾患者,为患者进行日常生活料理,称之为"替代护理"。康复护理的原则是在病情允许条件下,训练患者进行"自我护理"能力。对康复患者及其家属进行康复知识、康复技术的指导,使他们掌握"自我护理"的技巧,从而部分或全部地做到生活自理,适应新生活,重返社会、家庭。

5.心理康复护理

残疾人和慢性病患者有其特殊的、复杂的心理活动,甚至精神、心理障碍和行为异常。康复医护人员应理解患者、同情患者,时刻掌握康复对象的心理动态,及时、耐心地做好心理康复护理工作。

6.不同时期康复护理的重点

康复护理是以功能障碍为核心,帮助解决功能维持、重组、代偿、替代、适应和能力重建的有关问题,在伤、病、残的各个不同阶段,工作重点各有不同。

(1)急性期和早期:评价残疾情况(性质、程度、范围、影响),及时发现潜在的问题,预防感染、压疮、挛缩、畸形、萎缩。

(2)功能恢复期:着重于潜在能力的激发;残余功能的保持和强化;日常生活活动能力的再训练;康复辅助用具的使用指导等。

7.康复护理评定

训练的效果及其反应等问题的全面评估和判定。康复护理评定是指对康复对象的功能障碍和功能残存的程度、身体和心理的一般状况。做好入院评估、中期评定、出院前疗效评定。

8.康复健康教育

康复还需要康复对象及其家属的参与、了解和掌握,通过康复有关知识、技术的教育,提高康复对象的自理生活能力,提高患者的生活质量。

9.出院前的康复指导

康复对象在住院期间,虽然已逐渐掌握了一些康复护理知识和技术,但在患者出院前这一阶段要向康复患者及其家属进行系统的康复指导。除以上内容外,还要让患者学会自我健康问题的管理,指导患者制订在家庭及社区的日常生活活动自理能力的训练计划,并督促实施。

10.社区康复护理

由于医学模式的转变,康复护理工作由医院走向社会,社区康复护理的开展是康复护理学科的发展趋势。此外,随着我国经济发展和人口老龄化进程的加快及人们健康观念的改变,人们对社区康复护理的需求越来越多。康复护理融入社区康复,在康复护师(士)指导下,在社区的层次上依靠社区内的残疾者家属、护理人员对社区的残疾人进行家庭康复护理,真正实现残疾人的全面康复和回归社会。

总之,康复护士在康复小组中扮演着重要的多重角色:护理者、协调者、调度者、教育者、咨询者、研究者,康复护理随着角色的需要展开不同的康复护理内容。

四、康复护理的原则

(1)功能训练应预防在先,早期进行并贯穿于康复护理的始终。

(2)康复护理要与日常生活活动相结合,注重实用性,以达到患者的生活自理。

(3)重视心理康复:残疾人由于自身的缺陷,往往有孤独感、自卑感、敏感、抑郁等情绪反应。针对患者心理特点,采取相应的心理康复护理措施,帮助他们克服自卑感;引导他们接受现实,认识现有的肢体功能障碍。鼓励自尊、自信、自强、自立,主动参与功能训练,发挥残存功能,具备回归社会的能力,最大限度地适应现在的生活,更好地融入社会。

(4)提倡协作精神:康复护理人员需要与康复小组其他人员保持密切的联系,遇到康复中存在的问题,应及时进行沟通和解决,良好的协作关系是取得最大康复疗效的关键。

(鞠晓辉)

第二节　疼痛的康复护理

一、概述

现代医学所谓的疼痛,是一种复杂的生理心理活动,是临床上最常见的症状之一。它包括伤害性刺激作用于机体所引起的痛感觉,以及机体对伤害性刺激的痛反应[躯体运动性反应和(或)内脏自主性反应,常伴随有强烈的情绪色彩]。痛觉可作为机体受到伤害的一种警告,引起机体一系列防御性保护反应。但另一方面,疼痛作为报警也有其局限性(如癌症等出现疼痛时,已为时太晚)。而某些长期的剧烈疼痛,对机体已成为一种难以忍受的折磨。因此,镇痛是医务工作者面临的重要任务。

二、疼痛的分类

1.急性疼痛

通常指发生于伤害性刺激之后短期内的疼痛。如软组织及关节急性损伤疼痛,手术后疼痛,产科疼痛,急性带状疱疹疼痛,痛风。

2.慢性疼痛

包括慢性非癌性疼痛和慢性癌性疼痛。慢性疼痛的时间界限尚未统一,大多数学者认为在无明显组织损伤的前提下,持续 3 个月以上的疼痛为慢性疼痛。慢性疼痛常可导致患者出现焦虑和抑郁,严重影响其生活质量。如软组织及关节劳损性或退变疼痛,椎间盘源性疼痛,神经源性疼痛。

3.顽固性疼痛

三叉神经痛,疱疹后遗神经痛,椎间盘突出症,顽固性头痛。

4.癌性疼痛

晚期肿瘤痛,肿瘤转移痛。

5.特殊疼痛类

血栓性脉管炎,顽固性心绞痛,特发性胸腹痛。

6.相关学科疾病

早期视网膜血管栓塞,突发性耳聋,血管痉挛性疾病等。

7.疼痛程度的分类

(1)微痛:似痛非痛,常与其他感觉同时出现,如痒、酸麻、沉重、不适感等。

(2)轻痛:疼痛局限,痛反应出现。

(3)甚痛:疼痛较著,痛反应强烈。

(4)剧痛:疼痛难忍,痛反应强烈。

8.疼痛性质的分类

(1)钝痛:酸痛、胀痛、闷痛。

(2)锐痛:刺痛、切割痛、灼痛、绞痛。

9.疼痛形式的分类

(1)钻顶样痛。

(2)爆裂样痛。

(3)跳动样痛。

(4)撕裂样痛。

(5)牵拉样痛。

(6)压榨样痛。

三、康复评定

由于疼痛的病因复杂,因此应对患者进行全面的评估,除医学方面的评估外,还应包括社会心理学方面等的内容。

医护人员应根据有关疾病进行针对性询问,重点了解患者疼痛的特征,主要包括以下内容。

1.疼痛的部位

这是病史的重要部分,可要求患者指出疼痛的具体部位和描述疼痛的情况。

2.疼痛的时间

了解疼痛持续的时间,是否间歇性或持续性,有无周期性或规律性。

3.疼痛的性质

要求患者对疼痛性质进行描述,如刺痛、钝痛、触痛、酸痛、压痛等。描述疼痛性质时,让患者用自己的话正确表达其疼痛的感受。

4.疼痛的程度

可用疼痛评估工具判定患者疼痛的程度。

(1)面部表情量表法:它由 6 个卡通脸谱组成,从微笑开始(代表不痛)到最后痛苦的表情(代表无法忍受的疼痛)。依次评分 0、2、4、6、8、10。

(2)数字评分法:用数字表示疼痛的程度。从 0～10 代表不同程度的疼痛。0 无痛,1～3 轻度疼痛;4～6 中度疼痛;7～10 重度疼痛。

5.缓解和加重疼痛的因素

这可能为病因或疾病诊断提供线索。

6.疼痛对患者的影响

疼痛是否伴有呕吐、头晕、发热等症状,是否影响睡眠、食欲、活动等,是否出现愤怒、抑郁等情绪改变。

四、疼痛的程度

世界卫生组织(WHO)将疼痛划分成以下 5 种程度。

0 度:不痛。

Ⅰ 度:轻度痛,可不用药的间歇痛。

Ⅱ 度:中度痛,影响休息的持续痛,需用止痛药。

Ⅲ 度:重度痛,非用药不能缓解的持续痛。

Ⅳ 度:严重痛,持续的痛伴血压、脉搏等变化。

五、康复护理

疼痛是痛苦的体验,康复护理应采取积极的措施,尽快减轻患者的疼痛。

(一)解除疼痛刺激源

如外伤引起的疼痛,应根据情况采取止血、包扎、固定等措施;胸腹部手术后因为咳嗽、深呼吸引起伤口疼痛,应协助患者按压伤口后,再鼓励咳痰和深呼吸。

(二)药物止痛

药物止痛是临床解除疼痛的主要手段。给药途径可有口服、注射、外用、椎管内给药等。止痛药分为非麻醉性和麻醉性两大类。非麻醉性止痛药如阿司匹林、布洛芬、阿咖片等,具有解热止痛功效,用于中等程度的疼痛,如牙痛、关节痛、头痛、痛经等,此类药大多对胃黏膜有刺激,宜饭后服用。麻醉性止痛药如吗啡、哌替啶等,用于难以控制的疼痛,止痛效果好,但有成瘾性和呼吸抑制的不良反应。

(三)心理康复护理

(1)尊重并接受患者对疼痛的反应,建立良好的护患关系。护士不能以自己的体验来评判患者的感受。

(2)解释疼痛的原因、机制,介绍减轻疼痛的措施,有助于减轻患者焦虑、恐惧等负性情绪,从而缓解疼痛压力。

（3）通过参加有兴趣的活动、看报、听音乐、与家人交谈、深呼吸、放松按摩等方法分散患者对疼痛的注意力，以减轻疼痛。

（4）尽可能地满足患者对舒适的需要.如帮助变换体位,减少压迫,做好各项清洁卫生护理,保持室内环境舒适等。

（5）做好家属的工作,争取家属的支持和配合。

（四）中医疗法

如通过针灸、按摩等方法,活血化瘀,疏通经络,有较好的止痛效果。

（五）物理止痛

应用冷、热疗法可以减轻局部疼痛,如采用热水袋、热水浴、局部冷敷等方法。

（鞠晓辉）

第三节 长期卧床患者的康复护理

长期卧床是保证度过疾病危险期的必要医疗措施,但是,长期卧床也能导致新的功能障碍,加重残疾,甚至累及多系统的功能。

一、长期卧床的不良反应

（一）循环系统

1.动脉和深静脉血栓形成概率增加

血流缓慢、静脉壁损伤(尤其是内膜损伤)和血液凝固性增高是引起静脉血栓形成的3个主要因素。长期卧床导致抗利尿激素分泌增加,血容量降低,血液黏稠度增加,静脉回流阻力增加,血流速度减慢,形成动、静脉血栓。多发生于下肢,尤其是下肢深静脉发生血栓后,肢体会出现疼痛,肢端苍白冰冷,皮肤出现溃疡、水肿等缺血表现,严重者造成坏疽。

2.心功能减退

长期卧床可使心脏每搏输出量、每分输出量减少,左心室功能减退,导致静息时心率增加。另外,卧床导致的焦虑也是心率增快和心脏负担增加的原因。

3.运动能力下降

长期卧床后最大运动能力每天下降 0.9%,与老年生理性衰退的年下降率相似。

（二）呼吸系统

1.呼吸效率降低

卧位时横膈下移困难,吸气阻力增大,肺通气能力降低。长期卧床呼吸肌肌力下降也是相关因素。

2.坠积性肺炎

卧床可以使纤毛运动功能下降,分泌物黏附于支气管壁,排出困难。同时,由于咳嗽无力或卧位不利于咳嗽,最后分泌物沉积于下部支气管中,诱发呼吸道感染。

(三)运动系统

1.肌肉萎缩,肌力下降

长期卧床致肌肉失用性萎缩,运动神经对肌肉的支配能力下降,肌糖原储存量降低,糖代谢能力降低,肌肉活动能力下降。有研究表明,即使健康人,在完全卧床休息的情况下,肌力每周减少10%～15%,静卧3～5周,肌力即可减少一半。

2.关节挛缩

肢体和关节长期制动时关节囊和韧带的弹力纤维成分处于缩短状态,延伸性降低,导致韧带和关节囊挛缩。

3.骨质疏松

制动导致重力和肌肉牵拉力丧失或减少,导致骨骼的成骨过程减少,破骨过程增加,使骨钙大量进入血液,导致骨质疏松,并可合并高钙血症、泌尿系统结石等。

(四)中枢神经系统

长期卧床后易导致焦虑、抑郁等心理障碍、感觉障碍和认知障碍。

(五)其他系统

长期卧床致糖耐量降低,造成负氮平衡。另外,卧床也影响肠的蠕动功能,导致食欲缺乏、便秘。

二、康复护理

因急性病或外伤后而需长期卧床者,因瘫痪而不能离床者,为预防卧床导致的失用性综合征,必须采取以下措施。

1.协助患者进行心血管锻炼——被动倾斜

肌肉锻炼有助于预防严重的心血管不适感。无瘫痪患者,可采取坐位或立位姿势,循序渐进,逐步增加活动量。病情危重患者或暂不能取坐位者,适当抬高床头,从抬高床头15°起,维持5min开始,每日2次,逐渐增至每次30min,然后每周增加10°～15°,直至站立。每次锻炼时应注意维持心率低于120次/分钟。为防止直立性低血压,患者取坐位或立位时,可以穿弹力袜。

2.协助患者摆放抗痉挛体位

急性期开始或卧床期开始,指导患者摆放抗痉挛体位。抗痉挛体位是指为防止或对抗痉挛姿势的出现而设计的一种治疗体位。它包含仰卧位、健侧卧位、患侧卧位、俯卧位。

3.床上运动训练

长期卧床患者,在生命体征稳定的情况下,可以给予床上被动运动。如被动活动患者关节,预防关节挛缩;按摩患者肌肉、关节,使其做屈、伸、举等被动运动。条件允许的情况下,可以指导患者做床上主动运动,有能力的患者,可以鼓励其做些力所能及的日常生活活动,增强其自我护理的能力。

4.指导患者做深呼吸

深呼吸能增加肺通气量,改善换气。有条件的患者,可以指导其做缩唇呼吸、腹式呼吸。

咳嗽有助于排除呼吸道分泌物,应指导患者有效地咳嗽排痰。咳嗽无力者,可以给予翻身、叩背或排痰机排痰,预防坠积性肺炎。

5.补充足够的营养

长期卧床致消化不良和代谢障碍,应补充足够的营养。食物需营养平衡,补充足够的蛋白质、脂肪和碳水化合物,保证足够的膳食纤维,预防便秘。不能经口进食者,需要鼻饲或静脉营养。为预防骨质疏松,可以补充含钙高的食物,如鸡蛋、海鲜及排骨等。

6.协助患者进行排泄活动

由于生理和心理因素,长期卧床患者最难解决的问题就是排泄问题。应对患者进行膀胱功能的训练和排便功能的训练。脊髓损伤致神经源性膀胱的患者可以给予间歇性导尿。

7.皮肤的护理

长期卧床患者易并发压疮,因此,应重视皮肤的护理,加强翻身、叩背等。

8.心理护理

患者由于长期卧床导致的心理障碍,应引起足够的重视。医护人员应有足够的爱心、耐心来帮助他们渡过难关。可以采用与患者聊天、看电视、布置一定的训练作业、让亲人陪伴等方式,分散患者的注意力。

(李芳慧)

第四节　排泄功能障碍的康复护理

一、概述

排泄是机体将新陈代谢的产物排出体外的生理过程,是人体的基本生理需要之一,也是维持生命的必要条件。人体排泄的途径有皮肤、呼吸道、消化道及泌尿道,其中消化道和泌尿道是主要的排泄途径。患者因疾病丧失自理能力或因缺乏有关的保健知识,使其不能正常进行排便、排尿活动时,护士应运用与排泄有关的护理知识和技能,帮助并指导患者维持和恢复正常的排泄状态,满足其排泄的需要,使之获得最佳的健康和舒适状态。

排泄活动是人的基本需要之一。排泄功能发生障碍,会导致患者出现各种不适,甚至导致全身疾病。因此,维持卧床患者正常的排尿、排便,是老年人护理中的重要问题。

二、康复评定

(一)排尿的评估

1.正常排尿

正常情况下,排尿受意识控制,无痛苦,无障碍,可自主随意进行。一般成人 24h 尿量为 1000～2000mL。尿液呈淡黄色、澄清、透明,尿相对密度(比重)为 1.015～1.025,pH 为 5～7,呈弱酸性,静置一段时间后尿素分解产生氨,有氨臭味。

2.异常排尿

(1)次数和量。

1)多尿:24h尿量超过2500mL,见于糖尿病、尿崩症患者。

2)少尿:24h尿量少于400mL,见于心脏、肾脏疾病和休克患者。

3)无尿或尿闭:24h尿量少于100mL,见于严重休克、急性肾衰竭患者。

(2)颜色。

1)血尿:肉眼血尿呈红色或棕色,见于泌尿系感染、结核等。

2)血红蛋白尿:尿液呈酱油色或浓红茶色,隐血试验阳性,见于溶血性疾病等。

3)胆红素尿:尿液呈深黄色或黄褐色,见于阻塞性黄疸等。

4)乳糜尿:因尿液中含有淋巴液呈乳白色,见于丝虫病。

5)透明度:尿中含有大量脓细胞、红细胞、上皮细胞、炎性渗出物时,呈浑浊状,见于泌尿系感染。

(3)气味:新鲜尿有氨味,提示泌尿系感染;糖尿病酮症酸中毒时,因尿中含有丙酮,有烂苹果味。

(4)膀胱刺激征:每次尿量少,伴有尿频、尿急、尿痛,见于泌尿系感染。

3.影响正常排尿的因素

(1)年龄和性别:老年人因膀胱肌张力减弱,可出现尿频。老年男性前列腺肥大压迫尿道,可出现滴尿和排尿困难。

(2)饮食:大量饮水、茶、咖啡、酒类饮料或吃含有水分多的水果可出现尿量增多;摄入含盐较高的饮料或食物可使尿量减少。

(3)气候变化:寒冷的天气尿量增加;气温高时因排汗增多,尿量减少。

(4)排尿习惯:排尿姿势改变、时间是否充裕、环境是否合适等会影响排尿。

(5)心理因素:焦虑、紧张、恐惧可引起尿频、尿急或排尿困难。

(二)排便评估

(1)大便鲜红呈糊状,可能患急性出血性坏死性小肠炎,这是由于暴饮暴食或吃了不洁净的食物。

(2)大便表面附着鲜红的血滴,不与大便混杂,常见于内痔、外痔和肛裂。如果有血液附在大便表面,而且大便变成扁平带子形状,应去医院检查是否患直肠癌、乙状结肠癌、直肠溃疡等疾病。

(3)大便黯红似果酱,并有较多的黏液,常患阿米巴痢疾。便中的阿米巴是一种寄生虫。患细菌性痢疾的患者,排出的大便也有黏液和血,但不像阿米巴痢疾患者的大便那样有恶臭味。

(4)大便柏油样,又黑又亮,常是食管、胃、十二指肠溃疡出血。血液本来是红色,当它进入消化道时,血中血红蛋白的铁与肠内的硫化物结合产生硫化铁,导致大便呈柏油样黑色(血量一般达60mL以上时才能呈黑便)。此外,食管静脉瘤出血、暴饮暴食后连续呕吐或食管和胃黏膜交界处血管破裂出血时也能见到黑色柏油样便。

（5）大便灰白似陶土，表示胆汁进入肠道的通道已被阻塞，胆汁只好通过血液循环沉积于皮肤，使皮肤发黄。胆结石、胆管癌、胰头癌、肝癌等都是胆汁流入消化道的"拦路虎"。消化道内没有胆汁，大便呈灰白陶土样。

（6）大便红白像鼻涕，俗称红白冻子，这是急性细菌性痢疾的特点。它是一种脓、血、黏液的混合物。患有慢性结肠炎的患者，也会出现红白冻子。

（7）大便呈白色油脂泡沫状，常是消化吸收不良的综合征。幼儿出现这种情况，称为幼儿乳糜泻。

（8）大便稀红，可能是大肠黏膜出血。若混有黏液、脓液，应检查大肠黏膜有无炎症。

三、康复护理

帮助卧床患者了解保持泌尿系统功能正常，排泄人体的代谢产物，以维持人体生理环境的稳定，对人体的健康是非常重要的。

（一）便盆使用护理

如果患者清醒，但虚弱无力，不自主地排泄大小便，可告知家人处理。便盆使用注意点：最好买医用便盆，用前要把便盆冲洗擦干净，冬天用前应用开水烫一下，协助患者脱裤过膝盖，并使其屈膝，一手托起患者的腰及骶尾部，另一手取出便盆，切勿使劲拖出或硬性塞入臀部，以免擦伤皮肤。倒便时观察大小便的量、颜色和形状，若有异常应及时报告医生。

（二）便盆使用自我护理

如果患者上肢可活动，且神志清醒并能配合护理，可在心理护理中应用积极的语言导向，鼓励患者自我护理。具体方法：可在床旁放置患者伸手可以拿到的专用便器（小巧、便利）。完成自我护理会使患者产生自信，提高患者的生活质量和心理状态。

（三）保证充足的液体摄入

正常成人每天液体需要量为 1200～1500mL，若患者出现发热、腹泻、呕吐等，则需增加液体摄入量；对于卧床患者，应鼓励每天摄入 2000～3000mL 液体，以稀释尿液，防止出现泌尿系感染或结石。

（四）指导适当的运动

运动可增加腹部和会阴部肌肉的张力，有助于排尿。卧床患者活动受限，则应做局部肌肉的锻炼，指导患者有节律地做会阴部肌肉的收缩与放松活动，以增加会阴部肌肉的张力。

（五）维持正常排尿习惯

应尽可能维持患者原有的排尿姿势、排尿时间、排尿环境等，以利于患者自我放松，减少因疾病卧床带来的焦虑和不安等影响排尿的因素。

（六）提供隐蔽排尿场所

选择隐蔽的环境，适当遮挡患者，有利于患者自我放松。

（七）利用适当的暗示方法

可让患者听流水声，轻揉大腿内侧，用温水冲洗会阴部或温水坐浴等，均可促进排尿。

1.排尿的护理

（1）尿潴留：尿液存留在膀胱内不能自主排出称尿潴留。当尿潴留时，膀胱容积可增至3000～4000mL，膀胱高度膨胀至脐部，下腹部膨隆、疼痛及压痛。排尿困难见于尿道或膀胱颈部阻塞，如前列腺肥大、肿瘤；排尿神经反射障碍，如膀胱肌肉麻痹、直肠或盆腔内手术后等；以及某些心理方面因素所引起。患者十分痛苦，应针对病因，实施有效的处理。如属机械性梗阻，给予对症处理；如属非机械性梗阻，可采用以下护理措施。

1)安慰患者，消除其焦虑和紧张情绪。

2)取适当体位，病情许可应协助患者以习惯姿势排尿，如扶患者抬高上身。

3)按摩、热敷下腹部，以便解除肌肉紧张，促进排尿。

4)利用条件反射，诱导排尿，如听流水声或用温水冲洗会阴。

5)针灸治疗：针刺中极、曲骨、三阴交穴。

6)对于卧床患者，应训练其床上排尿，并给予一定的环境、心理支持。

（2）尿失禁：膀胱内尿液不能受意识控制而随时流出称为尿失禁。可分为：①真性尿失禁，尿道括约肌损伤或神经功能失常；②充盈性尿失禁，膀胱内积有大量尿液，当膀胱压力超过尿道阻力时出现；③压力性尿失禁，见于老年妇女，当咳嗽、喷嚏、提举重物等造成腹内压增加时出现。应根据病情不同，采取相应的护理措施。

1)主动安慰、关心患者，并提供帮助，消除患者羞涩、焦虑、自卑等情绪。

2)保持患者会阴部清洁干燥，做好皮肤护理。应用接尿装置：女患者可用女士尿壶紧贴外阴接取尿液，男患者可用阴茎套连接集尿袋，接取尿液，但此法不宜长期使用。

3)指导患者进行收缩和放松会阴部肌肉的锻炼，加强尿道括约肌的作用，恢复控制排尿功能。每2～3h送一次便器以训练有意识地排尿。

4)排尿时采取正确体位，指导患者自己用手轻按膀胱，并向尿道方向压迫，将尿液排空。对夜间尿频者，晚餐后可适当限制饮水量。

5)长期尿失禁患者，必要时可在医院留置导尿管。

（3）留置导尿管护理：因尿失禁而留置导尿管，需保持会阴部清洁干燥。保持引流通畅，避免导尿管受压、扭曲、堵塞；患者翻身及床上功能锻炼时妥善安置导尿管及集尿袋，以防导尿管脱出。保持尿道口清洁：女患者每天用消毒液棉球擦洗外阴和尿道口，男患者擦洗尿道口、龟头及包皮，每天1～2次。每天定时更换集尿袋，及时倾倒，并记录尿量。集尿袋位置低于耻骨联合，防止尿液反流。每周更换尿管一次，防止逆行感染和尿盐沉积堵塞管腔。鼓励患者多饮水，发现异常应及时报告医生。

2.排便的护理

（1）腹泻：虽然一天排便数次，如为有形便则不是腹泻。腹泻为水样便（含80%以上的水分），原因有肠内腐败物质异常发酵、感染、神经过敏等使肠蠕动亢进，水分再吸收下降。持续腹泻导致脱水、营养不良等。

腹泻的护理：如有腹泻应观察其排便次数、大便形状，了解是否服用过缓泻药、与饮食有无关系以及是否脱水等。应进易消化饮食，避免吃纤维多、易发酵、过冷或过热及刺激性的食品，腹部要保暖。便后用柔软的纸轻轻按压着擦，用温水清洗保持肛门周围的清洁。预防脱水，应给予茶水或碱性饮料，少量多次饮用。

（2）便秘：便秘是指 4d 未排便，或每天排便但量少且干硬，便后仍感到有残留便未排出。其发生除患者消化液分泌减少、胃肠运动减慢、消化功能降低等生理原因外还受心理因素影响，如抑郁、恐惧、高度紧张、情绪激动等会使大脑功能紊乱，对排泄失控。此外还受因病卧床、环境突然改变、场合不适宜排便、饮食及水分摄入不足、运动不足等影响。便秘可引起腹部不适、腹胀、食欲缺乏、头痛、影响睡眠、易疲劳，应及早采取对策。

便秘的护理：养成良好的排便习惯，如早餐后养成排便的习惯，有便意时不要控制不去排便，排便的体位最好是坐位，对卧床者如能坐起也应采取坐位。如有可能每天要散步、做操，进行腹肌训练，也可距脐周 3cm 处用手在腹部进行顺时针按摩。便秘严重时遵医嘱用缓泻剂，如粪便干硬，阻塞直肠下部靠近肛门口处时，可在橡胶手套上涂上润滑剂，沿尾骨慢慢抠出。当肠内粪便排空后，2～3d 没有大便是正常的，排便后要观察患者病情及与排泄状况。有规律地进食适量的食物，应养成习惯。饮食有充足的水分（如汤类），多吃纤维丰富的食品。

（3）大便失禁：多因卧床状态导致腹内压无力，使大便滞留在直肠内不能完全排净，残留的大便溢出，每天几次不规律排便。应用尿布并经常更换，保持肛门周围清洁。

（李芳慧）

第五节　吞咽障碍的康复护理

一、概述

吞咽功能障碍是由于下颌、双唇、舌、软腭、咽喉、食管括约肌或食管功能受损，不能安全有效地把食物由口送到胃内取得足够营养和水分的进食困难。很多疾病与吞咽有关，如文献报道 51%～73% 的卒中患者有吞咽困难，也有报道卒中患者吞咽困难的发生率为 30%～50%。50% 的卒中患者都会发生吞咽困难，部分患者吞咽困难两周左右可以自行恢复。但是约 10% 的患者不能自行缓解，而且吞咽困难可造成各种并发症，如肺炎、脱水、营养不良等，这些并发症可直接或间接影响患者的远期预后和生活质量，因此，吞咽困难的训练十分重要。

正常的吞咽活动分为 4 个期，即口腔准备期、口腔期、咽期、食管期。以上任何一个阶段发生障碍都会导致吞咽运动受阻，发生进食困难。与吞咽有关的脑神经主要是三叉神经、面神经、舌咽神经、迷走神经、副神经及舌下神经。所以，除了口、咽、食管病变外，脑神经及延髓病变、假性延髓性麻痹、锥体外系疾病等都可以引起吞咽困难。针对吞咽困难应采用系统化整体治疗模式处理，参与治疗小组成员包括耳鼻喉科医师、康复医师、语言和作业治疗师、营养师、护士、放射科医师、消化科医师及家庭成员等，其目的是多学科协作治疗以提高吞咽安全性，改善患者营养状态，提高康复治疗的效果。

二、吞咽困难的临床表现

吞咽困难的患者有流涎、食物从口角漏出、咀嚼不能、张口困难、吞咽延迟、咳嗽、哽噎、声音嘶哑、食物反流、食物滞留在口腔和咽部、误吸及喉结构上抬幅度不足等临床表现。

并发症:体重减轻、反复肺部感染(误吸性肺炎或反流性肺炎)、营养不良等。

三、康复评定

当患者入院后,经过专业培训的护士应初步筛查出可能吞咽困难的患者,再由康复医师或语言治疗师等对高危患者进行诊断性的吞咽检查和全面评估即临床评估和仪器检查。

(一)反复唾液吞咽试验

1.方法

患者取坐位或半卧位,检查者将手指放在患者的喉结和舌骨处,嘱患者尽量快速反复做吞咽动作,喉结和舌骨随着吞咽运动,越过手指后复位,即判定完成一次吞咽反射。

2.结果

观察在30s内患者吞咽的次数和喉上抬的幅度,吞咽困难者可能第一次动作能顺利完成,但接下来会出现困难或者喉不能完全上抬就下降。高龄患者30s内能完成3次即可。口干患者可在舌面上蘸1~2mL水后让其吞咽,如果喉上下移动小于2cm,则可视为异常。对于患者因意识障碍或认知障碍不能听从指令的,反复唾液吞咽试验执行起来有一定的困难,这时可在口腔和咽部做冷按摩,观察吞咽的情况和吞咽启动所需要的时间。

(二)洼田饮水试验

1.方法

先让患者依次喝下1~3汤匙水,如无问题,再让患者像平常一样喝下30mL水,然后观察和记录饮水时间、有无呛咳、饮水状况等。饮水状况的观察包括啜饮、含饮、水从嘴角流出、呛咳、饮后声音改变及听诊情况等。

2.分级

Ⅰ级:能一次喝完,无呛咳及停顿。

Ⅱ级:分两次以上喝完,但无呛咳及停顿。

Ⅲ级:能一次喝完,但有呛咳。

Ⅳ级:分两次以上喝完,但有呛咳。

Ⅴ级:常常呛咳,全部饮完有困难。

3.诊断标准

正常:在5s内将水一次喝完,无呛咳。

可疑:饮水时间超过5s或分2次喝完,均无呛咳者。

异常:分1~2次喝完,或难以全部喝完,均出现呛咳者。

（三）胸部、颈部听诊

胸部和颈部的听诊对可能有吞咽困难和误吸的患者来说都是非常重要的筛查和临床评估方法,有助于筛查出需要进一步评估的高危人群。

1.颈部听诊

将听诊器放在喉的外侧缘,能听到正常呼吸、吞咽和讲话时的气流声,这种方法可给听诊者提供关于渗透和误吸的信息。检查者可用听诊器听呼吸的声音,在吞咽前后听呼吸音作对比,分辨呼吸道是否有分泌物或残留物。吞咽困难的患者在进食期或吞咽后发生误吸时,所产生的声音质量可能会发生改变,就像气体和液体混合时的声音,即水泡声、咕噜声和湿啰音等。

2.胸部听诊

对于辨认误吸和误吸性肺炎非常有帮助。如果在听诊时怀疑有肺炎则可以通过胸片来确认。

（四）临床评估

1.一般临床检查法

(1)患者对吞咽异常的主诉:吞咽困难持续时间、频度、加重和缓解的因素,症状,继发症状。

(2)相关的既往史:一般情况,家族史,以前的吞咽检查,内科、外科、神经科和心理科病史,目前治疗和用药情况。

(3)临床观察:胃管、气管切开情况、营养/脱水、流涎、精神状态、体重、言语功能、吞咽肌和结构。

2.口颜面功能评估

(1)唇、颊部的运动:静止状态下唇的位置及有无流涎,做唇角外展动作以观察抬高和收缩的运动,做闭唇鼓腮,交替重复发"u"和"i"音,观察会话时唇的动作。

(2)颌的运动:静止状态下颌的位置、言语和咀嚼时颌的位置,是否能抗阻力运动。

(3)软腭运动:进食时是否有反流入鼻腔,发"a"音 5 次观察软腭的抬升,言语时是否有鼻腔漏气。

(4)舌的运动:静止状态下舌的位置,伸舌动作,舌抬高动作,舌向双侧的运动,舌的交替运动,言语时舌的运动,是否能抗阻力运动及舌的敏感程度。

3.咽功能评估

吞咽反射检查:咽反射、呕吐反射、咳嗽反射等检查。喉的运动:发音的时间、音高、音量、言语的协调性及喉上抬的幅度。

4.吞咽功能评估

常用的简单、实用、床边的吞咽功能评估法有反复唾液吞咽试验和饮水试验。

（五）仪器检查

仪器检查能显示吞咽的解剖生理情况和过程,被应用于吞咽困难的评估,包括吞咽造影检查、吞咽电视内镜检查、超声检查、放射性核素扫描检查、测压检查、表面肌电图检查、脉冲血氧定量法等。

1.吞咽造影检查

在食物中加入适量的造影剂,在 X 线透视下观察吞咽全过程,是否有吞咽困难及误吸发生。

2.吞咽电视内镜检查

将内镜经由一侧鼻孔抵达口咽部,直视舌、软腭、咽和喉的解剖结构和功能。

3.超声检查

通过放置在颌下的超声波探头,观察舌、软腭的运动,食团的运送,咽腔食物的残留情况以及声带的内转运动等。

四、康复治疗

(一)管饲饮食

管饲饮食能保证意识不清和不能经口进食患者的营养水分供给,避免误吸。2 周内的管饲饮食采用鼻胃管和鼻肠管方法,2 周以上的管饲饮食采用经皮内镜下胃造瘘术和经皮内镜下空肠造瘘术。对于管饲饮食患者需同时进行康复吞咽训练。

经皮内镜下胃造瘘术:是在内镜的协助下,经腹部放置胃造瘘管,以达到进行胃肠道营养的目的。手术只需在腹部切开约 0.5cm 的小切口,然后经导丝通过胃镜送出约 0.5cm 的造瘘管,固定于腹壁,手术即告完成。

(二)经口进食

吞咽困难患者进行经口进食时,康复训练包括:间接训练,直接训练,代偿性训练,电刺激治疗,环咽肌痉挛(失弛缓症)球囊导管扩张术。

1.间接训练

(1)口唇运动:利用单音单字进行康复训练。如嘱患者张口发"a"音,并向两侧运动发"i"音,然后再发"u"音,也可嘱患者缩唇然后发"f"音。其他练习方式如吹蜡烛、吹口哨动作,缩唇、微笑等动作也能促进唇的运动,加强唇的力量。此外,用指尖或冰块叩击唇周,短暂的肌肉牵拉和抗阻运动、按摩等,通过张闭口动作促进口唇肌肉运动。

(2)颊肌、喉部运动:具体如下。

1)颊肌运动:嘱患者轻张口后闭上,使双颊部充满气体,鼓起腮,随呼气轻轻吐出,也可将患者手洗净后作吮手指动作,或模仿吸吮动作,体验吸吮的感觉,借以收缩颊部及轮匝肌肉,每日 2 遍,每遍重复 5 次。

2)喉上提训练方法:患者头前伸,使颌下肌伸展 2~3s,然后在颌下施加压力,嘱患者低头,抬高舌背,即舌向上吸抵硬腭或发辅音的发音训练。目的是改善喉入口的闭合能力,扩大咽部的空间,增加食管上括约肌开放的被动牵张力。

(3)舌部运动:患者将舌头向前伸出,然后左、右运动摆向口角,再用舌尖舔下唇后转舔上唇,按压硬腭部,重复运动 20 次。

(4)屏气-发声运动:患者坐在椅子上,双手支撑椅面做推压运动和屏气。此时胸廓固定、声门紧闭;然后,突然松手,声门大开,呼气发声。此运动不仅可以训练声门的闭锁功能、强化软腭的肌力而且有助于除去残留在咽部的食物。

(5)冰刺激:用头端呈球状的不锈钢棒蘸冰水或用冰棉签棒接触咽腭弓为中心的刺激部位,左、右相同部位交替刺激,然后嘱患者做空吞咽动作。冷刺激可以提高软腭和咽部的敏感度,改善吞咽过程中必需的神经肌肉活动,增强吞咽反射,减少唾液腺的分泌。

(6)呼吸道保护手法:①声门上吞咽法:又称自主气道保护法。先吸气后,在屏气时(此时声带和气管关闭)做吞咽动作,然后立即做咳嗽动作;亦可在吸气后呼出少量气体,再做屏气和吞咽动作及吞咽后咳嗽。②声门上吞咽法:吸气后屏气,再做加强屏气动作,吞咽后咳出咽部残留物。③门德尔松手法:指示患者先进食少量食物,然后咀嚼、吞咽,在吞咽的瞬间,用拇指和食指顺势将喉结上推并处于最高阶段,保持这种吞咽状 2~3s,然后完成吞咽,再放松呼气。此手法是吞咽时自主延长并加强喉上举和前置运动来增强环咽肌打开程度的方法,目的是帮助提升咽喉,以助吞咽功能。

2.直接训练

即进食时采取的措施,包括进食体位、食物入口位置、食物性质(大小、结构、温度和味道等)和进食环境等。

(1)体位:进食的体位应因人、因病情而异。开始训练时应选择既有代偿作用又安全的体位。对于不能坐位的患者,一般至少取躯干 30°仰卧位,头部前屈,偏瘫侧肩部以枕垫起,喂食者位于患者健侧。此时进行训练,食物不易从口中漏出,有利于食团向舌根运送,还可以减少向鼻腔逆流及误咽的危险。颈部前屈是预防误咽的一种方法。仰卧时颈部易呈后屈位,使与吞咽活动有关的颈椎前部肌肉紧张、喉头上举困难,从而容易发生误咽。

(2)食物的形态:根据吞咽障碍的程度及阶段,本着先易后难的原则来选择。容易吞咽的食物特点是密度均匀、黏性适当、不易松散、通过咽和食管时易变形且很少在黏膜上残留。稠的食物比稀的安全,因为它使吞咽变得容易。此外,要兼顾食物的色、香味及温度等。不同病变造成的吞咽障碍影响吞咽器官的部位有所不同,对食物的要求亦有所不同,口腔准备期的食物应质地很软,易咀嚼,如菜泥、水果泥和浓汤。必要时还需用长柄勺或长注射器喂饲。口腔期的食物应有内聚黏性,例如很软的食物和浓汤。咽期应选用稠厚的液体,例如果蔬泥和湿润、光滑的软食。避免食用有碎屑的糕饼类食物和缺少内聚力的食物。食管期的食物为软食、湿润的食物。避免高黏性和干燥的食物。

根据食物的性状,一般将食物分为五类,即稀流质,浓流质,糊状,半固体(如软饭),固体(如饼干、坚果等)。临床吞咽困难患者进行康复训练实践中,应首选糊状食物。

(3)食物在口中位置:食物放在健侧舌后部或健侧颊部,有利于食物的吞咽。

(4)一口量:包括调整进食的一口量和控制速度的一口量,即最适于吞咽的每次摄食入口量,正常人约为 20mL。一般先以少量(3~4mL)试之,然后酌情增加,如 3mL、5mL、10mL。为防止吞咽时食物误吸入气管,可结合声门上吞咽训练方法。这样在吞咽时可使声带闭合封闭喉部后再吞咽,吞咽后咳嗽,可除去残留在咽喉部的食物残渣。调整合适的进食速度,前一口吞咽完成后再进食下一口,避免两次食物重叠入口的现象,还要注意餐具的选择,应采用边缘钝厚匙柄较长,容量 5～10mL 的匙子为宜。

(5)培养良好的进食习惯也至关重要。最好定时、定量,能坐起来不要躺着,能在餐桌上不要在床边进食。

3.代偿性训练

代偿性训练是进行吞咽时采用的姿势与方法,一般是通过改变食物通过的路径和采用特定的吞咽方法使吞咽变得安全。

(1)侧方吞咽:让患者分别左、右侧转头,做侧方吞咽,可除去梨状隐窝部的残留食物。

(2)空吞咽与交替吞咽:每次进食吞咽后,反复做几次空吞咽,使食团全部咽下,然后再进食。可除去残留食物防止误咽,亦可每次进食吞咽后饮极少量(1～2mL)的水,这样既有利于刺激诱发吞咽反射,又能达到除去咽部残留食物的目的,称为"交替吞咽"。

(3)用力吞咽:让患者将舌用力向后移动,帮助食物推进通过咽腔,以增大口腔吞咽压,减少食物残留。

(4)点头样吞咽:颈部尽量前屈,形状似点头,同时做空吞咽动作,可去除会厌谷残留食物。

(5)低头吞咽:颈部尽量前屈姿势吞咽,使会厌谷的空间扩大,并让会厌向后移位,避免食物溢漏入喉前庭,更有利于保护气道;收窄气管入口;咽后壁后移,使食物尽量离开气管入口处。

4.电刺激治疗

包括神经肌肉低频电刺激和肌电反馈技术。

5.球囊导管扩张术

用于脑卒中、放射性脑病等脑损伤所致环咽肌痉挛(失弛缓症)患者。方法是用普通双腔导尿管中的球囊进行环咽肌痉挛(失弛缓症)分级多次扩张治疗。此方法操作简单,安全可靠,康复科医生、治疗师、护士均可进行。

(1)用物准备:14 号双腔球囊导尿管或改良硅胶双腔球囊导管、生理盐水、10mL 注射器、液状石蜡及纱布等,插入前先注水入导尿管内,使球囊充盈,检查球囊是否完好无损,然后抽出水后备用。

(2)操作步骤:由 1 名护士按插鼻饲管操作常规将备用的 14 号导尿管经鼻孔插入食管中,确定进入食管并完全穿过环咽肌后,将抽满 10mL 水(生理盐水)的注射器与导尿管相连接,向导尿管内注水 0.5～10mL,使球囊扩张,顶住针栓防止水逆流回针筒。将导尿管缓慢向外拉出,直到有卡住感觉或拉不动时,用记号笔在鼻孔处做出标记(长度 18～23cm),再次扩张时或扩张过程中判断环咽肌长度作为参考点。抽出适量水(根据环咽肌紧张程度,球囊拉出时能通过为适度)后,操作者再次轻轻地反复向外提拉导管,一旦有落空感觉,或持续保持 2min 后拉出,阻力锐减时,迅速抽出球囊中的水。再次将导管从咽腔插入食管中,重复操作 3～4 次,自下而上地缓慢移动球囊,通过狭窄的食管入口,充分牵拉环咽肌降低肌张力。

(3)操作后处理:上述方法每天 1～2 次。环咽肌的球囊容积每天增加 0.5～1mL 较为适合。扩张后,可给予地塞米松+糜蛋白酶+庆大霉素雾化吸入,防止黏膜水肿,减少黏液分泌。

五、康复护理

（一）急性期康复护理

（1）急性期患者如昏迷状态或意识尚未完全清醒，对外界的刺激反应迟钝，认知功能严重障碍，吞咽反射、咳嗽反射明显减弱或消失，处理口水的能力低下，不断流涎，口咽功能严重受损，应使用鼻饲或经皮内镜下胃造瘘术。早期进行吞咽功能训练，尽快撤销鼻饲或胃造瘘。

（2）吞咽障碍的患者首先应注意口腔卫生及全身状况的改善，膳食供给量可按体重计算出每日热量的需要给予平衡膳食，对于脱水及营养状态极差患者，应给予静脉补液、营养支持。糖尿病患者应注意进食流质食物的吸收问题，特别是应用胰岛素的患者，注意瞬时低血糖或高血糖的发生，加强血糖监测。

（二）食物的选择

选择患者易接受的食物，磨烂的食物最容易吞咽，糊最不易吸入气管，稀液最容易误吸。故进食的顺序：先磨烂的食物或糊→剁碎的食物或浓液→正常的食物和水，酸性或脂肪食物容易引起肺炎，清水不易引起肺炎，如用糊太久，则患者所得的水分过少可能脱水，所以有时也给清水。

（三）进食规则

进食时应采用半坐位或坐位；选择最佳食物黏稠度；限制食团大小，每次进食后，吞咽数次使食物通过咽部；通常禁饮纯液体饮料，饮水使用水杯或羹匙，不要用吸管；每次吞咽后轻咳数声；起初应是以黏稠的食物为主，黏稠的食物通常食用起来较安全。同时应给患者不同结构的食物和可咀嚼的食物。如果患者咀嚼困难，应将患者的下颌轻轻合上，有助于患者咀嚼。

（四）康复训练

可分为不用食物、针对功能障碍的间接训练（基础训练）和使用食物同时用体位、食物形态等补偿手段的直接训练（摄食训练）。

1.基础训练

（1）口腔周围肌肉训练：包括口唇闭锁训练（练习口唇闭拢的力量和对称性）、下颌开合训练（通过牵伸疗法或振动刺激，使咬肌紧张度恢复正常）、舌部运动训练（锻炼舌上下、左右、伸缩功能，可借助外力帮助）等。

（2）颈部放松：前后左右放松颈部，或颈左右旋转，提肩沉肩。

（3）寒冷刺激法：具体如下。

1）吞咽反射减弱或消失时：用冷冻的棉棒，轻轻刺激软腭、腭弓、舌根及咽后壁，可提高软腭和咽部的敏感度，使吞咽反射容易发生。

2）流涎对策：颈部及面部皮肤冰块按摩直至皮肤稍稍发红，可降低肌张力，减少流涎；每日3次，每次10min。

（4）屏气-发声运动：患者坐在椅子上，双手支撑椅面做推压运动，或两手用力推墙，吸气后屏气。然后，突然松手，声门大开，呼气发声。此运动可以训练声门闭锁功能，强化软腭肌力，有助于除去残留在咽部的食物。

(5)咳嗽训练:强化咳嗽,促进喉部闭锁的效果,可防止误咽。

(6)屏气吞咽:用鼻深吸一口气,然后完全屏住呼吸,空吞咽,吞咽后立即咳嗽。有利于使声门闭锁,食块难以进入气道,并有利于食块从气道排出。

(7)门德尔松(Mendelsohn)手法:吞咽时自主延长并加强喉的上举和前置运动,来增强环咽肌打开程度的方法,具体操作可于咽上升的时候用手托起喉头。

2.摄食训练

基础训练后开始摄食训练。

(1)体位:让患者取躯干屈曲30°仰卧位,头部前屈,用枕垫起偏瘫侧肩部。这种体位食物不易从口中漏出,有利于食块运送到舌根,可以减少向鼻腔逆流及误咽的危险。确认能安全吞咽后,可抬高角度。

(2)食物形态:食物形态应本着先易后难原则来选择,容易吞咽的食物特征为密度均一,有适当的黏性,不易松散,容易变形,不易在黏膜上残留。同时要兼顾食物的色、香、味及温度等。

(3)每次摄食一口量:一口量正常人为20mL左右,一口量过多,食物会从口中漏出或引起咽部食物残留导致误咽;过少,则会因刺激强度不够,难以诱发吞咽反射。一般先以少量(3~4mL)试之,然后酌情增加。指导患者以合适的速度摄食、咀嚼和吞咽。

(4)指导吞咽的意识化:引导患者有意识地进行过去习以为常的摄食、咀嚼、吞咽等一系列动作,防止噎呛和误咽。

(5)咽部残留食块去除训练:包括空吞咽、数次吞咽训练、交替吞咽训练等。

(6)其他:配合针灸、高压氧、吞咽障碍康复体操、心理康复护理等。

(五)注意事项

康复团队协作,对于吞咽困难的患者来说是最好的治疗方法。护士作为团队成员之一,首诊时应实行初步筛查,除此之外,还需仔细、持续地观察患者每次进食的情况以及为患者提供直接训练和代偿性的技术,防止渗漏和误吸,使患者安全进食。

(1)重视初步筛查及每次进食期间的观察,防止误吸特别是隐性误吸发生。

(2)运用吞咽功能训练,保证患者安全进食,避免渗漏和误吸。

(3)进食或摄食训练前后应认真清洁口腔,防止误吸。

(4)团队协作精神可给患者以最好的照顾与护理。

(5)进行吞咽功能训练时,患者的体位尤为重要。

(6)对于脑卒中有吞咽障碍的患者,要尽早撤鼻饲,进行吞咽功能的训练。

(7)重视心理康复护理。

(李芳慧)

第六节 针灸疗法的康复护理

针灸疗法是我国传统医学的重要组成部分,是治疗常见病、多发病的有效方法,是我国劳动人民和历代医学家在长期临床实践中总结出来的宝贵医学财富,是专门研究人体疾病,利用针刺和艾灸来防治疾病的重要医疗方法。

针灸疗法包括针刺穴位和艾绒制品灸灼穴位,以及后世和近代发展起来的皮肤针、拔罐、头针、手针、耳针、水针、电针、埋针、挑治等疗法。在康复治疗中,针灸具有适应证广、疗效显著、操作简便等特点。一般临床上,针刺和艾灸可配合应用,也可单独使用。

一、针灸疗法的原理与作用机制

针灸治病是在中医基本理论指导下,依据脏腑、经络、阴阳、五行、病因病机、诊断治则等进行辨证论治的。所以针灸与中医方药的运用基本相同,只不过所采用的具体方法不同而已。针灸治病是运用针刺或者艾灸两种方法作用在人体的腧穴上,通过经络的作用,达到治疗疾病的目的,具有扶正祛邪、调和阴阳、疏通经络、调整脏腑功能等作用。

二、针灸疗法的适应证与禁忌证

针灸在临床上的应用范围极其广泛,包括内、外、妇、儿、五官等各科多种疾病。据统计,针灸对300多种疾病有效,对其中100多种疾病有较好的效果。在具体应用针灸疗法时,要注意施术部位、患者体质、疾病性质和刺灸时间等因素,有宜有忌,避免发生不良后果。

针灸施术时所选择的腧穴都有确切的位置,除了以刺血络、刺筋骨为目的的特殊刺法外,都应避开要害部位,以免刺伤内脏,或重要血管筋骨等处。人的体质有强弱、肥瘦、老幼之不同,体质的类型也各有异,针刺时必须区别对待。特别需要注意的是,孕妇尤其有习惯性流产史者,应慎用针刺。《灵枢·五禁》指出元气耗伤、气血大亏,不宜用泻法的病候"五夺"和脉证不符、不宜针刺的危重病证"五逆",这些病证在针刺禁忌之列,必须详察病情,以免导致不良后果。《素问·刺禁论》说:无刺大醉,令人气乱;无刺大怒,令人气逆;无刺大劳人,无刺新饱人,无刺大饥人,无刺大渴人,无刺大惊人。说明针刺前后,患者的起居饮食等方面是不可忽视的,若不了解禁忌,妄施针刺,就会导致不良后果。

三、针刺的方法

1.针刺前的准备

患者选取合适的体位,如仰卧位、俯卧位或侧卧位等,在患者需要针刺的穴位皮肤上常规消毒。穴位皮肤消毒后,必须保持洁净,防止再污染。

2.针刺方法

(1)持针法:①二指持针法:即用右手拇、食两指指腹挟持针柄,针身与拇指成90°角。一般用于针刺浅层腧穴的短毫针常用持针法。②多指持针法:即用右手拇、食、中、无名指指腹执持针柄,小指指尖抵于针旁皮肤,支持针身垂直。一般用于长针深刺的持针法。

(2)进针法:①指切进针法:又称爪切进针法,用左手拇指或食指端切按在腧穴位置的旁边,右手持针,紧靠左手指甲面将针刺入腧穴。此法适宜于短针的进针。②夹持进针法:或称骈指进针法,即用左手拇、食二指持捏消毒干棉球,夹住针身下端,将针尖固定在所刺腧穴的皮肤表面位置,右手捻动针柄,将针刺入腧穴。此法适用于长针的进针。③舒张进针法:用左手拇、食二指将所刺腧穴部位的皮肤向两侧撑开,使皮肤绷紧;右手持针,使针从左手拇、食二指的中间刺入。此法主要用于皮肤松弛部位的腧穴。④提捏进针法:用左手拇、食二指将针刺腧穴部位的皮肤捏起,右手持针,从捏起的上端将针刺入。此法主要用于皮肉浅薄部位的腧穴进针,如印堂穴等。

以上各种进针方法在临床上应根据腧穴所在部位的解剖特点,针刺深浅和手法的要求灵活选用,以便于进针和减少患者的疼痛。此外,也有采用针管进针的,进针时左手持针管,针尖与针管下端平齐,置于应刺的腧穴上,针管上端露出针柄2~3分,用右手食指叩打针尾或用中指弹击针尾,即可使针刺入,然后退出针管,再运用行针手法。

3.针刺的角度、深度、方向

在针刺操作过程中,正确的腧穴定位必须与正确的针刺角度、方向、深度结合起来,才能增强针感,提高疗效,防止针刺意外事故的发生。

(1)针刺的角度:是指进针时针身与皮肤表面所构成的夹角。其角度的大小,应根据腧穴部位、病性病位、手法要求等特点而定。针刺角度一般分为直刺、斜刺、平刺三类。

1)直刺:针身与皮肤表面成90°角垂直刺入。适用于针刺大部分腧穴,尤其是肌肉丰厚部的腧穴。

2)斜刺:针身与皮肤表面成45°角刺入。适用于针刺皮肉较为浅薄处,或内有重要脏器,或不宜直刺深刺的腧穴和在关节部的腧穴。

3)平刺:又称横刺、沿皮刺。针身与皮肤表面成15°~25°角刺入。适用于皮薄肉少处的腧穴,如头皮部、颜面部、胸骨部腧穴。透穴刺法中的横透法和头皮针法、腕踝针法,都用平刺法。

(2)针刺的深度:是指针身刺入腧穴内的深浅程度。针刺的深度是以既要有针下气至感觉,又不伤及组织器官为原则。尤其是在局部、邻近取穴时,必须严格掌握深浅,才能取得疗效,并能最大限度地减少对机体的损伤。一般来说,临证操作时,必须根据患者的病情、年龄、体质、经脉循行深浅、时令等诸多因素而灵活掌握针刺的深度。

(3)针刺的方向:是指进针时和进针后针尖所朝的方向,简称针向。针刺方向,一般根据经脉循行方向、腧穴分布部位和所要求达到的组织结构等情况而定。针刺方向虽与针刺角度相关,如头面部腧穴多用平刺,颈项、咽喉部腧穴多用横刺,胸部正中线腧穴多用平刺,侧胸部腧穴多用斜刺,腹部腧穴多用直刺,腰背部腧穴多用斜刺或直刺,四肢部腧穴多用直刺等。但进针角度主要以穴位所在部位的特点为准,而针刺方向则是根据不同病症治疗的需要而定。仅以颊车穴为例,若用作治疗颌病、颊痛、口噤不开等病症时,针尖朝向颞部斜刺,使针感放射至整个颊部;当治疗面瘫、口眼歪斜时,针尖向口吻横刺;而治疗痄腮时,针尖向腮腺部斜刺;但治疗牙痛时则用直刺。

4.行针手法

行针又名运针,是指将针刺入腧穴后,为了使患者发生预期的各类感应而施行的各类针刺手法。行针手法最常用的有提插法、捻转法两种。

(1)提插法:是将针刺入腧穴的一定深度后,使针在穴内进行上、下进退的操作方法。使针从浅层向下刺入深层为插;由深层向上退到浅层为提。一般来说,提插的幅度大,频率快,刺激量就大;提插的幅度小,频率慢,刺激量就小。

(2)捻转法:是将针刺入腧穴的一定深度后,以右手拇指和中、食二指持住针柄,进行一前一后的来回旋转捻动的操作方法。一般认为捻转角度大,频率快,其刺激量就大;捻转角度小,频率慢,其刺激量就小。

四、灸法技术

灸法,是以艾为主要施灸材料,点燃后在体表穴位或病变部烧灼、温熨,借其温热、药物的刺激作用,以治疗疾病的一种方法。艾灸和针刺方法一样,都是针灸治疗疾病的重要内容。

灸法常用技术如下。

1.艾炷灸

将艾炷放在穴位上施灸,称为艾炷灸。艾炷灸可分为直接灸和间接灸两种。

(1)直接灸:将艾炷直接放在皮肤上施灸的方法,称为直接灸。根据灸后有无烧伤化脓,又分为化脓灸和非化脓灸。

1)化脓灸:用黄豆大或枣核大的艾炷放在穴位上施灸,局部组织经烫伤后,产生无菌性化脓现象,能改善体质,增强机体的抵抗力,从而起到治疗和保健作用。如《针灸资生经》中说:"凡着艾得灸疮,所患即瘥,若不发,其病不愈"。说明古代灸法,无论是治病,还是临床保健,一般要求达到化脓,即所谓"灸疮",认为能否形成灸疮是取得疗效的关键。目前临床上,常用此法对哮喘、慢性胃肠炎、发育障碍等疾病和体质虚弱者进行施治。

有采用麦粒大艾炷放在穴位上施灸,并直接灸到皮肤,称为麦粒灸。其方法是,先在穴位上涂些凡士林,使麦粒大的艾炷能黏附皮肤不致掉下,点火后,可依前法于穴位周围轻轻拍打以减轻灼痛感觉。因其艾炷小,灼痛时间短,患者易于接受。一般可灸3~7壮,灸后不用膏药敷贴,常用于气血虚弱、眩晕和皮肤疣等。

2)非化脓灸:灸后产生温烫效应,不透发成灸疮为非化脓灸。其方法是:先将施灸部位涂少量凡士林,然后将小艾炷放于穴位上,点燃。艾火未烧及皮肤但患者有灼痛感时,即用镊子夹去,更换艾炷再灸,连灸3~7壮,以局部皮肤出现轻度红晕为度。因不留瘢痕,易为患者接受,适用于虚寒轻证。

(2)间接灸:又称间隔灸或隔物灸,即在艾炷下垫一衬隔物施灸的方法。因衬隔物的不同,可分为多种灸法。因火力温和,具有艾灸和药物的双重作用,患者易于接受,适用于慢性疾病和疮疡等。

1)隔姜灸:将新鲜生姜切成约0.5cm厚的薄片,中心用针穿刺数孔,上置艾炷,放在穴位上施灸。当患者感到灼痛时,可将姜片稍许上提,离开皮肤片刻,旋即放下再行灸治,反复进行。或在姜片下衬些纸片再灸,至局部皮肤潮红为止。生姜味辛,性微温,具有解表、散寒、温中、止呕的作用,故此法多用于治疗外感表证和虚寒性疾病,如感冒、呕吐、腹痛、泄泻等。

2)隔蒜灸:用独头大蒜切成约0.5cm厚的薄片,中间用针穿刺数孔,置于穴位或肿块上(如未溃破化脓的脓头处),用艾炷灸之。每灸4~5壮,换去蒜片,每穴一次可灸5~7壮。因大蒜液对皮肤有刺激性,灸后容易起疱,故应注意防护。大蒜味辛,性温,有解毒、健胃、杀虫之功。

本法多用于治疗肺结核、腹中积块及未溃疮疖等。

3)隔盐灸:又称神阙灸,本法只适用于脐部。方法:患者仰卧屈膝,以纯白干燥食盐填平脐孔,再放上姜片和艾炷施灸。如患者脐部凸出,可用湿面条围脐如井口,再填盐于脐中,如上法施灸。加放姜片的目的是隔开食盐和艾炷的火源,以免食盐遇火起爆,导致烫伤。这种方法对急性腹痛、吐泻、痢疾、四肢厥冷和虚脱等具有回阳救逆的作用。凡大汗亡阳、肢冷脉伏之脱证,可用大艾炷连续施灸,不计壮数,直至汗止脉起,体温回升,症状改善为度。如《备急千金要方·霍乱第六》云:"霍乱已死有暖气者,灸承筋,七壮,起死人,又以盐纳脐中,灸二七壮",《外台秘要·卷六》疗霍乱"若烦闷急满以盐纳脐中灸二七壮",《古今录验》云:"热结小便不通利,取盐填满脐中,作大炷灸,令热为度。"

2.艾条灸

是艾灸法的一种,其用特制艾条在穴位上熏灸或灼烫的方法。如在艾绒中加入辛温芳香药物制成的药艾条施灸,则称为药条灸。艾条灸有悬起灸和实按灸。

(1)悬起灸:将点燃的艾条悬于施灸部位上的灸法,一般艾火距皮肤约3cm,灸10~20min,以灸至皮肤温热红晕,而又不致烧伤皮肤为度。按操作方法分为温和灸、回旋灸和雀啄灸。

1)温和灸:将艾卷一端点燃,对准应灸腧穴部位或患处,距离皮肤2~3cm熏烤,使局部有温热感而无灼痛为宜,一般每穴灸10~15min,至皮肤红晕为度。对昏厥或局部知觉减退的患者及小儿,医者应将食、中两指置于施灸部位两侧以测知局部受热程度,随时调节施灸距离,掌握施灸时间,防止烫伤。

2)雀啄灸:艾卷点燃端与施灸部位的皮肤并不固定在一定的距离,而是如鸟雀啄食一样,一上一下地移动来施灸。

3)回旋灸:艾卷点燃的一端与施灸皮肤虽保持一定的距离,但位置不固定,而是均匀地向左右方向移动或反复地旋转施灸。

(2)实按灸:先在施灸部位垫上布或纸数层,点燃药物艾卷,趁热按到施术部位使热力透达深部。由于用途不同,艾绒里渗入的药物处方各异,又有太乙神针、雷火神针、百发神针等。

3.温针灸

是针刺与艾灸相结合的一种方法。适用于既需针刺留针,又需施灸的疾病。《针灸聚英》载有:"王节斋曰,近有为温针者,乃楚人之法。其法针于穴,以香白芷作团饼,套针上。以艾蒸温之,多以取效。"操作时,针刺得气后,留针于适当深度,针柄上穿置长约1.5cm的艾卷点燃施灸;或在针尾搓捏少许艾绒点燃,直待燃尽,除去灰烬,再将针取出。此法是一种简便易行的针灸并用方法。其艾绒燃烧的热力,可通过针身传入体内,使其发挥针与灸的作用,达到治疗的目的。应用此法治疗时须防止艾火脱落,烧伤皮肤或衣物,灸时嘱患者不要移动体位,并在施灸下方垫一纸片,以防艾火掉落灼伤皮肤或烧坏衣物。

4.温灸器灸

温灸器是一种专门用于施灸的器具,用温灸器施灸的方法,称为温灸器灸,又名温灸法,实为熨法的一种。

(1)器具:特制的金属灸器,又名"灸疗器",式样很多,结构大致相同。底部及筒壁有数十个小孔,筒壁安有长柄,上部有盖,可随时取下。内部有一小筒,用于装置艾绒和药物。

(2)操作方法:施灸前,先将艾绒及药末放入温灸器的小筒内燃着,然后,用手持柄将温灸器置于拟灸的穴位,或患病部位上方来回熨烫,直到局部发红为止。本法多适用于妇人、小儿惧怕灸治者。

五、针灸疗法的康复护理措施

(一)针刺疗法护理措施

(1)针刺前做好准备和解释工作,交代施术中的感觉和注意事项,消除患者的紧张心理。

(2)协助患者调整舒适体位,做好保暖。

(3)严格执行操作规程,注意观察患者的神志变化、效果和反应。如出现晕针、折针、弯针等现象,立即报告医师,并及时采取相应措施。

(4)遵医嘱针刺,严格掌握禁忌证。

(5)针刺后协助患者穿好衣服,安置好体位,做好护理记录。

(6)清洁消毒工作。

(二)灸法护理措施

(1)严格掌握禁忌证,凡实证、热证、阴虚发热证,以及面部、大血管和黏膜附近,孕妇胸腹部和腰骶部均不宜灸。

(2)施灸时,严密观察艾条的燃烧情况,防止艾火灼伤皮肤、烧坏衣被,如有发生,应立即采取相应措施。

(3)艾灸后皮肤局部出现水疱时,小水疱无需处理,大水疱用无菌注射器抽出疱内液体,并用消毒纱布覆盖,防止感染。

(4)施灸后,患者切忌吹风,宜保暖,协助患者穿好衣服,记录施灸腧穴、壮数、留针时间,以及有无反应等情况并签名。

(王雪峰)

第七节　推拿按摩疗法的康复护理

一、概述

推拿属中医外治法范畴,是医者视病情施用手法治疗的一门中医学科。推拿通过手法作用于人体体表的特定部位,以调节机体的生理、病理状况,达到治疗效果。也就是说,医生通过"手法"所产生的外力,在患者体表特定的部位或穴位上做功,这种功是医生根据具体的病情,运用各种手法技巧,所做的有用的功,从而起到纠正解剖位置的作用;这种功也可转换成各种能,并深透到体内,改变其相关的系统内能,从而起到治疗作用;这种"能"可作为信息的载体,向人体某一系统或器官传入信号,起到调整脏腑功能的治疗作用。

二、推拿按摩疗法的作用与治疗机制

推拿是用手法作用于患者体表的特定部位或穴位来治病的一种疗法。手法的治疗作用取决于:一是手法作用的性质和量;二是被刺激部位或穴位的特异性。换言之,对某一疾病用一定性质和量的手法,作用于某一部位或穴位,就起到某一特定的治疗作用。如果以同一性质和量的手法,刺激不同的部位或穴位,所起的作用则不同;不同性质和量的手法,刺激相同的部位或穴位,所起的作用也不一样,因此,不能单纯地用手法的性质和量来区分推拿的治疗作用。同样,也不能单纯地用被刺激部位或穴位的特异性来区分推拿的治疗作用。对推拿治疗作用的研究必须把手法和部位(或穴位)两者结合起来。

根据手法的性质和作用量,结合治疗部位,推拿治疗有温、补、通、泻、汗、和、散、清八法。

(一)温法

温法是适用于虚寒证的一种疗法,它使用摆动、摩擦、挤压等手法,用较缓慢而柔和的节律操作。在每一治疗部位或穴位,手法连续作用时间要稍长,患者有较深沉的温热等刺激感,有补益阳气的作用,适用于阴寒虚冷的病证。《黄帝内经》曰:"寒者温之"。缓慢柔和而又深沉的手法在固定穴位或部位上进行操作,使能量深入于分肉或脏腑组织,以达温热祛寒之目的。《素问·举痛论》曰:"寒气客于背俞之脉……故相引而痛,按之则热气至,热气至则痛止矣。"这说明人体因受寒而引起的疼痛,用按穴法来祛寒止痛。在推拿的临床应用中,按、摩、揉中脘、气海、关元,擦肾俞、命门有温补肾阳,健脾和胃,扶助正气,散寒止痛等作用。例如对五更泄泻者,可按摩其中脘、关元以温中散寒;一指禅推、擦肾俞、命门以温肾壮阳,从而达到温补命门,健运脾胃的目的。

(二)通法

通法有祛除病邪壅滞之作用。《素问·血气形态》有:"形数惊恐,经络不通,病生于不仁,治之以按摩醪药"的记载。指出了按摩能治疗经络不通所引起的病证。临床治疗时常用挤压类和摩擦类手法,手法要刚柔兼施。如用推、拿、搓法于四肢,则能通调经络,拿肩井则有通气机、行气血之作用;点、按背部腧穴可通畅脏腑之气血。《厘正按摩要术》上说:"按能通血脉"。又曰"按也最能通气",故凡经络不通之病,宜用通法。

(三)补法

补者,即滋补,补气血津液之不足,脏腑功能之衰弱。经云:"虚则补之"。"扶正祛邪"是推拿临床的指导思想。《素问·调经论》云:"按摩勿释,着针勿斥,移气于不足,神气乃得复"。说明了因气不足而致病者可用按摩的方法补气,使精神得复。补法应用范围广泛,如气血两亏,脾胃虚弱,肾阴不足,虚热盗汗,遗精等,均可用补法,通常以摆动类、摩擦类为主,但手法要轻而柔,不宜过重刺激。明周于藩曰"缓摩为补",又曰"轻推,顺推皆为补"。现将临床常用之补脾胃、补腰肾的方法分述如下:

1.补脾胃

脾胃为后天之本,其生理特点是:①胃主受纳,脾主运化。胃的受纳为脾的运化准备了物质基础,而脾的运化又为胃的继续受纳创造了条件。②脾主升,胃主降。脾胃的升降功能是相互依存的,若脾气不升则胃气不得降,反之,胃气不降则脾气亦不得升。③脾喜燥恶湿,胃喜润恶燥。所谓补脾胃,就是增强脾胃的正常功能。推拿治疗时常用一指禅推法、摩法、揉法在腹部作顺时针方向治疗,重点在中脘、天枢、气海、关元穴。再用按法、擦法在背部膀胱经治疗,重点在胃俞、脾俞,这样可调整脾胃功能,起到健脾和胃,补中益气的作用。

2.补腰肾

腰为肾之府,肾又为阴阳之原,五脏六腑精气所藏,故肾亏则阴阳失调,精气失固而虚,治疗时可在命门、肾俞、志室用一指禅推法或擦法,再用摩法、揉法、按法治疗腹部的关元、气海,从而起培补元气以壮命门之火的作用。

(四)泻法

泻法一般用于下焦实证。由于结滞实热,引起下腹胀满或胀痛,食积火盛,二便不通等,皆可用本法施怡,然推拿之泻,不同于药物峻猛,故体质虚弱,津液不足而大便秘结者,亦能应用,这也是推拿泻法之所长。临床一般可用摆动、摩擦、挤压类手法治疗。手法的力量要稍重。手法频率由慢而逐渐加快,虽然本法刺激稍强,但因推拿是取手法对内脏功能的调节作用,而达到泻实的目的,故一般无不良反应。如食积便秘,可用一指禅推、摩神阙、天枢两穴,再揉长强,以通腑泻实。阴虚火盛,津液不足,大便秘结者,用摩法以顺时针方向在腹部治疗,则可起到通便而不伤阴的作用。

(五)汗法

汗法是发汗、发散的意思,使病邪从表而解。《黄帝内经》云:"邪在皮毛者,汗而发之",又云:"体若燔炭,汗出而散。"王冰注:"风邪之气,风中于表,则汗法能解表,开通腠理,有祛风散寒的作用"。

汗法大致适用于风寒外感和风热外感两类病证。在施行推拿手法时,对风寒外感,用先轻后重的拿法加强刺激,步步深入,因重则解表,使全身汗透,达到祛风散寒的目的。风热外感,则用轻拿法,宜柔和轻快,使腠理疏松。施术时,患者感觉汗毛竖起,周身舒适,肌表微汗潮润,贼邪自散,病体则霍然而愈。汗法多注重于挤压类和摆动类手法中的拿法、按法、一指禅推法等,如一指禅推、拿颈项部之风池、风府能疏散风邪;按、拿手部之合谷、外关,可驱一切表邪;大椎为诸阳之会,用一指禅推、按、揉等法治之,有发散热邪、通三阳经气之作用;一指禅推、按、揉风门、肺俞皆可祛风邪,宣肺气。经云"肺主皮毛",拿、按肩井穴,则可开通气血。古人曰:"肩井穴是大关节,推之开通气血,各处推完将此掐,不愁气血不通行。"气血通行无阻,病邪则无所藏匿。所以,凡外感风寒、风热之邪,用拿法、按法、一指禅推法,对祛风散寒,解肌发表,有卓著之效。所以金代张从正把推拿列为汗法之一。

(六)和法

和者即和解之法,含有调和之意,凡病在半表半里,在不宜汗、不宜吐、不宜下的情况下,可应用和解之法。推拿运用此法,手法应平稳而柔和,频率稍缓,常运用振动类及摩擦类手法治疗。可调脉气、和经血,运用于气血不和、经络不畅,所引起的肝胃气痛、月经不调、脾胃不和、周身胀痛等病证。通过手法和经络穴位等的作用,达到气血调和,表里疏通,阴阳平衡的目的,恢复人体正常的生理状态。经云:"病在脉,调气血。病在血,调之络。病在气,调之卫。病在肉,调之分肉。"周于藩说:"揉以和之,可以和气血,活筋络。"说明可用和法调和以扶正气,驱除客邪。《黄帝内经》云:"察阴阳所在而调之,以平为期。"在临床应用中"和"法又可分和气血,和脾胃,疏肝气三方面。和气血的方法有四肢及背部的擦、一指禅推、按、揉、搓等或用轻柔的拿法治疗肩井等方法。和脾胃、疏肝气则用一指禅推、摩、揉、搓诸手法在两胁部的章门、期门,腹部的上脘、中脘,背部的肝俞、胃俞、脾俞治疗。

(七)散法

散者即消散、疏散之意。推拿的散法有其独到之处,其主要作用是"摩而散之,消而化之",能使结聚疏通,不论有形或无形的积滞,散法都可使用。《黄帝内经》云:"坚者消之,结者散之"。因此对脏腑之结聚、气血之瘀滞、痰食之积滞,应用散法可使气血得以疏通、结聚得以消散。如饮食过度,脾不运化所致的胸腹胀满、痞闷,可用散法治之,《素问·举痛论》曰:"寒气客于肠胃之间,膜原之下,小络急引故痛,按之则血气散,故按之痛止。"推拿所用的散法,一般以摆动及摩擦类手法为主,手法要求轻快柔和。如外科痈肿用缠法治疗;气郁胀满,则施以轻柔的一指禅推、摩等法;有形的凝滞积聚,可用一指禅推、摩、揉、搓等手法,频率由缓慢而转快,可起到消结散瘀的作用。

(八)清法

清法是运用刚中有柔的手法,在所取的穴位、部位上进行操作,达到清热除烦的目的。《黄帝内经》云"热者清之",这是治疗一般热性病的主要法则。但热病的症状极其复杂,治疗时应鉴别病在里还是在表,病在里者还需辨别是属气分热或血分热,是实热还是虚火,然后方可根据不同情况,采取相应的手法。在表者当治以清热解表,病在里且属气分大热者当清其气分之邪热,在血分者当治以清热凉血,实则清泻实热,虚则滋阴清火。推拿一般是用摩擦类手法。气分实热者轻推督脉(自大椎至尾椎),以清泻气分实热;气血虚热者轻擦腰部,以养阴清火;血分实热者,重推督脉(自大椎至尾椎),以清热凉血;表实热者,轻推背部膀胱经(自下而上),表虚热者轻推背部膀胱经(自上而下),以清热解表。

三、推拿按摩疗法的治疗原则

治疗原则又称治疗法则,是在整体观念和辨证论治基本精神指导下,对临床病症制订的具有普遍指导意义的治疗规律。治疗原则和具体的治疗方法不同。任何具体的治疗方法,总是由治疗原则所规定,并从属于一定的治疗原则。例如,各种病证从邪正关系来讲,离不开邪正斗争,消长盛衰的变化,因此扶正祛邪即为治疗原则,而在此原则指导下采取的补肾、健脾、壮阳等法,就是扶正的具体方法;发汗、涌吐、通下等法,就属于祛邪的具体方法。由于疾病的证候表现多种多样,病理变化极为复杂且病情又有轻重缓急的差别,不同的时间、地点,不同的个体,其病理变化和病情转化不尽相同,因此,只有善于从复杂多变的疾病现象中,抓住病变本质,治病求本;采取相应的措施扶正祛邪,调整阴阳;并针对病变轻重缓急以及病变个体和时间、地点的不同,治有先后,因人、因时、因地制宜,才能获得满意的治疗效果。

(一)治病求本

"治病必求其本"是中医推拿辨证施治的基本原则之一。求本,是指治病要了解疾病的本质,了解疾病的主要矛盾,针对其最根本的病因病理进行治疗。

"本"是相对于"标"而言的。标本是一个相对的概念,有多种含义,可用以说明病变过程中各种矛盾的主次关系。如从正邪双方来说,正气是本,邪气是标;从病因与症状来说,病因是本,症状是标;从病变部位来说,内脏是本,体表是标;从疾病先后来说,旧病是本,新病是标,原发病是本,继发病是标等。

任何疾病的发生、发展,总是通过若干症状显示出来的,但这些症状只是疾病的现象,并不都反映疾病的本质,有的甚至是假象,只有在充分了解疾病的各个方面,包括症状表现在内的全部情况的前提下,通过综合分析,才能透过现象看到本质,找出病之所在,确定相应的治疗方法。例如腰腿痛,可由椎骨错位、腰腿风湿、腰肌劳损等多种原因引起,治疗时就不能简单地采取对症止痛的方法,而应通过全面的综合分析,找出最基本的病理变化,分别用纠正椎骨错位、活血祛风、舒筋通络等方法进行治疗,才能取得满意的疗效。这就是"治病必求于本"的意义所在。

在临床运用治病求本这一治疗原则的时候,必须正确处理"正治与反治""治标与治本"之间的关系。

1.正治与反治

所谓"正治",就是通过分析临床证候,辨明寒热虚实;然后分别采用"寒者热之""热者寒之""虚则补之""实则泻之"等不同的治疗方法。正治法是临床上最常用的治疗方法。

但是,有些疾病,特别是一些复杂、严重的疾病,表现出来的某些证候与病变的性质不符,也就是出现一些假象,例如:脾虚不运所致的脘腹胀满,应以健脾益气法治之,从而达到消胀除满的目的;因伤食所致的腹泻,不仅不能用止泻的方法治疗,反而要用消导通下的方法以去其积滞。这就是所谓"塞因塞用""通因通用"。以上这些治法,都是顺从证候而治的,不同于一般的治疗方法,故称"反治",又叫"从治"。但其所从的证候是假象。因此,所谓"反治",实质上还是正治,是在治病求本原则指导下,针对疾病本质施治的方法。

2.治标与治本

在复杂多变的病证中,常有标本主次的不同,因而在治疗上就应有先后缓急之分。

一般情况下,治本是根本原则,但在某些情况下,标证甚急,不及时解决可危及患者生命,因此应当贯彻"急则治标"的原则,先治其标,后治其本。例如大出血的患者,不论属于何种出血,均应采取应急措施,先止血以治标,待血止后,病情缓和再治本病。再如某些腰腿痛患者,由于病程较长,腰背肌肉痉挛或挛缩,治疗时应先使腰背肌肉放松,在腰背肌肉得到一定程度的放松条件下再治其本。综上所述,可以看出治标只是在应急情况下或是为治本创造必要条件时的权宜之计,而治本才是治病的根本之图。所以说,标本缓急从属于治病求本这一根本原则,并且与之相辅相成。

病有标本缓急,所以治也有先后。若标本并重,则应标本兼顾,标本同治。如腰部的急性扭伤,疼痛剧烈,腰肌有明显的保护性痉挛,当在放松肌肉、疼痛缓解后才治疗本病,这就是标本兼顾之法。

最后还应指出,标本的关系并不是绝对的,一成不变的,而是在一定条件下可以相互转化。因此,在临证时还要注意掌握标本转化的规律,以便始终抓住疾病的主要矛盾,做到治病求本。

(二)扶正祛邪

疾病的过程,在一定意义上,可以说是正气与邪气矛盾双方互相斗争的过程,邪胜于正则病进,正胜于邪则病退。因而治疗疾病,就是要扶助正气,祛除邪气,改变邪正双方的力量对比,使之向有利于健康的方向转化,所以扶正祛邪也是指导临床治疗的一条基本原则。

"邪气盛则实,精气夺则虚",邪正盛衰决定病变的虚实,"虚则补之,实则泻之",补虚泻实是扶正祛邪这一原则的具体应用。扶正即是补法,用于虚证;祛邪即是泻法,用于实证。祛邪与扶正,虽然是具有不同内容的两种治疗方法,但它们也是相互为用,相辅相成的。扶正,使正气加强,有助于抗御和驱逐病邪;而祛邪则祛除了病邪的侵犯、干扰和对正气的损伤,有利于保存正气和利于正气的恢复。

在临床运用扶正祛邪原则时,要认真细致地观察和分析正邪双方相互消长盛衰的情况,根据正邪在矛盾斗争中所占的地位,决定扶正与祛邪的主次、先后。或以扶正为主,或以祛邪为主,或是扶正与祛邪并举,或是先扶正后祛邪,或是先祛邪后扶正。在扶正祛邪同时并用时,应以扶正而不留邪,祛邪而不伤正为原则。

(三)调整阴阳

疾病的发生,从根本上说是阴阳的相对平衡遭到破坏,即阴阳的偏盛偏衰代替了正常的阴阳消长。所以调整阴阳,也是临床治疗的基本原则之一。

阴阳偏盛:即阴邪或阳邪的过盛有余。阳盛则阴病,阴盛则阳病,治疗时应采用"损其有余"的方法。

阴阳偏衰,即正气中阴或阳的虚损不足,或为阴虚,或为阳虚。阴虚则不能制阳,常表现为阴虚阳亢的虚热证;阳虚则不能制阴,多表现为阳虚阴盛的虚寒证。阴虚而致阳亢者,应滋阴以制阳;阳虚而致阴寒者,应温阳以制阴。若阴阳两虚,则应阴阳双补。由于阴阳是相互依存的,故在治疗阴阳偏衰的病证时,还应注意"阴中求阳""阳中求阴",也就是在补阴时,应佐以温阳;温阳时,适当配以滋阴,从而使"阳得阴助而生化无穷,阴得阳升而泉源不竭"。

阴阳是辨证的总纲,疾病的各种病机变化均可用阴阳失调加以概括。表里出入,上下升降,寒热进退,邪正虚实以及营卫不和,气血不和等,无不属于阴阳失调的具体表现。因此,从广义来讲,解表攻里,越上引下,升清降浊,寒热温清,虚实补泻,以及调和营卫,调理气血等治疗方法,皆属于调整阴阳的范围。

(四)因时、因地、因人制宜

因时、因地、因人制宜,是指治疗疾病要根据季节、地区以及人体的体质、年龄等不同而制定相应的治疗方法。这是由于疾病的发生、发展,是受多方面因素影响的,如时令气候、地理环境等,尤其是患者个人的体质因素,对疾病的影响更大。因此,在治疗疾病时,必须把各个方面的因素考虑进去,具体情况具体分析,区别对待,酌情施治。

在推拿临床中,更须注意因人制宜。根据患者年龄、性别、体质、生活习惯等不同特点,选择不同的治疗方法。一般情况下,如患者体质强,操作部位在腰臀四肢,病变部位在深层等,手法刺激量宜大;患者体质弱,小儿患者,操作部位在头面胸腹,病变部位在浅层等,手法刺激量宜小。其他如患者的职业、工作条件等亦与某些疾病的发生有关,在诊治时也应注意。

四、推拿按摩的临床适应证与禁忌证

(一)适应证

推拿的适应证十分广泛,包括骨伤科、内科、外科、妇科、儿科、五官科中的多种疾病。它不但适用于慢性疾病,对一些疾病的急性期也有较好疗效。

1.骨伤科疾病

如落枕、颈椎病、肩周炎、网球肘、各关节及全身各部位的各种软组织损伤、关节脱位等。

2.内科疾病

如高血压、冠心病、心动过速、脑卒中、面瘫、上呼吸道感染、慢性支气管炎、哮喘、急慢性胃肠炎、便秘、遗尿、阳痿等。

3.外科疾病

如肠粘连、慢性阑尾炎、前列腺炎及增生、乳腺炎、乳腺增生等。

4.妇科疾病

包括月经不调、痛经、闭经、盆腔炎等。

5.儿科疾病

包括小儿感冒、消化不良、疳积、惊风、百日咳、肌性斜颈、小儿麻痹后遗症、呕吐、腹痛、便秘、夜啼、脱肛、佝偻病等。

6.五官科疾病

如鼻炎、咽炎、近视、斜视、耳鸣、耳聋、牙痛、梅尼埃综合征。

(二)禁忌证

推拿的禁忌证大致可归纳为以下6点。

(1)病程已久,患者体弱,禁不起最轻微的推拿、按压,如不注意这些情况,太过大意地进行操作,就会出现眩晕、休克的症状。

(2)烫火伤患部不宜推拿,患部周围忌重手推拿。

(3)传染性或溃疡性的皮肤病如疥疮、无脓性疮疡和开放性创伤,不宜推拿,但轻症或局限性的皮肤病,可不受这种限制。

(4)妊娠5个月以下或有妊娠征兆者;经期、产后恶露未净时(子宫尚未复原),小腹部不可推拿,以免发生流产或大出血。

(5)急性传染病(如伤寒、白喉等),各种肿瘤及其他病情严重的患者,都不宜推拿。

(6)极度疲劳和酒醉的患者,不宜推拿。

五、推拿基本手法

（一）按法

按法是以拇指或掌根等部在一定的部位或穴位上逐渐向下用力按压,按而留之,不可呆板,这是一种诱导的手法,适用于全身各部位。临床上按法又分指按法、掌按法、屈肘按法等。

1.指按法

接触面较小,刺激的强弱容易控制调节,不仅可开通闭塞、散寒止痛,而且能保健美容,是最常用的保健推拿手法之一。如常按面部及眼部的穴位,既可美容,又可保护视力。

2.掌按法

接触面较大,刺激也比较缓和,适用于治疗面积较大而较为平坦的部位,如腰背部、腹部等。

3.屈肘按法

用屈肘时突出的鹰嘴部分按压体表,此法压力大、刺激强,故仅适用于肌肉发达厚实的部位,如腰臀部等。

按法操作时着力部位要紧贴体表,不可移动,用力要由轻而重,不可用暴力猛然按压。按法常与揉法结合应用,组成"按揉"复合手法,即在按压力量达到一定深度时,再作小幅度的缓缓揉动,使手法刚中兼柔,既有力又柔和。

（二）摩法

以掌面或指面附着于穴位表面,以腕关节连同前臂做顺时针或逆时针环形有节律的摩动。摩法又分为指摩法、掌摩法、掌根摩法等。

1.指摩法

用食指、中指、无名指面附着于一定的部位上,以腕关节为中心,连同掌、指作节律性的环旋运动。

2.掌摩法

用掌面附着于一定的部位上,以腕关节为中心,连同掌、指作节律性的环旋运动。

3.掌根摩法

用掌根部大、小鱼际在身体上进行摩动,摩动时各指略微翘起,各指间和指掌关节稍稍屈曲,以腕力左右摆动;操作时可以两手交替进行。

在运用摩法时,要求肘关节自然屈曲、腕部放松,指掌自然伸直,动作要缓和而协调。频率每分钟120次左右。本法刺激轻柔缓和,是胸腹、胁肋部常用的手法。若经常用摩法抚摩腹部及胁肋,可使人气机通畅,起到宽胸理气、健脾和胃、增加食欲的作用。

（三）推法

四指并拢,紧贴于皮肤上,向上或向两边推挤肌肉。推法可分为平推法、直推法、旋推法、合推法等。现仅以平推法说明之。平推法又分指平推法、掌平推法和肘平推法。

1.指平推法

用拇指指面着力,其余四指分开助力,按经络循行或肌纤维平行方向推进。此法常用于肩背、胸腹、腰臀及四肢部。

2.掌平推法

用手掌平伏在皮肤上,以掌根为重点,向一定方向推进,也可双手掌重叠向一定方向推进。此法常用于面积较大的部位。

3.肘平推法

屈肘后用鹰嘴突部着力向一定方向推进。此法刺激力量强,仅适用于肌肉较丰厚发达的部位,如臀部及腰背脊柱两侧膀胱经等部位。

在运用推法时,指、掌、肘要紧贴体表,用力要稳,速度要缓慢而均匀。此种手法可在人体各部位使用,能增强肌肉的兴奋性,促进血液循环,并有舒筋活络的作用。

(四)拿法

捏而提起谓之拿。此法是用拇指和食、中指端对拿于患部或穴位上,作对称用力,一松一紧地拿按。使用拿法时,腕部要放松灵活,用指面着力。动作要缓和而有连贯性,不可断断续续,用力要由轻到重,再由重到轻,不可突然用力。本法也是常用保健推拿手法之一,具有祛风散寒、舒筋通络、开窍止痛等作用,适用于颈项、肩部、四肢等部位或穴位,且常作为推拿的结束手法使用。

(五)揉法

用手指罗纹面或掌面吸定于穴位上,作轻而缓和的回旋揉动。揉法又分为指揉法、鱼际揉法、掌揉法等。①指揉法。用拇指或中指或食指、中指、无名指指面或指端轻按在某一穴位或部位上,做轻柔的小幅度环旋揉动。②鱼际揉法。用手掌的大鱼际部分,吸附于一定的部位或穴位上,做轻轻的环旋揉动。③掌揉法。用掌根部着力,手腕放松,以腕关节连同前臂作小幅度的回旋揉动。揉法是保健推拿的常用手法之一,具有宽胸理气、消积导滞、活血化瘀、消肿止痛的作用,适用于全身各部,如揉按中脘、腹部配合其他手法对胃肠功能有良好的保健作用。

(六)擦法

用手掌的大鱼际、掌根或小鱼际附着在一定部位,进行直接来回摩擦,使之产生一定热量。本功法益气养血、活血通络、祛风除湿、温经散寒,具有良好的保健作用。

(七)点法

用拇指顶端,或中指、食指、拇指之中节,点按某一部位或穴位,具有开通闭塞、活血止痛、调整脏腑功能等作用,常用于治疗脘腹挛痛、腰腿疼痛等病证。

(八)击法

用拳背、掌根、掌侧小鱼际、指尖或桑枝棒叩击体表,可分为拳击法、小鱼际击法、指尖击法、棒击法等。击法具有舒筋通络、调和气血的作用,使用时用力要快速而短暂,垂直叩打体表,在叩打体表时,不能有拖抽动作,速度要均匀而有节律。其中拳击法常用于腰背部;掌击法常用于头顶、腰臀及四肢部;侧击法常用于腰背及四肢部;指尖击法常用于头面、胸腹部;棒击法常用于头顶、腰背及四肢部。

（九）搓法

用双手的掌面或掌侧夹住一定部位，相对用力作快速搓揉，并同时作上下往返移动。本法具有调和气血、舒通经络、放松肌肉等作用，适用于四肢及胁肋部。使用此法时，两手用力要对称，搓动要快，移动要慢。

（十）捻法

一手的拇指和食指罗纹面，捏住另一手的手指，做对称用力捻动。本法具有理筋通络、滑利关节的作用，适用于手指、手背及足趾。运用时动作要灵活、快速，用劲不可呆滞。

（十一）掐法

用拇指或食指指甲，在一定穴位上反复掐按。常与揉法配合使用，如掐揉人中，须先掐后揉。本法有疏通经脉、镇静、安神、开窍的作用。

（十二）抖法

用双手握住患者的上肢或下肢远端，用微力做连续的小幅度的上下连续颤动，使关节有松动感，可分上肢抖法和下肢抖法。此法具有疏松脉络、滑利关节的作用，常与搓法合用，作为结束手法，使患者有一种舒松的感觉。

六、推拿按摩的康复护理措施

(1)行推拿治疗前，向患者做好解释，消除患者紧张心理，取得患者配合。

(2)推拿操作时应摆好患者体位，以患者舒适、不易疲劳、操作方便为宜，冬季注意保暖，避免受凉。

(3)初次行推拿手法时，应尽量采用轻手法，以后根据患者适应情况逐渐加大手法力量。体质瘦弱者，手法宜轻。个别患者按摩后第二天皮肤出现青紫现象，可改用轻手法或改换推拿部位。

(4)腰骶部、腹部按摩时，先嘱患者排尿。

(5)局部皮肤有破损、感染、肿瘤、皮炎等禁止按摩，孕妇及妇女月经期禁按腹部、腰部、臀部。

（王雪峰）

第二篇　专科护理学

第五章　内科常见疾病护理

第一节　急性上呼吸道感染

急性上呼吸道感染是鼻腔、咽或喉部急性炎症的总称。冬春季节多发。

一、常见病因与发病机制

1.常见病因

急性上呼吸道感染有 70%～80% 由病毒引起,常见有流感病毒(甲、乙、丙型)、副流感病毒、鼻病毒、冠状病毒、腺病毒以及呼吸道合胞病毒、艾柯病毒和柯萨奇病毒等。另有 20%～30% 的上呼吸道感染为细菌引起,可单纯发生或继发于病毒感染之后,以口腔定植菌溶血性链球菌为多见,其次为流感嗜血杆菌、肺炎链球菌和葡萄球菌等,偶见革兰阴性杆菌。

2.发病机制

当机体或呼吸道局部防御功能降低时,原先存在于上呼吸道或外界侵入的病毒和细菌迅速繁殖,引起本病。

二、临床表现

1.普通感冒

为病毒感染引起。起病较急,以鼻部卡他症状为主。初期出现喷嚏、鼻塞、流清水样鼻涕,也可表现为咳嗽、咽干、咽痒或烧灼感,甚至鼻后滴漏感。2～3d 鼻涕变稠,可伴咽痛、头痛、流泪、味觉迟钝、呼吸不畅、声嘶等,有时由于咽鼓管炎致听力减退。严重者有发热、轻度畏寒和头痛等。

2.急性病毒性咽炎和喉炎

急性咽炎由鼻病毒、腺病毒、流感病毒、副流感病毒以及肠病毒、呼吸道合胞病毒等引起,多发于冬春季节,临床表现为咽痒和灼热感,咽痛不明显,咳嗽少见。急性喉炎多为流感病毒、副流感病毒及腺病毒等引起,临床表现为明显声嘶、讲话困难,可有发热、咽痛或咳嗽,咳嗽时咽喉疼痛加重。

3.疱疹性咽峡炎

多由柯萨奇病毒 A 引起,好发于夏季。多见于儿童,偶见于成年人。表现为明显咽痛、发热,病程约为 1 周。

4.咽结膜热

主要由腺病毒、柯萨奇病毒等引起。多发于夏季,由游泳传播,儿童多见。病程 4～6d,表现为发热、咽痛、畏光、流泪、咽及结膜明显充血。

5.细菌性咽-扁桃体炎

病原体多为溶血性链球菌,其次为流感嗜血杆菌、肺炎链球菌、葡萄球菌等。起病急,咽痛明显,伴发热、畏寒,体温可达 39℃ 以上。可发现咽部明显充血,扁桃体肿大、充血,表面有黄色脓性分泌物。有时伴有颌下淋巴结肿大、压痛,而肺部查体无异常体征。

三、并发症

可并发急性鼻窦炎、中耳炎、气管及支气管炎。部分患者可继发心肌炎、肾炎、风湿性疾病等。

四、辅助检查

1.血液检查

因多为病毒性感染,白细胞计数常正常或偏低,伴淋巴细胞比例升高。细菌感染者可有白细胞与中性粒细胞增多和核左移现象。

2.病原学检查

因病毒类型繁多,且明确类型对治疗无明显帮助,一般无需明确病原学检查。需要时可用免疫荧光法、酶联免疫吸附法、血清学诊断或病毒分离鉴定等方法确定病毒的类型。细菌培养可判断细菌类型并做药物敏感试验以指导临床用药。

五、治疗

1.对症治疗

头痛发热者给予解热、镇痛药,频繁喷嚏给予抗过敏药物等。

2.药物治疗

由于常并发细菌感染,临床可根据病原菌和药敏试验选用抗菌药物。常用青霉素、头孢菌素、氨基糖苷类抗生素,肌内注射或静脉给药,也可口服大环内酯类或氟喹诺酮类及磺胺类抗菌药物。

六、护理

1.评估

(1)病史：评估患者的年龄、发病时间、诱因,主要症状的发生频率、性质、严重程度、持续时间、加剧或缓解因素,以及伴随症状和并发症等。最近有无淋雨、受凉、过度劳累等。

(2)身体状况：有无声嘶、咳痰,鼻咽部不适,头痛,听力减退,鼻、咽部黏膜充血,扁桃体肿大,发热,全身乏力等症状。

(3)实验室检查：血常规化验,观察白细胞及淋巴细胞变化。病毒分离、病毒抗原的血清学检查等。

2.护理要点及措施

(1)环境及休息：保持室内一定的温度、湿度和空气流通,使病室内安静、舒适。注意休息和个人卫生。

(2)饮食：给予清淡、高热量、丰富维生素、易消化食物,鼓励患者每天有足够的饮水量,避免刺激性食物,忌烟酒。

(3)口腔护理：进食后漱口或给予口腔护理,防止口腔感染。

(4)防止交叉感染：注意隔离患者,减少探视,避免交叉感染。患者咳嗽或打喷嚏时应避免对着他人。患者使用的餐具、痰盂等用具应每天消毒,或用一次性器具,回收焚烧后弃去。

(5)用药护理：遵医嘱对发热、头痛者,选用解热镇痛药,如复方阿司匹林、对乙酰氨基酚;鼻塞、咽痛者,口服银翘片等;鼻塞严重时可用1%麻黄碱滴鼻液滴鼻。注意观察药物的不良反应,如用青霉素时,密切注意有无过敏反应。

3.健康教育

(1)指导患者和家属了解引起疾病的诱发因素,避免受凉、过度疲劳,注意保暖;保持室内空气清新、阳光充足;少去人群密集的公共场所。

(2)药物治疗后症状不缓解,或出现耳鸣、耳痛、外耳道流脓等中耳炎症状,或恢复期出现胸闷、心悸、眼睑水肿、腰酸或关节痛者,应及时就诊。

(3)注意劳逸结合,加强体育锻炼,提高机体免疫力,增强抗寒能力;戒烟酒;防止交叉感染。必要时给予相关的疫苗预防。

(蔡秀菊)

第二节　支气管哮喘

支气管哮喘是由多种细胞(如嗜酸性粒细胞、肥大细胞、T淋巴细胞、中性粒细胞、气道上皮细胞等)和细胞组分参与的气道慢性炎性疾病。这种慢性炎症与气道高反应性相关,通常出现广泛多变的可逆性气流受限,并引起反复发作性的喘息、气急、胸闷或咳嗽等症状,常在夜间和(或)清晨发作、加剧,多数患者可自行缓解或经治疗缓解。

一、病因与发病机制

1.病因

哮喘的病因还不十分清楚,患者个体过敏体质及外界环境的影响是发病的危险因素。环境因素中主要包括某些激发因素,如尘螨、花粉、真菌、动物毛屑、二氧化硫、氨气等各种特异和非特异性吸入物;感染,如细菌、病毒、原虫、寄生虫等;食物,如鱼、虾、蟹、蛋类、牛奶等;药物,如普萘洛尔(心得安)、阿司匹林等;气候变化、运动、妊娠等都可能是哮喘的激发因素。

2.发病机制

哮喘的发病机制不完全清楚,可概括为免疫-炎症反应、神经机制和气道高反应性及其相互作用。

二、临床表现

1.症状

为发作性伴有哮鸣音的呼气性呼吸困难或发作性胸闷和咳嗽。严重者被迫采取坐位或呈端坐呼吸,干咳或咳大量白色泡沫痰,甚至出现发绀等,有时咳嗽可为唯一的症状(咳嗽变异型哮喘)。哮喘症状可在数分钟内发作,经数小时至数天,用支气管舒张药或自行缓解。某些患者在缓解数小时后可再次发作。夜间及凌晨发作和加重常是哮喘的特征之一。

2.体征

发作时胸部呈过度充气状态,有广泛的哮鸣音,呼气音延长。但在轻度哮喘或非常严重哮喘发作,哮鸣音可不出现。心率增快、奇脉、胸腹反常运动和发绀常出现在严重哮喘患者中。非发作期体检可无异常。

三、辅助检查

1.痰液检查

涂片在显微镜下可见较多嗜酸性粒细胞。

2.呼吸功能检查

(1)通气功能检测:在哮喘发作时呈阻塞性通气功能改变,呼气流速指标均显著下降,第1秒用力呼气容积(FEV_1)、1秒率[第1秒用力呼气容积占用力肺活量比值($FEV_1/FVC\%$)]以及最大呼气流量(MEF)均减少。肺容量指标可见用力肺活量减少、残气量增加、功能残气量和肺总量增加,残气量占肺总量百分比增高。缓解期上述通气功能指标可逐渐恢复。病变迁延、反复发作者,其通气功能可逐渐下降。

(2)支气管激发试验(BPT)用以测定气道反应性。吸入激发剂后其通气功能下降、气道阻力增加。运动亦可诱发气道痉挛,使通气功能下降。一般适用于通气功能在正常预计值70%以上的患者。如FEV_1下降≥20%,可诊断为激发试验阳性。

(3)支气管舒张试验(BDT)用以测定气道可逆性。有效的支气管舒张药可使发作时的气道痉挛得到改善,肺功能指标好转。常用吸入型的支气管舒张药如沙丁胺醇、特布他林及异丙托溴铵等。舒张试验阳性诊断标准:①FEV_1较用药前增加12%或以上,且其绝对值增加200mL或以上;②PEF较治疗前增加每分钟60L或增加≥20%。

(4)呼气流量峰值(PEF)及其变异率测定:PEF可反映气道通气功能的变化。哮喘发作时PEF下降。此外,由于哮喘有通气功能时间节律变化的特点,常于夜间或凌晨发作或加重,使其通气功能下降。若24h内PEF或昼夜PEF波动率≥20%,也符合气道可逆性改变的特点。

3.动脉血气分析

哮喘发作时由于气道阻塞且通气分布不均,通气/血流比值失衡,可致肺泡气-动脉血氧分压差增大;严重发作时可有缺氧,PaO_2降低,由于过度通气可使$PaCO_2$下降,pH上升,表现呼吸性碱中毒。若重症哮喘,病情进一步发展,气道阻塞严重,可有缺氧及CO_2潴留,$PaCO_2$上升,表现呼吸性酸中毒。若缺氧明显,可合并代谢性酸中毒。

4.胸部X线检查

早期在哮喘发作时可见两肺透亮度增加,呈过度通气状态;在缓解期多无明显异常。如并发呼吸道感染,可见肺纹理增加及炎性浸润阴影。同时要注意肺不张、气胸或纵隔气肿等并发症的存在。

5.特异性变应原的检测

哮喘患者大多数伴有过敏体质,对众多的变应原和刺激物敏感。测定变应性指标结合病史有助于对患者的病因诊断和脱离致敏因素的接触。

四、治疗

目前尚无特效的治疗方法,但长期规范化治疗可使哮喘症状得到控制,减少复发乃至不发作。

1.药物治疗

(1)缓解哮喘发作:此类药物主要作用为舒张支气管,故也称支气管舒张药。

1)β_2肾上腺素受体激动药(简称β_2受体激动药):β_2受体激动药是控制哮喘急性发作的首选药物。常用的短效β_2受体激动药有沙丁胺醇、特布他林和非诺特罗,作用时间为4～6h。长效β_2受体激动药有福莫特罗、沙美特罗及丙卡特罗,作用时间为10～12h。

2)抗胆碱药:吸入抗胆碱药如异丙托溴铵,为胆碱能受体(M受体)拮抗药,可以阻断节后迷走神经通路,降低迷走神经兴奋性而起舒张支气管作用,并有减少痰液分泌的作用。与β_2受体激动药联合吸入有协同作用,尤其适用于夜间哮喘及多痰的患者。

3)茶碱类:是目前治疗哮喘的有效药物。茶碱与糖皮质激素合用具有协同作用。口服给药包括氨茶碱和控(缓)释茶碱,后者且因其昼夜血药浓度平稳,不良反应较少,且可维持较好的治疗浓度,平喘作用可维持12～24h,可用于控制夜间哮喘。最好在用药中监测血浆氨茶碱浓度,其安全有效浓度为6～15μg/mL。

(2)控制或预防哮喘发作:此类药物主要治疗哮喘的气道炎症,又称消炎药。由于哮喘的病理基础是慢性非特异性炎症,糖皮质激素是当前控制哮喘发作最有效的药物。可分为吸入、口服和静脉用药。

1)吸入治疗:是目前推荐长期消炎治疗哮喘的最常用方法。常用吸入药物有倍氯米松、布地奈德、氟替卡松、莫米松等,后两者生物活性更强,作用更持久。吸入治疗药物全身性不良反应少,少数患者可引起口咽念珠菌感染、声音嘶哑或呼吸道不适,吸药后用清水漱口可减轻局部反应和胃肠吸收。

2)口服剂:有泼尼松(强的松)、泼尼松龙(强的松龙)。

3)静脉用药:重度或严重哮喘发作时应及早应用琥珀酸氢化可的松,注射后4～6h起作用,常用量为每日100～400mg,或甲泼尼龙(甲基强的松龙,每日80～160mg)起效时间更短(2～4h)。地塞米松因在体内半衰期较长、不良反应较多,宜慎用,一般为每日10～30mg。

4)LT调节剂:通过调节LT的生物活性而发挥消炎作用,同时具有舒张支气管平滑肌的作用,可以作为轻度哮喘的一种控制药物的选择。常用半胱氨酰LT受体拮抗药,如孟鲁司特10mg。

2.免疫疗法

分为特异性和非特异性两种。采用特异性变应原(如螨、花粉、猫毛等)做定期反复皮下注射,剂量由低至高,以产生免疫耐受性,使患者脱(减)敏。除常规的脱敏疗法外,季节前免疫法对于一些季节性发作的哮喘患者(多为花粉致敏),可在发病季节前3～4个月开始治疗。非特异性疗法,如注射卡介苗、转移因子、疫苗等生物制品抑制变应原反应的过程,有一定的辅助疗效。

五、护 理

1.评估

(1)病史:具体如下。

1)患病及治疗经过:询问患者发病时的症状,如喘息、呼吸困难、胸闷或咳嗽的程度、持续时间、诱发和缓解因素。了解既往和目前的检查结果、治疗经过和患者的病情程度。了解患者对所用药物的名称、剂量、用法、疗效、不良反应等知识的掌握情况,尤其是患者能否掌握药物吸入技术,是否进行长期规律的治疗,是否熟悉哮喘急性发作先兆和正确处理方法,急性发作时有无按医嘱治疗等。评估疾病对患者日常生活和工作的影响程度。

2)评估与哮喘有关的病因和诱因:①有无接触变应原:室内是否密封窗户,是否使用毛毯、尼龙饰品,或使用空调等而造成室内空气流通减少;室内有无尘螨滋生、动物的皮毛和排泄物、花粉等。②有无主动或被动吸烟,吸入污染空气如臭氧、杀虫剂、油漆和工业废气等。③有无进食虾蟹、鱼、牛奶、蛋类等食物。④有无服用普萘洛尔、阿司匹林等药物史。⑤有无受凉、气候变化、剧烈运动、妊娠等诱发因素。⑥有无易激动、紧张、烦躁不安、焦虑等精神因素。⑦有无哮喘家族史。

3)心理-社会状况:哮喘是一种气道慢性炎症性疾病,患者对环境多种激发因子易过敏,发作性症状反复出现,严重时可影响睡眠、体力活动。应注意评估患者有无烦躁、焦虑、恐惧等心理反应。由于哮喘需要长期甚至终身防治,可加重患者及家属的精神、经济负担。注意评估患者有无忧郁、悲观情绪,以及是否对疾病失去信心等。评估家属对疾病知识的了解程度、对患者关心程度、经济情况和社区医疗服务状况等。

(2)身体评估:具体如下。

1)一般状态:评估患者的生命体征和精神状态;有无失眠,有无嗜睡、意识模糊等意识状态改变,有无痛苦面容。观察呼吸频率和脉率的情况,有无奇脉。

2)皮肤和黏膜:观察口唇、面颊、耳郭等皮肤有无发绀,唇舌是否干燥,皮肤弹性是否降低。

3)胸部体征:胸部有无过度膨胀,观察有无辅助呼吸肌参与呼吸和三凹征出现。听诊肺部有无哮鸣音、呼吸音延长,有无胸腹反常运动。但应注意轻度哮喘或非常严重哮喘发作时,可不出现哮鸣音。

(3)实验室及其他检查:具体如下。

1)血常规:有无嗜酸性粒细胞增多、中性粒细胞增多。

2)动脉血气分析:有无 PaO_2 降低,$PaCO_2$ 是否增高,有无呼吸性酸中毒、代谢性碱中毒。

3)特异性变异原的检测:特异性 IgE 有无增高。

4)痰液检查:涂片有无嗜酸性粒细胞,痰培养有无致病菌。

5)肺功能检查:有无 FEV_1、$FEV_1/FVC\%$、VC 等下降,有无残气量、功能残气量、肺总量增加,有无残气量/肺总量比值增高。

6)X 线检查:有无肺透亮度增加。若出现肺纹理增多和炎性浸润阴影,提示并发现感染。注意观察有无气胸、纵隔气肿、肺不张等并发症的征象。

2.护理要点及措施

(1)病情观察:观察患者意识状态,呼吸频率、节律、深度及辅助呼吸肌是否参与呼吸运动等,监测呼吸音、哮鸣音变化,监测动脉血气分析和肺功能情况,了解病情和治疗效果。哮喘严重发作时,如经治疗病情无缓解,做好机械通气准备工作。加强对急性期患者的监护,尤其是夜间和凌晨哮喘易发作,严密观察有无病情变化。

(2)环境与体位:有明确过敏原者,应尽快脱离。提供安静、舒适、温湿度适宜的环境,保持室内清洁、空气流通。根据病情提供舒适体位,如为端坐呼吸者提供床旁桌支撑,以减少体力消耗。病室不宜摆放花草,避免使用皮毛、羽绒或蚕丝织物。

(3)氧疗护理:重症哮喘患者常伴有不同程度的低氧血症,应遵医嘱给予鼻导管或面罩吸氧,吸氧流量为每分钟 1~3L,吸入浓度一般不超过 40%。为避免气道干燥和寒冷气流的刺激而导致气道痉挛,吸入的氧气应尽量温暖湿润。在给氧过程中,检测动脉血气分析。如哮喘严重发作,经一般药物治疗无效,或患者出现神志改变,$PaO_2 < 60mmHg$,$PaCO_2 > 50mmHg$时,应准备进行机械通气。

(4)饮食护理:约 20% 的成年患者和 50% 的患儿可因不适当饮食而诱发或加重哮喘,应提供清淡、易消化、足够热量的饮食,避免进食硬、冷、油煎食物,若能找出与哮喘发作有关的食物,如鱼、虾、蟹、蛋类、牛奶等,应避免食用。某些食物添加剂如酒石黄、亚硝酸盐(制作糖果、糕点中用于漂白或防腐)也可诱发哮喘发作,应当引起注意。戒酒、戒烟。哮喘急性发作时,患者呼吸增快、出汗,常伴脱水、痰液黏稠,形成痰栓阻塞小支气管加重呼吸困难。应鼓励患者每天饮水 2500～3000mL,以补充丢失的水分,稀释痰液。重症者应建立静脉通道,遵医嘱及时、充分补液,纠正水、电解质和酸碱平衡紊乱。

(5)口腔与皮肤护理:哮喘发作时,患者常会大量出汗,应每天以温水擦浴,勤换衣服和床单,保持皮肤清洁、干燥和舒适,协助并鼓励患者咳嗽后用温水漱口,保持口腔清洁。

(6)用药护理:观察药物疗效和不良反应。

1)β_2 受体激动药:指导患者按医嘱用药,不宜长期、规律、单一、大量使用。因为长期应用可引起 β_2 受体功能下降和气道反应性增高,出现耐药性。指导患者正确使用雾化吸入器,以保证药物的疗效。静脉滴注沙丁胺醇时应注意控制滴速(每分钟 $2～4\mu g$)。用药过程观察有无心悸、骨骼肌震颤、低血钾等不良反应。

2)糖皮质激素:吸入药物治疗,全身性不良反应少,少数患者可出现口腔念珠菌感染、声音嘶哑或呼吸道不适,指导患者喷药后必须立即用清水充分漱口以减轻局部反应和胃肠道吸收。口服用药宜饭后服用,以减少对胃肠道黏膜的刺激。气雾吸入糖皮质激素可减少其口服量,当用吸入剂时,通常需同时使用 2 周后再逐步减少口服量,指导患者不得自行减量或停药。

3)茶碱类:静脉注射时浓度不宜过高、速度不宜过快、注射时间宜在 10min 以上,以防中毒症状发生,其不良反应有恶心、呕吐等胃肠道症状,心律失常,血压降低和兴奋呼吸中枢作用,严重者可致抽搐甚至死亡,用药时监测血药浓度可减少不良反应发生,其安全血药浓度为 $6～15\mu g/mL$,发热,妊娠,小儿或老年有心、肝、肾功能障碍及甲状腺功能亢进症者不良反应增加。合用西咪替丁(甲氰咪胍)、喹诺酮类、大环内酯类药物等可影响茶碱代谢而使其排泄减慢,应加强观察。茶碱缓(控)释片有控释材料,不能嚼服,必须整片吞服。

4)其他:色甘酸钠及尼多酸钠,少数患者吸入后可有咽喉不适、胸闷,偶见皮疹,孕妇慎用。抗胆碱药吸入后,少数患者可有口苦或口干感。酮替芬有镇静、头晕、口干、嗜睡等不良反应,对高空作业人员、驾驶员、操控精密仪器者应予以强调。

(7)促进排痰:痰液黏稠者可定时给予蒸汽或氧气雾化吸入。指导患者进行有效咳嗽、协助叩背有利于痰液排出,无效者可用负压吸引器吸痰。

(8)心理护理:缓解紧张情绪:哮喘新近发生和重症发作的患者,通常感到情绪紧张,甚至惊恐不安,应多巡视患者,耐心解释病情和治疗措施,给予心理疏导和安慰,消除过度的紧张状态,对减轻哮喘发作的症状和控制病情有重要意义。

3.健康教育

(1)疾病知识指导:指导患者增加对哮喘的激发因素、发病机制、控制目的和效果的认识,以提高患者在治疗中的依从性。通过教育使患者懂得哮喘虽不能彻底治愈,但只要坚持充分的正规治疗,完全可以有效控制哮喘的发作,即患者可达到没有或仅有轻度症状,能坚持日常工作和学习。

(2)避免诱发因素:针对个体情况,指导患者有效控制可诱发哮喘发作的各种因素,如避免摄入引起过敏的食物;避免强烈的精神刺激和剧烈运动;避免持续的喊叫等过度换气动作;不养宠物;避免接触刺激性气体及预防呼吸道感染;戴围巾或口罩避免冷空气刺激;缓解期应加强体育锻炼、耐寒锻炼及耐力训练,以增强体质。

(3)自我检测病情:指导患者识别哮喘发作的先兆表现和病情加重的征象,学会哮喘发作时进行简单的紧急自我处理方法。学会利用峰流速仪来检测最大呼气峰流速(PEFR),做好哮喘日记,为疾病预防和治疗提供参考资料。峰流速仪的使用方法:取站立位,尽可能深吸一口气,然后用唇齿部分包住口含器后,以最快的速度,用1次最有力的呼气吹动游标滑动,游标最终停止的刻度,就是此次峰流速值。峰流速测定是发现早期哮喘发作最简便易行的方法,在没有出现症状之前,PEFR下降,提示早期哮喘的发生。临床试验观察证实,每天测量的PEFR与标准的PEFR进行比较,不仅能早期发现哮喘的发作,还能判断哮喘控制的程度和选择治疗措施。如果PEFR经常、有规律的保持在80%～100%,为安全区,说明哮喘控制理想;如果PEFR为50%～80%,为警告区,说明哮喘加重需要及时调整治疗方案;如果PEFR<50%,为危险区,说明哮喘严重,需要立即到医院就诊。

(4)用药指导:哮喘患者应了解自己所用各种药物的名称、用法、用量及注意事项,了解药物的主要不良反应及如何采取相应的措施来避免。指导患者或家属掌握正确的药物吸入技术,遵医嘱使用 β_2 受体激动药和(或)糖皮质激素吸入剂。与患者共同制订长期管理、防止复发的计划。

(5)心理-社会指导:精神-心理因素在哮喘的发生发展过程中起重要作用,培养良好的情绪和战胜疾病的信心是哮喘治疗和护理的重要内容。哮喘患者的心理反应可有抑郁、焦虑、恐惧、性格改变等,应给予心理疏导,使患者保持规律的生活和乐观情绪,积极参加体育锻炼,最大程度保持劳动能力,可有效减轻患者的不良心理反应。此外,患者常有社会适应能力下降(如信心及适应能力下降、交际减少等)的表现,应指导患者充分利用社会支持系统,动员与患者关系密切的家人和朋友参与对哮喘患者的管理,为其身心健康提供各方面的支持。

(蔡秀菊)

第三节　肝硬化

肝硬化是一种以肝组织弥漫性纤维化、假小叶和再生结节形成为特征的慢性肝病。临床上常以肝功能损害和肝门静脉高压为主要表现,晚期常出现消化道出血、肝性脑病等严重并发症。本病是我国常见疾病和主要死亡病因之一。发病高峰年龄在35～48岁,男女比例为(3.6～8)∶1。

一、病因与发病机制

肝硬化由多种病因引起,我国以病毒性肝炎为主要原因,国外以酒精中毒多见。

1.病毒性肝炎

通常由慢性病毒性肝炎逐渐发展而来,主要见于乙型、丙型和丁型肝炎病毒重叠感染。而甲型、戊型病毒性肝炎不演变为肝硬化。

2.酒精中毒

长期大量酗酒,乙醇、乙醛(乙醇中间代谢产物)的毒性作用引起酒精性肝炎,可逐渐发展为酒精性肝硬化。

3.血吸虫病

长期或反复感染血吸虫,虫卵沉积在汇管区,引起纤维组织增生,导致肝纤维化和肝门静脉高压症。

4.胆汁淤积

肝外胆管阻塞或肝内胆汁淤积持续存在时,可引起原发性或继发性胆汁性肝硬化。

5.循环障碍

慢性充血性心力衰竭、缩窄性心包炎等可致肝长期淤血,肝细胞缺氧、坏死和纤维组织增生,逐渐发展为肝硬化。

6.其他

患慢性炎症性肠病、长期营养不良可引起肝细胞脂肪变性和坏死;某些代谢障碍疾病可引起代谢产物沉积在肝脏,也损害肝细胞,久之可发展为肝硬化。长期反复接触化学毒物如四氯化碳、磷、砷等,可引起中毒性肝炎,最终演变为肝硬化。

二、临床表现

本病一般起病隐匿,病程发展缓慢,潜伏可达 3～5 年甚至更长。临床上将肝硬化分为肝功能代偿期和失代偿期,但两期界限常不清。

1.代偿期

症状轻且无特异性,常以疲乏无力、食欲减退为主要表现,可伴腹胀、恶心、轻微腹泻等。多因劳累或发生其他疾病时症状明显,休息或治疗后可缓解。轻度肝大,质地变硬,轻度脾大。

2.失代偿期

主要表现为肝功能减退和肝门静脉高压症。

(1)肝功能减退的表现:具体如下。

1)全身症状:营养状况较差,消瘦乏力,可有低热,皮肤干枯,面色灰黯无光泽(肝病面容)。

2)消化道症状:食欲明显减退,可有厌食,进食后常感上腹饱胀不适、恶心、呕吐;稍进油腻肉食易引起腹泻。

3)出血倾向和贫血:有皮肤紫癜、鼻出血、牙龈出血或胃肠道出血等倾向,这与肝合成凝血因子减少、脾功能亢进和毛细血管脆性增加等有关。患者常有贫血,与营养不良、肠道吸收障碍、脾功能亢进以及胃肠道失血等因素有关。

4)内分泌紊乱:由于肝功能减退,肝对雌激素灭活能力减退,雌激素在体内蓄积,抑制垂体的分泌功能,使雄激素分泌减少。雌激素增多、雄激素减少时,男性患者可有性欲减退、睾丸萎缩、乳房发育等;女性有月经失调、闭经等。患者面颈、上胸、上肢部位可见蜘蛛痣;在手掌大小鱼际及指端腹侧有红斑,称为肝掌,这些均与雌激素增多有关。

由于肝功能减退,醛固酮和抗利尿激素灭活作用减弱,可致继发性醛固酮和抗利尿激素增多,使水钠潴留,对腹水形成起重要促进作用。

(2)肝门静脉高压症的表现:脾大、侧支循环的建立和开放、腹水是肝门静脉高压的三大表现,其中侧支循环开放对诊断肝门静脉高压有重要意义。

1)脾大。多为轻、中度肿大,由于脾淤血所致。晚期脾大常伴白细胞、血小板和红细胞计数减少,称为脾功能亢进。

2)侧支循环的建立和开放。临床上有3支重要的侧支开放:①食管和胃底静脉曲张,是由于肝门静脉系的胃冠状静脉和腔静脉系的食管静脉等开放沟通。肝门静脉压力明显增高,粗糙坚硬食品的机械损伤或剧烈咳嗽、呕吐致腹内压突然增高,可引起曲张静脉破裂导致出血。②腹壁和脐周静脉曲张,是由于肝门静脉高压时脐静脉重新开放,表现为脐周与腹壁纡曲的静脉。③痔静脉扩张,是肝门静脉系的直肠上静脉与下腔静脉的直肠中、下静脉沟通,可扩张形成痔核,破裂时引起便血。

3)腹水。是肝硬化最突出的临床表现。患者常有明显腹胀感,大量腹水时可出现呼吸困难、脐疝及双下肢水肿,腹部膨隆呈蛙腹状,腹壁皮肤绷紧发亮,叩诊有移动性浊音,部分患者还可出现胸腔积液。

(3)肝触诊:早期肝表面尚光滑,质地变硬;晚期可触及结节或颗粒状,一般无压痛,伴有肝细胞坏死或炎症时可有轻压痛。

3.并发症

包括上消化道出血,肝性脑病,感染,功能性肾衰竭,原发性肝癌以及水、电解质、酸、碱平衡紊乱及肝肺综合征。

三、实验室检查

1.血常规

代偿期多正常,失代偿期可有贫血,脾功能亢进时白细胞和血小板计数减少。

2.尿常规

黄疸时尿胆红素阳性,有时可有管型尿、血尿,尿蛋白阳性。

3.肝功能检查

代偿期各项指标可正常或轻度异常。失代偿期丙氨酸氨基转移酶(ALT)增高、清蛋白降低、球蛋白增高,凝血酶原时间延长。重症者血胆红素可增高。

4.免疫学检查

免疫球蛋白 IgG 增高最为显著,50%以上的患者 T 淋巴细胞低于正常,部分患者体内出现自身抗体如抗核抗体。

5.腹水检查

呈漏出液,若合并原发性腹膜炎时,可呈渗出液。

6.其他检查

食管吞钡 X 线检查可见食管或胃底静脉曲张。肝穿刺活组织检查可确诊为肝硬化,腹腔镜检查可见肝表面呈结节状改变,取活体组织可协助确诊。内镜检查可见静脉曲张部位及其程度,并可进行止血和预防止血治疗。超声波检查可示肝脾大小及外形、肝门静脉有无高压等。

四、治疗

本病关键在于早期诊断,针对病因和症状进行治疗,以缓解和延长代偿期,对失代偿期患者主要是对症治疗、改善肝功能及并发症治疗。

1.支持治疗

失代偿期患者进食不佳,应静脉输入高渗葡萄糖,并加维生素 C、胰岛素、氯化钾等,必要时可应用复方氨基酸、人血白蛋白或输新鲜血。

2.药物治疗

目前尚无特效药物,平日可用多种维生素(包括维生素 K)及消化酶,也可采用中西药联合治疗。

3.腹水的治疗

(1)限制钠、水的摄入:进水量限制在 1000mL/d 左右,盐的摄入限制在 1.2～2g/d,对部分患者可产生利尿、腹水消退作用。

(2)增加钠、水的排泄:目前主张螺内酯和呋塞米联合应用,螺内酯为保钾利尿药,氢氯噻嗪或呋塞米为排钾利尿药,可起协同作用,并减少电解质紊乱。利尿不宜过猛,以每天体重减轻不超过 0.5kg 为宜,以避免诱发肝性脑病、肝肾综合征。

(3)放腹水并输注人血白蛋白:大量腹水引起腹胀、呼吸困难、行走困难时,为减轻症状可做穿刺放腹水。单纯放腹水只能临时改善症状,因放腹水会丢失蛋白质,短期内腹水又迅速复原,故同时静脉输注人血白蛋白,可提高疗效。

(4)提高血浆胶体渗透压:每周定期输注新鲜血或人血白蛋白、血浆,对恢复肝功能和消退腹水有帮助。

(5)腹水浓缩回输:放出腹水,通过浓缩处理后再静脉回输,不但可消除水、钠潴留,还能提高血浆清蛋白浓度及有效血容量,并能改善肾血液循环,对顽固性腹水的治疗提供一种较好的方法。不良反应有发热、感染、电解质紊乱等。但有感染的腹水不可回输。

4.手术治疗

各种分流术和脾切除术;经颈静脉肝内门体分流术(TIPS)等。

5.肝移植手术

是晚期肝硬化的最佳治疗方法,可提高患者存活率。

五、护理

1.基础护理(包括生活、饮食、环境、心理护理以及护患沟通等)

(1)休息:代偿期应适当减少活动,可参加轻工作;失代偿期应以卧床休息为主。大量腹水者可取半卧位,以使膈肌下降,减轻呼吸困难。

(2)饮食:给予高热量、高蛋白质、高维生素、易消化食物。肝功能损害显著或有肝性脑病先兆时,应限制或禁食蛋白质;腹水者应限盐或无盐饮食;避免进食粗糙、坚硬食物,禁酒,禁用损害肝脏药物。

(3)心理护理:肝硬化是一种慢性病,症状不易改善,出现腹水后,一般预后较差,患者及家属易产生悲观情绪,护理人员应予以理解、同情和关心,鼓励患者倾诉并耐心解答所提出问题,向患者、家属说明治疗、护理有可能使病情趋于稳定,保持身心休息有利于治疗,教会其配合治疗的方法。

2.疾病护理

(1)病情观察:定时测量生命体征,监测尿量,观察有无呕血及黑便,性格行为有无异常,若出现异常,应及时报告医生,以便及时处理。

(2)皮肤护理:每日可用温水轻轻擦浴,保持皮肤清洁,衣着宜宽大柔软,经常更换体位,骨隆突处可用棉垫或气圈垫起,以防发生压疮。

(3)避免腹压突然增加:剧烈咳嗽、用力排便可使腹腔压力增加,易诱发曲张静脉破裂出血,同时便秘可诱发肝性脑病,应积极治疗咳嗽及便秘。

(4)腹腔穿刺放腹水的护理:术前向患者解释治疗目的、操作过程及配合方法,测体重、腹围、生命体征,排空膀胱以免误伤;术中及术后监测血压、脉搏、呼吸,了解患者有无不适。术后用无菌敷料覆盖穿刺部位,缚紧腹带,以防止腹穿后腹内压骤降;记录抽出腹水的量、颜色浑浊或清亮,将标本及时送化验室检查。

3.健康教育

(1)宣传酗酒的危害,教育病毒性肝炎患者积极治疗,避免发生肝硬化。

(2)讲解疾病的知识、自我护理方法,依病情安排休息和活动、合理的营养,保持愉快的心情,生活起居有规律,做好个人卫生,预防感染。

(3)定期门诊复查,坚持治疗,按医师处方用药,避免随意加用药物,以免加重肝脏负担。

(4)教会患者及家属识别肝硬化常见并发症,例如当患者出现性格、行为改变等可能为肝性脑病的前驱症状,有呕血、黑便时可能为上消化道出血,应及时就诊。

(蔡秀菊)

第四节　原发性肝癌

原发性肝癌是指肝细胞或肝内胆管细胞发生的恶性肿瘤,我国为高发区,在消化系统恶性肿瘤死亡率中位居第三位,位于胃癌和食管癌之后。本病可发生于各年龄段,以 40～49 岁为最多见,男性多于女性,男女之比为 2∶1～5∶1。

一、病因和诱因

本病病因尚未完全确定。

1.病毒性肝炎

原发性肝癌患者中约有 1/3 有慢性肝炎史。流行病学调查发现,肝癌高发区人群的 HBsAg 阳性率高于低发区,而肝癌患者血清 HBsAg 及其他乙型肝炎标志的阳性率也高达 90%,提示乙型肝炎病毒与肝癌高发有明显关系。研究提示丙型病毒性肝炎与肝癌的发病也密切相关。

2.肝硬化

原发性肝癌合并肝硬化者占 50%～90%,主要是在乙型和丙型病毒性肝炎基础上发生,而在欧美国家,肝癌则常发生在酒精性肝硬化的基础上。

3.黄曲霉素

黄曲霉素中的代谢产物黄曲霉素 B_1 有强烈的致癌作用,流行病学调查发现,在粮油、食物受黄曲霉素污染严重的地区,肝癌发病率也较高。

4.其他因素

肝癌的发生还与遗传、水源污染、有机氯类农药、亚硝胺类、华支睾吸虫感染等有关。

二、临床表现

(一)症状与体征

原发性肝癌患者起病较隐匿,早期多无任何临床症状和体征,一般是经 AFP(甲胎蛋白)普查检查出早期肝癌,又称之为亚临床肝癌。中晚期患者主要表现有:

1.肝区疼痛

此为常见的首发症状,多呈肝区持续性刺痛或钝痛。

2.全身症状

可有乏力、进行性消瘦、发热、营养不良和恶病质等。

3.转移灶症状

如咳嗽、咯血、气短、头痛、呕吐和神经定位体征等。

4.体征

最常见的体征是肝大,质地坚硬,表面凹凸不平,有大小不等结节或巨块,边缘不规则,常伴有不同程度的压痛。黄疸常在病程晚期出现。伴有肝硬化门静脉高压者可有脾大、腹腔积液、静脉侧支循环形成等表现。

(二)并发症

多发生在晚期。①肝性脑病是肝癌晚期的严重并发症;②上消化道出血,常因合并食管、胃底静脉曲张,破裂时发生呕血和(或)黑便;③肝癌结节破裂出血,当癌结节破裂局限于肝包膜下,可形成压痛性包块,破裂进入腹腔可引起急性腹痛及腹膜刺激征,如果出血量大,还会引起晕厥或休克;④继发感染,原发性肝癌患者因长期消耗或放疗、化疗、长期卧床等,易并发肺炎、败血症、肠道感染等。

三、实验室和其他检查

1.肿瘤标志物——AFP 的检测

甲胎蛋白(AFP)测定是肝癌早期诊断的重要方法之一,对肝癌的普查、诊断、判断疗效、预测复发等有重要作用,其准确率达 98% 左右。

2.影像学检查

超声显像可显示直径为 2cm 以上的原发性肝癌,对早期定位诊断有较大价值,结合 AFP 有利于早期诊断;CT 是诊断肝癌较常用的方法,可显示直径 2cm 以上的肿瘤,如果结合肝动脉造影或注射碘油的肝动脉造影,对 1cm 以下的肿瘤检出率可达 80% 以上,所以为目前诊断小肝癌和微小肝癌的最佳方法;X 线肝血管造影可显示 1~2cm 的癌结节,结合 AFP 检测结果,可检出早期肝癌;MRI 能清楚地显示肝细胞癌内部结构特征;放射性核素扫描能显示直径 3cm 以上的肿瘤,有助于肝癌与肝脓肿、血管瘤等相鉴别。

3.其他

如肝穿活检、剖腹探查等方法均可作为肝癌的诊断手段。

四、诊断

凡有肝病史的中年患者特别是男性患者,如有不明原因的肝区疼痛、消瘦、进行性肝大,应做 AFP 测定并选择上述其他检查,争取早期诊断。必要时在超声或 CT 引导下行肝穿刺活检,以明确诊断。

五、治疗

原发性肝癌目前最好的根治方法是手术治疗。诊断明确者应争取尽早手术。如果剖腹探查肿瘤已不适宜于切除,术中可选择肝动脉插管进行局部化学药物灌注或肝血管阻断术,也可以将二者结合,治疗效果优于全身治疗。还可以采用液氮冷冻或激光治疗。有条件的可以进行肝移植。在 CT 或超声定位后,用直线加速或 ^{60}Co 做局部外放射,与化疗以及生物和免疫治疗等联合治疗效果好。

六、常用护理诊断/问题

1.肝区痛

与癌细胞侵犯肝组织、肝包膜被牵拉有关。

2.有感染的危险

与化疗、放疗导致的白细胞减少、抵抗力下降有关。

3.营养失调,低于机体需要量

与肿瘤消耗、化疗所致摄入减少有关。

4.潜在并发症

上消化道出血,肝性脑病,癌结节破裂出血。

5.恐惧

与担心疾病预后有关。

七、护理措施

1.减轻疼痛

疼痛是对肝癌患者困扰较大的生理和心理问题之一,在晚期患者中常持续存在。为减轻患者的疼痛,要实施以下措施。

(1)评估疼痛的强度、部位、性质。

(2)减少刺激:给患者创造一个安静、舒适的休息环境,减少各种不良刺激。

(3)采取舒适的体位。

(4)尊重患者:与患者沟通交流,减轻患者的孤独无助感和焦虑。

(5)教会患者放松技巧,如深呼吸等,鼓励患者参加转移注意力的活动,如与病友交谈、听音乐、做游戏等。

(6)药物:对有严重疼痛患者,应与医生协商给予长期医嘱的镇痛药。

2.心理支持

(1)及时对患者恐惧心理进行评估,以确定对患者心理辅导的强度。

(2)注意与患者建立良好的护患关系,随时给患者家属以心理支持和具体指导,使家属保持镇静,多陪伴患者,以减轻患者的恐惧感,稳定其情绪和增强治疗信心。

(3)了解患者的护理需要并及时给予回应,对晚期的患者,尤应注意维护患者的尊严,耐心处理患者提出的各种要求。当患者出现不适症状时,应协助积极处理,通过减轻患者的不适来稳定患者的情绪。

3.提供合理营养

应给予高蛋白、高热量、高维生素饮食。若有食欲不振、恶心、呕吐现象,应做好口腔护理,于服用镇吐剂后进少量食物,增加餐次。尽可能安排舒适、安静的就餐环境,选择患者喜欢的食物种类、烹调方式,以促进食欲。

4.肝动脉栓塞化疗患者的护理

(1)术前护理:向患者及家属解释有关治疗的必要性、方法和效果,使其减轻对手术的疑虑。做好各种检查(血常规、肝肾功能、心电图、B超等)、皮肤过敏试验(碘、普鲁卡因)。术前6h禁食水;术前0.5h遵医嘱给予镇静剂,并测量血压。

(2)术中配合:备好各种抢救用品和药物,安慰患者,使其放松;注射造影剂时观察患者的反应,如有无恶心、心悸、胸闷、皮疹等;测血压;注射化疗药物后观察患者有无恶心、呕吐,一旦出现,指导患者将头偏向一侧、做深呼吸,可遵医嘱在化疗前给止吐药。观察患者有无腹痛。

(3)术后护理:术后禁食2～3d,逐渐过渡到流质饮食,注意少量多餐,以减轻恶心、呕吐,同时避免食物消化吸收过程消耗门静脉含氧量。穿刺部位压迫止血15min后再加压包扎,沙袋压迫 6h,保持穿刺侧肢体伸直 24h,并观察穿刺部位有无血肿及渗血。

密切观察病情变化:术后应观察体温的变化,多数患者术后 4～8h 体温升高持续 1 周左右,是机体对肿瘤组织重吸收反应。高热者应降温,避免机体消耗增加。注意局部有无出血、肝性脑病的前驱症状等。准确记录出入量。

鼓励患者深呼吸、排痰,预防肺部感染,必要时吸氧,以提高血氧分压,利于肝细胞代谢。栓塞后一周,因肝缺血影响肝糖原储存和蛋白质合成,应遵医嘱补充蛋白质和葡萄糖。

八、健康指导

1.生活指导

保持规律生活,注意劳逸结合,避免情绪剧烈波动和劳累,以减少肝糖原的分解,减少乳酸和血氨的产生;指导患者合理进食,增强机体抵抗力;戒烟酒,减轻对肝脏损害;注意饮食、饮水卫生;按医嘱服药,忌服损害肝脏的药物。

2.疾病知识指导

定期复查,根据病情发展不同随时调整治疗方案。积极宣传和普及肝癌的预防知识,预防接种乙肝疫苗。

3.心理指导

保持乐观情绪,积极参加社会活动,如抗癌俱乐部,增强战胜疾病的信心。

(蔡秀菊)

第五节　胃炎

胃炎是指各种有害因素所致的一组胃黏膜炎症性病变的疾病,按临床发病急缓分为急性和慢性胃炎。

一、急性胃炎

(一)病因和诱因

急性胃炎是指胃黏膜的急性炎症,其主要病变是胃黏膜的糜烂和出血,故常称为急性糜烂出血性胃炎。病变可局限于胃窦、胃体,也可波及全胃。常见病因有:

1.急性应激

多由重要脏器严重病变、颅内病变及大手术、创伤、大面积烧伤、休克等所致。发病机制尚未完全明确。以胃腔内渗血常见,约 20%患者可发生较大量出血,少数发生急性溃疡,称为应激性溃疡。

2.理化因素

化学物质,其中常见的是药物,如阿司匹林、吲哚美辛、磺胺、激素、铁剂、抗肿瘤药等;其他如胆汁反流、乙醇。留置胃管、胃内异物、胰腺癌放疗后都可造成物理性胃黏膜损伤。

3.幽门螺杆菌(Hp)感染

常引起急性胃炎或在慢性胃炎基础上导致病变急性活动。

(二)临床表现

轻者多无症状或仅有上腹不适、疼痛及食欲下降、恶心、呕吐等消化不良表现。胃部出血一般呈少量、间歇,可自行停止。大出血时呈呕血、黑便。持续少量渗血可致贫血。体检可有上腹部轻压痛。

(三)辅助检查

通过纤维胃镜可确定诊断。

(四)治疗

1.去除病因或诱因

由药物引起者应立即停止用药,酗酒者宜戒酒。

2.对症治疗

如上消化道出血、胃酸过多等的治疗。

(五)常用护理诊断/问题

1.疼痛

与胃酸刺激或平滑肌痉挛有关。

2.营养失调,低于机体需要量

与畏食、消化吸收不良、持续出血有关。

(六)护理措施

1.病情观察

观察上腹部不适的部位,注意疼痛的性质、程度以及有无上消化道出血等。

2.一般护理

患者要注意休息,避免劳累。急性出血时应卧床休息。饮食上一般进无渣、温热、半流质饮食。少量出血时可给牛奶、米汤等流质,以中和胃酸,有利于胃黏膜的修复。呕血者应暂禁食。

(七)健康指导

(1)告诉患者及家属,本病为胃的一种急性损害,只要去除病因和诱因,是能治愈的,也是可以防止发展为慢性胃炎的。

(2)指导患者饮食要有规律性,少食多餐,避免刺激性食物和对胃有损害的药物,或遵医嘱从小量开始、饭后服药;节制烟酒。

(3)遵医嘱坚持服药,并定期门诊复查。

二、慢性胃炎

慢性胃炎是病变基本局限于胃黏膜层的慢性炎性病变,以淋巴细胞和浆细胞的黏膜浸润为主,一般无黏膜糜烂,故常称为慢性非糜烂性胃炎。临床上可分为慢性胃窦炎(B型)和慢性胃体炎(A 型)两型。

(一)病因与发病机制

1.幽门螺杆菌(Hp)感染

这是慢性胃炎的主要病因,幽门螺杆菌作为慢性胃炎最主要病因,其确立基于如下证据:①绝大多数慢性活动性胃炎患者胃黏膜中可检出幽门螺杆菌;②幽门螺杆菌在胃内的分布与胃内炎症分布一致;③根除幽门螺杆菌可使胃黏膜炎症消退;④从志愿者和动物模型中可复制幽门螺杆菌感染引起的慢性胃炎。幽门螺杆菌具有鞭毛,能在胃内穿过黏液层移向胃黏膜,其所分泌的黏附素能使其贴紧上皮细胞,其释放的尿素酶分解尿素产生 NH_3,从而保持细菌周围中性环境,幽门螺杆菌的这些特点有利于其在胃黏膜表面定植。幽门螺杆菌通过上述产氨作用、分泌空泡毒素 A 等物质而引起细胞损害,其细胞毒素相关基因蛋白能引起强烈的炎症反应,其菌体胞壁还可作为抗原诱导免疫反应。这些因素的长期存在导致胃黏膜的慢性炎症。

2.自身免疫

自身免疫性胃炎以富含壁细胞的胃体黏膜萎缩为主,患者血液中存在自身抗体如壁细胞抗体。自身抗体攻击壁细胞,使壁细胞总数减少,导致胃酸分泌减少或丧失;内因子抗体与内因子结合,阻碍维生素 B_{12} 吸收,从而导致恶性贫血。

3.十二指肠液反流

幽门括约肌松弛→十二指肠液(胆汁、胰酶)反流→削弱胃黏膜屏障→胃液、胃蛋白酶损害。

4.其他因素

饮酒、浓茶、咖啡,食用过冷、过热、过于粗糙的食物等损伤胃黏膜。

(二)临床表现

慢性胃炎病程迁延,大多数患者没有明显症状,部分有上腹饱胀不适(特别是在餐后),无规律性上腹隐痛,嗳气、反酸、呕吐等消化不良的症状;少数有上消化道出血;A 型胃炎患者可出现厌食、体重减轻、贫血、舌炎、舌萎缩、周围神经病变等症状。

(三)实验室和其他检查

1.纤维胃镜及活组织检查

这是诊断慢性胃炎最可靠的方法,可取活检进一步证实胃炎类型。

2.幽门螺杆菌检测

侵入性检测是通过胃镜检查取胃黏膜活组织进行检测;还可进行非侵入性检测,主要有 ^{13}C 或 ^{14}C 尿素呼气试验(常用),其敏感性和特异性高。

3.胃液分析

B 型胃炎患者大致正常,A 型胃炎患者胃酸明显减少或缺乏。

4.血清学检查

B 型胃炎血清胃泌素水平可降低或正常。A 型胃炎血清胃泌素水平常明显升高,血中可测得抗壁细胞抗体和抗内因子抗体。

(四)诊断

通过纤维胃镜及活组织检查,可确立诊断。

（五）治疗

1.根除 Hp 感染

以质子泵抑制剂（PPI）或胶体铋任选一种为基础方案，再加上两种抗生素的三联治疗方案有较高根除率。

（1）胶体次枸橼酸铋：能与炎症渗出物和黏蛋白结合形成复合物，包绕细菌使之失去黏附上皮细胞的能力，继而铋离子进入细菌体使之死亡。用量 110mg，每日 4 次口服，连续服用2～4 周。

（2）质子泵抑制剂（PPI）：如奥美拉唑 40mg/d 服用。

（3）抗菌药物：可使用羟氨苄青霉素（阿莫西林）2000mg/d、替硝唑 800mg/d、克拉霉素 1000mg/d 中的任意两种，每天剂量分两次服用，疗程 7～14d。

2.对症治疗

若患者服用非甾体抗炎药，立即停服并服用制酸剂或硫糖铝；若有胆汁反流，服用氢氧化铝；若有胃动力不足，可用胃复安、吗丁啉、普瑞博思等。

3.重度不典型增生者

可手术治疗。

（六）常用护理诊断/问题

1.疼痛

与胃酸刺激或平滑肌痉挛有关。

2.营养失调，低于机体需要量

与畏食、消化吸收不良有关。

（七）护理措施

1.休息

慢性胃炎急性发作或伴有消化道出血时应卧床休息。注意腹部保暖，可以缓解腹部不适。

2.饮食护理

应以富有营养、易于消化、少量多餐为基本原则。养成良好饮食习惯，指导患者注意饮食卫生，纠正不良的饮食行为，养成细嚼慢咽的习惯。对胃酸低的患者，可给予刺激胃酸分泌的食物，如浓肉汤、鸡汤。控制饮食中的粗纤维含量，进餐定时定量，避免吃生、硬、煎炸、油腻等不易消化和辛辣等刺激性食物，忌暴饮暴食、饮烈性酒、吸烟及餐后从事重体力活动。

3.药物护理

（1）改善消化不良：对胃酸缺乏的患者，配合给予 1% 稀盐酸、胃蛋白酶合剂。服用时宜用吸管送至舌根部咽下，避免接触牙齿，服后用温开水漱口。高胃酸的患者可常服用制酸剂如氢氧化铝凝胶、H_2 受体拮抗剂如雷尼替丁等，以缓解疼痛。

（2）保护胃黏膜：有胆汁反流的患者服用硫糖铝，可中和胆盐，防止反流。硫糖铝在餐前 1h 与睡前服用效果最好，服药时宜将药片嚼碎或研成粉末服用。如患者需同时使用制酸药，制酸药应在硫糖铝服前 0.5h 或服后 1h 给予。

（3）促进胃排空：甲氧氯普胺（胃复安）及多潘立酮具有刺激胃蠕动、促进胃排空的作用，药物应在饭前服用，不宜与阿托品等解痉剂合用。

(4)根除 Hp 感染药物：胶体次枸橼酸铋应在餐前 0.5h 服下；胶体次枸橼酸铋能使牙齿变黑，应用吸管吸入；铋剂可引起便秘，使大便和舌苔呈灰黑色，口中带氨味等，停药后自行消失，应予以说明。服用阿莫西林和甲硝唑易引起胃肠道反应，如恶心、呕吐和腹泻等，甲硝唑还可引起口腔金属味、舌炎和排尿困难等不良反应，应密切观察，并劝导患者按疗程坚持治疗。

（八）健康指导

(1)向患者及家属讲解引起慢性胃炎的有关病因，指导患者如何防止诱发因素，从而减少或避免复发。

(2)强调饮食调理对防止复发的重要性。指导患者平时生活要有规律，注意劳逸结合，加强饮食卫生和饮食营养，养成有规律的饮食习惯。戒除烟酒，避免使用对胃黏膜有刺激的药物。

(3)嘱患者按医嘱服药，并向患者和家属介绍常用药物的用法、疗程、时间及其注意事项。

(4)本病易复发，幽门螺杆菌感染严重时可出现急性胃炎表现，部分病例可有癌变倾向，要嘱患者定期复查。

（蔡秀菊）

第六节　原发性高血压

原发性高血压是以血压升高为主要表现的临床综合征，简称高血压，是导致人类死亡的常见疾病如脑卒中、冠心病等重要危险因素，占所有高血压患者的 90％以上。约 5％为继发性高血压，系由某些明确而独立的疾病引起，常见于某些肾脏病、内分泌疾病等。

一、病因与发病机制

（一）病因

原发性高血压的病因尚不明确，目前认为是遗传因素（40％）和环境因素（60％）共同作用的结果。

1.遗传因素

原发性高血压有明显的家族聚集性，若父母均有高血压，子女的发病率比例增高。

2.环境因素

(1)饮食：食盐摄入量与高血压发生率有密切关系，呈正相关。但摄盐过多导致血压升高主要见于对盐敏感的人群中。另外，低钙、低钾、饮酒、高蛋白质和高脂饮食也可能是血压升高的因素。

(2)精神紧张：长期工作压力、紧张、焦虑、噪声等会导致高血压，与交感神经长期兴奋有关。

3.其他因素

如肥胖、阻塞性呼吸暂停综合征等。

（二）发病机制

血压的升高主要取决于心排血量和体循环的外周血管压力。

1.交感神经系统的影响

交感神经活动增强是引发高血压的重要环节。长期精神紧张,交感神经活动增强,小动脉收缩,管腔增厚,外周血管阻力增加,血压升高。

2.肾素-血管紧张素-醛固酮系统激活（RAAS）

可引起小动脉收缩,导致外周阻力增加,水钠潴留,血压增高。

3.血管内皮功能异常

血管内皮失去了在调节血液循环和心血管功能中的重要作用,其分泌的一氧化氮减少而内皮素增加,使血管收缩反应增强,血压增高。

4.其他

各种血管活性物质的激活和释放、胰岛素抵抗所致的高胰岛素血症等,也参与高血压的发病。

二、临床表现

（一）一般表现

多数患者起病慢,早期可无明显症状,偶于体格检查时发现血压增高,少数患者甚至在突发脑出血时才发现患高血压,也有部分患者出现头晕、头痛、眼花、失眠、乏力等症状,但症状轻重与血压增高程度可不一致。

（二）并发症

1.靶器官损害

(1)心脏:长期血压升高,左心室肥厚、扩张,导致高血压性心脏病。失代偿期可出现左心衰竭。高血压促进冠心病发生和发展,患者可发生心绞痛和心肌梗死。

(2)大脑:高血压可加速脑动脉粥样硬化,使患者出现短暂性脑缺血发作及脑血栓形成;脑小动脉硬化可形成小动脉瘤,在情绪激动、劳累等诱因作用下,当血压急剧升高时可破裂发生脑出血。

(3)肾:血压长期持久增高可致肾小动脉硬化、肾功能减退,可出现多尿、夜尿、蛋白尿,甚至发生肾功能不全。

(4)眼底:眼底视网膜动脉变细、狭窄甚至出血、絮状渗出。

2.高血压急症

患者血压在数小时至数天内急剧升高,舒张压>130mmHg 和(或)收缩压>200mmHg,伴有心、脑、肾、眼底、大动脉的功能障碍和不可逆损害。

(1)恶性高血压:可能与未及时治疗或治疗不当有关。眼底和肾脏损害突出,进展迅速。如不及时治疗,可死于肾衰竭、脑卒中或心力衰竭。

(2)高血压危象:因疲劳、紧张、寒冷、突然停服降压药等导致周围小动脉发生暂时强烈痉挛。患者出现头痛、烦躁、恶心、呕吐、心悸、多汗、面色苍白或潮红、视物模糊等征象,同时伴有动脉痉挛累及的靶器官缺血症状。

（3）高血压脑病：是血压急剧升高导致脑小动脉持久严重痉挛，发生急性脑血液循环障碍，出现脑水肿和颅内压增高的临床征象。

（4）主动脉夹层：严重高血压可促使主动脉夹层发生，血液渗入主动脉壁中层形成夹层血肿，并可沿主动脉壁延伸剥离，可致死。

三、实验室及其他检查

检查判断高血压的严重程度以及靶器官的损害情况。

1.心电图检查

可显示左室肥厚、劳损。

2.X线检查

显示主动脉迂曲，左心室增大。

3.血液检查

血常规、肾功能、血糖、血脂等。

4.尿液检查

早期正常，后期可见红细胞、蛋白和管型等。

5.超声检查

了解心室壁厚度、心腔大小、心脏舒张和收缩功能，了解大动脉粥样硬化情况。

6.眼底检查

了解眼底视网膜动脉的狭窄、硬化或出血情况。

7.24h动态血压监测

了解血压变动节律，指导用药。

四、诊断要点

不同日休息15min后测量2次血压均达到高血压的诊断标准，且排除其他疾病导致的继发性高血压，可诊断为原发性高血压。同时也要对靶器官受损程度作出判断。

1.高血压分级标准

在未服抗高血压药物的情况下，收缩压≥140mmHg(18.7kPa)和（或）舒张压≥90mmHg(12.0kPa)，根据血压升高水平，又进一步将高血压分为1、2、3级。我国目前使用2018年中国高血压防治指南的高血压分级标准。

2.高血压危险度分层

高血压患者发生心血管事件的概率与血压升高水平、心血管危险因素、靶器官损害以及并存临床情况有关。根据发生概率高低分为低危、中危、高危和极高危，可以此为基础制定治疗目标及判断预后。

（1）高危因素：男>55岁，女>65岁；吸烟；高脂血症；腹型肥胖；早发家族史；缺乏体力活动等。

（2）靶器官损害：心、肾、大血管、视网膜损害。

（3）并存临床情况：心脏疾病（心肌梗死、心绞痛、心衰等）、脑血管疾病（脑出血、缺血性脑卒中、短暂性脑缺血发作）、肾脏疾病、血管疾病（主动脉夹层、外周血管病）、高血压视网膜病变（出血或渗出、视乳头水肿）。

五、治疗

治疗目的：将血压降至正常或接近正常水平，防止及减少靶器官并发症，降低病残率和病死率。

（一）非药物治疗

适用于各型高血压患者。其方法包括减轻体重、减少钠盐摄入、限制饮酒、适当运动等。

（二）药物治疗

除血压是 1 级、危险因素小于 3 个的患者可以先不服药（即可尝试非药物疗法 6 个月，但如 6 个月后不能有效控制，则必须服用降压药物）外，其他高血压患者都必须坚持使用降压药物治疗。目前常用的一线降压药物有利尿剂、β 受体阻断剂、钙通道阻滞剂（CCB）、血管紧张素转换酶抑制剂（ACEI）、血管紧张素 II 受体阻断剂（ARB）和 α_1 受体阻断剂等。

1.利尿剂

主要通过排钠减少血容量。常用药物如排钾利尿剂如氢氯噻嗪 12.5～25mg，每日 1～2次；呋噻米 20mg，每日 1～2 次；保钾利尿剂如氨苯蝶啶 50mg，每日 1～2 次。不良反应主要为低血钾或高血钾、高尿酸血症等。

2.β 受体阻断剂

通过降低心肌收缩力、减慢心率、降低心输出量而降压。常用药物如普萘洛尔 10～20mg，每日 2～3 次；其他如阿替洛尔、美托洛尔等。不良反应主要为心率减慢、支气管痉挛等。

3.钙通道阻滞剂

通过阻断钙离子进入平滑肌细胞、抑制心肌和血管平滑肌收缩、降低外周阻力使血压下降。常用药物如硝苯地平 5～10mg，每日 3 次。目前临床多应用长效或缓释型钙通道阻滞剂，如非洛地平、缓释硝苯地平等。不良反应主要有下肢水肿、头痛、面部潮红。

4.血管紧张素转换酶抑制剂（ACEI）

通过抑制血管紧张素转换酶使血管紧张素 II 生成减少而降低血压。常用药物如卡托普利 12.5mg，每日 2～3 次；其他如依那普利、苯那普利等。主要不良反应为刺激性干咳、血钾升高、血管性水肿。

5.血管紧张素 II 受体阻断剂

通过阻断血管紧张素 II 受体松弛血管平滑肌、减少血管张力而降低血压。常用药物如洛沙坦、缬沙坦等。主要不良反应为高血钾。

6.α₁ 受体阻断剂

通过选择性阻断 α_1 受体使外周阻力下降而降低血压。常用药物如哌唑嗪 $0.5\sim2mg$,每日 3 次;其他如特拉唑嗪等。主要不良反应为直立性低血压。

降压药物的使用原则:小剂量始,联合用药,长期坚持用药。联合用药可提高疗效,减轻药物不良反应。如卡托普利和氢氯噻嗪联合可避免高血钾,硝苯地平和氢氯噻嗪联合可利于消除下肢水肿等。

(三)高血压急症的治疗

1.迅速逐步控制性降压

首选硝普钠,开始以每分钟 $10\mu g$ 静脉滴注,密切观察血压,根据血压反应调整滴速;或使用硝酸甘油,降低心脏前、后负荷,急性冠脉综合征患者适用;或使用尼卡地平,可改善脑血流量,脑血管病患者适用。为避免短时间血压骤降,导致重要器官血流量减少,应逐步控制性降压,开始的 24h 内血压降低 $20\%\sim25\%$,48h 内不低于 $160/100mmHg$,之后再降至正常。

2.对症处理

降低颅内压,消除脑水肿,如静脉快速滴注 20% 甘露醇,静脉注射呋塞米等;静脉注射地西泮停止抽搐等。

六、常用护理诊断/问题

1.疼痛

头痛与血压升高有关。

2.有受伤的危险

与血压增高引起头晕、视物模糊或降压药物致直立性低血压有关。

3.知识缺乏

缺乏高血压的危害和自我保健知识。

4.潜在并发症

高血压急症。

七、护理措施

1.非药物降压知识指导

告知患者在服药期间也应坚持非药物的降压方法。

(1)合理饮食:科学饮食、低脂、低盐($<6g/d$),多吃富含钾和钙的食物,如各种蔬菜水果及奶类。控制体重指数 BMI 在 25 以下。

(2)戒烟、限酒:戒烟可保护心脏血管,预防冠心病的发生;每日饮酒量不超过 50g,可适量饮用红葡萄酒。

(3)适当运动:劳逸适度,避免精神刺激和持久压力,充分睡眠。规律有氧运动(如爬山、骑自行车、快走、打太极拳等,坚持每次 30min 以上,每个星期至少 3 次,运动后的心率为 170-

年龄),避免剧烈运动。

(4)保持心理平衡:调节情绪,保持心态平衡。

2.用药指导

(1)遵医嘱给予降压药物,坚持长期用药,不自行减药或停药,不随意更改药物。

(2)注意观察药物疗效和不良反应。用药过程中经常监测血压,降压不宜过低、过快,以防心、脑、肾等器官供血不足。某些药物有直立性低血压反应,尤其警惕在服药后的几个小时容易发生。应指导患者在改变体位时动作宜慢,夜间排尿时尽量取坐位,避免用过热的水洗澡和蒸汽浴。一旦发生,立即取头低足高位。其他药物不良反应见降压药物治疗部分。

3.病情观察

严密观察生命体征,监测血压的动态变化,了解患者的头痛、头晕、心悸、失眠等症状有无减轻,密切观察、及早发现高血压急症和心、脑、肾等靶器官受累的征象。一旦出现高血压急症、急性肺水肿、急性冠脉综合征、怀疑主动脉夹层、脑血管意外等,立刻通知医生进行紧急处理。

4.高血压急症的护理

(1)绝对卧床休息,抬高床头,减少搬动患者。

(2)吸氧4~5L/min,保持呼吸道通畅。

(3)迅速建立至少两条静脉通路,遵医嘱给予降压药。首选硝普钠,避光滴注,严密观察血压变化,硝普钠通路不进行静脉注射,避免血压下降过快。

(4)密切观察生命体征、意识、瞳孔、尿量,静滴降压药过程中每5~10min测血压一次,如发现异常,及时与医师联系。患者意识不清时应加床栏,防止坠床,头部偏向一侧,避免呕吐物窒息;发生抽搐时用牙垫置于上下磨牙间,防止唇舌咬伤。

(蔡秀菊)

第七节　心力衰竭

心力衰竭是各种心血管疾病的最严重阶段。据国内50家住院病例调查,心力衰竭住院率只占同期心血管疾病的20%,但病死率却高达40%,根据病变部位可分为左心衰竭、右心衰竭和全心衰竭;根据发病情况可分为急性心力衰竭和慢性心力衰竭。

一、慢性心力衰竭

慢性心力衰竭是各种心脏结构或功能性疾病导致心室充盈和(或)射血能力受损而引起的一组综合征。由于心室收缩功能下降,射血功能受损,心排血量不能满足机体代谢的需要,器官、组织血液灌注不足,同时出现肺循环和(或)体循环淤血,主要表现是呼吸困难和无力而致体力活动受限和水肿;由于心肌舒张功能障碍左心室充盈压异常增高,使肺静脉回流受阻,而导致肺循环淤血。

（一）病因与诱因

1.病因

（1）原发性心肌损害：缺血性心肌损害，如冠心病心肌缺血和心肌梗死，心肌炎和心肌病；心肌代谢障碍性疾病，如糖尿病心肌病，其他维生素 B_1 缺乏及心肌淀粉样变性。

（2）压力负荷过重：左心室压力负荷过重，常见于高血压、主动脉瓣狭窄；右心室压力负荷过重，常见于肺动脉高压、肺动脉瓣狭窄、肺栓塞。

（3）容量负荷过重：如二尖瓣、主动脉瓣关闭不全；先天性心脏病，如房室间隔缺损、动脉导管未闭。此外，伴有全身血容量增多或循环血量增多的疾病有慢性贫血、甲状腺功能亢进症。

2.诱发因素

包括感染、心律失常、生理或心理压力过大、过度疲劳、情绪激动、精神过于紧张、妊娠和分娩、血容量增加，其他原因有疾病治疗不当，如风湿性心脏瓣膜病出现了风湿活动；合并甲状腺功能亢进或贫血；不恰当停用洋地黄制剂。

（二）临床表现

1.左心衰竭

（1）症状。①呼吸困难：是左侧心力衰竭的主要症状，可表现为劳力性呼吸困难、夜间阵发性呼吸困难或端坐卧位。②咳嗽、咳痰和咯血：开始常发生于夜间，由于肺泡和支气管黏膜淤血导致咳嗽和咳痰，坐位或立位时可减轻或消失；慢性肺淤血、肺静脉压力升高，导致肺循环和支气管血液循环之间形成侧支，支气管黏膜下形成扩张的血管，一旦破裂可引起大咯血。③疲倦、乏力、头晕、心悸：心排血量减低，器官、组织血液灌注不足以及代偿性心率加快所致。④少尿及肾功能损害症状：可出现少尿，长期慢性肾血流量减少进一步导致血尿素氮、肌酐升高，并可伴有肾功能不全的全身症状。

（2）体征。①肺部湿性啰音：随着病情加重，肺部啰音从局限性肺底部到全肺，双肺底可闻及细湿啰音，并伴有单侧或双侧胸腔积液和双下肢水肿。②心脏体征：心脏扩大、心率大于100 次/分，第一心音减弱，心尖部可闻及 S_3 奔马律，肺动脉瓣区第二心音亢进，若有瓣膜病在各听诊区可闻及杂音。

（3）辅助检查。①心电图：窦性心动过速，可见二尖瓣 P 波，V_1 导联反映左心房、左心室肥厚、扩大，可有左、右束支传导阻滞和室内传导阻滞，急性、陈旧性梗死或心肌缺血，以及多种室性或室上性心律失常。②胸部 X 线检查：心影增大，心胸比例增加，左心房、左心室或全心扩大，肺淤血，间质性肺水肿和肺泡性肺水肿，上、下腔静脉影增宽，胸腔积液。③超声心动图：可见左心房、左心室扩大或全心扩大，或有室壁瘤存在；左心室整体或节段性收缩运动严重低下，左室射血分数＜40%，重度心力衰竭时，反映每搏量的主动脉瓣区血流频谱降低；二尖瓣或主动脉瓣严重狭窄或反流，大量心包积液，严重肺动脉高压。④血气分析：低氧血症伴呼吸性碱中毒，少数可伴有呼吸性酸中毒。

2.右心衰竭

（1）症状：①消化道症状：胃肠道及肝淤血引起恶心、呕吐、腹胀、食欲缺乏。②劳力性呼吸困难。

（2）体征：①水肿首先出现在身体最低部位，如卧床患者背骶部、会阴或阴囊部，非卧床患者的足踝部、胫前部,为对称性压陷性水肿;重者可延及全身,出现胸、腹腔积液,同时伴有尿量减少和体重增加。②颈静脉征:颈静脉怒张、充盈,肝颈静脉反流征阳性。③肝脏体征:肝大伴压痛,肝硬化,黄疸,腹水。④心脏体征:右心室显著扩大出现三尖瓣关闭不全的反流性杂音。

(3)检查:①心电图:P波高尖,电轴右偏,AVR导联R波为主,V_1导联R/S>1,右束支阻滞等右心房、左心室肥厚扩大。②胸部X线:右心房、右心室扩大和肺动脉段凸(有肺动脉高压)或凹;上、下腔静脉增宽和胸腔积液症。③超声心动图:右心房、右心室扩大或增厚,肺动脉增宽和高压,二尖瓣和肺动脉狭窄或关闭不全以及心包积液等。

3.全心衰竭

(1)症状。先有左侧心力衰竭症状,随后出现右侧心力衰竭症状,由于右心排血量下降能减轻肺淤血或肺水肿,故左侧心力衰竭症状可随右侧心力衰竭症状出现而减轻。

(2)体征。既有左侧心力衰竭体征又有右侧心力衰竭体征,全心衰竭时,由于右侧心力衰竭的存在,左侧心力衰竭的体征可因肺淤血或肺水肿的减轻而减轻。

(3)辅助检查。①心电图:反映左心房、左心室肥厚扩大为主,或左、右心房,左、右心室均肥厚扩大及房、室性心律失常,房室传导阻滞、束支传导阻滞和室内阻滞图形,QRS波群低电压。②胸部X线检查:心影增大或以左心房、左心室增大为主;可见肺淤血、肺水肿,上、下腔静脉增宽和胸腔积液。③超声心动图:左、右心房,左、右心室均增大或以左心房、左心室扩大为主,左心室整体和节段收缩功能低下,左室射血分数(LVEF)降低(<40%)。④心导管检查:肺毛细血管楔压(PCWP)和中心静脉压(CVP)均增高,分别大于18mmHg和15cmH_2O。

(三)常见并发症

左心室扩大和左心室射血分数降低的患者常伴有室性心动过速,而所有的快速室性心律失常患者的猝死率很高。

(四)治疗

提高运动耐量,改善生活质量;阻止或延缓心室重构;防止心肌损害进一步加重;降低病死率。

1.基本病因治疗

控制高血压,使用药物、介入或手术改善冠心病心肌缺血,心瓣膜病换瓣手术以及先天畸形的纠治手术。

2.消除诱因

控制感染;纠正心房颤动,房颤不能及时复律应尽快控制心室率;甲状腺功能亢进症、贫血的患者注意检查并予以纠正。

3.一般治疗

(1)休息:控制体力活动,避免精神刺激,降低心脏的负荷。

(2)控制钠盐摄入:但应注意在应用强效排钠利尿药时,过分严格限盐可导致低钠血症。

4.药物治疗

(1)利尿药的应用:利尿药是心力衰竭治疗中最常用的药物,常用的利尿药如下:①噻嗪类利尿药:注意补充钾盐,否则可因低血钾导致各种心律失常。②袢利尿药:以呋塞米(速尿)为代表,在排钠的同时也排钾,为强效利尿药。低血钾是这类利尿药的主要不良反应,必须注意补钾。③保钾利尿药:常用的有螺内酯(安体舒通)、氨苯蝶啶、阿米洛利。

(2)肾素-血管紧张素-醛固酮系统抑制药:有三类。①血管紧张素转化酶抑制药;②血管紧张素受体阻断药;③醛固酮受体拮抗药。

(3)β受体阻断药。

(4)正性肌力药:①洋地黄类药物,如地高辛、洋地黄毒苷等;②非洋地黄类正性肌力药,肾上腺素能受体兴奋药。

5.左心室射血分数降低的治疗

(1)药物治疗:常规合用利尿药、血管紧张素转化酶抑制药或血管紧张素受体阻断药、β受体阻断药、洋地黄。

(2)运动:运动锻炼可以减少神经激素系统的激活和减慢心室重塑的进程,因此建议锻炼与药物治疗相结合。

(3)心脏再同步化治疗:置入双心腔起搏装置,用同步化方式刺激右心室和左心室,从而治疗心脏的非同步收缩,缓解症状。

(4)室性心律失常与猝死的预防:采用减缓疾病进展的有效治疗方法,β受体阻断药、醛固酮拮抗药、胺碘酮,可降低猝死率和总病死率,致命性的快速心律失常患者应置入心脏复律除颤器。

(5)其他治疗方法:重组人脑利钠肽、置入性血流动力学监测装置和体内心脏支持装置、体外反搏、心肌生长因子、干细胞移植等治疗方法仍在观察和实验阶段。

6.左心室射血分数正常的治疗

心力衰竭但是左心室射血分数相对或接近正常的患者多达20%~60%。无瓣膜病时,认为心室顺应性降低是这种综合征的主要原因,主要是控制对心室舒张产生重要影响的生理学因素,如血压、心率、血容量和心肌缺血,通过降低静息和运动状态心脏充盈来减轻症状。

7.难治性心力衰竭的治疗

纠正引起难治性心力衰竭的原因,加强治疗措施,严格控制液体入量,给予合理足量的血管扩张药,可考虑静脉应用非洋地黄类正性肌力药物和扩血管药物以减轻症状。

(五)护理

1.评估

(1)健康史和相关因素。①一般状况:患者的年龄、性别、职业、婚姻状态、营养状况,尤其注意与现患疾病相关疾病史和药物使用情况、过敏史、手术史、家族史。②发病特点:患者有无呼吸困难、水肿、尿少,夜间阵发性呼吸困难表现。③相关因素:包括既往史,心力衰竭病因和诱因、病情病程发展、精神状态,初步判断心功能分级以及对生活质量的影响。

(2)身体状况。

1)病情:①体温、心律、心率、有无交替脉、血压、神志、精神、营养、皮肤色泽以及缺氧程度。②水肿部位及程度。轻度水肿:距小腿关节以下;中度水肿:膝关节以下;重度水肿:膝关节以上,和(或)伴胸腔积液、腹水。③体位。是平卧、半卧还是端坐。④心肺。心脏扩大,心尖冲动的位置和范围,有无心尖部舒张期奔马律,病理性杂音,双肺有无湿啰音或哮鸣音。⑤其他。有无颈静脉怒张、肝颈静脉回流征阳性、肝脏大小、质地,有无胸腔积液、腹水,此外还要特别关注电解质、血气分析。

2)病情发展:有无劳力性呼吸困难,有无夜间憋醒、阵发性呼吸困难或端坐卧位,有无咳嗽、咳粉红色泡沫痰,有无疲乏、头晕、失眠等左心衰竭的表现;有无恶心、呕吐、食欲缺乏、腹胀、体重增加、身体低垂部位水肿等右心衰竭表现。

3)辅助检查:①X线检查:心影大小及外形为心脏病的病因诊断提供重要的参考资料。②超声心动图:比X线更准确地提供各心腔大小变化及心瓣膜结构及功能情况以及估计心脏功能。③放射性核素检查:放射性核素心血池显影,除有助于判断心室腔大小外,以收缩末期和舒张末期的心室影像的差别计算EF值。④有创性血流动力学检查:对急性重症心力衰竭患者必要时采用漂浮导管,经静脉插管直至肺小动脉,测定各部位的压力及血液含氧量,计算心脏指数(CI)及肺小动脉楔压(PCWP),直接反映左心功能,正常时每分钟CI>2.5L/mol;PCWP<12mmHg。⑤美国(NHYA)心脏病学会心功能分级评估,根据患者自觉症状分级,可大体上反映病情的严重程度。Ⅰ级:患者患有心脏病,但日常活动不受限,一般活动后不引起乏力、心悸、呼吸困难和心绞痛。Ⅱ级:心脏病患者的体力活动受到轻度限制,静息时无不适,但低于日常活动量即感乏力、心悸、气促和心绞痛。Ⅲ级:心脏病患者的体力活动明显受限,但低于日常活动量即感乏力、心悸、气促和心绞痛。Ⅳ级:不能进行任何体力活动,休息时可有心力衰竭或心绞痛症状,任何体力活动都加重不适。⑥6min步行运动试验:6min步行距离<150m,表明重度心力衰竭;150~425m为中度心力衰竭;426~550m为轻度心力衰竭。这是一项简单易行、安全方便的用以评定慢性心力衰竭患者运动耐力的方法,同时也用来评价心力衰竭治疗的疗效。

2.护理要点及措施

(1)病情观察:①观察生命体征,心率、心律、血压、呼吸频率、节律、氧饱和度。②观察水肿的部位和程度并做好护理记录。③观察有无下肢肿胀、疼痛。④观察电解质平衡状况。⑤观察患者情绪,有无焦虑、抑郁和自杀等异常心理。⑥观察药物反应:地高辛和利尿药。

(2)并发症的观察与护理。

1)下肢静脉血栓的护理:①评估发生下肢静脉血栓的危险因素,慢性心功能不全患者长期卧床、全身水肿、活动受限是导致下肢静脉血栓的直接因素。②协助患者床上翻身,被动活动四肢、抬高下肢。③原发病无使用抗凝药禁忌证的疾病,可预防性地口服抗凝血药或皮下注射低分子肝素。④密切观察下肢血液循环,天气寒冷时注意保暖。⑤避免在下肢输液。

2)洋地黄中毒的治疗护理。①评估发生洋地黄中毒的危险因素,老年人、心肌缺血缺氧、重度心力衰竭、低钾低镁血症、肾功能减退的患者对洋地黄较敏感。②洋地黄与奎宁丁、胺碘酮、维拉帕米、阿司匹林等药物合用可增加中毒机会,避免合用。③地高辛治疗起始和维持剂量是每日0.125~0.25mg,血浆药物浓度0.5~1.0ng/mL。④发药前数脉搏,当心率<60次/分或节律不规则,应暂停服药,报告医生并注意血压、心电图的变化。⑤观察洋地黄中毒的临床表现;常见的胃肠道反应有恶心、呕吐、食欲缺乏;神经系统表现有头痛、倦怠、视物模糊、黄视、绿视和复视。最重要的心电图表现是各类的心律失常,最常见的有室性期前收缩,多呈二联或三联。⑥发生洋地黄中毒时应立即停药,低钾患者可口服或静脉补钾,停用利尿药。⑦快速纠正心律失常可用利多卡因或苯妥英钠。⑧有传导阻滞或缓慢型心律失常患者静脉注射阿

托品或安装临时起搏器治疗。

（3）一般护理。

1）保持室内空气新鲜,温度、湿度适宜,防止感冒受凉加重心力衰竭。

2）做好心理护理,鼓励患者表达内心感受,多与患者和家属沟通交流,使患者和家属共同参与治疗护理。

3）休息与卧位:卧床休息视病情而定,对呼吸困难、咳嗽、咳痰明显的者采取半卧位,持续或低流量吸氧,护士要督促患者翻身,变换体位。

4）准确记录出入量,保持出入量平衡,每日下午观察尿量,如尿量少于500mL,尽早使用利尿药。

5）饮食饮水:遵医嘱低盐低脂饮食,给予高维生素、低热量、少盐、少油,富有钾、镁及适量纤维素的食物,宜少量多餐避免刺激性食物,对少尿患者应根据血钾水平决定食物中含钾量,每日钠盐控制在4～5g,水肿和心功能Ⅲ～Ⅳ级的患者饮水量严格控制在500～600mL。

6）应用利尿药后注意有无低血钾症状。

7）保持排便通畅,切忌排便用力,必要时服用缓泻药。

（4）使用利尿药的护理:①利尿药从小剂量开始,然后剂量逐渐增加直至尿量增加,体重减轻,一般每日减轻体重0.5～1kg。利尿药配合中度限制钠盐摄入(3～4g)。②每日记录患者体重,根据体重增加或减少情况调整用药量。

3.健康教育

（1）用药指导:慢性心功能不全的治疗是一个持久的过程,要向患者及家属讲解诱发心力衰竭的危险因素。遵医嘱按时服用药物,对于服用地高辛患者密切观察消化道、神经系统、心脏毒性反应,警惕地高辛中毒的前驱症状。

（2）活动与休息:根据心功能受损的程度决定活动与休息。心功能Ⅰ级的患者应适当休息,保证睡眠,注意劳逸结合;心功能Ⅱ级的患者应增加休息,但能从事日常家务工作;心功能Ⅲ级的患者要限制活动,增加卧床休息时间。心功能Ⅳ级的患者要绝对卧床休息,原则上以不出现症状为限。家人要协助患者沐浴、更衣。

（3）饮食指导:给予高维生素、低热量、少盐、少油,富有钾、镁及适量纤维素的食物,宜少量多餐避免刺激性食物,对少尿患者应根据血钾水平决定食物中含钾量,每日钠盐控制在4g。

（4）保持出入量平衡:准确记录尿量,每日测量体重,若发现体重有隐匿性增加时,应警惕心力衰竭的复发。

（5）保持排便通畅,多食含纤维素的蔬菜和食物,每日排便1次,排便时切勿用力。

（6）重度水肿患者,应定时变换体位,保持床单位整洁、干燥,防止发生压疮。

（7）室内温度和湿度要适宜,空气新鲜,防止受凉感冒。有感染迹象时及时就医。

二、急性左侧心力衰竭

急性左侧心力衰竭是由于急性心脏病变引起心排血量显著、急骤降低导致的组织器官灌注不足和急性淤血综合征,以急性肺水肿或心源性休克为主要表现。

（一）病因与发病机制

导致急性左侧心力衰竭的病因是与冠心病有关的急性广泛前壁心肌梗死、乳头肌梗死断裂、室间隔破裂穿孔、感染性心内膜炎引起的瓣膜穿孔、腱锁断裂所致的瓣膜性急性反流，还有其他高血压心脏病血压急剧增高，原有心脏病的基础上快速心律失常或严重缓慢性心律失常，输液过多、过快，上述各种病因导致心脏解剖或功能的突发异常，使心排血量急剧降低和肺静脉压突然升高均可发生急性左侧心力衰竭。

（二）临床表现

根据心脏排血功能减退的程度、速度和持续时间的不同，以及代偿功能的差别有4种不同表现。

1.心源性昏厥

心脏本身排血功能减退，心排血量减少引起脑部缺血、发生短暂的意识丧失，发作持续时间数秒钟时可有四肢抽搐、呼吸暂停、发绀等表现，称为阿-斯综合征。

2.休克

由于心排血功能低下，导致心排血量不足而引起的休克。临床上除一般休克的表现外，多伴有心功能不全、颈静脉怒张等表现。

3.急性肺水肿

典型发作是突然、严重气急，伴严重呼吸困难，呼吸频率＞30～40次/分，端坐呼吸，阵阵咳嗽、口唇青紫、大汗，咳出泡沫样痰，心率增快，血压在起始时增高，以后降至正常或降低，肺啰音和端坐呼吸，血氧饱和度＜90％。

4.心搏骤停

严重心功能不全的表现。

（三）辅助检查

1.急性肺水肿

典型X线示蝴蝶形状大片阴影由肺门向周围扩散。

2.心电图

帮助确诊急性左侧心力衰竭的病因以及了解心室负荷情况。

3.动脉血气

评估氧合情况、通气情况、酸碱平衡和碱缺失。

4.NT-pro BNP和BNP

NT-pro＞300pg/mL和BNP＞100pg/mL为诊断依据。

（四）治疗

1.一般治疗

(1)抗感染：有针对性地选择抗生素治疗。

(2)控制血糖：根据血糖监测结果控制血糖。

(3)分解代谢产物：保证能量和氮平衡。

(4)保护肾功能：在合理治疗措施的情况下，实时监测肾功能。

2.氧气和通气支持

开放气道，急性左心功能不全伴有低氧血症给予高流量吸氧，将氧饱和度维持在95％～

98%;无创性通气支持有 2 种,即持续气道正压通气和(或)无创性正压机械通气,在这些措施无效的情况下,予以气管插管。

3.药物治疗

(1)吗啡:静脉注射 3～5mg,必要时可重复 1 次,用药后注意观察有无呼吸抑制。

(2)血管扩张药:使用多功能重症监护设备,严密观察血压、心率、心律变化。

(3)利尿:静脉注射呋塞米后 15～30min 观察尿量。

(4)洋地黄制剂:毛花苷 C(西地兰)静脉注射需缓慢。

(五)护理

1.评估

(1)健康史和相关因素。①一般情况:患者的年龄、性别、职业、婚姻状态、营养状况,尤其注意与现患疾病相关疾病史和药物使用情况、过敏史、手术史、家族史。②发病特点:患者有无导致急性左侧心力衰竭的病因和诱因,病情严重性以及心功能分级。③相关因素:是否合并其他器官功能不全的表现。

(2)身体状况。①生命体征。体温、心律、心率、血压、神志、精神、营养、皮肤色泽、尿量以及缺氧程度。②水肿部位及程度。轻度水肿:距小腿关节以下;中度水肿:膝关节以下;重度水肿:膝关节以上和(或)伴胸腔积液、腹水。③体位:半卧位或端坐卧位,减轻呼吸困难。

2.护理要点及措施

(1)心理护理:由于交感神经系统兴奋性增高,呼吸困难进行性加重,患者易产生恐惧心理。医护人员在抢救患者时应保持镇静、操作熟练、忙而不乱;注意保护性医疗措施,不在患者床旁谈论病情,做好护理记录。

(2)保持环境整洁、安静,室内温度适宜,避免增加感染的可能,限制探视人员出入。

(3)病情观察:患者劳力性或夜间阵发性呼吸困难,心率增快,乏力,尿量减少,心尖部闻及舒张期奔马律时,应及时与医师联系。出现急性肺水肿征兆,应立即救治,协助患者取端坐位,双腿下垂,肺水肿伴严重低氧血症和二氧化碳潴留,药物不能纠正者应考虑气管插管和呼吸机辅助呼吸。

(4)密切观察记录患者神志、面色、心率、心律、呼吸频率、血压、尿量、药物反应情况,检查血电解质、血气分析以及缺氧程度,持续高流量高浓度吸氧,每分钟 6～8L,氧气湿化罐内加入 20%～30%乙醇,病情严重者采用无气管插管通气支持,包括持续气道正压或无创正压机械通气,必要时行气管插管呼吸机辅助呼吸,通过氧疗将氧饱和度维持在 95%～98%。

(5)使用静脉留置针穿刺:迅速建立两条静脉通道,遵医嘱使用药物并观察药物不良反应。①吗啡:静脉注射 3～5mg,用药后注意观察有无呼吸抑制。②快速利尿:静脉注射呋塞米 20～40mg,4h 后可重复 1 次,用后注意协助患者排尿。③血管扩张药:应用可采用微量输液泵控制药物速度。④洋地黄制剂:用于快速心房颤动的患者或已知有心脏扩大伴左心室收缩功能不全者,毛花苷 C 静脉注射,首次剂量是 0.4～0.8mg。氨茶碱对解除气管痉挛有效,注意缓慢注射。

3.健康教育

(1)应向患者讲解各种诱因,嘱患者避免诱发因素,发生急性肺水肿时不要恐慌,保持情绪稳定极为重要。

（2）饮食指导。控制钠盐的摄入，给予低胆固醇、低动物脂肪、高蛋白质、高热量、富含高维生素、清淡易消化的饮食。

（3）强心药物：最常见洋地黄毒性反应是恶心、呕吐、黄视、心率加快或减慢等。应用洋地黄期间，应严密观察心率、心律、尿量变化及胃肠道症状。

（4）应用血管扩张药：如硝普钠、硝酸酯类等，输液过程中不能突然坐起或站立，以防出现低血压而晕倒。如果出现低血压表现，应立即平卧，减慢或停止输液。

（5）教会患者控制饮水量，每天保持出入量平衡，切忌暴饮、暴食，以免加重心脏负担，诱发急性心功能不全。静脉输液时，速度不能超过 40 滴/分。

（6）告知患者和家属在静脉注射呋塞米后 15～30min 排尿，准确记录尿量。

（7）保持排便通常，必要时服用缓泻药，切忌用力。

（蔡秀菊）

第八节　病毒性心肌炎

病毒性心肌炎是病毒感染，尤其是柯萨奇 B 组病毒，引起的心肌局限性或弥漫性炎症病变。大多数患者可以自愈。部分患者因病情迁延而遗留各种心律失常，如期前收缩、房室传导阻滞等，严重者则需安装永久人工心脏起搏器。极少数患者病情演变为扩张型心肌病，可导致心力衰竭甚至猝死。

病毒性心肌炎可以发生任何年龄段，以儿童、青少年多见。一般发病率以夏季最高，冬季最少。但在居住条件拥挤的地区和国家，病毒性心肌炎的发生季节性不明显。

一、病因及发病机制

各种病毒均可引起，以可引起肠道和呼吸道感染的病毒最常见，如柯萨奇病毒 A、B 及艾柯病毒、脊髓灰质炎病毒、流感斑疹病毒。尤其是柯萨奇病毒 B。

当各种因素导致机体抵抗力降低时，病毒直接侵犯心肌，造成心肌细胞溶解，由于免疫反应主要是 T 细胞，以及细胞因子和一氧化氮等介导的心肌损伤和微血管的损害，均使心脏功能和结构受损。组织学特征为心肌细胞的溶解、间质水肿、炎性细胞浸润。

二、临床表现

1.症状

病前 1～3 周患者常有发热、疲倦、呕吐、腹泻等呼吸道或肠道感染病史。轻者可无症状，多数患者可有疲乏、胸闷、心悸、心前区隐痛等心肌受累的表现。重症者可发生严重心律失常、心力衰竭、心源性休克，甚至猝死。

2.体征

可有与体温不成比例的心动过速、各种心律失常。听诊可闻第一心音低钝,心尖区可闻及舒张期奔马律,有交替脉。也可有水肿、颈静脉怒张,可闻及肺部湿啰音,心脏扩大。

三、实验室检查

1.实验室检查

血清心肌酸激酶增高,肌钙蛋白增高;白细胞增多,红细胞沉降率增快,C反应蛋白增高;病毒中和抗体效价测定恢复期较急性期增高4倍。

2.心电图检查

常见心电图ST-T段改变和各种心律失常,特别是室性心律失常、房室传导阻滞。

四、治疗

1.一般治疗

急性期卧床休息,注意补充蛋白质、维生素等营养食物。

2.药物治疗

使用改善心肌营养与代谢的药物如大剂量维生素C、ATP、辅酶A、极化液、复方丹参等。

3.对症治疗

主要是针对心力衰竭、心律失常等情况,进行治疗。如心力衰竭可使用利尿药、血管紧张素转换酶抑制药、血管扩张药等;频发早搏或快速心律失常可使用抗心律失常药物;高度房室传导阻滞、快速室性心律失常或是窦房结功能损害,并出现晕厥、低血压时可使用临时心脏起搏器。

五、护理

(一)一般护理

活动期或伴有严重心律失常、心力衰竭者要绝对卧床休息4周至3个月,限制探视,保证休息和睡眠。待症状消失,化验及体征恢复正常后,方可逐渐增加活动量,同时严密监测活动时心律、心率、血压变化,如果出现心悸、胸闷、呼吸困难、心律失常等,应立即停止活动,这个活动量作为最大活动量的限制指标。

(二)饮食护理

给予高蛋白质、富含维生素和易消化的饮食,尤其补充富含维生素C的食物如新鲜蔬菜、水果,以促进心肌代谢与修复。心力衰竭者限制钠盐摄入,避免刺激性食物,戒烟、忌酒。

(三)病情观察

1.预防心律失常

注意有无心律失常的改变,必要时进行心电监护,注意心率、心律及心电图变化,做好急救物品的准备。

2.预防心力衰竭

密切观察生命体征、意识、尿量、皮肤黏膜颜色,注意观察有无呼吸困难、咳嗽、咳痰、易疲劳、颈静脉怒张、水肿症状,注意检查有无肺部啰音、心脏有无奔马律的体征。一旦发生,立即报告医师,及时处理。

(四)健康教育

(1)注意休息,1年内避免重体力劳动。

(2)指导患者尽量避免呼吸道感染、剧烈运动、情绪激动、饱餐、妊娠、寒冷、用力排便等诱因。

(3)要食用高蛋白质、富含维生素和易消化的饮食,多食新鲜蔬菜、水果等富含维生素C的食物。

(4)坚持药物治疗,定期随访。

(辛　勇)

第九节　白血病

一、急性白血病

急性白血病是造血干细胞克隆性恶性疾病,骨髓中异常的原始细胞(白血病细胞)丧失分化、成熟的能力并异常增生,浸润各种组织、器官,正常造血功能受抑制。临床表现有贫血、出血、脾肝及淋巴结肿大和继发感染等。

(一)分类

急性白血病分为急性淋巴细胞白血病(急淋白血病)及急性非淋巴细胞白血病(急非淋白血病)两大类。这类又分多种亚型。

1.急性非淋巴细胞白血病分为 $M_0 \sim M_7$ 亚型。

M_0:急性髓细胞白血病未分化型。

M_1:急性粒细胞白血病未分化型。

M_2:急性粒细胞白血病部分分化型。

M_3:急性早幼粒细胞白血病。

M_4:急性粒-单核细胞白血病。

M_5:急性单核细胞白血病。

M_6:急性红白血病。

M_7:急性巨核细胞白血病。

2.急性淋巴细胞白血病分3型

L_1:原始和幼淋巴细胞以小细胞(直径$\leqslant 12\mu m$)为主。

L_2：原始和幼淋巴细胞以大细胞(直径$>12\mu m$)为主。

L_3：原始和幼淋巴细胞以大细胞为主，大小较一致，细胞内有明显空泡，胞质嗜碱性。

(二)临床表现

1.贫血

常为首发症状，呈进行性加重。贫血的原因主要是骨髓中的白细胞极度增生，白细胞增殖受干扰而抑制，造成红细胞生成减少。部分患者存在红细胞寿命缩短及出血等原因。

2.发热

发热是急性白血病最常见的症状，体温达39℃以上时，可伴畏寒、出汗。大多数发热是继发感染引起，但白血病本身也能引起发热，即肿瘤性发热。

继发感染是导致白血病患者死亡最常见原因之一。感染的原因是机体免疫功能下降，包括正常白细胞增殖受抑、粒细胞减少、细胞免疫功能低下等。此外，当患者应用化疗药物及糖皮质激素促使机体免疫功能进一步下降，更易感染，严重时可发生败血症。最常见的致病菌是革兰阴性杆菌，如克雷伯杆菌、铜绿假单胞菌、大肠埃希菌和产气杆菌等；长期化疗，糖皮质激素和大量广谱抗生素的应用，易继发二重感染。感染可发生于机体任何部位，以口腔黏膜、牙龈、咽喉部最常见，其次是呼吸道和肛周皮肤等。

3.出血

出血的原因主要是血小板减少，其次为白血病细胞浸润、凝血因子减少、血小板功能异常、感染等。出血可见于全身各部位，多表现皮肤瘀点、瘀斑、鼻出血、月经量过多等。发生颅内出血往往后果严重，也是白血病常见的致死原因。

4.器官和组织浸润的表现

(1)骨和关节：胸骨下段局部压痛，提示髓腔内白血病细胞过多增生。骨骼和关节疼痛是白血病常见的症状，尤以儿童多见。急性粒细胞白血病患者由于骨膜受累，可在眼眶、肋骨及其他扁平骨的骨面形成粒细胞肉瘤(绿色瘤)，以眼眶部位最常见，可引起眼球突出，复视或失明。

(2)肝、脾和淋巴结：急性白血病可有轻、中度肝脾大，主要与白血病细胞浸润及新陈代谢增高有关。淋巴结肿大多见于急性淋巴细胞白血病。除非慢性粒细胞白血病急性变，巨脾罕见。

(3)中枢神经系统白血病(CNSL)：由于化疗药物难以通过血脑屏障，隐藏在中枢神经系统的白血病细胞不能被有效杀死，因而引起CNSL。CNSL可发生在疾病的各个时期，但多数发生在疾病缓解期，出现脑膜或中枢神经系统症状，表现为头痛、呕吐、视盘水肿、视物模糊、颈项强直，重者抽搐、昏迷，但不发热，脑脊液压力增高。

(4)口腔和皮肤：皮肤浸润表现为弥漫性丘疹、结节性红斑等；牙龈可增生、肿胀。

(5)睾丸：睾丸受浸润表现为无痛性肿大，多为一侧性。睾丸白血病多见于急性淋巴细胞白血病化疗缓解后的幼儿和青年。

(三)辅助检查

1.血常规检查

外周血白细胞计数高低不一，大多数患者白细胞数增多，为$(10\sim50)\times10^9/L$，少数$<5\times$

$10^9/L$ 或 $>100\times10^9/L$，白细胞数过高或过低者预后较差。血涂片可见原始和(或)幼稚细胞，一般达 $30\%\sim90\%$。非白血病性白血病则很难找到原始细胞。患者常有不同程度的正常细胞性贫血，可找到幼红细胞；50% 以上的患者血小板 $<60\times10^9/L$。

2.骨髓常规检查

是急性白血病的必查项目和确诊的主要依据。多数病例骨髓常规显示有核细胞增生明显活跃或极度活跃，以有关系列的原始细胞和(或)幼稚细胞为主。当较成熟中间阶段粒细胞缺如，并残留少量成熟粒细胞时，即形成所谓"裂孔"现象。若原始细胞占全部骨髓有核细胞的 30% 以上，可作出急性白血病的诊断。此外，正常的巨核细胞核幼红细胞减少。Auer 小体仅见于急性非淋巴细胞白血病，有助于鉴别急性淋巴细胞白血病与急性非淋巴细胞白血病。

3.细胞化学检查

通过过氧化酶，糖原 PAS 反应，非特异性酯酶，中性粒细胞碱性磷酸酶的测定可鉴别急性淋巴细胞白血病，急粒白血病和急性单核细胞白血病。

4.免疫学检查

采用特意的单克隆抗体，可将急性淋巴细胞白血病与非急性淋巴细胞白血病，T 细胞和 B 细胞急性淋巴细胞白血病加以区别。

5.染色体和基因检查

白血病常伴有特异的染色体和基因改变。如 M_3 白血病，其 15 号染色体上有早幼粒白血病基因，17 号染色体上有维 A 酸受体基因。这是 M_3 发病及用维 A 酸治疗有效的分子基础。

6.血液生化检查

化疗期间，血清尿酸浓度增高。CNSL 时，脑脊液压力升高，脑脊液中可见白细胞计数增多，涂片可见白血病细胞。

(四)治疗

随着化疗水平提高，新的抗白血病药物的出现，支持治疗的改善，化疗使成人急性淋巴细胞白血病与非急性淋巴细胞白血病的完全缓解(CR)率分别达到 $72\%\sim77\%$ 和 $60\%\sim85\%$。骨髓移植的开展使 15 年存活率达 $45\%\sim70\%$。

1.一般治疗

(1)防治感染：应加强基础护理，强调口咽、肛门周围和饮食的清洁卫生。继发感染可选用氨基糖苷类及 β-内酰胺类药物或氧氟沙星等联合应用。无效可改用第三代头孢菌素，或其他强有力的广谱抗生素。并发真菌感染，可用氟康唑或两性霉素 B 等。如病毒感染可用阿诺洛韦或 α-干扰素。

(2)控制出血：补充血小板是较有效的措施，使周围血小板数维持在 $30\times10^9/L$ 左右，同时可选用卡巴克洛(安络血)、酚磺乙胺(止血敏)等止血药。如出血系 DIC 引起，应给予适当的抗凝治疗。

(3)纠正贫血：严重贫血可输注红细胞悬液或全血，改善患者明显缺氧情况。争取白血病缓解是纠正贫血最有效的方法。

(4)高尿酸血症处理：血尿酸 $>420\text{mg}/L$ 时，给予别嘌醇 100mg，每天 3 次，以抑制尿酸生成。口服碳酸氢钠碱化尿液；补充液体以保持足够的尿量。

2.化学治疗

是目前治疗白血病最重要并首先采用的方法。

(1)化学治疗的策略:化疗的目的是杀灭白血病细胞,达到完全缓解(CR)并延长生存期。所谓 CR,即白血病的症状和体征消失;血常规示 Hb>100g/L(男性)或 90g/L(妇女及儿童),中性粒细胞绝对值>$1.5×10^9$/L,血小板>$100×10^9$/L,外周血白细胞分类无白血病细胞;骨髓常规示原粒细胞+早幼粒细胞≤5%,红细胞及巨核细胞系列正常。所以急性白血病化疗总体采用诱导缓解治疗和缓解后强化维持治疗两个阶段。

1)诱导缓解:通过联合化疗,迅速、大量地杀灭白血病细胞,恢复机体正常造血功能,使患者尽可能在较短的时间内获得完全缓解(CR)。

2)缓解后强化维持:急性白血病未治疗时体内白血病细胞估计为 10^{10}～10^{13} 个,经诱导缓解治疗达到 CR 后体内仍有相当于 10^8～10^9 个白血病细胞,所以必须实施强化巩固治疗,以进一步杀灭残存、隐蔽的白血病细胞,防止复发,延长缓解期和无病生存期。

(2)化疗药物:药物组成遵循的原则是:①作用于细胞周期不同阶段的药物;②各药物间有相互协同作用;③各药物不良反应不重叠,减少对重要脏器的损伤。

(3)联合化疗方案:方案的选择,剂量的确定,用药疗程等,应结合患者的整体情况,如白血病类型、骨髓增生情况、患者年龄、身体状况等综合考虑。

3.中枢神经系统白血病的防治

常选用甲氨蝶呤 10mg,鞘内注射,同时加用地塞米松5～10mg,每周 2 次,共 3 周。也可选用阿糖胞苷 30～50mg/m² 靶内注射。

4.造血干细胞移植

目前主张移植的时机:年龄在 45 岁以下的急性白血病患者在第 1 次完全缓解时进行。

5.细胞因子治疗

粒细胞集落刺激因子(G-CSF)和粒-单集落刺激因子(GM-CSF)与化疗同时应用或化疗后应用,可减轻化疗所致的粒细胞缺乏,缩短粒细胞恢复时间,提高患者对化疗的耐受性。

(五)护理

1.休息与饮食

(1)贫血、感染、出血或化疗期间应注意休息,缓解期和化疗间歇期坚持每天适当活动。散步、打太极拳,饮食起居规律,保证充足休息、睡眠和营养。活动后应注意观察心率、心律、呼吸变化,如有异常,应卧床休息。脾大明显者,可争取左侧卧位以减轻不适,避免弯腰和碰撞腹部,防止脾破裂。骨、关节疼痛者保持卧位舒适,白天可通过与患者交谈、读书、听音乐等分散其注意力,晚间可适当应用镇痛药,保证患者休息,减少体力消耗。

(2)饮食指导:给予高热量、富含维生素、适量纤维素、清淡、易消化饮食。避开化疗前后1～2h 进餐,鼓励患者多饮水,每天饮水量在 2000mL 以上,以预防尿酸性肾病。

2.病情观察

注意生命体征的变化,观察并记录体温变化及热型,有无感染、皮肤黏膜淤血或出血点,有无头痛、恶心、呕吐、颈强直、意识障碍等颅内出血表现,注意浅表淋巴结、肝脾的大小,有无骨、关节疼痛。注意了解血象和骨髓象的检查结果。

3.预防感染

注意保暖,避免受凉,讲究个人卫生,少去人群拥挤的地方。在化疗诱导缓解期间患者很容易发生感染,当成熟粒细胞绝对值≤0.5×10⁹/L时,发生感染的可能性更大,应做好保护性隔离。若无层流室应置患者于单人病房,定时对病房进行空气和地面消毒,谢绝探视避免交叉感染。同时加强口腔、皮肤及肛周护理。一旦有感染征象,协助医师做好各项检查和遵医嘱给予抗感染治疗。

4.口腔护理

指导患者在进餐前后、睡前漱口。一般情况可选0.9%氯化钠溶液,复方硼砂溶液;疑为口腔厌氧菌感染可选1%～3%过氧化氢溶液;真菌感染可选1%～4%碳酸氢钠溶液、1:2000氯己定(洗必泰)溶液或复方氯己定含漱(口泰)溶液。每次含漱时间15～20min,每天3次。

5.用药护理

(1)静脉类及组织坏死预防与护理:某些化疗药物如多柔比星、柔红霉素、长春新碱等都具有较强局部刺激,多次注射可引起疼痛和静脉炎,严重者可出现血管闭锁,若药液外渗可引起周围组织坏死。

1)合理选用静脉:反复多次化疗者,最好采用中心静脉或深静脉留置导管供注射用。使用浅表静脉则选择有弹性且直的大血管。

2)避免药液外渗:化疗前,先用0.9%氯化钠溶液冲管,静脉注射时要边抽回血边注药,以保证药液无外渗;有数种药物时,先用刺激性强的药物;药物输完后给予0.9%氯化钠溶液10～20mL冲洗后拔针。

3)化疗药物外渗的处理:输注时疑有化疗药物外渗应立即停止输注,边回抽边退针;局部用0.9%氯化钠溶液加地塞米松多处皮下注射;亦可遵医嘱选用相应的拮抗药,如硫代硫酸钠拮抗氮芥、丝裂霉素、放线菌素D等,8.4%碳酸氢钠可用于拮抗多柔比星、长春新碱等。

4)静脉炎处理:局部血管禁止静脉注射,患处勿受压。使用类肝素(喜疗妥)等药物外敷,鼓励患者多做肢体活动,以促进血液循环。

(2)胃肠道反应的护理:大多数化疗药物均可引起恶心、呕吐、食欲缺乏等不良反应,反应程度和持续时间与药物种类及剂量有关,同时也与患者较大的个体差异有关。若用致吐作用较强的药,使用前30min可给予止吐药物,必要时6～8h重复给药。化疗期间要保证患者休息,避免噪声及异味等不良刺激。若反应严重,呕吐频繁,应注意观察有无水、电解质紊乱。

(3)骨髓抑制的护理:多数化疗药具有抑制骨髓作用,一般化疗后7～14d血象可降至最低点,之后5～10d逐渐恢复。故从化疗开始至结束后2周应加强预防出血和感染的护理,定期复查血常规,化疗结束后再行骨髓穿刺,以便了解骨髓抑制情况及评价疗效,并根据病情给予对症支持治疗。

(4)肝肾功能损害的护理:甲氨蝶呤、巯嘌呤、门冬酰胺酶对肝功能有损害作用,故用药期间应观察患者有无黄疸,定期监测肝功能。环磷酰胺可引起血尿,输注期间应保证输液量,并鼓励患者多饮水,每天补水4000mL,以稀释尿中药物浓度,防止出血性膀胱炎。遵医嘱口服别嘌醇,以抑制尿酸的合成。观察尿的颜色和量,一旦发生血尿,应停止使用,同时检查肾功能。

（5）心脏毒性护理：如多柔比星、柔红霉素、三尖杉碱等药可引起心肌及心脏传导损害，使用前应检查心电图及心功能。对于老年或有心脏疾病的患者，注意调整药物剂量和种类。并要缓慢注入药物，必要时给予心电监护。

（6）其他：甲氨蝶呤可引起口腔黏膜溃疡；长春新碱可引起末梢神经炎而出现手足麻木，停药后可消失，个别可引起自主神经功能紊乱，出现腹胀、便秘及肠麻痹甚至肠梗阻，应注意观察并及时处理。某些药物可引起脱发，要加强心理护理，一般脱发后 1～2 个月可再生。

6.健康教育

（1）疾病预防：避免接触能对骨髓造血系统有损害的理化因素。

（2）生活指导：饮食、休息和活动的安排。

（3）用药指导：说明急性白血病用药的方案和可能的不良反应。

（4）预防感染和出血。

（5）心理调适指导。

二、慢性白血病

慢性白血病分慢性粒细胞白血病、慢性淋巴细胞白血病、慢性单核细胞白血病 3 型，我国以慢性粒细胞白血病多见。

（一）慢性粒细胞白血病

慢性粒细胞白血病的病程缓慢，持续性外周白细胞增多，脾大，好发于中年人。早期常无自觉症状。常因体检时发现白细胞数增高或脾大而被确诊。

1.临床表现

病程缓慢，可经历慢性期、加速期和急变期。

（1）慢性期：早期无症状，随病情发展出现乏力、低热、多汗或盗汗、体重减轻等代谢亢进的表现。巨脾为本期最突出的表现，初诊时可达脐平面，甚至盆腔；脾质硬，常有明显切迹，表面光滑，无压痛。如发生脾梗死可突发局部剧烈疼痛和明显压痛。大多数患者有胸骨中下段压痛。50％左右患者可有肝中度大，浅表淋巴结多无肿大。病程一般 1～4 年。

（2）加速期：发病后 1～4 年约 80％慢性粒细胞白血病患者可进入加速期，主要表现为不明原因高热、体重下降、虚弱、脾迅速肿大、骨、关节痛以及逐渐出现的贫血、出血。白血病细胞对原来有效的药物产生耐药。

（3）急变期：加速期从几个月到 1～2 年即进入急变期，多数为急性粒细胞变，20％～30％淋巴细胞变。

2.辅助检查

（1）外周血常规：可见各阶段的中性粒细胞，以中幼、晚幼和杆状粒细胞为主，常高于 $20 \times 10^9/L$，晚期最高可达 $100 \times 10^9/L$。嗜酸性粒细胞和嗜碱性粒细胞增多，血小板降低和贫血时病情恶化。

（2）骨髓常规：增生明显或极度活跃。以粒细胞为主，其中中性中幼、晚幼和杆状粒细胞明显增多;原粒细胞<10%。巨核细胞正常或增多,随病情进展而减少。

(3)染色体检查:ph1染色体,t(q;22)(q34;q11)是慢性白血病的特征性标志。

3.治疗

(1)化学治疗。

1)羟基脲:是治疗慢性粒细胞白血病的首选药。为 S 期特异性药物,抑制 DNA 合成。作用快,但持续时间短。用法 3g/d,每天 3 次,口服,待白细胞数降至 $20 \times 10^9/L$ 左右,剂量减半;降至 $10 \times 10^9/L$ 时小剂量(0.5~1.0g/d)维持。

2)白消安:系烷化剂类药物,杀伤或抑制造血干细胞。初始剂量为 4~6mg/d,口服,待白细胞降至 $20 \times 10^9/L$ 时减量,稳定后改小剂量维持,使白细胞数维持在 $7 \times 10^9/L$。用药过量会造成严重骨髓抑制,且恢复较慢。

3)靛玉红:为我国独创,从中药提取的药品,150~300mg/d,每天 3 次,口服。用药 20~40d 白细胞数下降,约 2 个月降至正常水平。

4)α-干扰素:初始剂量 300 万 U/d,皮下注射或肌内注射,每周 2~3 次,以后逐渐增至 600 万~900 万 U/d,持续用 1~2 年。与羟基脲或小剂量阿糖胞苷合用可提高疗效。

5)伊马替尼(格列卫):近年临床应用较多,疗效可达 95%~98%。

(2)骨髓移植:在慢性期缓解后尽早进行。

(3)慢粒白血病急性变的治疗:基本同急性白血病治疗。

(4)其他:白细胞淤滞可使用白细胞分离机,单采清除过高的白细胞;化疗时应加用别嘌醇,碱化尿液并保持尿量在 1500mL 以上,预防高尿酸血症。

(二)慢性淋巴细胞白血病

1.临床表现

本病多发生在老年人,约 90%的患者在 50 岁以上。起病缓慢,约 25%的患者在查体或其他疾病就医时才被发现。随病情进展可出现乏力、消瘦、低热、盗汗及贫血等症状。淋巴结浸润遍及全身,初始多见颈部、腋下、腹股沟处淋巴结肿大。多数有轻至中度脾大。晚期血小板减少,贫血明显。因免疫功能低下,极易发生反复感染。

2.检查

(1)血常规:持续性淋巴细胞增多。白细胞 $>10 \times 10^9/L$,淋巴细胞占 50%以上,以形态成熟的小淋巴细胞为主。

(2)骨髓常规:有核增生活跃,淋巴细胞>40%,以成熟淋巴细胞为主。

(3)免疫学检查:淋巴细胞具有单克隆性,免疫分型中本病 95%以上为 B 细胞来源。约 60%患者有低丙种球蛋白血症。

3.治疗

(1)化疗治疗:常用药物为氟达拉滨和苯丁酸氮芥。前者效果较好,常用剂量为 25~30mg/(m²·d),连续静脉滴注 5d,每 4 周重复 1 次。其他嘌呤类药物有喷司他丁、克拉屈滨,烷化剂有环磷酰胺。

(2)放射治疗:用于淋巴结肿大有压迫症状或化疗后淋巴结、脾缩小不满意者。

(3)其他治疗:α-干扰素、单克隆抗体、骨髓移植。

(三)慢性白血病的护理

1.缓解疼痛

(1)脾胀痛:将患者安置于安静、舒适的环境中,尽量卧床休息,减少活动,并取左侧卧位,以减轻不适感。尽量避免弯腰和碰撞腹部,避免脾破裂。遵医嘱协助患者做脾放射治疗,以减轻脾胀痛。鼓励患者少量多次进餐、饮水以减轻腹胀。

(2)病情监测:每日监测脾的大小、质地、有无压痛并做好记录。密切监测有无脾栓塞或脾破裂的发生,主要表现为突发脾区疼痛、发热、多汗以致休克,脾区有明显触痛拒按、可闻及摩擦音,脾可进行性肿大,甚至产生血性腹水。

2.预防尿酸性肾病

(1)供给充足的水分:鼓励患者多饮水,每日饮水量3000mL以上,以利于尿酸和化疗药降解产物的稀释和排泄,并减少对泌尿系统的化学刺激。

(2)病情监测:化疗期间定期检查血和尿中尿酸的含量以及进行尿沉渣检查、白细胞计数等。记录24h出入量,注意观察有无腰痛或血尿发生。

(3)合理用药:遵医嘱口服别嘌醇,以抑制尿酸的形成。化疗给药前后的一段时间里遵医嘱给予利尿药,可及时稀释排泄的降解药物。注射药液后多饮水、勤排尿,有助于降解产物的排出。

3.化疗药物毒性不良反应护理

白消安的不良反应主要是骨髓抑制、血小板或全血细胞减少及皮肤色素沉着、阳痿、停经等。用药前应向患者说明,用药期间经常要复查血常规,不断调整剂量。靛玉红主要不良反应有腹泻、腹痛、便血等,使用时要慎重,注意观察患者粪便的性状。干扰素不良反应有发热、恶心、食欲缺乏、血小板减少及肝功能异常,应定期检查血常规和肝功能。

(辛　勇)

第十节　肾病综合征

肾病综合征(NS)是指各种肾疾病表现出的一组综合征,不是一独立的疾病,而是多种肾疾病的共同表现。肾病综合征典型表现为大量蛋白尿、低蛋白血症、高度水肿、高脂血症。

一、病因与发病机制

肾病综合征可由多种肾小球疾病引起,分为原发性和继发性两类。原发性肾病综合征是指肾小球与肾本身的肾小球肾病。继发性肾病综合征是指继发于全身性疾病或先天遗传性疾病,常见于感染性疾病、自身免疫性疾病、过敏性紫癜、代谢性疾病、肿瘤、先天遗传性疾病如奥尔波特(Alport)综合征等。病理类型有很多种,其中儿童及少年以微小病变型较多见,中年以膜型肾病、系膜增生性病变多见,局灶性硬性肾病、膜性增生性肾炎也可呈肾病综合征表现。肾病综合征常见的几种病理类型如下。

1.微小病变

光镜下肾小球基本正常,偶见上皮细胞肿胀,轻微的系膜细胞增生,免疫荧光无阳性发现,偶可见微量免疫球蛋白和补体 C_3 的沉积。电镜下足突广泛融合消失,伴上皮细胞空泡变性,微绒毛形成,无电子致密物沉积,是小儿肾病综合征最常见的病理类型。

2.系膜增生性肾炎

弥漫性肾小球系膜细胞增生伴基质增多为本病特征性改变。光镜下肾小球系膜细胞增殖,每个系膜区系膜细胞在 3 个以上,系膜基质增多,重度病变系膜基质扩张压迫局部毛细血管袢,导致管腔狭窄,小动脉透明变性,部分可发展为局灶节段性肾小球硬化,可出现间质炎性细胞浸润及纤维化,肾小管萎缩,肾血管一般正常。

3.局灶节段性肾小球硬化

特征为局灶损害,影响少数肾小球(局灶)及肾小球的局部(节段),起始于近髓质的肾小球受累,轻者仅累及数个毛细血管袢区,重者波及大部分肾小球。病变呈均匀一致的无细胞或细胞极少的透明变性物质,严重者见球囊粘连。另一种为局灶性全肾小球硬化,受累肾单位的肾小管上皮细胞常萎缩,周围基质见细胞浸润,纤维化。

4.膜增殖性肾炎

又称系膜毛细血管性肾炎,病理改变以系膜细胞增殖、毛细血管袢增厚及基膜的双轨征为主要特点,弥漫性系膜细胞增殖,增殖的系膜基质插入内皮与基膜之间,基膜出现双轨征改变。

5.膜性肾病

光镜下可见毛细血管壁增厚,肾小球基膜外上皮细胞下免疫复合物沉积,基膜上有多个细小钉突,而肾小球细胞增殖不明显,晚期病变加重,可发展成硬化及透明样变,近曲小管上皮细胞出现空泡变性。

6.IgA 肾病

系膜区显著 IgA 沉积,WHO 将 IgA 肾病组织学表现分 5 级:Ⅰ级轻度损害;Ⅱ级微小病变伴少量节段性增殖;Ⅲ级局灶节段性肾小球肾炎;Ⅳ级弥漫性系膜损害伴增殖和硬化;Ⅴ级弥漫硬化性肾小球肾炎。

二、临床表现

1.大量蛋白尿

在正常生理情况下,肾小球滤过膜具有分子屏障及电荷屏障作用,这些屏障作用受损,会使原尿中蛋白含量增多,当其增多明显超过近曲小管回吸收量时,形成大量蛋白尿。在此基础上,增加肾小球内压力及导致高灌注、高滤过的因素(如高血压、高蛋白饮食或大量输注血浆蛋白)均可加重尿蛋白的排出。

2.低蛋白血症

大量白蛋白从尿中丢失,促进白蛋白肝代偿性合成增加,同时由于近端肾小管摄取滤过蛋白增多,也使肾小管分解蛋白增加。当肝白蛋白合成增加不足以克服丢失和分解时,则出现低白蛋白血症。此外,因胃肠道黏膜水肿导致饮食减退、蛋白质摄入不足、吸收不良或丢失,也是加重低白蛋白血症的原因。除血浆白蛋白减少外,血浆的某些免疫球蛋白(如 IgG)和补体成分、抗凝及纤溶因子、金属结合蛋白及内分泌素结合蛋白也可减少,尤其是肾小球病理损伤严重,大量蛋白尿和非选择性蛋白尿时更为显著。患者易产生感染、高凝、微量元素缺乏、内分泌紊乱和免疫功能低下等并发症。

3.水肿

低白蛋白血症、血浆胶体渗透压下降,使水分从血管腔内进入组织间隙,是造成水肿的基本原因。近年的研究表明,约 50% 患者血容量正常或增加,血浆肾素水平正常或下降,提示某些原发于肾内钠、水潴留的因素在导致水肿发生机制中起一定作用。

4.高脂血症

高胆固醇和(或)高甘油三酯血症、脂蛋白浓度增加,常与低蛋白血症并存。其发生机制与肝脏合成脂蛋白增加和脂蛋白分解减弱相关,目前认为后者可能是高脂血症更为重要的原因。

5.并发症

(1)感染:是常见的并发症,与蛋白质营养不良、免疫功能紊乱及应用糖皮质激素治疗有关。患者可出现全身各系统的感染,常见感染部位顺序为呼吸道、泌尿道、皮肤。感染是导致肾病综合征复发和疗效不佳的主要原因之一。

(2)血栓、栓塞:由于血液浓缩及高脂血症造成血液黏稠度增加,此外,因某些蛋白质从尿中丢失及肝代偿性合成蛋白增加,引起机体凝血、抗凝和纤溶系统失衡;加之血小板功能亢进、应用利尿药和糖皮质激素等均进一步加重高凝状态。因此,肾病综合征容易发生血栓、栓塞,其中以肾静脉血栓最为常见。

(3)急性肾衰竭:肾病综合征患者可因有效血容量不足而致肾血流量下降,诱发肾前性氮质血症,经扩容、利尿后可得到恢复。少数病例可出现急性肾衰竭,尤以微小病变型肾病居多,发生多无明显诱因,表现为少尿甚或无尿,扩容利尿无效。即上述变化形成肾小管腔内高压,引起肾小球滤过率骤然减少,又可诱发肾小管上皮细胞损伤、坏死,从而导致急性肾衰竭。

(4)其他:长期低蛋白血症可导致营养不良、小儿生长发育迟缓;免疫球蛋白减少造成机体免疫力低下、易合并感染;金属结合蛋白丢失可使微量元素(铁、铜、锌等)缺乏;内分泌素结合蛋白不足可诱发内分泌紊乱;药物结合蛋白减少可能影响某些药物的药代动力学(使血浆游离药物浓度增加、排泄加速),影响药物疗效。高脂血症增加血液黏稠度,促进血栓、栓塞并发症的发生,还将增加心血管系统并发症,并可促进肾小球硬化和肾小管-间质病变的发生,促进肾脏病变的慢性进展。

三、实验室检查

1.尿常规检查

尿蛋白定性多为(＋＋＋)～(＋＋＋＋),24h 尿蛋白定量＞3.5g,尿中可检查到免疫球蛋白、补体 C_3 等。可有透明管型和颗粒管型,肾炎性肾病患者可有红细胞。

2.血生化测定

表现为低蛋白血症(血清白蛋白<30g/L,婴儿<25g/L),白蛋白与球蛋白比例倒置,血清蛋白电泳显示球蛋白增高;血胆固醇显著增高(儿童>5.7mmol/L,婴儿>5.1mmol/L)。

3.肾功能测定

少尿期可有暂时性轻度氮质血症,单纯性肾病肾功能多正常,如果存在不同程度的肾功能不全,出现血肌酐和尿素氮的升高,则提示肾炎性肾病。

4.血清补体测定

有助于区别单纯性肾病与肾炎性肾病,前者血清补体正常,后者则常有不同程度的低补体血症,C_3 持续降低。

5.血清及尿蛋白电泳

通过检测尿中 IgG 成分反映尿蛋白的选择性,同时可鉴别假性大量蛋白尿和轻链蛋白尿。如果尿中 γ 球蛋白与白蛋白的比值小于 0.1,则为选择性蛋白尿(提示为单纯型肾病),大于 0.5 为非选择性蛋白尿(提示为肾炎型肾病)。

6.血清免疫学检查

检测抗核抗体,抗双链 DNA 抗体,抗 RNP 抗体,抗组蛋白抗体,乙肝病毒标志物以及类风湿因子,循环免疫复合物等,以区别原发性与继发性肾病综合征。

7.凝血、纤溶有关蛋白的检测

如血纤维蛋白原及第Ⅴ、第Ⅶ、第Ⅷ及第Ⅹ因子,抗凝血酶Ⅲ,尿纤维蛋白降解产物(FDP)等的检测可反映机体的凝血状态,为是否采取抗凝治疗提供依据。

8.尿酶测定

测定尿溶菌酶,N-乙酰-β-氨基葡萄糖苷酶(NAG)等有助于判断是否同时存在肾小管-间质损害。

9.B超等影像学检查

双肾正常或缩小。

10.经皮肾穿刺活体组织检查

对诊断为肾炎型肾病或糖皮质激素治疗效果不好的患者应及时行肾穿刺活检,进一步明确病理类型,以指导治疗方案的制订。

四、治疗

肾病综合征是肾内科的常见疾患,常用以肾上腺皮质激素为主的综合治疗,原则为控制水肿,维持水、电解质平衡,预防和控制感染及并发症,合理使用肾上腺皮质激素,对复发性肾病或对激素耐药者应配合使用免疫抑制药。治疗不仅以消除尿蛋白为目的,同时还应重视保护肾功能。

1.利尿消肿

(1)噻嗪类利尿药:主要作用于髓袢升支厚壁段和远曲小管前段,常用氢氯噻嗪 25mg,每天 3 次,口服,长期服用应防止低钾、低钠血症。

(2)潴钾利尿药:主要作用于远曲小管后段,适用于有低钾血症的患者,单独使用时利尿作用不显著,可与噻嗪类利尿药合用,常用氨苯蝶啶 50mg,每天 3 次,或醛固酮拮抗药螺内酯 20mg,每天 3 次,长期服用须防止高钾血症,对肾功能不全患者应慎用。

(3)袢利尿药:主要作用于髓袢升支,常用呋塞米(速尿)20～120mg/d,或布美他尼(丁尿胺)1～5mg/d(同等剂量时作用较呋塞米强 40 倍),分次口服或静脉注射。

(4)渗透性利尿药可使组织中水分回吸收入血,减少水、钠的重吸收而利尿,常用不含钠的右旋糖酐 40(低分子右旋糖酐)或羟乙基淀粉(706 代血浆,分子量均为 2.5 万～4.5 万 Da),250～500mL 静脉滴注,隔天 1 次。随后加用袢利尿药可增强利尿效果,但对少尿(尿量＜400mL/d)患者应慎用此类药物。

(5)提高血浆胶体渗透压:血浆或人血白蛋白等静脉滴注,并立即静脉滴注呋塞米 60～120mg(加于葡萄糖溶液中缓慢静脉滴注 1h),能获得良好的利尿效果。

2.抑制免疫与炎症反应

(1)糖皮质激素(简称激素):①起始足量,②缓慢减药,③长期维持。常用方案一般为泼尼松 1mg/(kg·d),口服 8 周,必要时可延长至 12 周,足量治疗后每 1～2 周减原用量的 10%,当减至 20mg/d 左右时症状易反复,应更加缓慢减量;最后以最小有效剂量(10mg/d)作为维持量,再服半年至 1 年或更长。激素的用法可采取全天量 1 次顿服,或在维持用药期间 2 天量隔天 1 次性顿服,以减轻激素的不良反应。水肿严重、有肝功能损害或泼尼松疗效不佳时,可更换为泼尼松龙(等剂量)口服或静脉滴注。

(2)细胞毒药物:国内外最常用的细胞毒药物是环磷酰胺(CTX),在体内被肝细胞微粒体羟化,产生有烷化作用的代谢产物而具有较强的免疫抑制作用,应用剂量为每天每千克体重 2mg,分 1～2 次口服;或 200mg 加入生理盐水注射液 20mL 内,隔天静脉注射,累计量达 6～8g 后停药。主要不良反应为骨髓抑制及中毒性肝损害,并可出现性腺抑制(尤其男性)、脱发、胃肠道反应及出血性膀胱炎,近来也有报道环磷酰胺(CTX)静脉疗法治疗容易复发的肾病综合征,与口服作用相似,但不良反应相对较小。

(3)环孢素:能选择性抑制 T 辅助细胞及 T 细胞毒效应细胞,已作为二线药物用于治疗激素及细胞毒药物无效的难治性肾病综合征。常用量为 5mg/(kg·d),分 2 次口服,服药期间须监测并维持其血浓度谷值为 100～200ng/mL,服药 2～3 个月后缓慢减量,共服半年左右。主要不良反应为肝肾毒性,并可致高血压、高尿酸血症、多毛及牙龈增生等。该药价格昂贵,有较多不良反应及停药后易复发,使其应用受到限制。

3.非特异性降低尿蛋白

(1)ACEI 或 ARB:肾功能正常者,常可选用组织亲和性较好的 ACEI-贝那普利(洛汀新)10～20mg/d;肾功能减退者可选用双通道的 ACEI-福辛普利(蒙诺)10～20mg/d,缬沙坦或氯沙坦等 ARB 药物也可选用。

(2)降脂治疗:由于肾病综合征常合并高脂血症,增加血浆黏度和红细胞变性,机体处于高凝状态,导致肾小球血流动力学的改变;脂代谢紊乱,肾内脂肪酸结构发生改变,导致肾内缩血管活性物质释放增加,肾小球内压升高,尿蛋白增加;高胆固醇和高 LDL 血症,氧化 LDL 清除降解减少,一方面促进单核和(或)巨噬细胞释放炎症细胞生长因子,另外还可能影响内皮细胞功能,导致肾小球毛细血管通透性增加,尿蛋白增多,因而降脂治疗可降低蛋白尿。

4.抗凝血药及抗血小板聚集药

肝素或低分子肝素治疗肾病综合征,一方面可以降低患者的血浆黏度和减小红细胞变性,改善高凝倾向和肾小球血流动力学异常;另一方面可增加肾脏 GBM 的阴电荷屏障,减少尿蛋白的漏出。

五、护 理

(一)基础护理

1.休息与活动

重症患者应卧床休息,高度水肿而致胸闷憋气者,可取半卧位,下肢水肿者适当抬高患肢,水肿减轻后可适当活动,防止肢体血栓形成。病情逐渐稳定后,可逐渐增加活动量,以利于减少并发症的发生。对于高血压的患者,应限制活动量。

2.饮食护理

给予高热量、高维生素、优质蛋白质、低磷、低盐饮食。宜进清淡、易消化食物,每天摄取食盐 1~2g,禁用腌制食品,少用味精及食碱,发病的早期、极期,应给予较高的优质蛋白摄入,每天 1~1.5g/kg 有助于缓解低蛋白血症及所致的并发症。对于慢性非极期肾病综合征,应适当限制蛋白摄入,每天 0.8~1.0g/kg,能量供给每天以 30~35kcal/kg 体重为宜。严重高脂血症患者应当限制脂类的摄入量,采用少油低胆固醇饮食,同时注意补充铜、铁、锌等微量元素,在激素应用过程中,适当补充维生素及钙剂。

3.心理护理

本病病程较长,极易复发,患者多有焦虑、恐惧等。护理人员要针对不同患者的心理状态,多与其交谈,因势利导、消除患者的顾虑,使其正确认识和对待疾病,使患者保持良好心态,以调畅情志,利于疾病的康复。

(二)疾病护理

1.观察病情

观察患者的生命体征、体重、尿量、水肿情况。观察患者有无皮肤感染、咳嗽、咳痰、肺部湿啰音、尿路刺激征、腹膜刺激征等。观察生化营养指标、电解质情况、尿蛋白定性定量、出凝血指标等。准确记录 24h 出入量。

2.用药的护理

使用药物时注意观察疗效和不良反应。降压药使用时避免降压作用过快、过猛,一般较多使用 ACEI 制剂,利尿药使用前可先使用一些胶体,例如血浆、白蛋白提高血浆胶体渗透压来达到理想的利尿效果,同时注意电解质平衡。使用抗凝药时注意患者有无出血倾向。病因治疗包括各类免疫抑制药的使用,其中最常用的糖皮质激素、各类细胞毒性药物。严密观察不良反应例如高血糖、高血压、消化道溃疡、骨质疏松,CTX 使用后应注意观察尿色,多喝水防止出血性膀胱炎。

3.皮肤、口腔护理

长期卧床者定时翻身叩背,按摩受压处,保持皮肤清洁、干燥,避免损伤。尽量避免针刺,肌内注射时进针要深,拔针后要按压局部,防止药液外溢。指导患者养成良好习惯,饭前、饭后漱口,防止口腔感染。

(三)健康教育

1.环境

保持居室空气清洁、新鲜、舒适,保持合适的湿度、温度,不到人群密集的场所。

2.心理疏导

应保持乐观开朗,对疾病治疗有信心。

3.注意休息

避免受凉、感冒、劳累和剧烈活动。

4.饮食指导

鼓励患者进食高热量、高维生素、适量优质蛋白质和脂肪的低盐饮食。

5.遵医嘱用药

遵医嘱按时服药,不得擅自减药或停药。

6.自我监测

学会每天用浓缩晨尿自测尿蛋白,此为疾病活动的可靠指标。教导患者如出现疲乏无力、腹胀、呼吸深长、胸闷气急、恶心呕吐等症状及时就诊。

7.定期门诊随访

密切监测肾功能的变化。

（辛　勇）

第十一节　急性肾衰竭

急性肾衰竭(ARF)是由各种原因引起的肾功能在短时期内(数小时至几周)急剧、进行性减退而引起的临床综合征。主要表现为少尿或无尿、氮质血症、高钾血症和代谢酸中毒。

一、病因和分类

ARF 有广义和狭义之分,广义的 ARF 可分为肾前性、肾性和肾后性三类。狭义的 ARF 是指急性肾小管坏死(ATN)。肾前性 ARF 常见病因包括血容量减少、有效动脉血容量减少和肾内血流动力学改变等。肾后性 ARF 的特征是急性尿路梗阻,梗阻可发生在尿路从肾盂到尿道的任一水平。肾性 ARF 有肾实质损伤,常见的是肾缺血或肾毒性物质(包括外源性毒素,如生物毒素、化学毒素、抗菌药物、造影剂等,内源性毒素,如血红蛋白、肌红蛋白等)损伤肾小管上皮细胞(如 ATN)。

二、发病机制

1.肾小管阻塞学说

毒物、毒素等可直接损害肾小管上皮细胞,其病变均匀分布,以近端小管为主。坏死的肾小管上皮细胞及脱落上皮细胞和微绒毛碎屑、细胞管型或血红蛋白、肌红蛋白等阻塞肾小管,导致阻塞部近端小管腔内压升高,继使肾小球囊内压力升高,当后者压力与胶体渗透压之和接近或等于肾小球毛细管内压时,就会引起肾小球滤过停止。

2.肾血流动力学改变

肾缺血既可通过血管作用使入球小动脉细胞内钙离子增加,从而对血管收缩刺激和肾自主神经刺激敏感性增加,导致肾自主调节功能损害、血管舒缩功能紊乱和内皮损伤,也可产生炎症反应。血管内皮损伤和炎症反应均可引起血管收缩因子产生过多,而血管舒张因子,主要为一氧化氮(NO)、前列腺素合成减少。这些变化可进一步引起血流动力学异常,包括肾血浆流量下降,肾内血流重新分布,表现为肾皮质血流量减少、肾髓质充血等,这些均可引起肾小球滤过率(GFR)下降。

3.返漏学说

指肾小管上皮损伤后坏死、脱落,肾小管壁出现缺损和剥脱区,小管管腔可与肾间质直接相通,致使小管腔中原尿反流扩散到肾间质,引起肾间质水肿,压迫肾单位,加重肾缺血,使GFR更降低。

4.弥散性血管内凝血

败血症、严重感染、流行性出血热、休克、产后出血、胰腺炎和烧伤等原因引起ATN,常有弥漫性微血管损害。

三、临床表现

急性肾小管坏死是ARF最常见的类型。临床表现在原发病、急性肾功能引起的代谢紊乱和并发症三方面。急性肾衰竭根据临床表现和病程的共同规律,一般分为少尿期、多尿期和恢复期3个阶段。

1.少尿或无尿期

一般持续5~7d,有时可达10~14d。

(1)尿量减少:尿量骤减或逐渐减少,每天尿量持续少于400mL者称为少尿,少于50mL者称为无尿。

(2)进行性氮质血症:肾小球滤过率降低引起少尿或无尿,致使排出氮质和其他代谢废物减少,血浆肌酐和尿素氮升高,其升高速度与体内蛋白分解状态有关。

(3)水、电解质紊乱和酸碱平衡失调。

1)水过多:见于水分控制不严格,摄入量或补液量过多,出水量如呕吐、出汗、伤口渗透量等估计不准确以及液量补充时忽略计算内生水。随少尿期延长,易发生水过多,表现为稀释性低钠血症、软组织水肿、体重增加、高血压、急性心力衰竭和脑水肿等。

2)高钾血症:ATN少尿期由于尿液排钾减少,若同时体内存在高分解状态,如挤压伤时肌肉坏死、血肿和感染等,热量摄入不足所致体内蛋白分解、释放出钾离子,酸中毒时细胞内钾转移至细胞外,有时可在几小时内发生严重高钾血症,高钾血症可无特征性临床表现,或出现恶心、呕吐、四肢麻木等感觉异常、心率减慢,严重者出现神经系统症状,如恐惧、烦躁、意识淡漠,直到后期出现窦室或房室传导阻滞、窦性静止、室内传导阻滞甚至心室颤动。

3)代谢性酸中毒:急性肾衰竭时,由于酸性代谢产物排出减少,肾小管泌酸能力和保存碳酸氢钠能力下降等,致使每天血浆碳酸氢根浓度有不同程度下降。高分解状态时降低更多更快。

4)其他:高镁血症、高磷血症、低钙血症、低钠血症、低氯血症等。

(4)心血管系统表现。

1)高血压:除肾缺血时神经体液因素作用促使收缩血管的活性物质分泌增多外,水过多引起容量负荷过多可加重高血压。

2)急性肺水肿和心力衰竭:是少尿期常见死亡原因。主要为体液潴留引起,但高血压、严重感染、心律失常和酸中毒等均为影响因素,是严重型ATN的常见死因。

3)心律失常:除高钾血症引起窦房结暂停、窦性静止、窦室传导阻滞、不同程度房室传导阻滞和束支传导阻滞、室性心动过速、心室颤动外,尚可因病毒感染和洋地黄应用等而引起室性期前收缩和阵发性心房颤动等异位心律发生。

4)心包炎:年发生率为18%,采取早期透析后降至1%。多表现为心包摩擦音和胸痛,罕见大量心包积液。

5)消化系统表现:是ATN最早期表现。常见症状为食欲缺乏、恶心、呕吐、腹胀、呃逆或腹泻等。上消化道出血是常见的晚期并发症。

6)神经系统表现:轻型患者可无神经系统症状;部分患者早期表现疲倦、精神较差。若早期出现意识淡漠、嗜睡或烦躁不安甚至昏迷,提示病情严重,不宜拖延透析时间。

7)血液系统表现:ATN早期罕见贫血,其程度与原发病因、病程长短、有无出血并发症等密切有关。严重创伤、大手术后失血、溶血性贫血因素、严重感染和急症ATN等情况,贫血可较严重。若临床上有出血倾向、血小板减少、消耗性低凝血症及纤维蛋白溶解征象,已不属早期DIC。

2.多尿期

每天尿量达2.5L称为多尿。ATN利尿早期常见尿量逐渐增多,如在少尿或无尿后24h内尿量出现增多并超过400mL时,可认为是多尿期的开始。多尿期大约持续2周时间,每天尿量可成倍增加,利尿期第3~第5天可达1000mL,随后每天尿量可达3~5L;进行性尿量增多是肾功能开始恢复的一个标志,但多尿期的开始阶段尿毒症的症状并不改善,甚至会更严重,且GFR仍在10mL/min或以下;当尿素氮开始下降时,病情才逐渐好转。多尿期早期仍可发生高钾血症,持续多尿可发生低钾血症、失水和低钠血症。此外,此期易发生感染、心血管并发症和上消化道出血等。

3.恢复期

当血尿素氮和肌酐明显下降时,尿量逐渐恢复正常。除少数患者外,肾小球滤过功能多在3～6个月恢复正常。但部分病例肾小管浓缩功能不全可持续1年以上。若肾功能持久不恢复,可能提示肾遗留有永久性损害。

四、实验室检查

1.血液检查

可有轻度贫血、血肌酐和尿素氮进行性上升,血肌酐每日平均增加$\geq 44.2\mu mol/L$,血清钾浓度升高,常大于5.5mmol/L。血pH常低于7.35。碳酸氢根离子浓度多低于20mmol/L。血清钠浓度正常或偏低。血钙降低,血磷升高。

2.尿液检查

尿蛋白多为($\pm$)～(++),常以小分子蛋白为主。尿沉渣检查可见肾小管上皮细胞,上皮细胞管型和颗粒管型及少许红细胞、白细胞等;尿比重降低且较固定,多在1.015以下,因肾小管重吸收功能损害,尿液不能浓缩所致;尿渗透浓度低于350mmol/L,尿与血渗透浓度之比低于1.1;尿钠含量增高,多在20～60mmol/L,肾衰竭指数和滤过钠分数常大于1。

3.影像学检查

影像学检查包括B超、肾区腹部平片、CT、尿路造影、放射性核素扫描等,有时常需配合膀胱镜、逆行肾盂造影或静脉肾盂造影等检查结果来判断。

4.肾活检

是重要的诊断手段。在排除了肾前性及肾后性原因后,没有明确致病原因(肾缺血或肾毒素)的肾性ARF都有肾活检指征。活检结果可确定包括急性肾小球肾炎、系统性血管炎、急进性肾炎及急性过敏性间质性肾炎等肾疾病。

五、治疗

1.少尿期的治疗

重点为调节水、电解质酸碱平衡,控制氮质潴留,给予足够营养和治疗原发病。

(1)预防及治疗基础病因:主要采取纠正全身循环血流动力学障碍,以及避免应用和处理各种外源性或内源性肾毒性物质两大类措施。

(2)营养疗法:口服补充营养成分,对于不能口服的患者,可采用鼻饲和胃肠道外营养疗法。

(3)控制水、钠摄入:应按照"量出为入"的原则补充入液量。在有透析支持的情况下,可适当放宽入液量。

(4)高钾血症的处理:最有效的方法为血液透析或腹膜透析。血钾轻度升高(5.2～6.0mmol/L)仅需密切随访,严格限制含钾药物和食物的摄入,并使用阳离子交换树脂。当血钾超过6.5mmol/L,心电图表现为QRS波增宽等明显的变化时,则需马上采取紧急措施。具体包括：①在心电图监护下，予 10％葡萄糖酸钙 10～20mL 稀释，静脉缓慢推注；②5％碳酸氢钠静脉滴注，尤其适用于伴有酸中毒的患者；③静脉注射 50％葡萄糖水加普通胰岛素；④乳酸钠静脉注射；⑤透析疗法，适用于以上措施无效和伴有高分解代谢的急性肾衰竭患者，后者尤以血液透析治疗为宜。还有积极控制感染，消除病灶及坏死组织等措施。

（5）低钠血症的处理：一般仅需控制水分摄入即可。如出现定向力障碍、抽搐、昏迷等水中毒症状，则需予高渗盐水滴注或透析治疗。

（6）代谢性酸中毒的处理：非高分解代谢的少尿早期，补充足够热量，减少体内组织分解，代谢性酸中毒并不严重。高分解代谢型酸中毒往往发生早，程度严重。可根据情况选用 5％碳酸氢钠治疗，对于顽固性酸中毒患者，宜立即进行透析治疗。

（7）低钙血症、高磷血症的处理：出现症状性低钙血症，可临时予静脉补钙。中重度高磷血症可给予氢氧化铝凝胶。

（8）心力衰竭的治疗：以扩血管药物应用为主，尤以扩张静脉、减轻前负荷的药物为佳。透析疗法应尽早施行。

（9）贫血和出血的处理：中重度贫血治疗以输血为主。急性肾衰竭时消化道大量出血的治疗原则和一般消化道大量出血的处理原则相似，可参考上消化道出血的处理。

（10）感染的预防和治疗：权衡利弊选用抗生素，密切观察临床表现。

（11）透析疗法：保守疗法无效，出现下列情况者，应进行透析治疗。①急性肺水肿；②高钾血症，血钾在 6.5mmol/L 以上；③血尿素氮 21.4mmol/L 以上或血肌酐 442μmol/L 以上；④高分解代谢状态，血肌酐每日升高超过 176.8μmol/L 或血尿素氮每日超过 8.9mmol/L，血钾每日上升 1mmol/L 以上；⑤无明显高分解代谢，但无尿 2d 以上或少尿 4d 以上；⑥酸中毒，二氧化碳结合力低于 13mmol/L，pH＜7.25；⑦少尿 2d 以上，伴有下列任何一项情况者：体液潴留，如眼结膜水肿、心音呈奔马律、中心静脉压增高；尿毒症症状，如持续呕吐、烦躁、嗜睡；高血钾，血钾＞6.0mmol/L，心电图有高钾改变。

2.多尿期的治疗

治疗重点为维持水、电解质和酸碱平衡，控制氮质血症，治疗原发病和防治各种并发症，可适当增加蛋白质摄入，并逐渐减少透析次数直至停止透析。

3.恢复期的治疗

一般无须特殊处理，定期随访肾功能，避免使用肾毒性药物。对从肾脏排泄的药物应根据内生肌酐清除率进行调整，以防其不良反应。

六、护理

（一）基础护理

1.环境

病室应定时开窗通风，保持空气新鲜，安静，温度、湿度适宜。尽量将患者安置在单人房间,做好病室的消毒,做好保护性隔离,预防感染和感冒。

2.休息与睡眠

患者绝对卧床休息,可减少代谢产物的形成。注意保暖,及时更换衣服,保持皮肤清洁、干燥。

3.饮食护理

ARF早期补充热量以糖为主,蛋白质可给予高生物效价的优质蛋白,早期限制在0.5 g/(kg·d),并适量补充必需氨基酸,限制钾、钠、镁、磷的摄入,如不宜吃香蕉、桃子、菠菜、油菜、蘑菇、木耳、花生等,优质蛋白限制在0.5~0.75g/(kg·d)。

4.心理护理

本病起病较急,症状多,因此患者思想负担大,注意做好保护性医疗,以鼓励为主,安慰患者,解除其顾虑和恐惧心理。如需做腹膜透析和血液透析时,跟患者讲清治疗的意义和注意事项,使其积极配合。

(二)疾病护理

1.观察病情

密切观察患者的神志、生命体征、脑水肿、尿量、尿常规、肾功能,注意有无感染的先驱症状,观察有无出血倾向(如鼻腔、口腔、皮肤黏膜),注意观察血电解质如钾、钠、钙、磷、pH的变化情况,观察有无头晕、乏力、心悸、胸闷、气促等高血压、急性左心衰竭征象;观察有无出现水中毒或稀释性低钠血症的症状,如头痛、嗜睡、意识障碍、共济失调、昏迷、抽搐等。严格控制出入量,量出为入,宁少毋多。应准确记录出入量。掌握水及电解质平衡。

2.用药护理

正确遵医嘱使用药物,尤其是利尿药,并观察治疗疗效及不良反应。严格控制输液速度,有条件者监测中心静脉压。

3.皮肤、口腔护理

卧床者定时翻身叩背,防止压疮和肺部感染的发生。由于患者病情较重、卧床时间较长,协助做好口腔护理、保持口腔清洁、舒适。养成良好习惯,饭前、饭后漱口,防止口腔感染。

(三)健康指导

1.环境

指导患者做好保护性隔离,预防感染和感冒。

2.饮食指导

少尿期应严格控制水、钠的摄入量、保证机体代谢需要;恢复期要注意营养补充,供给高热量、高维生素、优质低蛋白饮食,并适当锻炼。

3.避免诱因

注意劳逸结合,坚持体育运动,增强机体的抵抗力。

4.心理疏导

应保持精神愉悦,乐观开朗。

5.日常活动

指导患者饮食有节,讲究卫生,做好口腔护理,保持皮肤清洁,避免外邪侵袭。

6.定期门诊随访

指导患者遵医嘱用药,定期复查,发现疲倦、嗜睡、呼吸异常等,及时就诊。

(孙晓芳)

第十二节 糖尿病

糖尿病(DM)是多种病因引起的胰岛素分泌缺陷和(或)作用缺陷所致的以慢性高血糖为特征的代谢综合征,同时伴有脂肪、蛋白质、水、电解质等代谢紊乱。目前全球已有 1.5 亿以上的糖尿病患者,我国的糖尿病患者已超过 9 千万人,患病率居世界第 1 位,尤其是非胰岛素依赖型糖尿病发病率明显升高,且正趋向低龄化。

一、糖尿病分型

1.胰岛素依赖型糖尿病(1 型糖尿病)

是由于胰岛 B 细胞破坏导致的胰岛素分泌绝对不足。分为免疫介导性和特发性。

2.非胰岛素依赖型糖尿病(2 型糖尿病)

由于胰岛素分泌相对不足和胰岛素抵抗引起。

3.其他特殊类型糖尿病

指病因已明确和各种继发性的糖尿病。

4.妊娠期糖尿病

指妊娠过程中初次发现的糖尿病。一般在妊娠后期发生,分娩后大部分可恢复正常。

二、病因

1.遗传因素

不论 1 型或 2 型糖尿病,目前认为均与遗传因素有关,有家族性。1 型糖尿病与某些特殊 HLA 类型有关。2 型糖尿病具有更强的遗传倾向,目前一致认为是多基因疾病。

2.病毒感染

病毒感染是最重要的因素之一,病毒感染可直接损伤胰岛组织引起糖尿病,也可损伤胰岛组织后,诱发自身免疫反应,进一步损伤胰岛组织引起糖尿病。与 1 型糖尿病发病有关的病毒有脑炎病毒、心肌炎病毒、腮腺炎病毒、风疹病毒、柯萨奇 B_4 病毒、巨细胞病毒等。

3.自身免疫

细胞免疫和体液免疫在 1 型糖尿病发病中起重要作用。目前发现 80% 新发病的 1 型糖尿病患者循环血液中有多种胰岛细胞自身抗体。

三、临床表现

1.典型症状

出现糖、蛋白质、脂肪代谢紊乱综合征,以"三多一少"(多饮、多食、多尿和体重减轻)为其特征性表现。

(1)多尿、多饮:由于血糖升高引起渗透性利尿作用,患者每日尿量常在2~3L或以上,继而因口渴而多饮。

(2)多食:因失糖、糖分未能充分利用,机体能量缺乏,食欲常亢进,易有饥饿感。

(3)体重下降:由于机体不能利用葡萄糖,蛋白质和脂肪消耗增加,引起体重减轻、消瘦、疲乏。

(4)其他症状:有四肢酸痛无力、麻木、腰痛、性欲减退、阳痿不育、月经失调、外阴瘙痒、精神萎靡等。

2.体征

应评估患者的精神神志、体重、面色、心率、心律、呼吸的变化,并注意观察视力有无减弱、有无水肿和高血压、足部有无感染或溃疡、有无肢端感觉异常、肌张力及肌力有无减弱等。

3.急性并发症

(1)糖尿病酮症酸中毒(DKA):是指在各种诱因影响下胰岛素严重不足,引起糖、脂肪、蛋白质及水、电解质和酸碱平衡失调,以高血糖、高血酮和代谢性酸中毒为主要表现的临床综合征。①常见诱因:感染、胰岛素治疗中断或不适当减量、饮食不当、创伤、手术、妊娠和分娩,有时亦可无明显诱因。②临床表现:早期仅有烦渴多饮、多尿、疲乏等糖尿病症状加重;失代偿期病情迅速恶化,极度口渴、多尿,食欲减退、恶心、呕吐,常伴头痛、烦躁、嗜睡、呼吸深大(Kussmaul呼吸),部分患者呼气中有烂苹果味;后期出现少尿、脉细速、血压下降、四肢厥冷等休克,心、肾功能不全的表现;晚期各种反射迟钝甚至消失,甚至昏迷。③实验室检查:尿糖、尿酮体强阳性,血糖多在16.7~33.3mmol/L,血酮体多在4.8mmol/L以上,二氧化碳结合力降低等。

(2)高渗性非酮症糖尿病昏迷(HNC):简称高渗性昏迷,是因高血糖引起的以血浆渗透压增高、严重脱水和进行性意识障碍为主要表现的临床综合征。多见于老年人,好发年龄50~70岁,约2/3的患者无糖尿病病史或仅有轻度症状。本病病情重,病死率高。①常见诱因:感染、创伤、手术、脑卒中、脱水、摄入高糖以及应用某些药物如糖皮质激素、噻嗪类利尿药等。②临床表现:起病缓慢,症状逐渐加重。常先有多尿、多饮,随着脱水逐渐加重,出现神经精神症状,如嗜睡、幻觉、定向障碍、一过性偏瘫、癫痫样抽搐等。③实验室检查:尿糖强阳性,但无酮症。血糖常在33.3mmol/L以上,血钠升高可在155mmol/L以上,血浆渗透压显著增高,常在350mmol/L以上。

(3)感染:糖尿病患者常反复发生疖、痈等皮肤化脓性感染,严重时可致败血症或脓毒败血症。皮肤真菌感染如足癣、甲癣、体癣也常见,女性还可合并真菌性阴道炎和巴氏腺炎。尿路感染尤其多见于女性,反复发作,可转为慢性。合并肺结核的发生率也较高,且病情严重。

4.慢性并发症

（1）大血管病变：糖尿病患者群中动脉粥样硬化患病率高，年龄轻，进展快。主要侵犯主动脉、冠状动脉、脑动脉、肾动脉和肢体动脉，引起冠心病、缺血性或出血性脑血管病、肾动脉和肢体动脉硬化等。心脑血管疾病是目前糖尿病的主要死亡原因之一。

（2）微血管病变：微血管病变是糖尿病的特征性病变。糖尿病微血管病变主要累及视网膜、肾、神经和心肌组织，尤以肾病和视网膜病最为重要。糖尿病肾病临床表现为蛋白尿、水肿、高血压、肾衰竭，是1型糖尿病的主要死因。糖尿病视网膜病变可引起失明。

（3）神经病变：主要累及周围神经，通常为对称性，由远至近缓慢进展，下肢较上肢重。表现为肢端感觉障碍呈手套袜子型分布，伴麻木、烧灼、针刺感等，随后有肢体疼痛，呈隐痛、刺痛等，后期累及运动神经，可引起弛缓性瘫痪和肌萎缩，以四肢远端明显。自主神经病变也较常见，表现为瞳孔改变、排汗异常、直立性低血压、心动过速、便秘、腹泻以及尿潴留、尿失禁、阳痿等。

（4）眼部病变：除视网膜微血管病变外，糖尿病还可引起白内障、青光眼、屈光改变、虹膜睫状体病变、黄斑病等，导致视力减退、失明。

（5）糖尿病足：指由于糖尿病患者下肢远端神经异常和不同程度的周围血管病变，引起足部感染、溃疡和（或）深层组织破坏，是糖尿病患者截肢致残的主要原因。

四、辅助检查

1.尿糖测定

尿糖阳性是诊断糖尿病的重要线索。24h尿糖定量，可作为判断疗效指标和调整降糖药物剂量的参考。但尿糖阴性不能排除糖尿病的可能。

2.血糖测定

血糖升高是诊断糖尿病的重要依据，也是监测糖尿病病情变化和治疗效果的主要指标。有糖尿病症状且随机血糖$\geqslant$11.1mmol/L(200mg/dL)，或空腹血糖$\geqslant$7.0mmol/L(126mg/dL)，即可诊断糖尿病。

3.葡萄糖耐量试验（OGTT）

血糖高于正常范围又未达到糖尿病上述诊断标准时，需进行OGTT试验。在OGTT试验中2h血糖$<$7.7mmol/L为正常糖耐量；7.8～11.0mmol/L为糖耐量减低；$\geqslant$11.1mmol/L(200mg/dL)，即可诊断糖尿病。

4.糖化血红蛋白A_1($GHBA_1$)和糖化血浆清蛋白(FA)测定

作为糖尿病控制的监测指标之一，不作为诊断依据。糖化血红蛋白A_1($GHBA_1$)测定可反映抽血前8～12周的血糖状况，糖化血浆清蛋白测定可反映糖尿病患者近2～3周血糖总的水平。

5.血浆胰岛素和C肽测定

有助于评价胰岛B细胞的储备功能，并指导治疗。

6.其他

病情未控制的糖尿病患者，可有甘油三酯升高、胆固醇升高、高密度脂蛋白胆固醇降低。

五、治疗

1.治疗原则

早期、长期、综合、个体化治疗的原则。治疗目标是纠正代谢紊乱,消除症状,防止或延缓并发症,维持健康与劳动(学习)能力,保障儿童生长发育,延长寿命,降低病死率。

2.治疗措施

饮食控制、运动疗法、血糖监测、药物治疗和糖尿病教育。

(1)饮食治疗:是糖尿病的一项基础治疗,必须严格执行并长期坚持。饮食治疗对 1 型糖尿病患者有利于控制高血糖、防止低血糖发生,保证未成年人的正常生长发育。对 2 型糖尿病患者有利于减轻体重,改善高血糖、高血压和脂代谢紊乱,延缓并发症的发生,减少降血糖药的使用剂量。

(2)运动锻炼:适当的运动可以使糖尿病患者减轻体重,增加胰岛素敏感性,促进糖的利用,改善血糖、血脂水平。

(3)口服药物治疗。

1)促进胰岛素分泌剂:主要作用机制是刺激 B 细胞释放胰岛素。主要适用于饮食和运动治疗不能有效控制血糖的 2 型糖尿病患者。①磺脲类:第一代药物有甲苯磺丁脲、氯磺丙脲、醋磺己脲、妥拉磺脲等,第二代药物有格列本脲、格列吡嗪、格列齐特、格列波脲、格列喹酮等。治疗应从小剂量开始,并按治疗需要每数天增加剂量 1 次,或改为早、晚餐前两次服药,直至病情控制。②非磺脲类:常用药物有瑞格列奈和那格列奈。

2)双胍类:主要作用机制是促进肌肉等外周组织摄取葡萄糖,加速无氧糖酵解,抑制糖异生及糖原分解。对血糖在正常范围者无降血糖作用,单独用药不引起低血糖,与磺脲类联合使用可增强降血糖作用。常用药物主要有二甲双胍、苯乙双胍(降糖灵)。

3)α-糖苷酶抑制药:作用机制是抑制小肠黏膜上的 α-糖苷酶,延缓糖类的吸收,降低餐后高血糖。药物有阿卡波糖(拜糖平)、伏格列波糖。

4)噻唑烷二酮类:作用机制是使靶组织对胰岛素的敏感性增强,减轻胰岛素抵抗,故又称为胰岛素增敏药。常用药物有罗格列酮、吡格列酮。

(4)胰岛素治疗。

1)适应证:1 型糖尿病;2 型糖尿病口服药物治疗未达良好控制者;糖尿病急性或严重并发症;糖尿病严重合并症;手术、妊娠及分娩。

2)剂型:按来源不同分为猪、牛、基因重组人胰岛素;按作用时间一般分为速(短)效、中效、长(慢)效。

目前又研制出一些胰岛素类似物。一类是快速胰岛素制剂,可在餐后迅速起效。赖脯胰岛素皮下注射后 15min 起效,30～60min 达峰,持续 4～5h;门冬胰岛素注射后 10～20min 起效,40min 达峰,持续 3～5h。另一类是长效胰岛素类似物,如甘精胰岛素皮下吸收慢,持续 24h。

胰岛素吸入是一种新的给药方式,主要有经肺、经口腔黏膜、经鼻腔黏膜吸收 3 种方式,有干粉状和可溶性液态 2 种。

3)使用原则和剂量调节:胰岛素治疗应在一般治疗和饮食治疗的基础上进行,并按患者反应情况和治疗需要做适当调整。对 2 型糖尿病患者,可选中效胰岛素,每天早餐前 30min 皮下注射 1 次,首次剂量一般为 4～8U,根据血糖和尿糖结果来调整。1 型糖尿病患者,常选短效、中效胰岛素配合使用。

(5)胰腺和胰岛细胞移植:胰腺和胰岛细胞移植技术也取得重要进展,有望从根本上控制糖尿病的发生和发展。

(6)糖尿病酮症酸(DKA)中毒的治疗。

1)输液:输液是抢救 DKA 首要的、极其关键的措施。不仅纠正脱水,还有助于降低血糖和清除酮体。常先补 0.9％氧化钠注射液,当血糖降至 13.9mmol/L(250mg/dL)左右时改用 5％葡萄糖注射液,并加入速效胰岛素(每 3～4g 葡萄糖加 1U 胰岛素)。补液总量按脱水程度而定,为 4000～5000mL/d,严重失水者可达 6000～8000mL/d。宜先快后慢,并根据血压、心率、尿量、末梢循环情况、中心静脉压等调整输液量和速度。

2)胰岛素治疗:常用小剂量胰岛素疗法,可用普通胰岛素加入 0.9％氯化钠注射液中持续静脉滴注、间歇静脉注射或间歇肌内注射,剂量均为 0.1U/(kg·h),当血糖降至 13.9mmol/L 时,改输 5％葡萄糖注射液并加入速效胰岛素。用药过程中需每 1～2h 监测血糖、血钾、血钠和尿糖、尿酮等,酌情调节剂量。

3)纠正电解质及酸碱平衡失调:轻症患者经输液和注射胰岛素后,酸中毒可逐渐纠正,不必补碱。重度酸中毒 pH<7.1 或二氧化碳结合力(CO_2CP)为 4.5～6.7mmol/L 时可用 5％碳酸氢钠稀释至等渗溶液(1.25％)后静脉滴注。应避免与胰岛素使用同一通路,以防降低胰岛素效价。治疗过程中需定时监测血钾水平,结合心电图、尿量,及时补钾,并调整补钾量和速度。

4)祛除诱因和防治并发症:如休克、感染、心力衰竭、肾衰竭等。

(7)高渗性非酮症糖尿病昏迷的治疗:治疗原则与酮症酸中毒相似。因脱水严重应积极补液。可先输 0.9％氯化钠注射液和胶体溶液,尽快纠正休克,同时以 0.1U/(kg·h)的速度静脉滴注胰岛素。当血糖下降至 16.7mmol/L 时,可输注 5％葡萄糖注射液并加入胰岛素,监测血钾水平,结合心电图、尿量,及时补钾,并调整补钾量和速度。

六、护理

1.基础护理

(1)饮食护理:护理人员应向患者介绍饮食治疗的目的、意义,并与患者和家属共同制订护理计划,指导患者饮食。

1)计算理想体重:按患者年龄、性别、身高查表或用简易公式推算理想体重[理想体重(kg)=身高(cm)-105]。

2)计算每日所需总热量:根据理想体重和工作性质,计算出每日总热量。成年人休息状态下,每日每千克理想体重给予热量 105～125.5kJ(25～30kcal),轻体力劳动 125.5～146kJ

(30～35kcal),中体力劳动 146～167kJ(35～40kcal),重体力劳动 167kJ(40kcal)以上。儿童、孕妇、乳母、营养不良及消耗性疾病者应酌情增加,肥胖者酌减,使体重逐渐下降至理想体重的 5%左右。

3)糖类、蛋白质、脂肪的分配:①糖类占食物总热量的 50%～60%。②蛋白质占总热量的 12%～15%,成人每日每千克理想体重给予 0.8～1.2g,儿童、孕妇、乳母、慢性消耗性疾病患者等可增至 1.5～2.0g,伴肾功能不全者应限制在 0.8g。③脂肪占总热量的 30%左右。

4)热量分布:在确定总热量以及糖类、脂肪、蛋白质组成后,把热量换算成食物重量,每克糖类、蛋白质均产热 16.7kJ(4kcal),每克脂肪产热 37.7kJ(9kcal),然后制定食谱。三餐热量分布大概为 1/5、2/5、2/5 或 1/3、1/3、1/3,或分成四餐为 1/7、2/7、2/7、2/7,可按患者生活习惯、病情及配合治疗的需要来调整。

5)糖尿病患者饮食注意事项:①定时进食。口服降血糖药物及注射胰岛素者应在用药后按时进食。②定量进食。饮食中的主、副食数量应基本固定,要严格按照医护人员制订的食谱,避免随意增减。每餐应将计划饮食吃完,如果不能吃完全餐,须当天补足未吃完食物的热量与营养素。③限制甜食。提倡食用粗制米面和杂粮,忌食葡萄糖、蔗糖、蜜糖及其制品,忌食含糖分高的水果。④增加纤维素。含纤维素的食物包括豆类、蔬菜、粗谷物、含糖分低的水果。每日饮食中食用纤维含量以不少于 40g 为宜。

(2)适量运动:根据年龄、性别、体力、病情及有无并发症、胰岛素治疗及饮食治疗等情况决定运动的方式和强度。运动的方式和强度,应因人而异、循序渐进、量力而行、持之以恒,切忌随意中断,提倡"有氧运动",并随身携带糖尿病卡片和食品以防低血糖的发生。

1)运动锻炼的方式:最好做有氧运动,以达到重复大肌肉运动,加强心肺功能,改善循环、降低血糖的目的。如步行、慢跑、骑自行车、做广播操、打太极拳、游泳、跳交谊舞、打乒乓球等,其中以步行为首选的锻炼方式。

2)运动的注意事项:①选择合适的时间。运动应尽量避免恶劣天气,不在酷暑及炎热的阳光下或严冬凛冽的寒风中运动。运动时间最好在餐后 1h 后,以免空腹运动发生低血糖。②达到适当的运动强度。合适的运动强度,可根据患者的具体情况而定,运动强度须逐渐增加,以不感到疲劳为度。一般为每日 1 次。肥胖患者可适当增加活动次数。③病情变化时应及时停止运动并就诊。运动中出现饥饿感、心悸、出冷汗、头晕及四肢无力或颤抖等,表明已出现低血糖,应休息并进食;运动中出现胸闷、胸痛、视物模糊时,应就地休息,联系就诊。④携带卡片,结伴而行。运动时随身携带糖尿病卡片和糖果,以备急用。结伴运动,既可以调节情绪,又可相互照应。

2.疾病护理

(1)使用口服降糖药患者的护理。

1)遵医嘱按时按量服药:磺脲类药应在餐前 30min 服。非磺脲类:瑞格列奈,从小剂量开始于餐前或进餐时口服,按病情逐渐调整剂量,不进餐不服药;那格列奈,一般餐前口服。双胍类药应在餐前或餐中服。α-糖苷酶抑制药应与每餐第一口饭同时嚼服。

2)密切观察药物的不良反应:磺脲类药物不良反应主要是低血糖反应,以及胃肠道反应、皮肤瘙痒、肝功能损害、血细胞减少等。双胍类不良反应有胃肠道反应,如口苦、金属味、恶心、呕吐、腹泻等。α-糖苷酶抑制药不良反应为胃肠道反应，如腹胀、腹泻或排气增多。胰岛素增敏药噻唑烷二酮类不良反应轻微、少见，主要是水肿、肝功能损害。

（2）胰岛素治疗的护理。

1）注射部位和方法：在上臂三角肌、腹壁、大腿前侧、臀部轮换注射，以腹壁注射吸收最快。长、短效胰岛素混合使用时，应先抽吸短效胰岛素，再抽吸长效胰岛素，然后混匀，而不可相反，以免将长效胰岛素混入短效胰岛素而影响其速效性。目前市场上有各种比例的预混制剂，可按患者要求选用，最常用的是含 30% 短效和 70% 长效的制剂。

可选用胰岛素专用注射器或笔型胰岛素注射器。有条件时可采用持续皮下胰岛素输注（俗称胰岛素泵），是指放置速效胰岛素的容器通过导管分别与针头和泵连接，针头置于腹部皮下组织，用可调程序的微型电子计算机控制胰岛素输注，模拟胰岛素的持续基础分泌（通常为 $0.5\sim2U/h$）和进餐时的脉冲式释放，胰岛素剂量和脉冲式注射时间均可通过计算机的程序调整来控制。要求定期更换导管和注射部位以避免感染和针头堵塞。

2）胰岛素制剂保存：保存在低于 25℃ 室温内 1 个月，效价不会受到影响，保存在 2～8℃ 时，活力可维持 2～3 年。不能冰冻保存，应避免温度过高、过低（不宜＜2℃ 或＞30℃）及剧烈晃动。

3）胰岛素疗效的观察及护理：对采用强化胰岛素治疗或 2 型糖尿病应用胰岛素者应加强观察有无低血糖反应和早晨空腹血糖较高的情况（如"黎明现象"，即夜间血糖控制良好，仅于黎明一段时间出现高血糖；"Somogyi 现象"，即在夜间曾有低血糖，在睡眠中未被察觉，继而发生低血糖后的反跳性高血糖）。发现以上情况应及时报告医师，配合医师进行夜间多次血糖测定并遵医嘱调整晚间胰岛素的用量。部分 1 型糖尿病患者在胰岛素治疗一段时间内病情可部分或全部缓解，胰岛素用量可减少或完全停用，称为"糖尿病蜜月期"，但缓解是暂时的，其持续时间自数周至数月不等，一般不超过 1 年。对这种患者应加强对其病情的动态观察。

4）胰岛素的不良反应及护理：①低血糖反应，临床常见，是糖尿病致死原因之一，多发生于夜间，可表现为头晕、心悸、多汗、面色苍白、强烈的饥饿感甚至昏迷。对低血糖反应者，及时检测血糖，根据病情可进食糖果、含糖饮料或静脉推注 50% 葡萄糖注射液 20～30mL。②胰岛素过敏，主要表现为注射部位瘙痒、荨麻疹，对胰岛素过敏者，立即更换胰岛素种类并抗过敏治疗。③注射部位皮下脂肪萎缩或增生，停止使用该部位后可缓慢自然恢复。

（3）专科护理。

1）预防感染：具体如下。

皮肤护理：①注意个人卫生，便后洗手。鼓励患者勤洗澡，勤换衣服，勤剪指甲，保持皮肤清洁、完整，以防皮肤化脓感染。②指导患者选择质地柔软、宽松的衣裤，避免使用松紧带和各种束带。③护理操作时应严格无菌技术。④如有外伤或皮肤感染时，不可任意用药，应由医师处理。

呼吸道、口鼻腔护理：①保持呼吸道通畅，避免与呼吸道感染者接触，如肺炎、感冒、肺结核等；②指导患者保持口腔清洁，做到睡前、晨起后刷牙，餐后漱口；③重症患者，护士应每日给予特殊口腔护理，防治口腔疾病。

泌尿道护理：应注意会阴部的干燥、清洁，勤换内衣，女患者经期应增加清洗的次数。如有尿潴留尽量避免插入导尿管以免感染,可采用人工诱导排尿、膀胱区热敷或按摩等方法,以上方法无效时,应在严格无菌操作下行导尿术。

足部护理:①首先保持皮肤清洁,每天睡前用温水(最好是 38℃ 左右)浸泡双足 15～20min,仔细擦干。应每天检查足部,观察足部皮肤颜色、温度改变、神经感觉。②注意保暖,尤其是在冬天,穿棉袜、棉鞋且要宽松、舒适。每天穿鞋时先用手检查鞋内有无硬物,以防损伤足部皮肤。③教会患者从趾尖向上按摩足部及下肢,以达到恢复和提高足部感觉功能的目的。④对于易于干燥的足,可使用薄薄的一层润滑油脂,例如婴幼儿润肤露。⑤指导患者学会正确修剪趾甲,不要把趾甲剪得过短,不要随意修剪足上的鸡眼或结痂。⑥如果已发生足部溃疡,应及时与医生联系,及早治疗。

2)酮症酸中毒、高渗性昏迷的护理:①立即建立 2 条静脉通路,遵医嘱补液,给予有关治疗用药。②患者绝对卧床休息,专人护理。③严密观察和记录患者生命体征、神志、瞳孔的变化以及液体出入量。④监测并记录尿糖、血糖、血酮、尿酮水平以及动脉血气分析和电解质的变化。⑤昏迷者按昏迷常规护理。

3.健康教育

(1)介绍糖尿病防治的基本知识,指导高危人群积极预防和控制危险因素,如改变不健康的生活方式、不吸烟饮酒、少吃盐、合理膳食、积极参加适当的运动锻炼、减少肥胖等,均可降低 2 型糖尿病的发生。

(2)介绍糖尿病饮食配制的具体要求和措施,指导患者自己烹调。介绍运动锻炼的方式和注意事项。指导患者平时注意个人卫生,生活规律,学会足部护理的方法。

(3)通过教育,使患者及家属认识到糖尿病是终身疾病,治疗需持之以恒。指导家属应关心和帮助患者,协助患者遵守饮食计划,并给予精神支持和生活照顾。指导患者学会尿糖测定,以及便携式血糖计的使用,并能正确地判断检查结果,告知血糖控制的标准。使用胰岛素的患者应学会消毒方法、注射方法、胰岛素剂量计算方法和保存方法。

(4)介绍口服降糖药的不良反应和低血糖反应的症状,指导患者及家属尽早识别病情变化及其并发症的发生,如发生低血糖反应立即进食糖类食物或饮料,并休息 10～15min,如低血糖反应持续发作,应及时就诊。并定期门诊复查。

(5)随身携带患者识别卡,以便患者发生病情变化时及时得到救治。

(孙晓芳)

第十三节　甲状腺功能亢进

甲状腺功能亢进症(简称甲亢)是指血液循环中甲状腺激素过多,引起以神经、循环、消化等系统兴奋性增高和代谢亢进为主要表现的一组临床综合征。临床上以 Graves 病(GD)最常见。

Graves 病又称弥漫性毒性甲状腺肿,GD 是甲状腺功能亢进症的最常见病因,占全部甲亢的 80％～85％。西方国家报道本病的患病率为 1.1％～1.6％,我国学者的报道是 1.2％,女性显著高发[女：男＝(4～6)：1],高发年龄为 20～50 岁。

一、病因

1.遗传因素

本病有显著的遗传倾向,同卵双生相继发生 GD 者达 30%～60%,异卵双生为 3%～9%。

2.自身免疫

GD 患者的血清中存在针对甲状腺细胞 TSH 受体的特异性自身抗体,称为 TSH 受体抗体(TRAb),也称为 TSH 结合抑制性免疫球蛋白。TRAb 有两种类型,即 TSH 受体刺激性抗体(TSAb)和 TSH 受体刺激阻断性抗体(TSBAb)。TSAb 与 TSH 受体结合,激活腺苷酸环化酶信号系统,导致甲状腺细胞增生和甲状腺激素合成、分泌增加。所以 TSAb 是 GD 的致病性抗体。

3.环境因素

环境因素可能参与了 GD 的发生,如细菌感染、性激素、应激等对本病的发生和发展都有影响。

二、临床表现

1.症状

典型表现为甲状腺激素分泌过多综合征,主要为交感神经兴奋性增高和代谢增强的表现。

(1)高代谢综合征:甲状腺激素分泌增多导致交感神经兴奋性增高和新陈代谢加速,患者常有疲乏无力、怕热多汗、皮肤潮湿、多食善饥、体重显著下降等。

(2)精神神经系统:多言好动、紧张焦虑、焦躁易怒、失眠不安、思想不集中、记忆力减退,手和眼睑震颤。

(3)心血管系统:心悸气短、心动过速、第一心音亢进。收缩压升高、舒张压降低,脉压增大。合并甲状腺毒症心脏病时,出现心动过速、心律失常、心脏增大和心力衰竭。以心房颤动等房性心律失常多见,偶见房室传导阻滞。

(4)消化系统:稀便、排便次数增加,重者可有肝大、肝功能异常,偶有黄疸。

(5)肌肉骨骼系统:主要是甲状腺毒症性周期性瘫痪。20～40 岁亚洲男性好发,发病诱因包括剧烈运动、高糖类饮食、注射胰岛素等,病变主要累及下肢,有低钾血症。TPP 病程呈自限性,甲亢控制后可以自愈。少数患者发生甲亢性肌病,肌无力多累及近心端的肩胛和骨盆带肌群。另有 1%GD 伴发重症肌无力,该病和 GD 同属自身免疫性疾病。

(6)造血系统:循环血液淋巴细胞比例增加,单核细胞增加,但是白细胞总数减低。可以伴发血小板减少性紫癜。

(7)生殖系统:女性月经减少或闭经。男性阳痿,偶有乳腺增生(男性乳腺发育)。

2.体征

(1)甲状腺肿:大多数患者有不同程度的甲状腺肿大。甲状腺肿为弥漫性、对称性,质地不等,无压痛。甲状腺对称性肿大伴杂音和震颤为本病特征之一。少数病例甲状腺可以不肿大。

（2）眼征：GD的眼部表现分为两类：一类为单纯性突眼，病因与甲状腺毒症所致的交感神经兴奋性增高有关；另一类为浸润性眼征，发生在Graves眼病（近年来称为Graves眶病），病因与眶周组织的自身免疫炎症反应有关。单纯性突眼包括下述表现：①轻度突眼：突眼度19～20ram。②施特尔瓦格征（Stellwag's sign）：瞬目减少，炯炯发亮。③上睑挛缩，睑裂增宽。④冯·格雷费征（Von Graefe's sign）：双眼向下看时，由于上眼睑不能随眼球下落，显现白色巩膜。⑤若弗鲁瓦征（Joffroy's sign）：眼球向上看时，前额皮肤不能皱起。⑥默比乌斯征（Mobius' sign）：双眼看近物时，眼球辐辏不良。浸润性眼征患者自诉眼内异物感、胀痛、畏光、流泪、复视、斜视、视力下降；检查见突眼（眼球凸出度超过正常值上限4mm，欧洲人群的正常值上限是14mm），眼睑肿胀，结膜充血水肿，眼球活动受限，严重者眼球固定，眼睑闭合不全、角膜外露而发生角膜溃疡、全眼炎，甚至失明。

三、特殊的临床表现和类型

1.甲状腺危象

又称甲亢危象，是甲状腺毒症急性加重的一个综合征，发生原因可能与循环内甲状腺激素水平增高有关。多发生于较重甲亢未予治疗或治疗不充分的患者。常见诱因有感染、手术、创伤、精神刺激等。临床表现有高热、大汗、心动过速（140/min以上）、烦躁、焦虑不安、谵妄、恶心、呕吐、腹泻，严重患者可有心力衰竭、休克及昏迷等。

2.甲状腺毒症性心脏病

甲状腺毒症性心脏病的心力衰竭分为两种类型：一类是心动过速和心排血量增加导致的心力衰竭。主要发生在年轻甲亢患者。此类心力衰竭非心脏泵衰竭所致，而是高心排血量后失代偿引起，称为"高排血量型心力衰竭"，常随甲亢控制，心功能恢复。另一类是诱发和加重已有的或潜在的缺血性心脏病发生的心力衰竭，多发生在老年患者，此类心力衰竭是心脏泵衰竭。心房纤颤也是影响心脏功能的因素之一。甲亢患者中10%～15%发生心房纤颤。甲亢患者发生心力衰竭时，30%～50%与心房纤颤并存。

3.淡漠型甲亢

多见于老年患者。起病隐袭，高代谢综合征、眼征和甲状腺肿均不明显。主要表现为明显消瘦、心悸、乏力、震颤、头晕、晕厥、神经质或神志淡漠、腹泻、厌食。可伴有心房颤动和肌病等，70%的患者无甲状腺肿大。临床中患者常因明显消瘦而被误诊为恶性肿瘤，因心房颤动被误诊为冠心病，所以老年人不明原因的突然消瘦、新发生心房颤动时应考虑本病。

4.T_3型甲亢

由于甲状腺功能亢进时，产生T_3和T_4的比例失调，T_3产生量显著多于T_4所致。发生的机制尚不清楚。Graves病、毒性结节性甲状腺肿和自主高功能性腺瘤都可以发生T_3型甲状腺功能亢进。碘缺乏地区甲状腺功能亢进患者中12%为T_3型甲亢。老年人多见。实验室检查TT_4、FT_4正常甚至偏低，TT_3、FT_3升高，[131]I摄取率增加。

5.妊娠期甲状腺功能亢进症

妊娠期甲亢有其特殊性，需注意以下几个问题：①妊娠期甲状腺激素结合球蛋白（TBG）

增高,引起血清 TT_4 和 TT_3 增高,所以妊娠期甲亢的诊断应依赖血清 FT_4、FT_3 和 TSH。②妊娠一过性甲状腺毒症(GTT):绒毛膜促性腺激素(hCG)在妊娠 3 个月达到高峰。③新生儿甲状腺功能亢进症:母体的 TSAb 可以透过胎盘刺激胎儿的甲状腺引起胎儿或新生儿甲亢。④产后由于免疫抑制的解除,GD 易于发生,称为产后 GD。⑤如果患者甲亢未控制,建议不要妊娠;如果患者正在接受抗甲状腺药物(ATD)治疗,血清 TL 达到正常范围,停 ATD 或者应用 ATD 的最小剂量,可以妊娠;如果患者为妊娠期间发现甲亢,如继续妊娠,则选择合适剂量的 ATD 治疗和妊娠中期甲状腺手术治疗。有效地控制甲亢可以明显改善妊娠的不良结果。

6.胫前黏液性水肿

与 Grayes 眼病同属于自身免疫性疾病,约 5% 的 GD 患者伴发本症,白种人中多见。多发生在胫骨前下 1/3 部位,也见于足背、踝关节、肩部、手背或手术瘢痕处,偶见于面部,皮损大多为对称性。早期皮肤增厚、变粗,有广泛大小不等的棕红色或红褐色或黯紫色突起不平的斑块或结节,边界清楚,直径 5~30mm,连片时更大,皮肤损害周围的表皮稍发亮,薄而紧张,病变表面及周围可有毳毛增生、变粗、毛囊角化,可伴感觉过敏或减退,或伴痒感;后期皮肤粗厚,如橘皮或树皮样,皮损融合,有深沟,覆以灰色或黑色疣状物,下肢粗大似橡皮腿。

7.Graves 眼病

本病男性多见,甲状腺功能亢进与 Graves 眼病发生顺序的关系是:43% 两者同时发生;44% 甲状腺功能亢进先于 GD 发生;5% 的患者仅有明显突眼而无甲状腺功能亢进症状,TT_3、TT_4 在正常范围,称为甲状腺功能正常的 GD。单眼受累的病例占 10%~20%。

四、辅助检查

1.血清总甲状腺素(TT_4)

T_4 全部由甲状腺产生,每天产生 80~100μg。血清中 99.96% 的 T_4 与蛋白结合,其中 80%~90% 与 TBG 结合,是诊断甲状腺功能亢进的最基本的筛选指标。

2.血清总三碘甲腺原氨酸(TT_3)

血清中 99.6% 的 T_3 以与蛋白结合的形式存在,所以本值同样受到 TBG 含量的影响。TT_3 为早期 GD、治疗中疗效观察及停药后复发的敏感指标,也是诊断 T_3 型甲亢的特异指标。

3.血清游离甲状腺素(FT_4)、游离三碘甲腺原氨酸(FT_3)

游离甲状腺激素是实现该激素生物效应的主要部分,但它们与甲状腺激素的生物效应密切相关,所以是诊断临床甲状腺功能亢进的首选指标。

4.促甲状腺激素(TSH)测定

血清促甲状腺激素的变化是反映下丘脑-垂体-甲状腺轴功能最敏感的指标。

5.甲状腺[131]I摄取率

[131]I摄取率是诊断甲亢的传统方法,目前已经被激素测定技术所代替。

6.甲状腺刺激性抗体(TSAb)

是鉴别甲状腺功能亢进病诊断 GD 的指标之一。有早期诊断意义,可判断病情活动、复发,还可以作为治疗停药的重要指标。

7.影像学检查

超声、眼部 CT 和 MRI 可以排除其他原因所致的突眼,评估眼外肌受累的情况。

8.甲状腺放射性核素扫描

对于诊断甲状腺自主高功能腺瘤有意义。肿瘤区浓聚大量核素,肿瘤区外甲状腺组织和对侧甲状腺无核素吸收。

五、治疗

目前尚不能对 GD 进行病因治疗。针对甲状腺功能亢进有 3 种疗法,即抗甲状腺药物(ATD)、^{131}I 和手术治疗。ATD 的作用是抑制甲状腺合成甲状腺激素,^{131}I 和手术则是通过破坏甲状腺组织、减少甲状腺激素的产生来达到治疗目的。

1.抗甲状腺药物

ATD 治疗是甲状腺功能亢进的基础治疗,但是单纯 ATD 治疗的治愈率仅有 50% 左右,复发率高达 50%～60%。ATD 也用于手术和 ^{131}I 治疗前的准备阶段。常用的 ATD 分为硫脲类和咪唑类,硫脲类包括丙硫氧嘧啶(PTU)和甲硫氧嘧啶等;咪唑类包括甲巯咪唑(MMI)和卡比马唑等。普遍使用 MMI 和 PTU。两药比较 MMI 半衰期长,血浆半衰期为 4～6h,可以每天单次使用;PTU 血浆半衰期为 1h,具有在外周组织抑制 T_4 转换为 T_3 的独特作用,所以发挥作用较 MMI 迅速,控制甲状腺功能亢进症状速度快,但是必须保证每 6～8h 给药 1 次。PTU 与蛋白结合紧密。

(1)适应证:①病情轻、中度患者;②甲状腺轻、中度肿大;③年龄<20 岁;④孕妇、高龄或由于其他严重疾病不适宜手术者;⑤手术前和 ^{131}I 治疗前的准备;⑥手术后复发且不适宜 ^{131}I治疗者。

(2)剂量与疗程(以 PTU 为例,如用 MMI 则剂量为 PTU 的 1/10):①初治期:300～450mg/d,分 3 次口服,持续 6～8 周,每 4 周复查血清甲状腺激素水平 1 次。②减量期:每 2～4 周减量 1 次,每次减量 50～100mg/d,3～4 个月减至维持量。③维持期:50～100mg/d,维持治疗 1～1.5 年。近年来提倡 MMI 小量服用法。即 MMI 15～30mg/d,治疗效果与 40mg/d相同。

(3)不良反应:①粒细胞减少:外周血白细胞低于 $3×10^9$/L 或中性粒细胞低于 $1.5×10^9$/L时应当停药。②皮疹:发生率为 2%～3%。可先试用抗组胺药,皮疹严重时应及时停药,以免发生剥脱性皮炎。③中毒性肝病:发生率为 0.1%～0.2%,多在用药后 3 周发生,表现为变态反应性肝炎。

(4)停药指标:主要依据临床症状和体征。目前认为 ATD 维持治疗 18～24 个月可以停药。预示甲状腺功能亢进可能治愈:①甲状腺肿明显缩小;②TSAb(或 TRAb)转为阴性。

2.^{131}I 治疗

(1)治疗效果和不良反应的评价治疗机制是甲状腺摄取 ^{131}I 后释放出 J3 射线,破坏甲状腺组织细胞。

(2)适应证和禁忌证。

适应证:①成人 Graves 甲状腺功能亢进伴甲状腺肿大二度以上;②ATD 治疗失败或过敏;③甲状腺功能亢进手术后复发;④甲状腺毒症心脏病或甲亢伴其他病因的心脏病;⑤甲状腺功能亢进合并白细胞和(或)血小板减少或全血细胞减少;⑥老年甲亢;⑦甲状腺功能亢进合并糖尿病;⑧多结节毒性甲状腺肿;⑨自主功能性甲状腺结节合并甲亢。

相对适应证:①青少年和儿童甲亢,用 ATD 治疗失败、拒绝手术或有手术禁忌证;②甲状腺功能亢进合并肝、肾等脏器功能损害;③Graves 眼病,对轻度和稳定期的中、重度病例可单用 ^{131}I 治疗甲亢,对病情处于进展期患者,可在 ^{131}I 治疗前后加用泼尼松。

禁忌证:妊娠和哺乳期妇女。

(3)并发症,^{131}I 治疗甲状腺功能亢进后的主要并发症是甲状腺功能减退。

3.手术治疗

(1)适应证:①中、重度甲状腺功能亢进,长期服药无效,或停药复发,或不能坚持服药者。②甲状腺肿大显著,有压迫症状。③胸骨后甲状腺肿。④多结节性甲状腺肿伴甲亢。手术治疗的治愈率为 95% 左右,复发率为 0.6%～9.8%。

(2)禁忌证:①伴严重 Graves 眼病;②合并较重心脏、肝、肾疾病,不能耐受手术;③妊娠初 3 个月和第 6 个月以后。

(3)手术方式:通常为甲状腺次全切除术,两侧各留下 2～3g 甲状腺组织。主要并发症是手术损伤导致甲状旁腺功能减退症和喉返神经损伤,有经验的医师操作时发生率为 2%,普通医院条件下的发生率达 10% 左右。

4.其他治疗

减少碘剂摄入是甲亢的基础治疗之一。过量碘的摄入会加重和延长病程,增加复发的可能性,所以甲亢患者应当食用无碘食盐,忌用含碘药物。复方碘化钠溶液仅在手术前和甲状腺危象时使用。

5.甲状腺危象的治疗

①针对诱因治疗。②抑制甲状腺激素合成:首选 PTU 600mg 口服或经胃管注入,以后每 6h 给予 250mg,口服,待症状缓解后减至一般治疗剂量。③抑制甲状腺激素释放:口服 PTU 1h 后再加用复方碘口服溶液 5 滴,每 8h 1 次,或碘化钠 1.0g 加入 10% 葡萄糖盐水注射液中静脉滴注 24h,以后视病情逐渐减量,一般使用 3～7d。如果对碘剂过敏,可改用碳酸锂 0.5～1.5g/d,每日 3 次,连用数日。④普萘洛尔 20～40mg,每 6～8h 口服 1 次,或 1mg 稀释后静脉缓慢注射。⑤氢化可的松 50～100mg 加入 5%～10% 葡萄糖注射液静脉滴注,每 6～8h 1 次。⑥经上述常规治疗效果不满意时,可选用腹膜透析、血液透析或血浆置换等措施迅速降低血浆甲状腺激素浓度。⑦降温:高热者予物理降温,避免用乙酰水杨酸类药物。⑧其他支持治疗。

6.Graves 眼病的治疗

GD 的治疗首先要区分病情程度。

(1)轻度 GD 病程一般呈自限性,不需要强化治疗。治疗以局部和控制甲亢为主。①畏光:戴有色眼镜;②角膜异物感:人工泪液;③保护角膜:夜间遮盖;④眶周水肿:抬高床头;⑤轻度复视:棱镜矫正;⑥强制性戒烟;⑦有效控制甲亢是基础性治疗,因为甲亢或甲状腺功能减退都可以促进 GD 进展,所以甲状腺功能应当维持在正常范围之内;⑧告知患者轻度 GD 是稳定的,一般不发展为中度和重度 GD。

(2)中度和重度 GD 在上述治疗基础上强化治疗。治疗的效果取决于疾病的活动程度。对处于活动期的病例,治疗可以奏效,例如新近发生的炎症,眼外肌障碍等。相反,对于长期病例、慢性突眼、稳定的复视,治疗效果不佳,往往需要做眼科康复手术矫正。视神经受累是本病最严重的表现,可以导致失明,需要静脉滴注糖皮质激素和眶减压手术的紧急治疗。

1)糖皮质激素:泼尼松 40～80mg/d,分次口服,持续 2～4 周。然后每 2～4 周减量 2.5～10mg/d。如果减量后症状加重,要减慢减量速度。糖皮质激素治疗需要持续 3～12 个月。静脉途径给药的治疗效果优于口服给药(前者有效率 80%～90%,后者有效率 60%～65%),局部给药途径不优于全身给药。常用的方法是甲泼尼龙 500～1000mg 加入 0.9%氯化钠注射液静脉滴注冲击治疗,隔日 1 次,连用 3 次。但需注意已有甲泼尼龙引起严重中毒性肝损害和死亡的报道,发生率为 0.8%,可能与药物的累积剂量有关,所以糖皮质激素的总剂量不宜超过 6.0g。早期治疗效果明显则提示疾病预后良好。

2)放射治疗:适应证与糖皮质激素治疗基本相同。有效率为 60%,对近期的软组织炎症和近期发生的眼肌功能障碍效果较好。

3)眶减压手术:目的是切除眶壁和(或)球后纤维脂肪组织,增加眶容积。

4)控制甲亢:近期有 3 项临床研究证实甲亢根治性治疗可以改善 GD 的治疗效果。

7.妊娠期甲亢的治疗

(1)ATD 治疗:妊娠时可以给予 ATD 治疗。因为 ATD 可以通过胎盘影响胎儿的甲状腺功能,尽可能使用小剂量的 ATD 实现控制甲亢的目的。首选 PTU,因该药不易通过胎盘。PTU 初治剂量 300mg/d,维持剂量 50～150mg/d 对胎儿是安全的。需要密切监测孕妇甲状腺激素水平,血清 FT_4 应当维持在妊娠期正常范围的上限水平。不主张 ATD 治疗同时合用,因为后者可能增加 ATD 的治疗剂量。

(2)产后 GD:在妊娠的后 6 个月,由于妊娠的免疫抑制作用,ATD 的剂量可以减少。分娩以后免疫抑制解除,GD 易于复发,ATD 的需要量也增加。

(3)手术治疗:发生在妊娠初期的甲亢,经 PTU 治疗控制甲亢症状后,可选择在妊娠 4～6 个月时做甲状腺次全切除。

(4)哺乳期的 ATD 治疗:因为 PTU 通过胎盘和进入乳汁的比例均少于 MMI,故 PTU 应当首选,一般认为 PTU 300mg/d 对哺乳期婴儿是安全的。

8.甲状腺毒症心脏病的治疗

(1)ATD 治疗:立即给予足量抗甲状腺药物,维持甲状腺正常功能。

(2)^{131}I 治疗:经 ATD 控制甲状腺毒症症状后,尽早给予大剂量的^{131}I 破坏甲状腺组织。为防止放射性损伤后引起的一过性高甲状腺激素血症加重心脏病变,给予^{131}I 的同时需要给予 β 受体阻断药保护心脏,^{131}I 治疗后 2 周继续给予 ATD 治疗,等待^{131}I 发挥其完全破坏作用;^{131}I 治疗后 12 个月内,调整 ATD 的剂量,严格控制甲状腺功能在正常范围;如果发生^{131}I 治疗后甲状腺功能减退,应用尽量小剂量的 L-T_4 控制血清 TSH 在正常范围,避免过量 L-T_4 对心脏的不良反应。

（3）β受体阻断药：普萘洛尔可以控制心动过速，也可以用于由于心动过速导致的心力衰竭。为了克服普萘洛尔引起的抑制心肌收缩的不良反应，需要同时使用洋地黄制剂。

（4）处理甲亢合并的充血性心力衰竭的措施与未合并甲亢者相同，但是纠正的难度加大，洋地黄的用量也要增加。

（5）心房纤颤可以通过普萘洛尔和（或）洋地黄控制。控制甲亢后可以施行电转律。

六、护理

1.基础护理

（1）环境：保持环境安静，避免嘈杂。患者因基础代谢亢进，常怕热多汗，应安排通风良好、室温适宜的环境。

（2）体重监测：每日测量体重，评估患者的体重变化。

（3）休息与活动：评估患者的活动量、活动和休息方式，与患者共同制订日常活动计划。活动时以不疲劳为度，维持充足的睡眠，防止病情加重。病情危重或合并有心力衰竭应卧床休息。

（4）皮肤护理：对出汗较多的患者，应及时更换衣服及床单，协助沐浴，防止受凉。

（5）饮食护理：高糖、高蛋白、高维生素饮食，满足高代谢需要。成人每日总热量应在12 552kJ以上，约比正常人提高50%。蛋白质每日1～2g/kg，膳食中可以各种形式增加奶类、蛋类、瘦肉类等优质蛋白以纠正体内的负氮平衡。餐次以一日六餐或一日三餐间辅以点心为宜。主食应足量。每日饮水2000～3000mL，补偿因腹泻、大量出汗及呼吸加快引起的水分丢失，有心脏疾病者除外，以防水肿和心力衰竭。忌食生冷食物，减少食物中粗纤维的摄入，改善排便次数增多等消化道症状。多摄取蔬菜和水果，禁止摄入刺激性的食物及饮料，如浓茶或咖啡等，以免引起患者精神兴奋。患者腹泻时应食用含维生素少且容易消化的软食。慎用卷心菜、花椰菜、甘蓝等含碘丰富的食物。

（6）心理护理：指导患者克服不良心理，解除身心因果关系的恶性循环，重建心理平衡，通过机体生理生化反应，促使患者恢复健康。

2.专科护理

（1）药物护理：有效治疗可使体重增加，应指导患者按时按量规则服药，不可自行减量或停服。密切观察药物不良反应。①粒细胞减少：主要表现为突然畏寒、高热、全身肌肉或关节酸痛、咽痛、咽红肿等。要定期复查血象，在用药第1个月，每周查1次白细胞，1个月后每2周查1次白细胞。若外周血白细胞低于$3×10^9/L$或中性粒细胞低于$1.5×10^9/L$，考虑停药，并给予利血生、鲨肝醇等促进白细胞增生药物，进行保护性隔离，并预防交叉感染。②严重不良反应：如中毒性肝炎、肝坏死、精神病、胆汁淤滞综合征、狼疮样综合征、味觉丧失等，应立即停药并给予相应治疗。③药疹：可用抗组胺药控制症状，不必停药。若皮疹加重，应立即停药，以免发生剥脱性皮炎。

（2）放射性^{131}I的治疗护理：空腹服^{131}I 2h以后方可进食，以免影响碘的吸收。在治疗前后

1 个月内避免服用含碘的药物和食物,避免用手按压甲状腺,避免精神刺激,预防感染,密切观察病情变化,警惕甲状腺危象、甲状腺功能减退、放射性甲状腺炎、突眼恶化等并发症的发生。

(3)眼部护理:指导患者保护眼睛,外出戴深色眼镜,减少光线、异物的刺激。睡前涂抗生素眼膏,眼睑不能闭合者覆盖纱布或眼罩,眼睛勿向上凝视,以免加剧眼球突出和诱发斜视。指导患者减轻眼部症状的方法:0.5%甲基纤维素或 0.5%氢化可的松溶液滴眼,减轻眼睛局部刺激症状;高枕卧位和限制钠盐摄入减轻球后水肿,改善眼部症状;每日做眼球运动以锻炼眼肌,改善眼肌功能。定期眼科角膜检查以防角膜溃疡造成失明。

(4)甲状腺危象的护理。

1)立即配合抢救,建立静脉通道,给予氧气吸入。

2)及时、准确、按时遵医嘱用药。注意 PTU 使用后 1h 再用复方碘溶液,严格掌握碘剂用量,注意观察有无碘剂中毒或过敏反应。按规定时间使用 PTU、复方碘溶液、β 受体阻断药、氢化可的松等药物。遵医嘱及时通过口腔、静脉补充液体,注意心率过快者静脉输液速度不可过快。

3)休息:将患者安排在凉爽、安静、空气流通的环境内绝对卧床休息,呼吸困难时取半卧位。

4)降温:高热者行冰敷或乙醇擦浴等物理降温和(或)药物降温(异丙嗪+哌替啶)。

5)密切监测病情:观察生命体征、神志、出入量、躁动情况,尤其要密切监测体温和心率变化情况,注意有无心力衰竭、心律失常、休克等严重并发症。

6)安全护理:躁动不安者使用床挡加以保护,昏迷者按照昏迷常规护理。做好口腔护理、皮肤护理、会阴护理。保持床单平整、干燥、柔软,防止压疮。

7)避免诱因:告知患者家属甲状腺危象的诱因,并尽量帮助减少和避免诱因,如感染、精神刺激、创伤、用药不当。

3.健康教育

(1)指导患者保持身心愉快,避免精神刺激和过度劳累。

(2)指导患者每日清晨卧床时自测脉搏,定期测量体重,脉搏减慢、体重增加是治疗有效的重要标志。

(3)告知患者有关甲亢的疾病、用药知识,指导患者学会自我护理。指导患者上衣领不宜过紧,避免压迫肿大的甲状腺,严禁用手挤压甲状腺,以免甲状腺激素分泌过多,加重病情。

(4)向患者解释长期服药的重要性,指导患者按时服药,定期到医院复查,如服用甲状腺药物者应每周查血常规 1 次,每隔 1～2 个月进行甲状腺功能测定。讲解使用甲状腺素抑制药的注意事项,如需定期检查甲状腺的大小、基础代谢率、体重、脉压、脉率,密切注意体温的变化,观察咽部有无感染,如出现高热、恶心、呕吐、腹泻、突眼加重等应及时就诊。

(5)妊娠期甲亢患者,在妊娠期间及产后力争在对母亲及胎儿无影响的情况下,使甲状腺恢复正常,妊娠期不宜用放射性[131]I 和手术治疗,抗甲状腺药物的剂量也不宜过大,由于甲状腺药物可从乳汁分泌,产后如需继续服用,则不宜哺乳。

(孙晓芳)

第十四节　脑出血

脑出血是指原发性非外伤性脑实质出血,占急性脑血管病的 20%～30%。年发病率 60～80/10 万人口,急性期病死率为 30%～40%,是急性脑血管病变中死亡率最高的。

一、病因与发病机制

1.高血压并发细小动脉硬化

是脑出血最常见原因。细小动脉变性增厚、玻璃样变以及微小动脉瘤形成等病理变化是脑出血的病理基础。

2.颅内动脉瘤

主要是先天性动脉瘤。动脉瘤经血流旋涡和血压的冲击,常使其顶端增大、破裂。

3.脑血管畸形

因血管壁发育异常,常较易出血。

4.其他

脑动脉炎、脑底异常血管网症、血液病、抗凝及溶栓治疗等。

二、临床表现

起病突然,病情发展迅速,大多数在情绪紧张、兴奋、活动、排便、用力时发病,数分钟至数小时内病情发展至高峰。主要表现为:头痛、呕吐、偏瘫、失语、意识障碍、大小便失禁等,血压常明显升高。由于出血部位和出血量不同,临床表现各异,分述如下。

1.壳核出血

最常见,占脑出血的 50%～60%。因出血最常累及内囊而表现"三偏征":偏瘫、偏身感觉障碍、偏盲。优势半球出血可有失语。出血量少(30mL)时,临床症状轻,预后较好;出血量较大(>30mL)时,临床症状重,可出现意识障碍和占位效应,严重者可引起脑疝甚至死亡。

2.丘脑出血

约占脑出血的 20%。患者常出现丘脑性感觉障碍(对侧偏身深浅感觉减退、感觉过敏或自发性疼痛),丘脑性失语(言语缓慢而不清、重复语言、发音困难等),丘脑性痴呆(记忆力和计算力减退、情感障碍等)和眼球运动障碍(眼球向上注视麻痹等)。出血侵及内囊可出现对侧肢体瘫痪,多为下肢重于上肢。

3.脑干出血

约占脑出血的 10%,绝大多数为脑桥出血。常表现为突然发病,剧烈头痛、眩晕、复视、呕吐、一侧面部麻木等。出血常先从一侧开始,表现为交叉性瘫痪,头和眼转向非出血侧,呈"凝视瘫肢"状。出血量大时多迅速波及两侧,出现双侧面部和肢体瘫痪,双侧病理反射阳性。由于交感神经纤维受损,双侧瞳孔极度缩小,但对光反射存在。严重者由于出血破坏了联系丘脑下部调节体温的纤维出现中枢性高热、呼吸不规则,病情常迅速恶化,多数在24~48h死亡。

4.小脑出血

约占脑出血的10%。常开始为一侧枕部的疼痛,眩晕、呕吐,病侧肢体共济失调,可有脑神经麻痹、眼球震颤、双眼向病变对侧同向凝视,可有肢体瘫痪。

5.脑叶出血

占脑出血的5%~10%。以顶叶出血多见,依次为颞叶、枕叶、额叶,40%为跨叶出血。

(1)顶叶出血:偏瘫较轻,而偏身感觉障碍较重;对侧下象限盲;优势半球出血可出现混合性失语。

(2)颞叶出血:对侧中枢性面舌瘫;对侧肢体瘫痪以上肢为主;对侧上象限盲;优势半球出血可出现感觉性失语或混合性失语;可有颞叶癫痫、幻嗅、幻视。

(3)枕叶出血:对侧同向性偏盲,可有一过性黑矇和视物变形,多无肢体瘫痪。

(4)额叶出血:前额痛、呕吐、痫性发作、对侧偏瘫、精神障碍,优势半球出血表现运动性失语。

6.脑室出血

占脑出血的3%~5%。表现为突然头痛、呕吐,立即昏迷或昏迷加深;双侧瞳孔缩小,四肢肌张力增高,病理反射阳性,早期出现去大脑强直,脑膜刺激征阳性;常出现丘脑下部受损的症状和体征,如应激性溃疡、消化道出血、中枢性高热、血糖增高、尿崩症等。如出血量少,仅部分脑室出血,表现酷似蛛网膜下腔出血,患者意识清楚或仅有轻度障碍,预后良好。

三、实验室检查

1.CT 检查

临床疑诊脑出血是首选 CT 检查。可明确诊断出血的部位、范围、出血量及是否破入脑室。CT 动态观察可发现进展型脑出血。

2.MRI 检查

可发现 CT 不能辨认的脑干或小脑小量出血。

3.DSA 检查

可清晰显示异常血管、破裂的血管和部位。

4.腰椎穿刺检查

多为血性脑脊液,压力常增高。已明确诊断的重症脑出血患者,不宜行腰穿检查,以免诱发脑疝。

5.血液检查

血常规、生化检查,有白细胞计数增高、血尿素氮和血糖升高。

6.其他

心电图、X 线检查等。

四、治疗

脑出血急性期的主要治疗原则是:控制脑水肿,防止再出血,维持生命功能和防治并发症。

1.控制脑水肿

脑出血后,由于脑实质内突然出现了血肿的占位效应,引起脑室受压,中线结构移位,颅内压急剧增高,可出现脑疝,危及生命。因此,控制脑水肿,降低颅内压是脑出血急性期处理的一个重要环节。根据病情,遵医嘱可选用甘露醇、甘油果糖、呋塞米、白蛋白等治疗。

2.调控血压

由于脑出血后颅内压升高,为保证脑组织供血的代偿性反应,急性期血压常升高,当颅内压下降时血压也会随之下降,故急性期一般不应用降压药。当收缩压超过 200mmHg 或舒张压超过 110mmHg 时可适当使用温和的降压药如硫酸镁等。急性期后血压持续过高时可系统地应用降压药。

3.止血药和凝血药

仅用于并发消化道出血或有凝血功能障碍时,常用药物有 6-氨基己酸、氨甲环酸、酚磺乙胺、立止血等。

4.防治消化道出血

常用奥美拉唑、西咪替丁等药物,对预防和控制应激性溃疡导致的消化道出血有较好的效果。

5.手术治疗

手术宜在发病后 6～24h 进行。如大脑半球出血量在 30mL 以上或小脑出血量在 10mL 以上,可考虑开颅手术清除血肿或小脑减压术;出血破入脑室可行脑室穿刺引流;脑叶出血也可行颅骨钻孔微创颅内血肿清除术。

6.对症治疗

吸氧、吸痰,保持呼吸道通畅,预防感染,维持水、电解质、酸碱平衡等。

7.早期康复治疗

脑出血病情稳定后宜尽早进行康复治疗,具体包括肢体康复、语言康复、吞咽功能康复、心理康复等。有条件者应由专业的康复治疗师进行康复治疗,可有效降低病死率和致残率,改善患者的预后,提高生活质量,缩短住院时间和减少医疗费用,有利于出院后的管理和社区治疗与康复。

五、护理

(一)基础护理

1.休息与体位

急性期绝对卧床休息 2～4 周,抬高床头 15°～30°,以减轻脑水肿。

2.环境与安全

保持环境安静、安全,严格限制探视,避免各种刺激,各项治疗护理应集中进行。有条件者可安排单人房间。有谵妄、躁动患者,应加保护性床挡,必要时约束带适当约束。

3.生活护理

(1)做好口腔清洁,每天协助口腔护理 2～3 次。

(2)做好皮肤护理,预防压疮,每天床上擦浴 1～2 次;每 2～3h 协助更换体位 1 次,注意在发病后 24～48h 变换体位时应尽量减少头部的摆动幅度,以防加重出血;保持床单元整洁、干燥,有条件者可使用气垫床或自动减压床。

(3)协助床上大小便,尿失禁者做好接尿处理。

(4)有肢体瘫痪者,协助做好良肢位的摆放,并指导和协助肢体进行主、被动运动,预防关节僵硬和肢体挛缩畸形。

4.饮食护理

出血量少、意识清醒的患者,给予高蛋白、高维生素的清淡饮食。昏迷或有吞咽障碍者,遵医嘱予留置胃管鼻饲流食。

5.心理护理

对意识清楚的患者,讲解疾病有关知识,消除其不良心理,避免情绪激动及过度紧张,注意保持情绪稳定。

(二)疾病护理

1.对症护理

主要是颅内压增高,及早发现脑疝先兆与急救处理。

(1)评估有无脑疝的先兆表现:严密观察患者意识、瞳孔变化,定时测量生命体征,注意患者有无剧烈头痛、喷射性呕吐、烦躁不安、血压增高、脉搏减慢、呼吸不规则、一侧瞳孔散大、意识障碍加重等脑疝的先兆表现,一旦出现,应立即报告医师。

(2)急救处理:①立即建立静脉通路,遵医嘱给予快速脱水、降颅内压药物,如 20% 甘露醇 250mL 在15～30min 滴完。②保持呼吸道通畅,及时清除呕吐物和口鼻腔分泌物,防止舌后坠和窒息。③氧气吸入。④心电监护,监测生命体征、血氧饱和度变化。⑤备好气管插管、气管切开、呼吸机、抢救药物和脑室穿刺引流包等。

(3)用药观察:使用脱水降颅内压药物时,注意监测尿量和电解质的变化,防止低钾血症和肾功能受损。

2.并发症的护理

脑出血常见的并发症有肺部及泌尿系统感染、上消化道出血、中枢性高热、电解质紊乱、下肢深静脉血栓形成、癫痫发作等,最常见的并发症是上消化道出血。主要是因为病变导致下丘脑功能紊乱,继而引起胃肠黏膜血流量减少,胃、十二指肠黏膜出血性糜烂、点状出血和急性溃疡所致。

(1)病情监测:①注意观察患者有无呃逆、上腹部饱胀不适、胃痛、呕血、便血、尿量减少等症状和体征。②留置胃管鼻饲的患者,注意回抽胃液,观察胃液的颜色,如发现为血色或咖啡色应立即汇报医师。③观察有无黑便,并及时留取标本检测大便隐血试验。④如发现患者出现呕血或从胃管内抽出咖啡色胃液,解柏油样大便,同时伴有面色苍白、口唇发绀、呼吸急促、皮肤湿冷、烦躁不安、血压下降、尿少等,应考虑上消化道出血和出血性休克,立即报告医师,积极止血、抗休克处理。

(2)饮食护理:遵医嘱禁食,或给予清淡、易消化、无刺激性、营养丰富的流质饮食,注意少量多餐和温度适宜,防止损伤胃黏膜。

(3)用药护理:遵医嘱给予保护胃黏膜和止血药物,如奥美拉唑、立止血、氢氧化铝凝胶等,注意观察用药后的反应。

(三)健康指导

1.避免诱因

应避免各种使血压骤然升高的因素,指导患者应注意:①保持情绪稳定和心态平衡,避免过分喜悦、愤怒、焦虑、恐惧、悲伤等不良心理和惊吓等刺激;②建立健康的生活方式,保证充足睡眠;③适当运动,避免体力或脑力的过度劳累和突然用力过猛;④养成定时排便的习惯,保持大便通畅,避免用力排便;⑤戒烟酒;⑥预防呼吸道感染,避免用力屏气、咳嗽和打喷嚏。天气变化时注意保暖。

2.控制高血压

遵医嘱正确服用降压药,定时监测血压,维持血压稳定,减少血压波动对血管的损害。

(戚晓菲)

第十五节　脑梗死

脑梗死(CI)又称缺血性脑卒中,包括脑血栓形成、腔隙性脑梗死和脑栓塞等,是指因各种原因导致脑部血液供应障碍,缺血、缺氧所致的局限性脑组织的缺血性坏死或软化。临床上最常见的有脑血栓形成、脑栓塞和腔隙性脑梗死。

脑血栓形成(CT)是脑梗死最常见的类型,约占全部脑梗死的60%。是在各种原因引起的血管壁病变基础上,脑动脉主干或分支动脉管腔狭窄、闭塞或血栓形成,引起脑局部血流减少或供应中断,使脑组织缺血、缺氧性坏死,出现局灶性神经系统症状和体征。

脑栓塞是由各种栓子(血流中异常的固体、液体、气体)沿血液循环进入脑动脉,引起急性血流中断而出现相应供血区脑组织缺血、坏死及脑功能障碍。只要产生栓子的病原不消除,脑栓塞就有复发的可能。约2/3的复发发生在第1次发病后的1年之内。脑栓塞急性期病死率与脑血栓形成大致接近,死因多为严重脑水肿引起的脑疝、肺炎和心力衰竭等。有10%～20%在10d内发生第2次栓塞,再发时病死率更高。约2/3患者留有偏瘫、失语、癫痫发作等不同程度的神经功能缺损。

腔隙性脑梗死是指大脑半球或脑干深部的小穿通动脉,在长期高血压基础上,血管壁发生病变,最终管腔闭塞,导致缺血性微梗死,缺血、坏死和液化的脑组织由吞噬细胞移走形成空腔,主要累及脑的深部白质、基底节、丘脑和脑桥等部位,形成腔隙性梗死灶。

一、病因与发病机制

(一)脑血栓形成

(1)脑动脉粥样硬化:是脑血栓形成最常见的病因,它多与主动脉弓、冠状动脉、肾动脉及其他外周动脉粥样硬化同时发生。但脑动脉硬化的严重程度并不与其他部位血管硬化完全一致。高血压常与脑动脉硬化并存,两者相互影响,使病变加重。高脂血症、糖尿病等则往往加速脑动脉硬化的进展。

(2)脑动脉炎:如钩端螺旋体感染引起的脑动脉炎。

(3)胶原系统疾病、先天性血管畸形、巨细胞动脉炎、肿瘤、真性红细胞增多症、血液高凝状态等。

(4)颈动脉粥样硬化的斑块脱落引起的栓塞称为血栓-栓塞。

在颅内血管壁病变的基础上,如动脉内膜损害破裂或形成溃疡,在睡眠、失水、心力衰竭、心律失常等情况时,出现血压下降、血流缓慢,胆固醇易于沉积在内膜下层,引起血管壁脂肪透明变性、纤维增生,动脉变硬、纡曲、管壁厚薄不匀,血小板及纤维素等血液中有形成分黏附、聚集、沉着,形成血栓。血栓逐渐扩大,使动脉管腔变狭窄,最终引起动脉完全闭塞。缺血区脑组织因血管闭塞的快慢、部位及侧支循环能提供代偿的程度,而出现不同范围、不同程度的梗死。

脑部任何血管都可发生血栓形成,但以颈内动脉、大脑中动脉多见。血栓形成后,血流受阻或完全中断,若侧支循环不能代偿供血,受累血管供应区的脑组织则缺血、水肿、坏死。经数周后坏死的脑组织被吸收,胶质纤维增生或瘢痕形成,大病灶可形成中风囊。

(二)脑栓塞

脑栓塞的栓子来源可分为心源性、非心源性、来源不明性三大类。

1.心源性

为脑栓塞最常见的原因。在发生脑栓塞的患者中约一半为风湿性心脏病二尖瓣狭窄并发心房颤动。在风湿性心脏病患者中有 $14\%\sim48\%$ 的患者发生脑栓塞。细菌性心内膜炎心瓣膜上的炎性赘生物易脱落,心肌梗死或心肌病时心内膜病变形成的附壁血栓脱落,均可成为栓子。心脏黏液瘤、二尖瓣脱垂及心脏手术、心导管检查等也可形成栓子。

2.非心源性

主动脉弓及其发出的大血管动脉粥样硬化斑块与附着物及肺静脉血栓脱落,也是脑栓塞的重要原因。其他如肺部感染、败血症引起的感染性脓栓;长骨骨折的脂肪栓子;寄生虫虫卵栓子;癌性栓子;胸腔手术、人工气胸、气腹以及潜水员或高空飞行员发生减压病时的气体栓子;异物栓子等均可引起脑栓塞。

3.来源不明性

有些脑栓塞虽经现代先进设备、方法进行仔细检查仍未能找到栓子的来源。

(三)腔隙性脑梗死

主要病因为高血压导致小动脉及微小动脉壁脂质透明变性,管腔闭塞产生腔隙性病变。有资料认为舒张压增高对于多发性腔隙性脑梗死的形成更为重要。病变血管多为 $100\sim200\mu m$ 的深穿支,如豆纹动脉、丘脑穿通动脉及基底动脉中央支,多为终末动脉,侧支循环差。

二、临床表现

(一)脑血栓形成

(1)本病好发于中老年人,多见于 50 岁以上的动脉硬化者,且多伴有高血压、冠心病或糖尿病;年轻发病者以各种原因的脑动脉炎为多见;男性稍多于女性。

(2)通常患者可有某些未引起注意的前驱症状,如头晕、头痛等。部分患者发病前曾有短暂性脑缺血发作(TIA)史。

(3)多数患者在安静休息时发病,不少患者在睡眠中发生,次晨被发现不能说话,一侧肢体瘫痪。病情多在几小时或几天内发展达到高峰,也可为症状进行性加重或波动。多数患者意识清楚,少数患者可有不同程度的意识障碍,持续时间较短。神经系统体征主要决定于脑血管闭塞的部位及梗死的范围,常见为局灶性神经功能缺损的表现如失语、偏瘫、偏身感觉障碍等。

(4)临床分型:根据起病形式可分为以下几种。

1)可逆性缺血性神经功能缺损:此型患者的症状和体征持续时间超过 24h,但在 1～3 周完全恢复,不留任何后遗症。可能是缺血未导致不可逆的神经细胞损害,侧支循环迅速而充分地代偿,发生的血栓不牢固,伴发的血管痉挛及时解除等。

2)完全型:起病 6h 内病情达高峰,为完全性偏瘫,病情重,甚至出现昏迷,多见于血栓-栓塞。

3)进展型:局灶性脑缺血症状逐渐进展,阶梯式加重,可持续 6h 至数日。临床症状因血栓形成的部位不同而出现相应动脉支配区的神经功能障碍。可出现对侧偏瘫、偏身感觉障碍、失语等,严重者可引起颅内压增高、昏迷、死亡。

4)缓慢进展型:患者症状在起病 2 周以后仍逐渐发展。多见于颈内动脉颅外段血栓形成,但颅内动脉逆行性血栓形成亦可见。多与全身或局部因素所致的脑灌流减少有关。此型病例应与颅内肿瘤、硬膜下血肿相鉴别。

(二)脑栓塞

(1)任何年龄均可发病,风湿性心脏病引起者以中青年为多,冠心病及大动脉病变引起者以中老年居多。

(2)通常发病无明显诱因,安静与活动时均可发病,以活动中发病多见。起病急骤是本病的主要特征。在数秒钟或很短的时间内症状发展至高峰。多属完全性脑卒中,个别患者可在数天内呈阶梯式进行性恶化,为反复栓塞所致。

(3)常见的临床症状为局限性抽搐、偏盲、偏瘫、偏身感觉障碍、失语等,意识障碍常较轻且很快恢复。严重者可突发昏迷、全身抽搐,可因脑水肿或颅内压增高,继发脑疝而死亡。

(三)腔隙性脑梗死

多见于中老年,男性多于女性,半数以上的患者有高血压病史,突然或逐渐起病,出现偏瘫或偏身感觉障碍等局灶症状。通常症状较轻、体征单一、预后较好,一般无头痛、颅高压和意识障碍,许多患者并不出现临床症状而由头颅影像学检查发现。

腔隙状态是本病反复发作引起多发性腔隙性梗死,累及双侧皮质脊髓束和皮质脑干束,出现严重精神障碍、认知功能下降、假性球麻痹、双侧锥体束征、类帕金森综合征和二便失禁等。

三、实验室检查

1.血液检查

血常规、血生化(包括血脂、血糖、肾功能、电解质)、血流动力学、凝血功能。

2.影像学检查

(1)CT 检查:是最常用的检查,发病当天多无改变,但可除外脑出血,24h 以后脑梗死区出现低密度灶。脑干和小脑梗死 CT 多显示不佳。

(2)MRI 检查:可以早期显示缺血组织的大小、部位,甚至可以显示皮质下、脑干和小脑的小梗死灶。

(3)血管造影 CTA、MRA、DSA:可以发现血管狭窄、闭塞及其他血管病变,如动脉炎、脑底异常血管网、动脉瘤和动静脉畸形等,可以为脑卒中的血管内治疗提供依据。其中 DSA 是脑血管病变检查的金标准,缺点为有创,费用高,技术要求条件高。

3.TCD

对判断颅内外血管狭窄或闭塞、血管痉挛、侧支循环建立程度有帮助,还可用于溶栓监测。

4.放射性核素检查

可显示有无脑局部的血流灌注异常。

5.心电图检查

作为确定心肌梗死和心律失常的依据。超声心电图检查可证实是否存在心源性栓子,颈动脉超声检查可评价颈动脉管腔狭窄程度及动脉硬化斑块情况,对证实颈动脉源性栓塞有一定意义。

四、治疗

脑梗死患者一般应在卒中单元接受治疗,由多科医师、护士和治疗师参与,实施治疗、护理康复一体化的原则,以最大限度地提高治疗效果和改善预后。

1.一般治疗

主要为对症治疗,包括维持生命体征和处理并发症。主要针对以下情况进行处理。

(1)血压:缺血性脑卒中急性期血压升高通常不需特殊处理,除非收缩压＞220mmHg 或舒张压＞120mmHg 及平均动脉压＞130mmHg。如果出现持续性的低血压,需首先补充血容量和增加心排血量,如上述措施无效,必要时可应用升压药。

(2)吸氧和通气支持:轻症、无低氧血症的患者无需常规吸氧,对脑干卒中和大面积梗死等病情危重或有气道受累者,需要气道支持和辅助通气。

(3)血糖:脑卒中急性期高血糖较常见,可以是原有糖尿病的表现或应激反应,当超过11.1mmol/L 时应予以胰岛素治疗,将血糖控制在 8.3mmol/L 以下。

(4)脑水肿:多见于大面积梗死,脑水肿通常于发病后 3～5d 达高峰。治疗目标是降低颅内压,维持足够脑灌注和预防脑疝发生。可应用 20％甘露醇 125～250mL 1 次静脉滴注,6～

8h 1 次；对心、肾功能不全者可改用呋塞米 20～40mg 静脉注射，6～8h 1 次；可酌情同时应用甘油果糖 250～500mL/次静脉滴注，每天 1～2 次；还可用七叶皂苷钠和白蛋白辅助治疗。

(5)感染：脑梗死患者(尤其存在意识障碍者)急性期容易发生呼吸道、泌尿道感染等，是导致病情加重的重要原因。患者采用适当体位，经常翻身叩背及防止误吸是预防肺炎的重要措施，肺炎的治疗主要包括呼吸支持(如氧疗)和抗生素治疗；尿路感染主要继发于尿失禁和留置导尿，尽可能避免插管和留置导尿，间歇导尿和酸化尿液可减少尿路感染，一旦发生应及时根据细菌培养和药敏试验应用敏感抗生素。

(6)上消化道出血：高龄和重症脑卒中患者急性期容易发生应激性溃疡，建议常规应用静脉抗溃疡药(H_2受体拮抗药)；对已发生消化道出血者，应进行冰盐水洗胃、局部应用止血药(如口服或鼻饲云南白药、凝血酶等)；出血量多引起休克者，必要时需要输注新鲜全血或红细胞成分输血。

(7)发热：由于下丘脑体温调节中枢受损，并发感染或吸收热、脱水引起，可增加患者死亡率及致残率。对中枢性发热患者应以物理降温为主，必要时予以人工亚冬眠。

(8)深静脉血栓形成：高龄、严重瘫痪和心房纤颤均增加深静脉血栓形成的危险性，也增加发生肺栓塞的风险。应鼓励患者尽早活动，下肢抬高，避免下肢静脉输液(尤其是瘫痪侧)。对有发生血栓形成风险的患者可预防性药物治疗，首选低分子肝素 4000U 皮下注射，每天 1～2 次。对发生近端深静脉血栓形成、抗凝治疗症状无缓解者应给予溶栓治疗。

(9)水电解质平衡紊乱：脑卒中时由于神经内分泌功能紊乱、进食减少、呕吐及脱水治疗常并发水电解质紊乱，主要包括低钾血症、低钠血症和高钠血症，应对患者常规进行水电解质监测并及时加以纠正。纠正低钠血症和高钠血症均不宜过快，防止脑桥中央髓鞘溶解和加重脑水肿。

(10)心脏损伤：脑卒中合并的心脏损伤是脑心综合征的表现之一，主要包括急性心肌缺血、心肌梗死、心律失常及心力衰竭。脑卒中急性期应密切观察心脏情况并及时治疗。慎用增加心脏负担的药物，注意输液速度及输液量，对高龄患者或原有心脏病患者甘露醇用量减半或改用其他脱水药，积极处理心肌缺血、心肌梗死、心律失常或心功能衰竭等心脏损伤。

(11)癫痫：如有癫痫发作或癫痫持续状态可给予相应处理。脑卒中 2 周后如发生癫痫，应长期抗癫痫治疗。

2.特殊治疗

包括早期溶栓治疗、抗血小板治疗、抗凝治疗、血管内治疗、细胞保护治疗和外科治疗等。

(1)早期溶栓：脑血栓形成发生后，尽快恢复脑缺血区的血液供应是急性期的主要治疗原则。早期溶栓是指发病后 6h 内采用溶栓治疗使血管再通，可减轻脑水肿，缩小梗死灶，恢复梗死区血液灌流，减轻神经元损伤，挽救缺血半暗带。

1)重组组织型纤溶酶原激活剂(rt-PA)：可与血栓中纤维蛋白结合成复合体，后者与纤溶酶原有高度亲和力，使之转变为纤溶酶，以溶解新鲜的纤维蛋白，故 rt-PA 只引起局部溶栓，而不产生全身溶栓状态。其半衰期为 3～5min，剂量为 0.9mg/kg(最大剂量 90mg)，先静脉滴注 10%(1min)，其余剂量连续静脉滴注，60min 滴完。

2)尿激酶：是目前国内应用最多的溶栓药，可渗入血栓内，同时激活血栓内和循环中的纤溶酶原,故可起到局部溶栓作用,并使全身处于溶栓状态。其半衰期为 10～16min。用 100 万～150 万 U,溶于生理盐水 100～200mL 中,持续静脉滴注 30min。

3)链激酶:它先与纤溶酶原结合成复合体,再将纤溶酶原转变为纤溶酶,半衰期为 10～18min,常用量 10 万～50 万 U。

(2)抗血小板治疗:常用抗血小板聚集剂包括阿司匹林和氯吡格雷。未行溶栓治疗的急性脑梗死患者应在 48h 内服用阿司匹林,但一般不在溶栓后 24h 内应用阿司匹林,以免增加出血风险。一般认为氯吡格雷的疗效优于阿司匹林,可口服 75mg/d。

(3)抗凝治疗:主要包括肝素、低分子肝素和华法林。一般不推荐急性缺血性脑卒中后急性期应用抗凝药来预防脑卒中复发、阻止病情恶化或改善预后。但对于长期卧床,特别是合并高凝状态有形成深静脉血栓和肺栓塞趋势者,可以用低分子肝素预防治疗。对于心房纤颤者可以应用华法林治疗。

(4)脑保护治疗:包括自由基清除药、阿片受体阻断药、电压门控性钙通道阻滞药、兴奋性氨基酸受体阻断药和镁离子等,可通过降低脑代谢、干预缺血引发细胞毒性机制减轻缺血性脑损伤。

(5)血管内治疗:包括经皮腔内血管成形术和血管内支架置入术等。对于颈动脉狭窄＞70%,而神经功能缺损与之相关者,可根据患者情况考虑行相应的血管内介入治疗。

(6)外科治疗:对于有或无症状、单侧重度颈动脉狭窄＞70%,或经药物治疗无效者可以考虑进行颈动脉内膜切除术,但不推荐在发病 24h 进行。幕上大面积脑梗死伴严重脑水肿、占位效应和脑疝形成征象者,可行去骨瓣减压术;小脑梗死使脑干受压导致病情恶化时,可行抽吸梗死小脑组织和颅后窝减压术。

(7)其他药物治疗:降纤治疗可选用巴曲酶,使用中注意出血并发症。

(8)中医药治疗:丹参、川芎嗪、葛根素、银杏叶制剂等可降低血小板聚集、抗凝、改善脑血流、降低血液黏度。

(9)康复治疗:应早期进行,并遵循个体化原则,制订短期和长期治疗计划,分阶段、因地制宜地选择治疗方法,对患者进行针对性体能和技能训练,降低致残率,促进神经功能恢复,提高生活质量。

五、护理

(一)基础护理

保持床单位清洁、干燥、平整;患者需在床上大小便时为其提供隐蔽、方便的环境,指导患者学会和配合使用便器;协助定时翻身、叩背;每天温水擦浴 1～2 次,大小便失禁者及时擦洗,保持会阴部清洁;鼓励患者摄取充足的水分和均衡的饮食,饮水呛咳或吞咽困难者遵医嘱予鼻饲;保持口腔清洁,鼻饲或生活不能自理者协助口腔护理;养成定时排便的习惯,便秘者可适当运动或按摩下腹部,必要时遵医嘱使用缓泻药;协助患者洗漱、进食、沐浴和穿脱衣服等。

患者卧床时上好床挡,走廊、厕所要装扶手,方便患者坐起、扶行;地面保持平整、防湿、防滑;呼叫器和经常使用的物品置于床头患者伸手可及处;患者穿防滑软底鞋,衣着宽松;行走不稳或步态不稳者有专人陪伴,选用三角手杖等辅助工具。

告知患者不要自行使用热水瓶或用热水袋取暖。

(二)疾病护理

观察意识、瞳孔、生命体征的变化;观察有无头痛、眩晕、恶心、呕吐等症状以及偏瘫、失语等神经系统体征的变化;观察有无癫痫发作,记录发作的部位、形式、持续时间;观察有无呕血或黑便。

正确摆放患者的良肢位,并协助体位变换以抑制患侧痉挛;加强患侧刺激以减轻患侧忽视;所有护理工作及操作均在患者患侧进行,床头柜置于患侧,与患者交谈时在患者患侧进行,引导患者将头转向患侧;根据病情指导患者进行床上运动训练,如 Bobath 握手、桥式运动、关节被动运动、坐起训练;恢复期可指导患者进行转移动作训练、坐位训练、站立训练、步行训练、平衡共济训练、日常生活活动训练等;患者吞咽困难,不能进食时遵医嘱鼻饲流食,并做好胃管的护理;饮水呛咳的患者选择半流质或糊状食物,进食时保持坐位或半坐位,进餐时避免分散患者注意力;如果患者出现呛咳、误吸或呕吐,立即让患者取头侧位,及时清除口鼻分泌物和呕吐物,预防窒息和吸入性肺炎。

失语或构音障碍的患者应鼓励其采取不同方式向医护人员或家属表达自己的需要,可借助卡片、笔、本、图片、表情或手势等进行简单有效的交流;运动性失语患者尽量提一些简单的问题让患者回答"是""否"或点头、摇头表示,与患者交流时语速要慢;感觉性失语的患者与其交流时应减少外来干扰,避免患者精神分散;听力障碍的患者可利用实物或图片与其交流;对于有一定文化,无书写障碍的患者可用文字书写法进行交流;护士可以配合语言治疗师指导患者进行语言训练。

加强用药护理:使用溶栓抗凝药物时应严格把握药物剂量,密切观察意识和血压变化,定期进行神经功能评估,监测出凝血时间、凝血酶原时间,观察有无皮肤及消化道出血倾向,有无头痛、急性血压升高、恶心、呕吐和颅内出血的症状;有无栓子脱落引起的小栓塞,如肠系膜上动脉栓塞可引起腹痛,下肢静脉栓塞可出现皮肤肿胀、发红及肢体疼痛、功能障碍等;使用钙通道阻滞药如尼莫地平时,因能产生明显的扩血管作用,可导致患者头部胀痛、颜面部发红、血压降低等,应监测血压变化,控制输液滴速,一般小于每分钟 30 滴,告知患者和家属不要随意自行调节输液速度;使用低分子右旋糖酐时应密切观察有无发热、皮疹甚至过敏性休克的发生。

大脑左前半球受损可以导致抑郁,加之由于沟通障碍,肢体功能恢复的过程长,日常生活依赖他人照顾,如果缺少家庭和社会支持,患者可能产生焦虑或抑郁,而焦虑和抑郁情绪阻碍了患者的有效康复,从而严重影响患者的生活质量。因此应重视对精神情绪变化的监控,提高对抑郁、焦虑状态的认识,及时发现患者的心理问题,进行针对性心理治疗(解释、安慰、鼓励、保证等),以消除患者思想顾虑,稳定情绪,增强战胜疾病的信心。

(三)健康指导

1.疾病知识和康复指导

指导患者和家属了解本病的基本病因、主要危险因素和危害,告知本病的早期症状和就诊时机,掌握本病的康复治疗知识与自我护理方法,帮助分析和消除不利于疾病康复的因素,落实康复计划;鼓励患者树立信心,克服急于求成心理,循序渐进,坚持锻炼,增强自我照顾的能力;鼓励家属关心体贴患者,给予精神支持和生活照顾,但要避免养成患者的依赖心理。

2.合理饮食

进食高蛋白、低盐低脂、低热量的清淡饮食,多吃新鲜蔬菜、水果、谷类、鱼类和豆类,戒烟、限酒。

3.日常生活指导

适当运动,如慢跑、散步等,每天 30min 以上,合理休息和娱乐;日常生活不要依赖他人,尽量做力所能及的家务;患者起床、坐起或低头系鞋带等体位变换时动作宜缓慢,转头不宜过猛过急,洗澡时间不宜过长,平时外出时有人陪伴,防止跌倒;气候变化时注意保暖,防止感冒。

4.预防复发

遵医嘱正确服用降压、降糖和降脂药物;定期门诊检查,了解血压、血糖、血脂和心功能情况,预防并发症和脑卒中复发。当患者出现头晕、头痛、一侧肢体麻木无力、讲话吐字不清或进食呛咳、发热、外伤时应及时就诊。

(戚晓菲)

第十六节　足癣

足癣是皮肤癣菌侵犯足跖部、趾间的皮肤所引起的浅部真菌性皮肤病,俗称"脚气""香港脚""杀虫脚"。其主要致病菌为红色毛癣菌,喜温暖潮湿,不耐热,能抵抗紫外线。

1998 年全国足病调查显示,足病患者患病率为 56%,足癣患病率为 49.5%,居浅部真菌病首位。本病易发于湿热季节,多见于青壮年男性,儿童、老年人初发者少,某些特殊人群高发,如运动员,穿不透气胶鞋的矿工、军人等。足癣具有传染性,可通过公用鞋、袜、毛巾、盆、浴缸等途径传播,病变常不被重视、迁延不愈,可自体传染为体股癣、手癣、甲癣等。

一、常见病因

足癣的致病菌多系毛癣菌属与表皮癣菌属,主要菌种有红色毛癣菌、石膏样毛癣菌、絮状表皮癣菌、玫瑰色毛癣菌。此外,尚有白色念珠菌及其他酵母样菌。红色毛癣菌因其抵抗力强,不易控制,已成为我国当前手癣、足癣、甲癣的主要病原菌。

本病系由接触传染。由于掌跖、表皮细胞更替时间长,角质层厚,汗腺多,又无皮脂腺,而且双足经常穿着鞋袜,密不透风,汗液蒸发困难,使之局部温度高,湿度大,角质层常被浸渍变软,表皮酸碱度改变,遂为真菌生长创造了良好条件。加之,个人卫生习惯不良,接触患者的鞋袜、手套,共用拖鞋、毛巾和浴池等,则很易被感染。手癣多由足癣感染而来,甲癣多由手癣、足癣蔓延而来,但也可通过另外途径单独被感染。

二、临床表现

足癣最常见的临床症状是瘙痒（96.9％）、脱屑（72.8％）和水疱（55.7％），根据皮损形态分水疱型、趾间糜烂型和鳞屑角化型；根据感染部位分趾间型、足跖型和混合型，其中以趾间型最常见。

1.水疱型

在趾间及足底可见针头至粟粒大小的深在性水疱，疱壁较厚，散在或密集分布，可呈蜂窝状融合，也可见大疱。疱液自然吸收干燥后形成鳞屑。初期常有明显的瘙痒或刺痛感，此型易继发细菌感染和引起癣菌疹。致病菌多为须癣毛癣菌。

2.趾间糜烂型

第 4～第 5 趾间最常见。皮疹初起为浸渍，常因瘙痒揉擦致表皮破损、糜烂，可伴渗液，常发出难闻恶臭。易继发细菌感染，引起丹毒或蜂窝织炎。致病菌常为红色毛癣菌、须癣毛癣菌及絮状表皮癣菌。

3.鳞屑角化型

颇为常见，好侵犯足底、足侧缘及足跟。皮损表现为皮肤增厚、脱屑、粗糙，冬季易发生皲裂。许多鳞屑角化型足癣合并有手癣，常单手受累，呈现特殊的"两足-手型"。致病菌主要为红色毛癣菌。

三、辅助检查

1.实验室检查

刮取皮损边缘的鳞屑、挑取疱液或脓液，做真菌直接镜检呈阳性，真菌培养可确定菌种。

2.组织病理检查

HE 染色片急性期可见表皮有细胞间水肿、海绵形成、细胞浸润，水疱位于表皮角层之下，可有角化不全。慢性期有角化不全。慢性期有角化过度、棘层增厚及炎性细胞浸润。组织病理片 PAS 染色可见角质层内找到真菌菌丝。

四、治疗

（1）对于汗疱型或急性期有水疱糜烂及分泌物时，宜每日早晚用 1：6000～1：4000 高锰酸钾溶液热浸，每次 20～30min（水疱可在无菌处理下刺破），浸泡后以消毒布巾拭干；或选用 0.1％依沙吖啶溶液、3％硼酸溶液或 1％醋酸铅溶液、5％明矾溶液，土大黄或黄精或马齿苋煎液（以土大黄、黄精或马齿苋适量加水煎煮后备用）等做湿敷，每日 3～4 次，每次 1～2h。夜间给予无刺激的缓和药膏如氧化锌油膏。待急性炎症消退后，给予 0.25％呋喃西林、5％鱼石脂、10％硫黄氧化锌泥膏；糜烂完全平复后，每日选涂十一烯酸锌药水、复方苯甲酸酊、10％冰醋酸、1％～2％碘酊酒或苯酚樟脑液化液（樟脑、结晶苯酚等量混合细研）等或中药醋剂等。

（2）对轻度鳞屑角化型者,每天可涂擦上述药水及复方苯甲酸软膏或用5%灭癣酚醇溶液及1%～2%托萘酯软膏涂抹。也可先用中药醋剂或醋水(食醋50～100mL,加入洗脚水中)浸足10～15min,拭干后再选涂以上各药。对角化鳞屑明显者除用中药醋剂浸泡外,可用12%水杨酸、6%乳酸软膏厚涂患部,上覆一层油纸或塑料薄膜,外加绷带,包扎48h后除去,换用凡士林绷带,如此反复应用,直至角质剥离为止。剥离后涂擦2%～3%碘酊。

（3）对手足多汗者,应于局部损害减轻后(无糜烂、渗液及明显的角化屑),每日用5%明矾水或干葛水泡手足(每次20～30min),或涂布手足多汗药水或撒布20%乌洛托品粉剂或软脚散。足部多汗者可于晚间穿10%甲醛溶液浸过的袜子,次日凌晨脱去,连用10d,待汗液分泌减少后,再涂2%碘酊或2%水杨酸乙醇,继续2个月,同时注意鞋袜清洁。趾间每日扑粉剂(如扑脚粉),保持干燥。

五、护理

1.评估

（1）一般情况:生命体征,精神、饮食、睡眠及大小便情况,健康史、家族史。

（2）皮肤情况:有无皮损、渗出、感染。

（3）瘙痒程度:能否忍受、是否影响睡眠等。

（4）对疾病的知识掌握。

（5）患者的心理状况:焦虑程度、对医护人员的信任度,性格及沟通能力,家庭状况及关爱度。

2.护理要点及措施

（1）瘙痒护理:①保持病室潮湿度适宜,避免任何外部刺激、避免搔抓;②宜每日用碱性香皂和流水洗双足,洗后双足应立即擦干;③禁食辛辣刺激性食物,戒烟、酒,禁饮浓茶、咖啡等;④拍打止痒:瘙痒欲抓时,以四指并拢,针对瘙痒部位,距离10～15cm,适度力量,以每秒2次的击打节律进行拍打止痒,破溃创面禁止拍打。

（2）皮肤的护理:①保持皮肤清洁,选择淋浴,最后洗双足,尤其是保持足部清洁干燥;②亦可每日用碱性香皂和流水洗双足,宜用温水,洗后双足应立即擦干;③易穿透气性好的鞋和袜。

（3）心理护理:向患者详细说明预防、治疗足癣和预后的关系,以取得患者的信任和配合,以促进疾病康复。针对焦虑、抑郁患者教会其自我放松调节方法。告知患者保持心情舒畅的重要性。

（4）饮食护理:要注意饮食搭配,多吃一些新鲜蔬菜,适量水果,保证足够的饮水和维生素。

3.健康教育

（1）出院前向患者及家属详细介绍出院后有关事项,并将有关资料交给患者或家属,告知患者出院后定期到医院复诊。

（2）嘱患者遵医嘱继续用药。

（3）告知患者应穿透气性好的鞋和袜,保持足部干燥,避免潮湿,必要时可加用足粉。尽可能不穿胶鞋、球鞋,多穿布鞋或凉鞋。

(4)告知患者要注意饮食搭配,多吃一些新鲜蔬菜,适量水果,保证足够的饮水和维生素。

(5)告诫患者避免过度劳累,保证足够的睡眠。

(6)告知患者手足癣有一定的传染性,因此要注意个人卫生与公共卫生,勿与他人共用拖鞋、浴巾、毛巾、鞋、袜、脚盆等。

(姜　明)

第十七节　荨麻疹

荨麻疹是由于皮肤、黏膜小血管扩张及渗透性增加而出现的一种局限性水肿性反应。根据病程持续时间,荨麻疹分为急性(6 周内皮损消退)和慢性(皮损持续 6 周以上)两类。有15%～25%的人一生中至少患过一次荨麻疹及血管性水肿。其中 40%的人单患荨麻疹,10%的人单患血管性水肿,50%的人有荨麻疹和血管性水肿的合并表现。

一、常见病因与发病机制

荨麻疹一般可分为变态反应性与非变态反应性两类。

1.变态反应性

多数为Ⅰ型变态反应,少数为Ⅱ型或Ⅲ型变态反应引起的荨麻疹。机制为变应原诱导机体产生 IgE,该抗体以 Fc 段与肥大细胞和嗜酸性粒细胞表面相应的受体结合,使机体处于对该变应原的致敏状态。当相同变应原再次进入体内,通过与致敏肥大细胞或嗜酸性粒细胞表面的 IgE 抗体特性结合,促使其脱颗粒,释放一系列生物性介质(组胺、缓激肽、花生四烯代谢产物),引起小血管扩张、通透性增加,平滑肌收缩和腺体分泌增加等,从而产生皮肤、黏膜、呼吸道和消化道等一系列局部或全身性过敏反应症状。根据过敏反应发生的快慢和持续时间的长短,可分为速发相反应和迟发相反应两种类型。速发相反应通常在接触变应原数秒钟内发生,可持续数小时,该反应的化学介质主要是组胺;迟发相反应发生在变应原刺激后 6～12h,可持续数天,参与该相反应的化学介质为白三烯、血小板活化因子、前列腺素 D2 和细胞因子。Ⅱ型变态反应性荨麻疹多见于输血反应。Ⅲ型变态反应引起的荨麻疹见于血清病及荨麻疹性血管炎,主要是可溶性抗原与相应 IgG 或 IgE 类抗体结合形成免疫复合物激活补体系统产生过敏毒素,使嗜酸性粒细胞和肥大细胞脱颗粒,组胺等化学介质释放,导致血管扩张,血管通透性增加,引起局部水肿而产生荨麻疹。

2.非变态反应性

某些食物、药物,各种动物毒素以及物理、机械性刺激可直接刺激肥大细胞释放组胺,导致荨麻疹。

二、临床表现

根据病程可分为急性荨麻疹和慢性荨麻疹,前者在短期内能痊愈。

1.急性荨麻疹

起病常较急。患者常突然自觉皮肤瘙痒,很快于瘙痒部位出现大小不等的红色风团。呈圆形、椭圆形或不规则形,开始孤立或散在。逐渐扩大并融合成片,微血管内血清渗出急剧时,压迫管壁。风团可呈苍白色,皮肤凹凸,呈橘皮样。数小时内水肿减轻,风团变为红斑并逐渐消失,持续时间一般不超过 24h,但新风团可此起彼伏,不断发生。病情严重者可伴有心悸、烦躁、恶心、呕吐甚至血压降低等过敏性休克样症状,胃肠道黏膜受累时可出现恶心、呕吐、腹痛和腹泻等。累及喉头、支气管时,出现呼吸困难甚至窒息,感染引起者出现寒战、高热、脉速等全身中毒症状。

2.慢性荨麻疹

皮损反复发作超过 6 周以上者称为慢性荨麻疹。全身症状一般较急性者轻,风团时多时少,反复发生,常达数月或数年之久,偶可急性发作,表现类似急性荨麻疹,部分患者皮损发作时间有一定规律性。

3.特殊类型荨麻疹

(1)皮肤划痕症:又称人工荨麻疹。表现为用手搔抓或用钝器划过皮肤后,沿划痕出现条状隆起,伴瘙痒,不久后可自行消退。本型可单独发生或与荨麻疹伴发。

(2)寒冷性荨麻疹:可分为两种类型。一种为家族性,为常染色体显性遗传,较罕见,出现后不久或早年发病,皮损终身反复出现;另一种为获得性,较常见,表现为接触冷风、冷水或冷物后,暴露或接触部位产生风团或斑块状水肿,病情严重者可出现手麻、唇麻、胸闷、心悸、腹痛、腹泻、晕厥甚至休克等,有时进食冷饮可引起口腔和喉头水肿。寒冷性荨麻疹患者被动转移试验可阳性,冰块可在局部诱发风团。本病可为某些疾病的临床表现之一,如冷球蛋白血症、阵发性冷性血红蛋白尿等。

(3)胆碱能性荨麻疹:多见于青年,主要由于运动、受热、情绪紧张、进食热饮或乙醇饮料后,躯体深部温度上升,促使乙酰胆碱作用于肥大细胞而发病。表现为受刺激后数分钟出现风团,直径 2~3mn,周围有 1~2cm 的红晕,常散发于躯干上部和上肢,互不融合,自觉剧痒,有时仅有剧痒而无皮损,可于 0.5~1h 消退。偶伴发乙酰胆碱引起的全身症状(如流涎、头痛、脉缓、瞳孔缩小及痉挛性腹痛、腹泻)等,头晕严重者可致晕厥。以 1∶5000 乙酰胆碱做针刺试验或划痕试验,可在注射处出现风团,周围可出现卫星状小风团。

(4)日光性荨麻疹:较少见,常由中波、长波紫外线或可见光引起,以波长 300nm 左右的紫外线最敏感。风团发生于暴露部位的皮肤,自觉瘙痒和刺痛;少数敏感性较高的患者接受透过玻璃的日光也可诱发。病情严重的患者可出现全身症状(如畏寒、乏力、晕厥和痉挛性腹痛)等。

(5)压力性荨麻疹:本病发病机制不明,可能与皮肤划痕相似。常见于足底部和长期卧床患者的臀部。表现为皮肤受压 4~6h 后局部发生肿胀,可累及真皮及皮下组织,一般持续 8~12h 消退。

三、治疗

(1)抗过敏和对症治疗,应争取做到对因治疗。病情严重、休克、喉头水肿及呼吸困难者,应立即抢救。

急救方法为:①0.1％肾上腺素 0.5～1mL 皮下注射或肌内注射,亦可加入 50％葡萄糖注射液 40mL 内静脉注射,以减轻呼吸道黏膜水肿及平滑肌痉挛,并可升高血压。②地塞米松 5～10mg肌内注射或静脉注射,然后可将氢化可的松 200～400mg 加入 5％～10％葡萄糖注射液 500～1000mL 内静脉滴注。③上述处理后收缩压仍低于 80mmHg,可给升压药(如多巴胺、阿拉明)。④给予吸氧。支气管痉挛严重时可静脉滴注 0.25g 氨茶碱,喉头水肿呼吸受阻时可行气管切开。⑤心搏、呼吸骤停时,应进行心肺复苏术。

(2)外用药物治疗。夏季可选用止痒液、炉甘石剂等,冬季则选用有止痒作用的乳剂。

四、护理

1.评估

(1)患者情绪是否稳定,能否主动配合治疗和护理。

(2)患者是否感觉疼痛缓解或者消失。

(3)监测血压、脉搏、神志、呼吸的变化。

2.护理要点及措施

(1)遵医嘱用药并注意观察药物不良反应。

(2)避免患者接触过敏原,并注意观察呼吸系统及消化系统症状,及时对症处理。

(3)寻找过敏原:应结合病史,如发现对某种食物或者药物过敏时,应立即停用,必要时可服缓泻药物,以促进致敏物排泄。

(4)饮食宜清淡,禁食辛辣刺激食物及鱼虾。成人应禁饮酒及浓茶。禁用促使肥大细胞脱颗粒、释放组胺的药物如咖啡、阿托品等。

(5)病室内禁放花卉,也不应喷洒敌敌畏等化学物品,以免致敏。室内保持通风、干燥,温湿度舒适,避免潮湿过冷。

(6)对急性荨麻疹有呼吸道、消化道症状的病例,应密切注意病情变化,发现急性喉头水肿、血压下降应及时报告医师处理,防止过敏性休克的发生。

(7)对慢性荨麻疹患者应宣传疾病知识,解除其思想负担,促使其积极配合治疗。

(8)止痒是减少搔抓和预防继发感染的有力措施,故应及时选用有效外用药物。对幼儿患者,为了防止搔抓,需要加以约束。

(9)患者出现腹痛,暂禁食水,注意保暖,必要时可按摩或热敷腹部。

(10)患者如出现胸闷、气短、呼吸困难应及时告知医务人员,避免发生喉黏膜水肿。

(11)严重者应密切观察生命体征,积极抗过敏治疗。

3.健康教育

(1)给予饮食指导,嘱患者进食易消化、清淡食物,禁食生冷刺激性食物。

(2)给患者介绍疾病有关治疗方案及疾病转归过程,减少思想顾虑。

(3)告知患者室内通风保持空气新鲜,定时清洗及勤晒被褥,避免接触尘螨、花粉及蚊虫等。

（姜　明）

第六章　外科常见疾病护理

第一节　休克

一、概述

休克是多种病因引起的机体有效循环血容量锐减,组织灌注不足,是以细胞代谢紊乱、受损,微循环障碍为特征的综合征。休克可分为低血容量性、感染性、心源性、神经源性和过敏性休克五类,其中外科休克主要指低血容量性休克和感染性休克。处理的关键是尽早去除病因,迅速恢复有效循环血量,恢复灌注和对组织提供足够的氧,最终目的是防止多器官功能障碍综合征(MODS)。

二、护理

1.护理评估

(1)健康状态:评估患者是否有严重创伤、大量快速失血,或存在急性腹膜炎、胆道感染、绞窄性肠梗阻等急症。

(2)症状和体征:①休克代偿期(休克早期)患者表现为烦躁不安、四肢湿冷、心率加快、脉压小、呼吸加快、尿量减少。②休克抑制期(休克期)患者表现为神志淡漠、反应迟钝,面色苍白、口唇发绀、脉搏细速、呼吸浅促、血压进行性下降、尿少或无尿。

(3)辅助检查:评估血生化指标、凝血机制、动脉血气分析结果,评估血流动力学监测指标,如中心静脉压、肺毛细血管楔压等。

(4)社会心理评估:评估病情危急情况下患者及其家属产生的紧张、恐惧情绪。

2.护理措施

(1)急救处理:补充血容量是纠正休克引起的组织低灌注和缺氧的关键。①迅速建立两条以上静脉通道,必要时可行中心静脉插管,同时监测CVP。②合理补液。首先快速输入晶体液和人工胶体液复苏,必要时进行成分输血。若血压及中心静脉压低时,提示血容量严重不足,应快速补液。若血压低而中心静脉压升高时,提示血容量超负荷,应减慢补液速度,限制补液量,以防肺水肿及心功能衰竭。

(2)改善组织灌注,维持有效气体交换:①取休克卧位。将患者置于仰卧中凹位,避免不必要的搬动和翻身,注意保暖。②经鼻导管给氧。氧流量为 6~8L/min,严重呼吸困难时,可行气管插管或气管切开,并尽早使用呼吸机辅助呼吸。③保持呼吸道通畅。及时清除口、咽部和气道内分泌物,协助患者咳嗽、咳痰,鼓励患者定时做深呼吸,必要时给予超声雾化吸入,促进痰液稀释和排出。

(3)药物治疗与护理:①应用血管活性药物过程中,注意监测血压的变化,及时调整输液速度。使用时从低浓度、慢速度开始,并按药物浓度严格控制滴速,严防药物外渗。血压平稳后,逐渐降低药物浓度,减慢速度后再停药,以防突然停药引起不良反应。②心功能不全的患者,在使用强心药过程中,要注意观察患者心率变化及药物不良反应。③休克患者由于组织缺氧,常伴有不同程度的酸中毒,在使用碱性药物时,注意监测呼吸功能,保持呼吸功能完整,预防 CO_2 潴留和继发性酸中毒。

(4)病情观察:①根据病情严密监测脉搏、呼吸、血压及 CVP 变化,注意观察患者意识、皮肤温度及色泽的变化,每 15~30min 观察 1 次。若患者意识从淡漠、迟钝转为清醒、烦躁再转为平静,则提示病情好转。若患者面部和口唇色泽由苍白转为红润、肢体转暖,则提示休克好转。②留置尿管,动态监测尿量及尿比重。当尿量<25mL/h、比重增加者表明仍存在肾供血不足,当尿量维持在 30mL/h 以上时,则提示休克已纠正。③注意观察 CVP 监测指标。当 CVP<0.49kPa(5cmH_2O)时,表示血容量不足;当 CVP 高于 1.47kPa(15cmH_2O)时,则提示心功能不全;当 CVP 超过 1.96kPa(20cmH_2O)时,则表示存在充血性心力衰竭。

(5)预防感染:严格执行各项无菌操作规程,遵医嘱合理应用抗生素,采取有效措施预防肺部感染。保持床单清洁、平整、干燥,预防压疮的发生。

(6)预防意外损伤:对于烦躁或神志不清的患者,应加床旁护栏以防坠床,必要时,四肢以约束带固定于床边。

(7)心理护理:护士应安慰和鼓励患者,以减轻其恐惧及焦虑。一切治疗操作均需小心、细致,尽量减少患者痛苦。

3.健康指导

(1)了解手术前后的相关健康知识,掌握引流管及伤口或创面的保护方法。

(2)预防呼吸道感染,指导患者积极翻身、排痰,预防感冒。

(3)指导患者加强自我保护,避免或减轻意外损伤。

(4)指导患者掌握意外损伤后的初步处理和自救知识,如伤处加压包扎止血等。

4.护理评价

经过治疗和护理,评价患者是否达到:①血容量正常,生命体征平稳,CVP、尿量正常。②组织灌注量改善,四肢末梢温暖;呼吸平稳,血气分析正常。③未发现感染征象,体温、血象正常。④未发生意外损伤。⑤情绪平稳,恐惧、焦虑等心理得到缓解。

(孙月君)

第二节　感染

外科感染是指需要外科手术治疗的感染。按致病菌种类和病变性质分为非特异性感染和特异性感染两种。按感染病程分为急性感染、慢性感染和亚急性感染。处理原则为消除感染病因和毒性物质(脓液、坏死组织),控制细菌繁殖,增强机体抗感染能力,促进组织修复。

一、浅部软组织化脓性感染

(一)概述

浅部软组织化脓性感染包括疖、痈、急性蜂窝织炎、丹毒、急性淋巴管炎和脓肿。

疖是指皮肤单个毛囊和所属皮脂腺的急性化脓性感染,好发于毛囊和皮脂腺丰富的部位,致病菌以金黄色葡萄球菌为主。发病常与机体免疫力低下有关。

痈是指多个相邻毛囊及其周围组织的急性化脓性感染,也可由多个疖融合而成,致病菌以金黄色葡萄球菌为主。多见于免疫力差的老年人和糖尿病患者。

急性蜂窝织炎是指发生于皮下、筋膜下、肌肉间隙或深部疏松结缔组织的急性化脓性感染,致病菌多为溶血性链球菌、金黄色葡萄球菌等。

丹毒是指皮肤淋巴管网的急性炎症感染,由乙型溶血性链球菌感染所致,好发于下肢及面部。

急性淋巴管炎和淋巴结炎是指致病菌经破损的皮肤、黏膜或其他感染病灶,沿淋巴间隙浸入淋巴管,引起淋巴管及其周围淋巴结的急性炎症。主要致病菌为乙型溶血性链球菌、金黄色葡萄球菌等。

(二)护理

1.护理评估

(1)健康史:患者的健康状况,皮肤是否有损伤,是否有糖尿病史。

(2)症状和体征:局部是否存在红、肿、热、痛和局部功能障碍的典型表现。体表皮肤是否有脓肿形成,触之有无波动感。评估全身情况,如发热、头痛、乏力、呼吸心跳加快、食欲减退等,严重者应评估是否并发感染性休克和多器官功能障碍。

(3)实验室检查:血常规,分泌物或渗出液涂片结果,以及药物敏感试验结果。

2.护理措施

(1)保持感染部位周围皮肤清洁、干燥,防止感染扩散。

(2)减轻疼痛,促进局部血液循环:①抬高感染肢体并制动,疼痛严重者,按医嘱给予镇痛剂。②适当被动活动关节,鼓励患者经常翻身,预防血栓性静脉炎。

(3)控制感染:①感染初期,局部热敷或理疗(超短波或红外线)等,有利于炎症消退。②遵医嘱应用抗生素,必要时采集创面分泌物做细菌培养和药物敏感试验,注意观察疗效。③脓肿有波动感时,及时切开排脓,促进炎症消退。

(4)创面护理:①早期可用 70％乙醇或 20％～50％的硫酸镁溶液湿敷,也可用 2％鱼石脂软膏外敷,外敷药物每天更换 1 次,妥善包扎。②排脓或脓肿切开引流者,保持切口引流通畅,及时清洁创面并换药,保持敷料干燥。③对厌氧菌感染者,用 3％过氧化氢溶液冲洗创面并湿敷。

(5)维持正常体温:高热患者给予物理降温,鼓励患者多饮水,必要时遵医嘱给予退热药物降温,并做好出汗较多患者的皮肤护理。

(6)休息和营养:嘱患者注意休息,指导其摄入高蛋白质、高能量、富含维生素的饮食,促进机体抵抗力的提高。

3.健康指导

(1)注意个人卫生,做到勤洗澡、勤换内衣,经常修剪指甲、清洗消毒剃须刀,减少感染来源。

(2)避免挤压未成熟的疖,尤其是“危险三角区”的疖,防止感染扩散引起颅内感染。

(3)加强锻炼,增强体质,对免疫力差的老年人、小儿应加强防护,糖尿病患者应注意控制血糖。

(4)积极预防和治疗原发灶,如扁桃体炎、龋齿、手足癣、皮肤损伤及皮下化脓性感染等。预防急性淋巴管炎和淋巴结炎的发生。

4.护理评价

经过治疗和护理,评价患者是否达到:①感染得到控制,炎症消退或部分消退。②疼痛减轻或缓解,肿胀消退。③体温正常。

二、全身性外科感染

(一)概述

全身性外科感染是指病原菌侵入人体血液循环,并生长繁殖,产生毒素,引起严重的全身性感染或中毒症状。通常指脓毒症和菌血症。脓毒症是伴有全身性炎症反应,在体温、循环、呼吸、神志上有明显改变者。菌血症是脓毒症中的一种,即血培养检出病原菌者。处理原则是积极应用综合治疗,关键是处理原发感染灶。

(二)护理

1.护理评估

(1)健康史:患者是否有营养不良或免疫缺陷、糖尿病等全身性疾病;评估是否有局部病灶,长期留置静脉导管,长期使用免疫抑制剂、糖皮质激素等。

(2)症状和体征:全身和局部症状和体征。①突发寒战、高热,体温达 40～41℃或低温,头痛、头晕,严重者可出现大量出汗。②食欲减退、恶心、呕吐,腹胀,肝、脾肿大,黄疸,皮下淤血。③神志烦躁或淡漠,呼吸急促,心跳加快。④严重的感染性休克、多器官功能障碍或衰竭。⑤局部原发感染病灶的性状和组织破坏程度。

(3)实验室检查:血常规、血生化指标、血细菌或真菌培养结果,以及药物敏感试验结果。

(4)社会心理评估:患者及其家属的焦虑、恐惧心理反应。

2.护理措施

(1)防治感染,维持正常体温:①提供安静、舒适的休息环境,保证患者充分休息,减少消耗。②高热的患者,给予物理降温或遵医嘱应用降温药,减少机体消耗,预防水、电解质紊乱的发生。③加强静脉输液通道管理,严格无菌操作,避免导管性感染。④及时做血细菌培养及药敏试验,利于确定致病菌,提高治疗效果,注意采血应在寒战、高热发作时进行,以提高阳性率。

(2)药物治疗及护理:①及时、准确地应用抗生素,注意观察药物疗效。②了解细菌培养及药敏试验结果,及时告知医师调整抗菌药物。

(3)病情观察:①严密观察生命体征变化,如出现体温持续上升或突然下降、意识障碍、呼吸急促、面色苍白或发绀,则应警惕感染性休克的发生,需及时与医生联系处理。②注意观察尿量,若24h尿量少于500mL或每小时尿量少于20mL,应警惕肾衰竭的发生,并及时通知医师处理。③注意观察有无新的转移性脓肿出现,如发现新病灶,要及时通知医师进行切开引流,术后注意伤口换药并保持引流通畅。

(4)营养支持:给予高热量、高蛋白、富含维生素、易消化饮食,并鼓励多饮水,必要时给予肠外营养,以增强抵抗力。

(5)心理护理:①关心体贴患者,及时告知患者及家属治疗过程。②针对患者的情绪变化,提供相应的安慰与鼓励。③患者病情发生变化时,护士应保持镇静,以缓解患者焦虑程度。

3.健康指导

(1)保持口腔清洁与饮食卫生,预防真菌性口腔炎,避免肠源性感染。

(2)注意个人卫生,保持皮肤清洁,发现局部感染灶或受伤后应及时就诊。

(3)积极主动运动和加强锻炼,提高机体免疫功能,增强抵抗力。

(4)加强营养,提高机体抵抗力。

4.护理评价

经过治疗和护理,患者是否达到:①全身性感染得到控制,体温正常,未出现新的感染灶。②未发生感染性休克、体液失衡、肾衰竭等并发症,或者发生后得到及时发现和处理。③营养素摄入满足机体代谢需要,机体抵抗力增强。④情绪平稳,焦虑心理得到缓解,情绪变化能及时被发现和处理。

三、破伤风

(一)概述

破伤风是由破伤风杆菌侵入人体伤口并生长繁殖,产生毒素所引起的一种特异性感染。常继发于各种创伤后。处理原则为清除毒素来源,中和游离毒素,控制和解除痉挛,保持呼吸道通畅和防治并发症。

(二)护理

1.护理评估

(1)健康史:①受伤情况,了解受伤的时间及伤口的污染程度、深度、开口大小。②伤口处理情况。③发病情况,是否有肌肉痉挛及持续时间等。

(2)症状和体征:①有无乏力、头痛、头晕、咀嚼肌紧张、烦躁不安等早期症状,有无张口困难、"苦笑"面容、颈项强直、角弓反张、呼吸困难等,有无因各种轻微的刺激诱发的全身肌群痉挛和抽搐。②损伤部位,有无骨折等。③有无呼吸困难或肺部感染等并发症。

(3)辅助检查:了解伤口渗出物涂片的检查结果,通过影像学检查了解有无重要脏器损害及有无骨折等。

(4)社会心理评估:患者常产生恐惧、焦虑等情绪。

2.护理措施

(1)环境与隔离:①将患者置于隔离的单人病室,避免强光,减少一切外界刺激,室内无噪声,专人守护。②严格消毒隔离,防止交叉感染。所有器械及敷料均需专用,使用后高压灭菌,污染敷料焚烧,患者的用品和排泄物均应严格消毒处理。③工作人员接触患者需穿隔离衣,所有检验标本均应做好隔离标记后再送检。

(2)保持呼吸道通畅:①床边备气管切开包,对病情较重、抽搐频繁者,应尽早行气管切开,以利清除呼吸道分泌物,预防或减少肺部并发症的发生。②痉挛发作控制间隙,应注意协助患者翻身、叩背、雾化吸入,以协助排痰。警惕呼吸道持续性痉挛引起分泌物阻塞气道。

(3)药物治疗与护理:①清除毒素来源:有创口者,在控制痉挛的前提下彻底清除坏死组织,用3%过氧化氢溶液冲洗或湿敷,随后敞开引流,消除厌氧环境。②中和游离毒素:注射破伤风抗毒素2万～6万U,肌内注射或加入5%葡萄糖注射液1000mL内静脉缓慢滴入,注射前应做皮内过敏试验。也可用人体破伤风免疫球蛋白,一般只需深部肌内注射1次,剂量为3000～6000U。③控制和缓解痉挛:抽搐严重者使用镇静剂和安眠药。可选用10%水合氯醛20～40mL保留灌肠;苯巴比妥钠0.1～0.2g肌内注射;地西泮10～20mg肌内注射或静脉滴注,病情严重者可用冬眠Ⅰ号合剂,但低血压者忌用。④痉挛发作频繁且不易控制者,可用2%硫喷妥钠0.25～0.5g缓慢静脉注射。用药期间应警惕喉头痉挛和呼吸抑制,最好在有气管切开的情况下使用。

(4)病情观察:①观察痉挛发作前的征兆,记录痉挛持续的时间、间隔时间及所受累的肌群。②观察患者呼吸困难的程度;监测生命体征变化及其他脏器功能状态等。③注意观察因膀胱直肠括约肌痉挛引起的尿潴留、便秘,适当给予缓泻剂或留置导尿管。

(5)保护患者,防止意外损伤:①使用有护栏的病床,以防患者坠床。②放置合适的牙垫以免痉挛时咬伤舌。③治疗、护理操作等尽量集中实施,动作要轻,所有操作可在使用镇静剂后30min内进行,以免刺激患者引起抽搐。

(6)营养支持:给予高热量、高蛋白、富含维生素的饮食,必要时可给予肠内或肠外营养支持。进食应少量多餐,避免呛咳与误吸。

(7)心理护理:护士应保持镇静,给予患者安慰,减轻患者焦虑与恐惧情绪。

3.健康指导

(1)宣讲破伤风的预防知识:破伤风是可以预防的疾病,伤后早期彻底清创是预防的关键。因此,伤后需及时就医,正确处理伤口。

(2)指导被动免疫:告知伤前未接受自动免疫的患者,尽早前往医院行破伤风抗毒素注射,有一定的预防作用。

4.护理评价

经过治疗和护理,患者是否达到:①呼吸道通畅,呼吸平稳;未发生呼吸困难,或发生时被及时发现和处理。②能自行排尿。③排便正常。④未发生意外伤害,如坠床、舌咬伤等。⑤营养素摄入满足需求,恢复经口进食。⑥情绪平稳,焦虑、恐惧情绪减轻。

四、气性坏疽

(一)概述

气性坏疽是由梭状芽孢杆菌引起的一种严重的急性特异性感染。人体发生气性坏疽感染取决于梭状芽孢杆菌的存在和伤口是否处于缺氧状态。治疗原则是及早控制坏疽扩展,抢救生命,降低残肢率。

(二)护理

1.护理评估

(1)健康史:①患者有无开放性损伤,伤口是否处于缺氧环境;②伤口处理情况,如是否彻底清创或放置引流等。

(2)症状和体征:感染局部和全身情况。①伤口局部有无水泡或气泡溢出,皮下有无积气,是否触及捻发音。②患肢是否有剧痛、局部皮肤苍白,肢体肿胀程度与创伤所能引起的程度是否不成比例,且进行性加重等。③局部组织有无坏死、恶臭等征象。④有无烦躁不安、高热、脉速、呼吸急促、口唇皮肤苍白、大汗淋漓等全身症状。

(3)实验室检查:细菌学检查结果,了解是否检出革兰阳性杆菌,了解血常规和血生化检查结果,了解贫血状态及各脏器功能。

(4)辅助检查:X线检查软组织间有无积气。

(5)社会心理评估:患者的心理状态,了解家人及社会支持程度。

2.护理措施

(1)严密隔离:①严格消毒隔离,防止交叉感染。所有器械及敷料均需专用;使用后高压灭菌,污染敷料焚烧,患者的用品和排泄物均应严格消毒处理。②工作人员接触患者需穿隔离衣,所有检验标本均应做好隔离标记后再送检。

(2)加强伤口护理,控制感染:①伤口处及早彻底清创,敞开引流,用3%过氧化氢溶液冲洗,湿敷创面,经常更换敷料。②对接受高压氧治疗的患者,要注意观察氧疗后的伤口变化情况。③遵医嘱及时、准确应用合理有效的抗生素。

(3)缓解疼痛:注意分辨疼痛的性质,酌情止痛;对疼痛剧烈者,可按医嘱给予麻醉镇静剂或镇痛泵止痛。

(4)病情观察:对高热、烦躁、昏迷患者,应密切观察生命体征变化,警惕感染性休克的发生,如已发生感染性休克按休克处理。

(5)维持正常体温:高热者给予物理降温,必要时遵医嘱应用退热药物;出汗多者注意皮肤的护理。

(6)心理护理:①护士应保持镇静,给予患者安慰,减轻患者焦虑与恐惧情绪。②对于需截肢的患者应向患者及家属解释截肢的必要性,鼓励患者正确看待肢体残障,增强适应日常生活变化的信心。

3.健康指导

(1)加强宣教气性坏疽的发病原因和预防知识,指导患者认识正确处理伤口、及时就诊的重要性。

(2)指导截肢患者进行有效的患肢按摩及功能锻炼,促进患肢功能尽快恢复。

(3)指导患者进行残肢训练,适应义肢安装要求。

4.护理评价

经过治疗和护理,患者是否达到:①感染得到控制,生命体征平稳,体温正常。②疼痛减轻或缓解,肿胀消退。③创伤组织修复,皮肤恢复完整性。④能够接受和适应自身形象和肢体功能的改变。⑤情绪平稳,焦虑恐惧心理得到缓解。

(孙月君)

第三节　急腹症

一、概述

急腹症是一类以急性腹痛为主要表现,必须早期诊断和紧急处理的腹部疾病。特点为发病急、病情重、进展快、变化多,需予以足够重视。

二、护理

1.护理评估

(1)健康史和相关因素:评估腹痛的病因和诱发因素;腹痛的特点,发生时间、与饮食和活动的关系;加剧和缓解腹痛的相关因素;疼痛与活动和睡眠的关系;有无消化道或全身伴随症状;既往有无消化道溃疡、胆道和泌尿系统结石、心房颤动等病史及有无类似疼痛发作史;有无服药史、过敏史及腹部手术史。

(2)症状和体征:腹痛的部位,腹部形态,腹膜刺激的程度;评估患者肠鸣音亢进还是消失,肝浊音界是否缩小或消失;腹股沟区有无肿块,女性患者有无阴道出血和子宫颈剧痛。评估患者生命体征是否平稳;有无恶心、呕吐,呕吐物的颜色和性状;有无排便、排气或腹泻,粪便颜色及性状。有无寒战、高热;巩膜和皮肤有无黄染或皮肤苍白、湿冷。

(3)辅助检查:腹部 X 线、B 超、CT 和 MRI 的检查结果。

(4)实验室检查:血红蛋白、红细胞压积和血黏度是否正常,白细胞计数和中性粒细胞比例是否增高;尿常规检查有无异常;粪便检查是否显示潜血阳性或见白细胞;肝酶谱和胆红素水平有无升高;重要脏器功能的检查有无异常。

（5）社会心理评估:评估患者及其家属对疾病的认知,患者的心理反应。

2.护理措施

（1）术前护理:①非休克患者取半卧位,有助于减轻腹壁张力、减轻疼痛。休克患者取中凹卧位。②禁食,胃肠减压抽吸出胃内残存物,减少胃肠内的积气、积液,减少消化液和胃内容物漏入腹膜腔,从而减轻腹胀和腹痛。③密切观察生命体征变化,观察腹痛的部位、性质、程度和伴随症状。④酌情使用镇痛药,注意观察镇痛效果和不良反应。对诊断不明确的急腹症患者,不可随意应用镇痛药,以免掩盖病情,贻误诊断和治疗。⑤维持体液平衡,迅速建立静脉通路,根据医嘱正确、合理、及时输入晶体和胶体类液体,准确记录液体出入量,根据尿量调整输液量和速度。⑥加强心理护理,减轻焦虑和恐惧;介绍疾病的相关知识,使患者配合检查和治疗。

（2）术后护理:①术后取平卧位,生命体征稳定后给予半卧位;待病情稳定,应鼓励患者下床活动,预防肠粘连。②术后禁食,给予胃肠减压,胃肠功能恢复后,拔除胃管,根据病情给予适宜的饮食,从流质饮食逐步过渡到正常饮食。③密切观察生命体征变化,观察有无腹痛及出血情况。④维持体液平衡,进食期间静脉补充营养,准确记录24h液体出入量。⑤腹腔内置引流管时,需保持引流通畅,并观察引流物的量、颜色和性质。⑥遵医嘱合理、正确地使用抗菌药物。⑦加强基础护理,预防压疮、肺部和泌尿系统并发症的发生。⑧加强沟通,消除患者的不良情绪,争取家属和社会力量的支持,促进患者早日康复。

3.健康指导

（1）饮食指导:养成良好的饮食和卫生习惯,保持清洁和易消化的均衡膳食。

（2）识别和避免诱发因素:积极控制诱发急腹症的各类诱因,如有溃疡病者,应按医嘱定时服药;胆道疾病和慢性胰腺炎患者需适当控制油腻饮食;反复发生粘连性肠梗阻者应避免暴饮暴食及饱后剧烈运动;月经不正常者应及时就医。

（3）运动和锻炼:急腹症行手术治疗者,术后应早期活动,以预防粘连性肠梗阻。

4.护理评价

经过治疗和护理,评价患者是否达到:①腹痛缓解或无腹痛。②体液平衡。③营养状况改善并得到维持。④情绪稳定,能积极配合各项检查、治疗和护理。⑤并发症得到预防、及时发现和处理。

（张海宁）

第四节　急性化脓性腹膜炎

一、定义

是指腹腔脏层和壁层腹膜的炎症,可由细菌感染、化学性或物理性损伤等引起。按病因可分为细菌性和非细菌性两类;按临床过程可分为急性、亚急性和慢性三类;按发病机制可分为原发性和继发性两类;按累及范围可分为弥漫性和局限性两类。

二、术前护理

1.心理支持

做好患者及其家属的解释安慰工作,稳定患者情绪,减轻焦虑;介绍有关腹膜炎的疾病知识,使其认识疾病配合治疗和护理;帮助其勇敢面对疾病,尽快适应患者角色,增加战胜疾病的信心和勇气。

2.饮食

禁食,持续胃肠减压,吸出胃肠道内容物和气体,改善胃壁、肠壁血液循环和减少消化道内容物继续流入腹腔,以减轻腹胀和腹痛。

3.体位

无休克情况下,患者取半卧位,促使腹内渗出液流向盆腔,以减少毒素吸收和减轻中毒症状、利于引流和局限感染,同时避免腹胀所致的膈肌抬高,减轻腹胀对呼吸和循环的影响。休克患者取平卧位或头、躯干和下肢均抬高 20°。尽量减少搬动以减轻疼痛。

4.密切观察病情变化

定时监测体温、脉搏、血压和呼吸,密切观察生命体征动态变化,对于危重患者,尤其注意循环、呼吸及肾功能的监测和维护,观察腹部症状和体征的变化,尤其注意压痛、腹胀有无加剧,了解肠蠕动的恢复情况和有无腹腔脓肿如膈下或盆腔脓肿的表现,若发现异常,及时通知医师配合治疗和处理,给予镇静、止痛、给氧对症处理,减轻患者痛苦,但症状不明时禁用镇痛药。高热患者予物理降温。

5.给药护理

迅速建立静脉输液通道,遵医嘱补液,纠正水、电解质及酸碱失衡,安排好输液顺序,根据患者临床表现和补液的监测指标及时调整输液量、速度和种类,保持每小时尿量达 30mL 以上。合理应用抗生素,控制感染。必要时输血、血浆,维持有效循环血量。

三、术前健康指导

提供疾病护理知识,向患者说明非手术期间禁食、胃肠减压、半卧位的重要性,教会患者注意腹部症状和体征的变化。

四、术后护理

1.常规护理

按普外科术后一般护理指南。

2.观察病情变化

术后密切监测生命体征的变化,定时测量体温、血压、脉搏。对术后持续高热或 3d 后又高热的患者,及时报告医师;呼吸频率增快者,给予吸氧,半卧位;经常巡视患者,倾听主诉,注意腹部体征的变化,观察有无膈下或盆腔脓肿的表现;及时发现异常通知医师,配合处理。对危重患者尤应注意循环、呼吸、肾功能的监测和维护。注意呕吐情况,保持呼吸道通畅。

3.卧位与活动

患者手术毕回病房后,给予平卧位。全麻未清醒者头偏向一侧。全麻或硬膜外麻醉患者平卧 6h,血压、脉搏平稳后改半卧位,可减轻腹部张力,利于切口愈合。根据病情及时正确协助患者采取有效的半卧位:上半身抬高与床铺的水平面成 45°~60°,两膝屈曲并鼓励患者多翻身、多活动,预防肠粘连。

4.引流管护理

正确连接各引流装置,有多根腹腔引流管时,贴上标签标明各管位置,以免混淆。注意观察引流管周围皮肤有无红肿、破损,观察引流液是否外漏或渗出。观察腹腔引流情况,对负压引流者及时调整负压。妥善固定引流管,防止脱出或受压(防止患者变换体位时压迫引流管或牵拉而脱出,并减少牵拉引流管引起的疼痛);记录引流液的量、颜色、性状、残渣等,准确记录 24h 引流量,并注意引流液量和质的逐日变化;经常挤捏引流管,以防血块或脓痂堵塞,保持腹腔引流通畅,预防腹腔内残余感染,患者感到腹胀伴发热,应及时检查管腔有无阻塞或引流管脱落。更换引流袋(或瓶)及敷料时,应严格执行无菌操作,引流袋(或瓶)内保持无菌,每日更换 1 次无菌袋(或瓶),引流管远端接引流袋时,先消毒引流管口后再连接,以免引起逆行性感染。当引流液量减少、色清、患者体温及白细胞计数恢复正常,可考虑拔管。

5.切口护理

观察切口敷料是否干燥,有渗血、渗液时及时更换;观察切口愈合情况,及早发现切口感染的征象。

6.禁食、胃肠减压

术后继续禁食、胃肠减压(引流物堵塞时,可用注射器将堵塞物抽出,或使用温开水冲管)。胃肠减压管拔管前应先行拔管试验,如患者无明显腹胀或恶心、呕吐等不适时可拔管,肠蠕动恢复后,拔出胃管,逐步恢复经口饮食。

7.补液、给药和营养支持

根据医嘱,合理补充水、电解质和维生素,必要时输注新鲜血、血浆,维持水、电解质、酸碱平衡;给予肠内、外营养支持,促进内稳态合成代谢,提高防御能力。术后继续应用有效抗生素,进一步控制腹腔内感染。

8.基础护理

保持床单位整洁,皮肤及毛发、指甲清洁、干燥。禁食期间做好口腔护理,每日 3 次;留置导尿患者消毒尿道口每日 2 次。

9.预防肺部并发症

注意保暖,给患者做治疗或护理时只暴露必要部位,在病情许可情况下,嘱患者做深呼吸每日 2 次,每次 5~10min。给患者拍背帮助咳嗽,或做雾化吸入,使排痰通畅、肺部气体交换良好。

10.心理护理

术后多数患者怕疼不敢活动,怕影响切口愈合拒绝半卧位,应耐心细致地劝说,使其认识到半卧位的必要性,消除不必要的顾虑和恐惧,增强患者的信赖感和安全感,以取得合作。

五、术后健康指导

（1）饮食指导。讲解术后恢复饮食的知识，鼓励其循序渐进，少食多餐，进食富含蛋白质、热量和维生素的食物，促进手术创伤的修复和切口愈合。

（2）解释术后早期活动的重要性，鼓励患者卧床期间进行床上活动，体力恢复后尽早下床走动，促进肠功能恢复，防止术后肠粘连。

（3）做好出院患者的健康指导，术后定期门诊随访。

（张海宁）

第五节 胆囊结石

一、定义

胆囊结石为发生在胆囊内的结石，主要为胆固醇结石和以胆固醇为主的混合性结石，常与急性胆囊炎并存，其主要表现为右上腹疼痛，成年人多见。单纯胆囊结石约 30% 患者终身无症状，有的仅有轻微的消化道症状，当结石嵌顿于胆囊颈部时则出现胆绞痛、墨菲征阳性、右上腹局部压痛和肌紧张。

二、术前护理

1.饮食护理
指导患者选用低脂、高蛋白饮食，适当增加纤维素的含量，少食多餐。

2.病情观察
对于胆囊结石伴胆囊炎急性发作的患者，观察其体温、脉搏、呼吸、血压，观察腹痛的部位、性质及程度；评价镇痛的效果，行胃肠减压者注意观察胃液的颜色、性质和量；注意患者皮肤有无黄染，粪便颜色变化，以判断有无黄疸发生，进而确定有无胆道梗阻。及时发现有无感染性休克征兆。

三、术前健康指导

（1）术前禁食胆固醇含量较高的食物（如肥肉、动物内脏、蛋黄等），以及产气食物（如牛奶、豆制品等）。术前常规禁食 10～12h，禁水 4～6h。

（2）术前戒烟，指导患者深呼吸及有效咳嗽，痰液黏稠者给予雾化吸入。

（3）术晨嘱患者更换病员服，取下活动义齿、眼镜、贵重物品交与家属保管。

四、术后护理

1.病情观察

密切监测生命体征变化,观察有无上呼吸道感染及术后切口感染。

2.术后卧位及呼吸道护理

全麻未完全清醒患者应去枕平卧位,头偏向一侧。禁食、禁水,术后 6h 可鼓励患者轻声咳嗽和多做深呼吸运动,定时协助翻身、叩背,鼓励有效咳嗽时按压切口,避免腹壁震动引起切口疼痛,痰液难以咳出可给予雾化吸入,每日 2 次。

3.引流管的护理

保持腹腔引流管通畅,注意观察并记录引流液的颜色、性状和量。妥善固定,防扭曲,防脱落。

4.饮食护理

禁食期间给予口腔护理每日 3 次,术后第 1 天可试进食少许温开水,如无腹胀或肛门已排气,则可进食少许低脂流质饮食(如米汤、果汁等),逐渐向普食过渡,以高蛋白、高热量、高维生素、低脂肪为主,适当增加纤维素的含量。

5.活动指导

应尽早下床活动,以避免下肢静脉血栓形成。

五、术后健康指导

(1)帮助患者了解急性胆囊炎及胆囊结石的知识,给予患者心理支持和生活照顾。

(2)术后给予患者低脂、低胆固醇、清淡饮食;选用含植物纤维高及有降低胆固醇作用的食物,如绿叶蔬菜、萝卜、豆类、水果、粗粮、香菇、木耳等。

(3)术后 1 个月内避免剧烈活动、重体力劳动。适当体育锻炼,提高机体抵抗力。

(4)加强自我护理能力,保持局部伤口清洁、干燥,定期进行超声检查,如出现腹痛、黄疸、发热等症状应立即复诊。

(邓燕萍)

第六节　气管及支气管异物

一、定义

气管及支气管异物是耳鼻喉科常见危重疾病之一,有内源性及外源性两类。前者为呼吸道内的假膜、干痂、血凝块等堵塞,后者为外界物质误入气管、支气管内所致。通常所指的气管、支气管异物属于外源性异物,是常见急症之一,多发生于 5 岁以下儿童,偶见于成年人。

二、护理

(1)密切观察患者的呼吸情况,使其安静,如果患者为儿童,应避免哭闹不安而引起的异物移位并且增加耗氧量。准备好氧气、负压吸引、气管切开包等急救物品,完善术前准备,与手术室联系,做好支气管镜检查的准备。

(2)如呼吸困难骤然加重,应立即给予吸氧,并告知医师,及时采取必要的治疗措施,但忌用吗啡、哌替啶等抑制呼吸的药物。

(3)注意观察有无呼吸道感染的早期征象,如体温升高、咳嗽、多痰等均提示有感染存在,应与医师联系,以便及时处理。

(4)对于已确定将实施气管镜检查的患者,护理人员应积极配合医师做好各项术前准备工作(包括禁饮及术前用药等)。并应详细向患者及家属介绍手术的过程、必要性,术中和术后可能发生的各种并发症,配合治疗及护理的注意事项等,取得同意手术的承诺,并签署手术同意书。

(5)对于婴幼儿患者,实施支气管镜检查并取出异物,有时术后会发生喉水肿,引起呼吸困难。因此,术后应遵医嘱及时给予吸氧、抗生素和激素治疗,以防窒息、感染和喉水肿的发生。应特别注意呼吸形态,如有严重的呼吸困难发生,经药物治疗和吸氧等仍无缓解,并呈进行性加重时,应及时告知医师,予以处理,必要时需施行气管切开术。

(6)全麻术后,及时吸净患者口腔内及呼吸道分泌物;麻醉尚未清醒前,头偏向一侧,防止误吸分泌物。

(7)进行卫生宣教,向患者及家属讲解防止气管、支气管异物发生的保健知识,如婴幼儿避免进食花生、瓜子、豆类等带硬壳的食物,小儿进食时不可嬉笑、哭闹、追逐,纠正小儿口中含物的不良习惯,以免异物误吸呼吸道。帮助患者家属正确认识呼吸道异物的危险性及预后。

(邓燕萍)

第七节　气管切开术

一、定义

是一种切开颈段气管前壁并插入气管套管,使患者直接经套管呼吸的急救手术。

二、术前护理

1.物品准备
备好手术器械包、吸引器、合适的气管套管、麻醉用物及抢救用物与药物。

2.给予充分吸氧

缓解缺氧状况。

3.心理护理

呼吸困难患者情绪常较紧张、烦躁不安,应做好解释工作,安慰患者,解除恐惧心理,以便配合手术。

4.病情观察

术前及术中均应密切观察患者呼吸、血压、脉搏、意识及全身情况,做好人工呼吸及其他抢救准备,严防发生窒息。

5.备皮、剃须

若紧急情况下例外。

6.体位

应配合医师迅速摆好手术体位,常规体位为仰卧头后伸位,肩下垫一小枕。若垫肩后呼吸困难加重,则可待切开皮肤,分离颈前组织后再垫肩。

三、术前健康指导

(1)给予新鲜蔬菜、瘦肉、菜汤、鱼汤等饮食,以保证充分的营养。术前禁食10h,禁饮4h。

(2)手术前晚放松心情,保证充分的睡眠。

(3)向患者讲解漱口液的使用方法及目的。

(4)术后患者会出现不同程度的语言交流障碍,请家属为患者准备好纸和笔,并与患者协商建立一种特殊的肢体语言交流方式。

(5)贵重物品交与家属保管,义齿应取下。

(6)术晨穿好病员服,在病房等待手术。

四、术后护理

1.体位与饮食

早期取平卧位,头部稍低,以利于呼吸道分泌物引流,恢复期取半卧位,予以流质或半流质饮食,进食时需防止食物误吸,应指导患者进食时取坐位或半坐卧位,头稍前倾,吞咽时做深呼气,然后屏气将食物吞下,必要时予以鼻饲。

2.专人护理

昏迷、麻醉未清醒、烦躁不安、病情稳定者及儿童等应专人护理,适当约束,防止抓脱气管套管,其他患者应加强巡视,并备好急救器械,如吸痰器及吸痰用物、立灯、剪刀、止血钳等。

3.病情观察

严密观察伤口有无渗血渗液,颈部皮下有无气肿及呼吸、血压、脉搏的变化,及时发现异常给予迅速处理。

4.保持气管套管的通畅

保持气管套管的通畅是术后护理的关键。气管切开后,必须保持气管套管通畅和清洁。有分泌物咳出时,应立即用纱布擦净;痰液黏稠或因疼痛不易咳出者,应及时用吸痰器吸出,内导管应按时清洁与消毒,一般6h清洗、煮沸消毒1次,如分泌物较多,应增加次数。取出内导管的方法是左手按住外套管套,右手转开管上开关取出,防止气管套管全部取出。

5.气管套管阻塞或脱出时的处理

气管切开后,呼吸应通畅无阻,若患者再次出现呼吸困难,应考虑以下3种情况所致,应及时处理。

(1)内导管阻塞:迅速拔出内导管,清洁消毒后再放入,呼吸即可改善。

(2)外导管阻塞:滴入抗生素药物,吸出管内深处的痰液,必要时换管。

(3)外套管脱出:立即将原气管套管插入气管内,并经常检查系带松紧度和牢固性,防止脱管,带子松紧度以能容纳一指为度。严防因脱管致窒息。

6.保持下呼吸道通畅

保持室内温度和湿度,温度宜22℃左右,相对湿度宜70%左右,以利于痰液的咳出。用雾化吸入疗法和定时通过气管套管滴入湿化液,以利于痰液的排出,防止套管内结痂阻塞,并能防止感染。

7.防止感染

气管切开后,由于痰液的污染,伤口容易感染,应每天换药一次,更换气管垫2次,污染时随时更换,鼓励患者咳嗽排痰,及时清除分泌物,保持伤口清洁,减少伤口及肺部感染的机会。

8.心理护理和生活护理

气管切开后,患者暂时失去讲话能力,病情变化或有需要时也不能表达,患者易产生烦躁、焦虑不安情绪,应耐心做好解释安慰,细心观察病情及询问患者的要求,协助患者做好日常生活护理,清醒的患者备好纸笔,以方便患者进行沟通,鼓励患者使用手势及体态语言表达要求。

9.带气囊气管套管的护理

应每小时放气5min,以防止气管黏膜的压迫坏死,放气前应吸出下咽部痰液,放气后嘱患者做咳嗽动作,防止误吸。

10.拔管护理

若喉阻塞或其他危险解除,可考虑拔管,拔管前应试堵管24～48h,如堵管后患者活动、睡眠时呼吸通畅平稳,可在次日早晨拔除气管导管,伤口应用蝶形胶布拉拢固定,数日后多可自愈。拔管时及拔管后1～2d应密切观察呼吸情况,嘱患者不要远离病区,便于观察及出现异常时及时处理。

11.带管出院患者的护理

应指导患者及家属学会气管套管的取出、清洁、消毒和放入内气管套管的方法;气管垫的更换方法及脱管、堵塞内管时的紧急处理方法,指导制作小口罩的方法及教育患者勿游泳,洗澡时水勿对着气管套口,严防异物进入气管套管内,勿到人多及空气污浊的地方等。

(丛亮波)

第八节　下肢静脉曲张

一、定义

下肢静脉曲张是指单纯涉及隐静脉和浅静脉伸长、纡曲而呈曲张状态,多发生于从事持久站立工作、体力活动强度高,或久坐少动者。

二、术前护理

1.心理护理

向患者解释造成下肢静脉曲张的原因和诱发因素、手术治疗的必要性,了解患者所存在的顾虑,尽可能地予以解除,使患者能安心配合治疗,对医护人员的措施有相当的信任。

2.病情观察

应警惕曲张静脉破裂出血,大多发生在足靴区及踝部,一旦发生,立即抬高患肢和局部加压包扎,必要时缝扎止血。

3.卧位和活动指导

卧床时抬高患肢 20°～30°,以利于静脉回流;行走时应使用弹性绷带或穿弹力袜;维持良好姿势。

4.皮肤护理

(1)下肢静脉曲张严重时可造成皮肤溃疡,应坚持每日换药和 50% 硫酸镁湿敷创面。

(2)下肢皮肤薄弱处应加以保护,以免破损。可抬高患肢,在薄弱处用棉垫包裹,避免创伤。避免长时间压迫局部皮肤。

5.饮食护理

鼓励患者多食水果、新鲜蔬菜等富含纤维素的食物,以保持大便通畅,防止便秘;肥胖者应控制高热量食物,应有计划减轻体重,以减轻下肢静脉压力;女性患者尽量避免服用避孕药;禁烟、酒。

三、术前健康教育

(1)向患者解释造成下肢静脉曲张的原因及诱发因素、危险因素、手术治疗的必要性,了解患者所存在的顾虑,尽可能地予以解除,使患者能安心配合治疗,对医护人员的措施有相当的信任。

(2)指导患者穿脱弹力袜,最佳时间是在早上下床前,或在穿弹力袜前将腿抬高 5～10min 后穿上,一直到夜间上床后再脱掉。穿袜必须保证腿部皮肤的干燥(必要时可使用爽身粉),使用橡胶手套能增加手部与弹力袜间的摩擦力,从而使穿脱更加方便。

(3)生活中应保持良好姿势,勿长时间站立、坐位或双膝交叉。

(4)饮食方面切实遵循饮食治疗原则和计划,安排好营养食谱。

四、术后护理

1.病情观察

(1)观察生命体征:每小时测量血压、脉搏 1 次,连续测量 6 次,直至平稳。如脉搏加快或血压下降,则考虑有出血可能,应及时观察伤口,采取必要措施。

(2)观察手术切口:如切口和皮下渗血情况,以及切口周围有无感染征象。

(3)观察血液循环情况:弹力绷带包扎后应注意观察末梢循环,以能扪及足背动脉搏动和保持足部正常皮肤温度为宜,如有异常立即报告医师。

2.卧位与活动指导

卧床时,患肢抬高 20°～30°,以利于静脉回流。卧床期间鼓励患者行足背伸屈活动。术后 24～48h 可下床活动,但需穿弹力袜或用弹力绷带,避免过久站立,下肢过早负重。避免静坐或静立不动。

3.引流管的护理

若患者腿部置有引流管,应妥善固定引流管,接负压引流器,每日严格按照无菌原则更换引流器 1 次,并记录引流液的量、性状和颜色。应保持引流器在切口平面以下,以免引流液逆行,引起感染。经常从近端向远端挤压引流管,防止血块或脓液堵塞引流管,防止引流管的折叠,以保持引流通畅。当引流液量逐渐减少、颜色逐渐变淡,可考虑拔管。

4.切口护理

(1)观察切口有无出血,保持敷料清洁、干燥,并观察切口愈合情况。一般 7d 拆线,营养不良者如糖尿病患者或老年患者可根据伤口愈合情况延长拆线时间。

(2)防止切口感染。

1)术后即应用抗生素,防止切口感染。

2)保持敷料清洁、干燥,避免污染。

3)若敷料污染或脱落,应及时更换。

5.疼痛护理

(1)可进行心理疏导,说明术后疼痛的原因,鼓励患者说出疼痛的感觉。和患者交谈,转移其注意力,或播放轻音乐以缓和患者紧张的情绪等。

(2)必要时可遵医嘱使用止痛药物,如曲马多、布桂嗪等,或由麻醉医师安置镇痛泵,提供持续或间断的镇痛作用。

6.饮食护理

麻醉效应过后即可进食营养丰富、无刺激、易消化普食。

7.基础护理

术后禁食期间,给予口腔护理,每日 3 次。如留置尿管,会阴擦洗,每日 2 次。

五、术后健康教育

(1)告知患者维持弹力绷带包扎约 2 周。出院后仍需穿弹力袜或用弹力绷带 1～2 个月，晚上睡觉时将患肢抬高 20°～30°。

(2)指导患者平时应注意体位，勿长时间站立、坐位或双膝交叉，以防静脉回流障碍时发生足背、足趾水肿和细动脉闭塞。

(3)告知患者术后 6 个月至 1 年内可能有下肢酸痛或麻木感。

(4)鼓励患者坚持适量运动，如走路、游泳、脚踏车等较缓和的运动。

(5)保持大便通畅，避免肥胖，合理制定营养食谱。

(6)告知患者吸烟会使血压升高及动、静脉受损，鼓励患者戒烟，特别是家属要协助患者戒烟。

(丛亮波)

第七章 妇产科常见疾病护理

第一节 女性生殖系统解剖与生理

一、女性生殖系统解剖

女性生殖系统包括内、外生殖器官及其相关组织,因骨盆及邻近器官与其关系密切,故一并讲述。

(一)骨盆与骨盆底

骨盆是胎儿经阴道娩出时必经的骨性产道,其大小、形状及其与胎儿的比例直接影响胎位与产力,关系到分娩能否顺利进行。

1.骨盆

(1)骨盆的组成。

1)骨盆的骨骼:骨盆由骶骨、尾骨及左右髋骨组成。骶骨一般由5～6块骶椎合成;尾骨由4～5块尾椎合成;髋骨由髂骨、坐骨及耻骨组成,成年后三者融合在一起,界限不明显。

2)骨盆的关节及韧带:骶骨与髂骨相接处为骶髂关节;骶骨与尾骨连接处为骶尾关节;两侧耻骨中间为耻骨联合。在骶、尾骨与坐骨结节之间有骶结节韧带,骶、尾骨与坐骨棘之间有骶棘韧带,骶棘韧带即坐骨切迹宽度,是判断中骨盆是否狭窄的重要指标。妊娠期受激素影响,韧带较松弛,各关节的活动性也稍有增加,骶尾关节妊娠期活动度较大,尾骨可向后活动约2cm,使骨盆出口前后径增大。此关节如不活动,且尾骨又向内弯曲,则会影响胎儿娩出。

(2)骨盆的分界:以耻骨联合上缘、髂耻缘及骶岬上缘为界,将骨盆分为假骨盆和真骨盆。假骨盆在分娩过程中虽无实际意义,但其径线与真骨盆的相应径线大小有一定的比例关系。真骨盆与分娩关系密切,上部为骨盆入口,下部为骨盆出口,两者之间为骨盆腔,其前壁为耻骨联合及其两侧耻骨降支,后壁为骶骨和尾骨。耻骨联合全长约4.2cm,骶骨全长平均为11.8cm,高平均为9.8cm,故骨盆腔呈前短后长的弯圆柱形。

(3)骨盆的类型:现国际上仍沿用1933年Caldwell-Moloy分类法,即将骨盆分为4种基本类型:女型、男型、扁平型、类人猿型。

1)女型骨盆:最常见,骨盆入口为圆形或横椭圆形,横径较前后径略长,骨盆腔宽阔;坐骨棘间径≥10cm,耻骨弓较宽,骨盆出口不狭窄。为女性正常骨盆,占52%～58.9%,最适宜分娩。

2)男型骨盆:入口略呈三角形,骶骨前表面较直,两侧壁内聚,坐骨棘突出,坐骨切迹窄。出口后矢状径亦缩短,耻骨弓呈锐角。整个盆腔呈漏斗形,又称漏斗状骨盆,占1%～3.7%。此种类型骨盆阴道分娩会遇到困难,一般不宜试产。

3)扁平型骨盆:占23.2%～29%。入口前后径短,横径相对较长,呈横扁椭圆形。坐骨切迹较窄,骶骨变直后翘,骶骨短而骨盆浅。胎头常呈不均倾式嵌入骨盆入口,易发生前或后不均倾位。

4)类人猿型骨盆:占14.29%～18%。骨盆入口呈卵圆形,各平面前后径长,横径短。坐骨切迹较宽,两侧壁内聚,坐骨棘突出,耻骨弓较窄,骶骨向后倾斜,故骨盆前部较窄而后部较宽。骶骨常有6节,且较直,故骨盆腔较深,因前后径长而横径短,易发生胎头高直位或持续性枕后位。

上述4种骨盆,为典型的基本类型,而临床上遇到的多为各种类型的混合。

2.骨盆底

骨盆底是封闭骨盆出口的软组织,由多层肌肉及筋膜所组成,以承载和支持盆腔内的器官。盆底前方为耻骨联合,后方为尾骨尖,两侧为耻骨降支、坐骨升支及坐骨结节。坐骨结节前缘的连线将骨盆底分为前、后两部:前部为尿生殖三角,又称尿生殖区,有尿道和阴道通过;后部为肛门三角,又称肛区,有直肠穿过。分娩时,骨盆底可向前伸展,成为软产道的一部分,与子宫收缩有机地相协调,使胎先露在产道内旋转及下降。若分娩时受损伤,则可因松弛而影响盆腔器官的位置和功能。骨盆底从外向内分为3层。

(1)外层:由会阴浅筋膜及其深面的三对肌肉和一对括约肌组成,包括球海绵体肌、坐骨海绵体肌、会阴浅横肌和肛门外括约肌。这层肌肉的肌腱会合于阴道外口和肛门之间,形成中心腱。

(2)中层:泌尿生殖膈,由两层筋膜和其间的一对会阴深横肌及尿道括约肌组成。

(3)内层:即盆膈,由肛提肌及其内、外筋膜所组成,其间有尿道、阴道及直肠贯穿,每侧肛提肌由内至外由三部分组成。

1)耻骨尾骨肌:位于最内侧,是肛提肌的主要组成部分,肌纤维从耻骨降支内面及覆盖闭孔内肌膜构成的腱弓前部分开始,沿阴道、直肠向后终止于骶骨下部及尾骨,其中有小部分肌纤维止于阴道和直肠周围,分娩时容易裂伤,导致膀胱及直肠膨出。

2)髂尾肌:在中间,形成肛提肌大部分,从闭孔内肌上的白线后部起,向中间及向后走行,与对侧肌纤维会合于直肠,部分肌束跨过耻尾肌而加强阴道直肠隔。

3)坐尾肌:在外侧后方,自两侧坐骨棘开始止于尾骨与骶骨。

会阴,广义的会阴是指封闭骨盆出口的所有软组织,狭义的会阴是指阴道口与肛门之间的软组织,由外向内逐渐变狭窄,呈楔形,为盆底承受压力最大的部分。表面为皮肤及皮下脂肪,内层为会阴中心腱,又称会阴体。会阴体长3～4cm,如在第二产程伸展超过6cm,则为会阴体过长,可影响胎儿头娩出,是会阴切开指征。

(二)女性生殖器官

1.外生殖器

是生殖器官的外露部分,位于两股内侧之间,前面为耻骨联合,后面以会阴为界。

(1)阴阜:即耻骨联合前面隆起的脂肪垫。自青春期开始有阴毛生长,呈尖端向下的三角形分布,为第二性征之一。

(2)大阴唇:起自阴阜,向下、向后止于会阴的一对隆起的皮肤皱襞。外侧面为皮肤,真皮层内有皮脂腺和汗腺,青春期长出阴毛。大阴唇皮下组织松弛,含有丰富的静脉、神经及淋巴管,受外伤易形成血肿。

(3)小阴唇:位于大阴唇内侧的一对薄皱襞,表面湿润、微红,表面为复层鳞状上皮,富含皮脂腺,汗腺极少,无阴毛。神经末梢丰富,非常敏感。

(4)阴蒂:位于两侧小阴唇顶端的联合处,具有勃起性。分阴蒂头、阴蒂体及两个阴蒂脚三部分。仅阴蒂头露于外阴,神经末梢丰富。

(5)阴道前庭:为两侧小阴唇之间的区域,前为阴蒂,后为阴唇系带。前有尿道外口,后有阴道口。阴道口与阴唇系带之间有一浅窝,称为舟状窝,经产妇受分娩影响,此窝消失。

1)尿道口:位于阴蒂下方。尿道口两侧后方有尿道旁腺(斯基思腺),其分泌物有润滑尿道口作用,亦常为细菌潜伏处。

2)阴道口和处女膜:位于尿道口后方。阴道口呈圆形或新月形,较小,可通指尖,覆盖阴道口的一层有孔薄膜,称为处女膜。处女膜多在初次性交时破裂,受分娩影响产后仅留有处女膜痕。

3)前庭球:又称球海绵体,位于前庭两侧,由具有勃起性的静脉丛组成,表面覆有球海绵体肌。

4)前庭大腺:又称巴多林腺。位于大阴唇后部,为球海绵体肌覆盖,如黄豆大小,左右各一,腺管细长,开口于前庭后方小阴唇与处女膜之间的沟内。在性兴奋时腺体分泌黏液样液体,起润滑作用。正常情况下不能触及此腺。若腺管口闭塞,可形成囊肿或脓肿。

2.内生殖器

女性内生殖器包括阴道、子宫、输卵管及卵巢,后两者称为子宫附件。

(1)阴道:阴道为性交器官及月经血排出和胎儿娩出的通道。位于真骨盆下部中央,呈上宽下窄的管道,前壁长 7～9cm,与膀胱和尿道相邻,后壁长 10～12cm,与直肠贴近。上端包绕宫颈,下端开口于阴道前庭后部。环绕宫颈周围的部分称为阴道穹窿,分为前、后、左、右 4 部分,其中,后穹窿最深,与子宫直肠陷凹紧密相邻,为盆腔最低部位,临床上可经此处穿刺或引流。

阴道壁有许多横行皱襞,伸缩性较大。黏膜为复层鳞状上皮,无腺体,受性激素影响而有周期性变化。阴道壁富于静脉丛,受创伤后易出血或形成血肿。幼女或绝经后黏膜变薄,皱襞减少,伸缩性变差,局部抵抗力变差,容易受创伤和感染。肌层由外纵及内环形的两层平滑肌构成,肌层外覆纤维组织膜,含多量弹力纤维及少量平滑肌纤维。

(2)子宫:成人子宫呈前后略扁的倒梨形,为空腔器官,青春期后产生月经,性交后是精子到达输卵管的通道,妊娠后是胚胎生长发育的部位,分娩时子宫收缩将胎儿及其附属物排出。

1)形态:子宫长7～8cm,宽4～5cm,厚2～3cm,重50～60g,宫腔容量约5mL。子宫分为宫体及宫颈两部分,宫体与宫颈的比例因年龄而异,婴儿期1:2,青春期1:1,生育期2:1,老年期1:1。宫体上端为宫底部,两侧为宫角,与输卵管相通。子宫下部较窄呈圆柱状,称为宫颈。宫体与宫颈相连部分,称为子宫峡部,在非孕期长约1cm,其上端为解剖学内口,下端为组织学内口。子宫颈外口在坐骨棘水平稍上方处。未生育过的子宫颈外口为圆形,分娩后呈扁圆形。

2)组织结构:子宫体由3层构成,外层为浆膜层,中间为肌层,内层为子宫内膜层。子宫的浆膜层即脏层腹膜,覆盖除子宫颈阴道部外的子宫表面,向前覆盖膀胱,向后覆盖直肠,向两侧形成阔韧带。肌层主要由平滑肌组成,又可分为三层,内层环形,外层纵形,中间交错,肌层中含有较多血管。肌层的这种特殊排列对增强子宫的坚韧性和收缩力具有重要作用,有利于分娩时的子宫收缩及月经、流产与产后的子宫缩复止血。子宫内膜层分基底层和功能层,功能层脱落而基底层保留,新生内膜由此而生长。

子宫颈主要由结缔组织构成,也含有平滑肌纤维、多数血管及弹力纤维。子宫颈管内覆有高柱状上皮的黏膜,子宫颈的阴道部分为复层鳞状上皮覆盖。在正常情况下,子宫颈的柱状上皮与鳞状上皮在子宫颈外口交界,称为鳞柱上皮分界处,是宫颈癌的好发部位。正常子宫颈的肌纤维约占10%,如果此比率增加过大,可致子宫颈功能不全。

正常子宫略呈前倾前屈位,子宫与膀胱之间为膀胱子宫陷凹,与直肠之间为子宫直肠陷凹。子宫颈和阴道上部与膀胱疏松相连,由膀胱宫颈筋膜(韧带)悬吊。子宫两侧峡部为子宫动静脉进入及其分支处,而输尿管的终末段,亦在附近经过而进入膀胱。

3)子宫韧带:子宫韧带主要由结缔组织增厚而形成,有的含平滑肌,维持子宫于正常位置。共有4对。①阔韧带:由前后两叶腹膜及其间的结缔组织构成,起自子宫侧浆膜层,止于两侧盆壁;上缘游离,下端与盆底腹膜相连。阔韧带内2/3包绕部分输卵管,形成输卵管系膜;外1/3包绕卵巢血管,形成骨盆漏斗韧带,又称卵巢悬韧带。卵巢与阔韧带后叶相接处,称为卵巢系膜。在宫体两侧的阔韧带内有丰富的血管、神经、淋巴管及大量疏松结缔组织,称为宫旁组织。子宫动静脉及输尿管均从阔韧带下部穿过。②圆韧带:长12～14cm,呈圆索状。起自双侧子宫角的前面,穿行于阔韧带与腹股沟内,止于大阴唇前端。由结缔组织与平滑肌组成,可维持子宫底在前倾位置。③主韧带:在阔韧带下部,横行于宫颈两侧和骨盆侧壁之间,又称宫颈横韧带。由结缔组织及少量肌纤维组成,与宫颈紧密相连,起固定宫颈的作用。④宫骶韧带:从宫颈后面上部两侧起(相当于子宫峡部水平),绕过直肠达第2～第3骶椎前面的筋膜。由结缔组织及平滑肌纤维构成,外有腹膜遮盖。短厚坚韧,牵引宫颈向后、向上,维持子宫于前倾位置。

(3)输卵管:为卵子与精子结合的场所及运送受精卵的管道。输卵管全长8～14cm,为一对细长弯曲的管道,由内向外分为4部分。①间质部:为通向子宫壁内的部分,短而腔窄。②峡部:在间质部外侧,管腔较窄。③壶腹部:峡部之外,管腔较宽大,是精子和卵子结合形成受精卵的部位。④伞部:为最外侧部分,游离、开口于腹腔,管口有许多须状组织,呈伞状,故名伞部,有"拾卵"的作用。

输卵管壁由浆膜层、肌层及黏膜层组成。浆膜层为阔韧带上缘腹膜延伸包绕输卵管而成;

肌层为平滑肌,它有节奏地收缩可引起输卵管由远端向近端的蠕动;黏膜层由单层高柱状上皮组成。黏膜上皮中的纤毛细胞的摆动有利于受精卵向宫腔的运送。输卵管肌肉的收缩和黏膜上皮细胞的形态、分泌及纤毛摆动均受卵巢激素的影响,呈周期性变化。

(4)卵巢:是产生与排出卵子,并分泌甾体激素的性器官。卵巢位于输卵管的后下方,以卵巢系膜连接于阔韧带后叶的部位,称为卵巢门,卵巢血管与神经由此出入卵巢。卵巢的内侧以卵巢固有韧带与子宫相连,外侧以骨盆漏斗韧带与盆壁相连。青春期前,卵巢表面光滑;生育年龄妇女卵巢约 4cm×3cm×1cm 大小,重 5~6g,表面凹凸不平,灰白色,呈扁椭圆形;绝经后卵巢萎缩,变小变硬。

卵巢表面无腹膜覆盖,表层为单层立方上皮即生发上皮,其下为卵巢白膜。白膜下的卵巢组织,分外层的皮质与内层的髓质两部分。皮质中含有数以万计的始基卵泡和发育程度不同的囊状卵泡;髓质中无卵泡,并且含有疏松的结缔组织与丰富的血管与神经。

(三)血管、神经与淋巴

1.动脉

(1)卵巢动脉:自腹主动脉分出,在腹膜后沿腰大肌前下行至盆腔,跨过输尿管与髂总动脉下段,经骨盆漏斗韧带向内横行,再经卵巢系膜进入卵巢内。进入卵巢门前分出若干分支供应输卵管,其末梢在宫角附近与子宫动脉上行的卵巢支相吻合。

(2)子宫动脉:为髂内动脉前干的分支,在腹膜后沿骨盆侧壁向下向前走行,穿越阔韧带基底部、宫旁组织到达子宫外侧,距子宫峡部水平约 2cm 处横跨输尿管至子宫侧缘。此后分为上、下两支:上支称为宫体支,沿子宫侧迂曲上行,至宫角处又分为宫底支、卵巢支及输卵管支,分别供应与之相对应的器官;下支称宫颈-阴道支,分布于宫颈及阴道上段。

(3)阴道动脉:为髂内动脉前干的分支,有许多分支分布于阴道中下段前后壁及膀胱顶、膀胱颈。阴道动脉与子宫动脉阴道支和阴部内动脉分支相吻合,因此,阴道上段由子宫动脉的宫颈-阴道支供血,中段由阴道动脉供血,而下段主要由阴部内动脉和痔中动脉供血。

(4)阴部内动脉:为髂内动脉前干的终支,经梨状肌下孔穿出骨盆腔,绕过坐骨棘背面,再经坐骨小孔到达会阴及肛门,分为 4 支:①痔下动脉,供应直肠下段及肛门部。②会阴动脉,分布于会阴浅部。③阴唇动脉,分布于大、小阴唇。④阴蒂动脉,分布于阴蒂及前庭球。

2.静脉

静脉与同名动脉伴行,并在相应的器官及其周围形成静脉丛,互相吻合,故盆腔静脉感染易蔓延。卵巢静脉出卵巢门后形成静脉丛,与卵巢动脉伴行,右侧汇入下腔静脉,左侧汇入左肾静脉,故左侧盆腔静脉曲张较多见。

3.神经

(1)外生殖器的神经支配:外阴部主要由阴部神经支配,由骶丛分支及第Ⅱ、第Ⅲ、第Ⅳ骶神经的分支组成。阴部神经含感觉和运动神经纤维,分为 3 支:会阴神经、阴蒂背神经及肛门神经(又称痔下神经),分布于会阴、阴唇、阴蒂及肛门周围。

(2)内生殖器的神经支配:主要由交感神经与副交感神经所支配。交感神经纤维由腹主动脉前神经丛分出,下行入盆腔分为两部分:①卵巢神经丛:分布于卵巢和输卵管。②骶前神经丛:大部分在宫颈旁形成骨盆神经丛,分布于宫体、宫颈与膀胱上部等。骨盆神经丛中有来自第Ⅱ、第Ⅲ、第Ⅳ骶神经的副交感神经纤维,并含有向心传导的感觉神经纤维。但子宫平滑肌有其自律活动,完全切除其神经后,它仍能有节律收缩,并能完成分娩活动。

4.淋巴

女性内外生殖器官具有丰富的淋巴系统,主要分为外生殖器淋巴与盆腔淋巴两组。

(1)外生殖器淋巴。

1)腹股沟浅淋巴结:又分上、下两组,上组沿腹股沟韧带排列,收纳外生殖器、会阴、阴道下段及肛门部的淋巴液;下组位于大隐静脉末端周围,收纳会阴及下肢的淋巴液。汇集的淋巴液大部分注入腹股沟深淋巴结,小部分注入髂外淋巴结。

2)腹股沟深淋巴结:位于腹股沟管内、股静脉内侧,收纳阴蒂、股静脉区及腹股沟浅淋巴液,汇入闭孔、髂内等淋巴结。

(2)盆腔淋巴分为3组:①髂淋巴组由髂内、髂外及髂总淋巴结组成。②骶前淋巴结。③腰淋巴结。

阴道下段淋巴主要引流入腹股沟淋巴结。阴道上段淋巴引流基本与宫颈引流相同,大部分汇入闭孔淋巴结与髂内淋巴结;小部分汇入髂外淋巴结,并经宫骶韧带入骶前淋巴结。宫体、宫底淋巴与输卵管、卵巢淋巴液均汇入腰淋巴结。宫体两侧淋巴沿圆韧带汇入腹股沟浅淋巴结。当内、外生殖器官发生感染或出现恶性肿瘤时,往往沿该部分回流的淋巴管转移,导致相应的淋巴结肿大。

(四)邻近器官

1.尿道

女性尿道短而直,长3~4cm,位于阴道前方,与阴道前壁的下1/3相贴,开口于阴道前庭前半部,尿道内括约肌为不随意肌,外括约肌则为随意肌,与会阴深横肌密切联合。

2.膀胱

为一肌性空腔器官,伸缩性大,位于腹膜外子宫前方,耻骨联合之后,分顶、体、底三部。与宫颈及阴道前壁相邻,其间有少量疏松结缔组织。产程过长、子宫破裂、碎胎手术及其他经阴道手术等,均可能损伤膀胱或输尿管而形成瘘。

3.输尿管

起于肾盂,终于膀胱,左右各一条,长约30cm,一开始沿腰大肌前下降,横跨髂总动脉末端,进入骨盆腔,经子宫颈侧方时,与子宫血管交叉,经膀胱后壁进入膀胱,在切断和结扎子宫血管和韧带时,注意不要误伤输尿管。

4.直肠

前面为子宫及阴道,后面是骶骨,上接乙状结肠,下接肛管,在肛管周围有肛门内、外括约肌及肛提肌。进行妇科手术及分娩处理时,应注意避免损伤直肠和肛管。

5.阑尾

与盲肠相连接,长7~9cm,通常位于右髂窝内,但其位置、长短、粗细有个体差异。妊娠期阑尾的位置可随增大的妊娠子宫而向上外方移位,因此,患阑尾炎时,可因位置的改变而增加诊断与处理的困难。

二、女性生殖系统生理

(一)女性生殖系统的生理特点

女性从新生儿到衰老,是一个渐进的过程。这一过程分为不同时期,但没有截然的年龄界限,每个时期都有各自的生殖生理特点,可因受遗传、营养、环境和气候等因素的影响而出现差异。

1.新生儿期

出生后 4 周内为新生儿期。女性胎儿在母体内受胎盘及母体性腺所产生的性激素的影响,子宫、乳房等均可有一定程度的发育,因此,女婴出生时乳房可略隆起或有少许泌乳。出生后,体内性激素水平骤减,可引起子宫内膜剥落而有少量阴道流血,这些都是正常的生理现象,短期内能自然消退。

2.儿童期

自出生 4 周至 12 岁称为儿童期。此期内女性生殖器官处于幼稚状态。阴道狭长,上皮薄,无皱襞,细胞内缺乏糖原,阴道内酸度低,抗感染力弱;子宫小,子宫颈较长,子宫颈占子宫全长的 2/3,子宫肌层薄;输卵管细且弯曲;卵巢狭长,卵泡成批地生长发育,但发育不到成熟阶段便会萎缩退化。约自 10 岁起,下丘脑和垂体的激素分泌量逐渐增高,刺激卵泡进一步发育并分泌少量性激素。在雌、孕激素的作用下,逐渐出现女性体态和第二性征。

3.青春期

从月经来潮至生殖器官逐渐发育成熟的时期称为青春期。世界卫生组织(WHO)规定青春期为 10～19 岁。这一时期的生理特点如下。

(1)第一性征:由于下丘脑和垂体的促性腺激素分泌增加,卵巢发育增大,并产生性激素。在性激素的作用下,内外生殖器官进一步发育,阴阜隆起,大阴唇变肥厚,小阴唇增大且有色素沉着;阴道的长度及宽度增加,阴道黏膜增厚,出现皱襞,上皮细胞内含有糖原;子宫增大,卵巢增大,皮质内有不同发育阶段的卵泡,输卵管增粗,弯曲度减小。

(2)第二性征:是指除生殖器官以外女性所特有的征象,如音调变高;乳房丰满隆起,乳头增大,乳晕加深;阴毛和腋毛出现;骨盆横径发育大于前后径;脂肪分布于胸、肩及臀部,显现出女性特有的体形。

(3)月经来潮:是青春期开始的一个重要标志。在卵泡发育的过程中,随着周期性的激素水平的变化,子宫内膜产生从增生至分泌的变化,而后脱落出血,称为月经。第一次月经来潮称为初潮,是性功能开始成熟的标志。由于卵巢功能尚不健全,故初潮后 2 年内月经周期多无规律,常为无排卵性月经,之后逐步建立规律性、周期性排卵的月经。

4.性成熟期

一般自 18 岁左右开始,历时约 30 年。此时卵巢生殖与内分泌功能成熟,出现周期性的排卵及月经,是妇女生育活动最旺盛的时期,故也称为生育期。

5.围绝经期

指绝经前后的一段时期,是妇女由成熟期进入老年期的一个过渡时期,卵巢功能逐渐衰退,生殖器官逐渐萎缩。可始于 40 岁,长短不一,因人而异。分为以下 3 个阶段。

(1)绝经前期:此期卵巢内卵泡数明显减少且易发生卵泡发育不全,雌激素的分泌量偏低,多数妇女绝经前期月经周期不规律,常为无排卵性月经。

(2)绝经:通常是指女性生命中的最后一次月经。卵巢内卵泡耗竭,或剩余的卵泡对垂体促性腺激素丧失反应,性激素分泌量减少,其变化不足以引起子宫内膜脱落出血。我国妇女的平均绝经年龄为 49.5 岁。如 40 岁以前绝经,则称卵巢功能早衰。

(3)绝经后期:卵巢进一步萎缩,内分泌功能逐渐消退。生殖器官逐渐萎缩。

围绝经期内少数妇女由于卵巢功能衰退,自主神经功能调节受到影响,出现阵发性面部潮红,情绪易激动,心悸、失眠、头痛等症状,称为"围绝经期综合征"。

6.老年期

一般妇女在 60 岁以后进入老年期。此时卵巢功能衰竭,雌激素水平低落,生殖器官萎缩。卵巢缩小变硬;子宫及宫颈萎缩;阴道缩小,穹窿变窄,黏膜变薄、无弹性;阴唇皮下脂肪减少,阴道上皮萎缩,糖原消失,分泌物减少,呈碱性,易发生感染而引起老年性阴道炎。

(二)卵巢的周期性变化与性激素

卵巢是女性生殖内分泌腺,在月经周期中有两种主要的功能:一为产生卵子并排卵,一为合成并分泌性激素。

1.卵泡的周期性变化

(1)卵泡发育及成熟:卵巢皮质内散布着原始卵泡。人类卵巢中卵泡的发育始于胚胎时期,新生儿出生时有 15 万～50 万个卵泡,但人的一生中仅有 300～400 个卵泡发育成熟,并经排卵过程排出,其余的发育到一定程度后退化消失,此退化过程称为卵泡闭锁。每一个原始卵泡中含有一个卵母细胞,周围有一层梭形颗粒细胞围绕。临近青春发育期,卵泡开始发育,其周围的颗粒细胞层增生形成复层,位于细胞表面的卵泡刺激素(FSH)受体增多,且分泌一种黏多糖,在卵母细胞周围形成一透明带。同时,在 FSH 的作用下卵泡周围的间质细胞分化成内外两层的卵泡膜细胞。雌激素和 FSH 的协同作用使卵泡膜细胞和颗粒细胞膜上合成黄体生成素(LH)受体。

颗粒细胞分裂繁殖很快,在细胞群中形成空隙,称为卵泡腔。卵泡膜细胞与颗粒细胞产生的性激素与循环中渗出的液体以及其他蛋白质、肽类激素等物质积聚于卵泡腔内,形成卵泡液。随着卵母细胞的增大,卵泡液的增多,卵母细胞被多层颗粒细胞围绕,突入卵泡腔内,称为卵丘,此时的卵泡称为生长卵泡。卵泡继续发育,卵泡液增多,体积增大,且整个卵泡逐渐移向卵巢表面,最后突起于卵巢包膜,此时的卵泡称为成熟卵泡。每一个月经周期中一般只有一个生长卵泡发育成熟。

(2)排卵:卵泡在发育过程中逐渐向卵巢表面移行,成熟时呈泡状突出于卵巢表面,直径为 18～25mm。在卵泡内液体的压力和液体内各种水解酶、纤溶酶和前列腺素等的共同作用下,卵泡膜破裂,卵细胞和它周围的一些细胞一起被排出的过程,称为排卵。一般发生于月经周期的中间,即月经前 14d 左右,卵子可由两侧卵巢轮流排出,也可由一侧卵巢连续排出。

(3)黄体的形成和退化:排卵后,卵泡壁塌陷,卵泡皱缩,泡膜内血管破裂,血液流入腔内形成血凝块,称为血体。卵泡壁的颗粒细胞和卵泡膜细胞向内侵入,在 LH 的作用下积聚黄色的类脂质颗粒而成为黄体细胞,周围有结缔组织的卵泡外膜包围,共同形成黄体。黄体发育增大,排卵后 7～8d 达高峰,直径为 1～2cm,外观呈黄色。若卵子未受精,排卵后 9～10d 黄体开始退化,黄体细胞萎缩变小,黄体内供血减少,周围的结缔组织和成纤维细胞侵入黄体,最终组织纤维化,称为白体。在黄体衰退后月经来潮,卵巢中又有新的卵泡发育,开始一个新的周期。

2.卵细胞的发育与成熟

女性胚胎发育到第 5 周时,原始生殖细胞移至生殖嵴成为卵母细胞,并迅速分裂繁殖成为初级卵母细胞。当胎儿 5 个月时,卵母细胞停止其有丝分裂而开始减数分裂,但只进行到分裂初期就停止。青春期后,卵泡发育成熟排卵时,初级卵母细胞完成第一次减数分裂,排出第一个极体而成为次级卵母细胞。排卵后次级卵母细胞开始第二次减数分裂,当其在输卵管与精子相遇受精时,第二次减数分裂完成,排出第二个极体而成为卵子。含有半数染色体的卵子和精子结合后成为含有正常染色体数的受精卵。

3.卵巢分泌的甾体激素

卵巢主要合成和分泌雌激素和孕激素两种女性激素,也合成和分泌少量雄激素。

(1)雌、孕激素的生成和代谢:在垂体促性腺激素的作用下,卵巢合成并分泌雌激素、孕激素和雄激素等甾体激素。

1)雌激素:主要由卵泡的颗粒细胞、卵泡内膜细胞和黄体细胞分泌。排卵前,生长卵泡及成熟卵泡的颗粒细胞含有丰富的使雄性激素转化为雌性激素的芳香化酶,但缺乏使黄体酮转化为雄性激素的 17α-羟化酶。虽能产生黄体酮,但使合成停留在黄体酮阶段,颗粒细胞缺乏血管,黄体酮不能直接进入血液循环。而卵泡内膜细胞与颗粒细胞相反,含有丰富的 17α-羟化酶。目前认为,颗粒细胞产生黄体酮经过卵泡内膜时,卵泡内膜细胞在黄体生成素(LH)的作用下,合成与分泌雄性激素(雄烯二酮),雄烯二酮又依次扩散,通过基底膜进入颗粒细胞,在卵泡刺激素(FSH)的作用下,诱导颗粒细胞芳香化酶系统,使雄烯二酮转化为雌性激素(雌酮与雌二醇)。颗粒细胞与卵泡内膜细胞紧密耦联,在促性腺激素的作用下,生成雌激素。排卵后,卵泡内膜细胞血管进入黄体,黄体酮能直接进入血循环,卵泡内膜细胞转化为卵泡膜黄体细胞,成为黄体的一部分,因此,黄体也分泌雌激素。

雌激素在血液中与蛋白质结合,在雌激素降解前,先与蛋白质分离。降解主要在肝脏中进行,雌三醇是主要降解产物。降解产物大部分经尿排出,1/4 代谢产物经胆汁排出,其中大部分又经肠道再吸收,经门脉系统进入肝脏,形成肠肝循环,仅有小部分经粪便排出。

2)孕激素:黄体酮主要由卵巢内的黄体细胞产生,在卵泡期,颗粒细胞产生黄体酮少量入血,约为血中黄体酮含量的 50%,其余的来自肾上腺。

黄体酮分泌入血后,与蛋白结合后参与循环。黄体酮在肝脏中降解和灭活。孕二醇是黄体酮的主要代谢产物,与葡萄糖醛酸结合成为水溶性物质从肾脏排出,肾脏是黄体酮还原代谢产物的主要排出器官。

卵泡中的卵泡膜细胞以胆固醇为原料合成雄激素,雄激素经基底膜进入颗粒细胞,在芳香化酶的作用下转化为雌激素。人体内的雌激素主要为雌二醇和雌酮,雌三醇为其降解产物。雌激素的生物活性以雌二醇最强,雌酮次之,雌三醇最弱。

(2)雌、孕激素的周期性变化。

1)雌激素:卵泡开始发育时,雌激素分泌量很少;至月经第 7 日,卵泡分泌雌激素量迅速增加,于排卵前达高峰;排卵后由于卵泡液中雌激素释放至腹腔使循环中雌激素水平暂时下降,排卵后 1~2d,黄体开始分泌雌激素使循环中雌激素水平又逐渐上升,在排卵后 7~8d 黄体成熟时,循环中雌激素形成又一高峰。此后,黄体萎缩,雌激素水平急骤下降,在月经期达最低水平。月经周期中雌激素的后一高峰均值低于第一高峰。

2)孕激素:卵泡期卵泡不分泌孕酮,排卵前成熟卵泡的颗粒细胞在 LH 排卵峰的作用下黄素化,开始分泌少量孕酮,排卵后黄体分泌孕酮量逐渐增加,至排卵后 7~8d 黄体成熟时,分泌量达最高峰,以后逐渐下降,到月经来潮时降到卵泡期水平。

(3)性激素的生理功能。

1)雌激素:雌激素在促进和维持女性生殖器官和第二性征方面起重要作用,对机体的代谢、内分泌、心血管、骨骼生长和成熟等方面也有影响,主要生理功能如下:①促使子宫发育,使肌层增厚,血运增加,子宫内膜增生,子宫收缩力增强,且对缩宫素的敏感性增强。②使宫颈口松弛,宫颈黏液分泌增加,透明稀薄,易拉成丝状,便于精子通过。③促进输卵管的发育及蠕动,有利于卵子或受精卵的运行。④促使阴道上皮细胞增生角化,上皮细胞内糖原含量增加,有利于维持阴道内酸性环境;促使阴唇发育。⑤促使乳腺腺管增生,乳头、乳晕着色;促使其他女性第二性征发育。⑥促进卵泡发育;有助于卵巢积储胆固醇。⑦通过对下丘脑的正负反馈调节,控制脑垂体促性腺激素的分泌。⑧促使体内钠和水的潴留。⑨促进钙、磷在骨质中的沉积,在青春期加速骨骺闭合;绝经期后雌激素缺乏,易发生骨质疏松。⑩可以调节脂肪代谢,降低胆固醇与磷脂的比例,减少胆固醇在动脉管壁的沉积,有利于防止冠状动脉硬化。

2)孕激素:孕激素与雌激素协同促进生殖器和乳房的发育,在维持妊娠中起重要作用。主要生理功能如下:①使子宫平滑肌松弛,降低妊娠子宫对缩宫素的敏感性,有利于胚胎和胎儿在宫腔内生长发育。②使增生期子宫内膜转化为分泌期,为受精卵着床做好准备。③使宫颈口闭合,宫颈黏液减少、变黏稠,拉丝度减少,精子不易通过。④抑制输卵管的蠕动。⑤使阴道上皮细胞角化现象消失,上皮细胞脱落加快。⑥在已有雌激素影响的基础上,促进乳腺腺泡的发育。⑦通过对下丘脑的负反馈,抑制垂体促性腺激素的分泌。⑧刺激下丘脑体温调节中枢,使体温升高。正常妇女排卵后的基础体温可升高 $0.3~0.5℃$,这可作为排卵的重要指标。⑨促使体内钠和水的排泄。

3)雄激素:卵巢能分泌少量的雄激素睾酮。睾酮主要来自于肾上腺皮质,卵巢也能分泌一部分。睾酮是合成雌激素的前体,也是维持女性正常生殖功能的重要激素。雄激素的主要生理功能如下:①对女性生殖系统的影响:自青春期开始,雄激素分泌量增加,促使阴蒂、阴唇和阴阜的发育,促进阴毛、腋毛的生长。但雄激素分泌过多会对雌激素产生拮抗作用,可减缓子宫及其内膜的生长及增殖,抑制阴道上皮的增生和角化。长期使用雄激素,可出现男性化的表现。②对机体代谢功能的影响:雄激素能促进蛋白合成,促进肌肉生长,并刺激骨髓中红细胞的增生。在性成熟期前,促使长骨骨基质生长和钙的沉积;在性成熟期后可导致骨骺的关闭,使骨基质生长停止。可促进肾远曲小管对 Na^+、Cl^- 的重吸收而引起水肿。雄激素还能使基础代谢率增加。

（三）生殖器官的周期性变化与月经

1.月经与月经期的表现

月经是指随着卵巢的周期性变化,子宫内膜周期性脱落及出血,是生殖功能成熟的标志之一。月经首次来潮,称为"初潮"。月经初潮的年龄可受环境、气候及健康状况等多种因素的影响,一般在 11～15 岁。自月经来潮的第一天起为月经周期的开始,两次月经第一日的间隔时间,称为一个月经周期。一般 28～30d 为一个周期。正常月经持续时间为 2～7d,多数为 3～6d。一般月经第 2～第 3 天的出血量最多。月经量的多少很难统计,临床上常通过每日换月经垫的次数粗略估计月经量的多少。一次月经的出血量一般为 30～50mL,一般不超过 80mL。月经血一般呈黯红色,除血液外,其内还有子宫内膜碎片、宫颈黏液及脱落的阴道上皮细胞。月经血的主要特点是不凝固,主要原因为剥落的子宫内膜释放出多种活化物质,将经血内纤溶酶原激活为纤溶酶,使纤维蛋白裂解成流动的分解产物。同时,内膜内还含有破坏其他凝血因子的活化酶,可阻碍血液凝固,以致月经血呈液体状态排出。

月经期一般无特殊症状,但由于经期盆腔淤血及子宫血流量增加,有些妇女可出现下腹及腰骶部下坠感,个别可有膀胱刺激症状,轻度神经系统不稳定症状,胃肠功能紊乱以及乳房胀痛、皮肤痤疮等,一般并不严重,不影响妇女的正常工作和生活。

2.生殖器官的周期性变化

（1）子宫内膜的周期性变化:子宫内膜分为基底层和功能层,基底层直接与子宫肌层相连,不受月经周期中激素变化的影响。功能层靠近宫腔,受卵巢激素的影响而呈周期性变化,于月经期坏死脱落。在月经周期中,子宫内膜呈连续性变化,大致分为 3 期(以正常月经周期 28d 为例)。

1）增生期:在卵泡期雌激素的作用下,子宫内膜上皮与间质细胞呈增生状态,称为增生期。在月经周期的第 5～第 9 天,内膜增生修复但尚薄,腺上皮呈立方形,腺体散在而稀疏,腺管狭直。间质较致密,间质中的小动脉较直且壁薄。至月经周期的第 10～第 14 天,内膜已增厚,腺体及间质均明显增生,腺体数增多,腺管弯曲,腺上皮细胞呈高柱状。间质致密,间质内小动脉管腔增大,增生延长,呈螺旋状卷曲。

2）分泌期:黄体形成后,在孕激素的作用下,子宫内膜呈分泌反应,称为分泌期。在月经周期的第 15～第 19 天,内膜继续增厚,腺体进一步增长、弯曲,腺腔扩大,腺上皮细胞底部出现含糖原的小泡。小动脉迅速增长、卷曲。在月经周期的第 20～第 23 天,内膜呈现高度的分泌活动,间质变疏松并伴有水肿,小动脉继续增长、卷曲。至月经周期的第 24～第 28 天,子宫内膜厚达 10mm,呈海绵状。内膜腺体开口于宫腔,有糖原等分泌物溢出,间质更加疏松、水肿。螺旋小动脉迅速增长超过内膜厚度,也更弯曲,血管管腔扩张。

3）月经期:在月经周期的第 1～第 4 天,雌、孕激素水平下降,使内膜中前列腺素的合成活化。前列腺素引起子宫肌层收缩,螺旋小动脉发生阵发性收缩和痉挛,使组织发生局灶性缺血、坏死,血管壁通透性增加,血管破裂,使内膜底部有小血肿形成,促使组织坏死、脱落,表现为月经来潮。

（2）宫颈黏液的周期性变化:宫颈腺细胞分泌黏液的量及性质均受雌、孕激素的影响,并呈现明显的周期性变化。月经过后,雌激素水平低,宫颈分泌的黏液量很少。随着雌激素水平的升高,宫颈黏液分泌量增加,黏液中氯化钠的成分不断提高,水分也增多,故黏液稀薄、透明,拉丝度可达 10cm 以上。将黏液涂片、干燥后检查时可见羊齿植物叶状结晶,在排卵期最典型。排卵后,孕激素水平升高,黏液分泌量减少,变黏稠,拉丝度差,黏液中氯化钠的含量逐渐下降。涂片检查时,结晶模糊而以排列成行的椭圆体代之。

(3)输卵管的周期性变化:在激素的调控下,输卵管也发生周期性变化,包括形态和功能两个方面。雌激素可促使输卵管发育,促进输卵管的节律性收缩,且使输卵管黏膜上皮纤毛细胞体积增大。孕激素则能增加输卵管的收缩速度,减少收缩频率,且可抑制输卵管黏膜上皮纤毛细胞的生长,降低分泌细胞分泌黏液的功能。雌、孕激素的协同作用,保证受精卵在输卵管内的正常运行。

(4)阴道黏膜的周期性变化:在月经周期中,随着雌、孕激素的变化,阴道上皮发生周期性变化,这种改变在阴道上段更为明显。排卵前,在雌激素的作用下,阴道上皮的底层细胞增生,逐渐演变为中层和表层细胞,整个上皮增厚。其表层细胞出现角化,细胞内富含糖原。糖原被寄生在阴道内的阴道杆菌分解成乳酸,使阴道内保持一定酸度。排卵后,在孕激素的作用下,阴道上皮表层细胞脱落。临床上常可根据阴道脱落细胞的变化了解卵巢功能。

(四)下丘脑-垂体-卵巢轴的关系

下丘脑-垂体-卵巢轴(HPOA)是一个完整而协调的神经内分泌系统,它的每个环节均有独特的神经内分泌功能,且互相调节、互相影响。HPOA 不仅调控着女性的发育及生殖生理功能,还参与机体内环境和物质代谢的调节。

下丘脑-垂体-卵巢轴的神经内分泌活动受高级中枢神经系统的调控。下丘脑的神经内分泌细胞分泌卵泡刺激素释放激素(FSH-RH)和黄体生成激素释放激素(LH-RH)两种促性腺激素释放激素(GnRH),两者通过下丘脑与脑垂体之间的门脉系统进入腺垂体,调控垂体分泌卵泡刺激素(FSH)与黄体生成素(LH)。卵巢则在 FSH 和 LH 的作用下合成与分泌雌激素和孕激素,而子宫内膜的周期性变化又直接受卵巢分泌的性激素的调控。

在女性正常的月经周期中,性腺轴的功能调节是通过神经调节和激素反馈调节来实现的。下丘脑-垂体-卵巢轴作为一个轴系,下丘脑调节垂体的功能,垂体调节卵巢的功能,卵巢激素再作用于子宫等靶器官。同时,卵巢激素又可反馈影响垂体和下丘脑激素的合成与分泌。卵巢性激素作用于下丘脑和垂体使 GnRH/FSH 和 LH 的合成或分泌增加称为正反馈;反之,使 GnRH/FSH 和 LH 的合成或分泌减少则称为负反馈。在卵泡期,随着卵泡的发育,卵巢分泌的雌激素增加。当卵泡发育接近成熟,血中雌激素达到峰值时即刺激 GnRH/FSH 和 LH 大量释放(正反馈)时,形成 FSH/LH 排卵峰。成熟卵泡在排卵峰的作用下排卵,继后形成黄体,产生孕激素和雌激素。在黄体期,随血中孕/雌激素浓度的升高,GnRH/FSH 和 LH 的合成与分泌在雌/孕激素的联合作用下受到抑制(负反馈),继而引起雌/孕激素的下降,从而解除对 FSH/LH 的抑制。若未受孕,随卵巢黄体的萎缩与雌/孕激素水平的降低,子宫内膜失去雌/孕激素的支持而致月经来潮。当雌/孕激素对 FSH 和 LH 的抑制作用解除后,下丘脑再度分泌 GnRH,FSH 和 LH 的合成与分泌也随之逐渐回升,卵泡继续发育,进入下一个卵巢周期。

下丘脑、垂体与卵巢激素三者相互依存、相互制约,调节着女性正常的月经周期,而其他内分泌激素,如催乳素、促甲状腺素以及前列腺素也与月经周期的调节密切相关。所有这些生理活动均受大脑皮质神经中枢的控制和调节。神经系统在对 HPOA 的调节中占有极其重要的地位。

（宋佳佳）

第二节 自然流产

凡妊娠不足 28 周、胎儿体重不足 1000g 而终止者,称为流产。妊娠 12 周前终止者称为早期流产,妊娠 12 周至不足 28 周终止者称为晚期流产。流产又分为自然流产和人工流产。自然流产占妊娠总数的 10%～15%,其中早期流产占 80% 以上。

一、病因

1.胚胎因素

染色体异常为主要原因,尤其早期流产,其染色体异常的胚胎占 50%～60%。染色体异常包括数目异常和结构异常,数目异常多见。除遗传因素外,感染、药物等因素也可引起染色体异常。

2.母体因素

(1)全身性疾病:严重感染、高热可引起子宫收缩而流产;细菌毒素或病毒如巨细胞病毒、单纯疱疹病毒经胎盘进入胎儿血液循环,导致胎儿死亡而流产;严重贫血或心力衰竭可引发胎儿缺氧而流产;慢性肾炎或高血压可导致胎盘梗死而流产。

(2)生殖器官异常:子宫畸形(子宫发育不良、双子宫、子宫纵隔等)、子宫肌瘤,可影响胚胎着床发育而导致流产。宫颈重度裂伤、宫颈内口松弛可引发胎膜早破而发生晚期流产。

(3)内分泌异常:黄体功能不足、甲状腺功能减退、严重糖尿病血糖未能控制等可导致流产。

(4)免疫因素:孕妇对胎儿免疫耐受降低可导致流产,如母胎血型抗原不合(Rh 或 ABO 血型系统等)、抗精子抗体存在、母体抗磷脂抗体过多、封闭抗体不足等。

(5)强烈应激与不良习惯:严重的躯体(腹部手术、直接撞击、性交过频、劳累过度)或心理(过度紧张、焦虑、恐惧、忧伤等)不良刺激及孕妇过量吸烟、酗酒、饮咖啡、吸毒等,均有导致流产的报道。

3.胎盘异常

滋养细胞发育不良或功能不全是胚胎早期死亡的重要原因之一。

4.环境因素

过多接触化学物质(如镉、铅、汞、苯、DDT 及尼古丁、乙醇等)、物理因素(如放射性物质、噪声、振动及高温等)及生物因素(致病微生物所致的宫内感染)等可引起流产。

二、病理

妊娠 8 周前的早期流产胚胎多先死亡,继而底蜕膜出血并与胚胎绒毛分离,刺激子宫收缩而排出。妊娠物多能完全排出,此时胎盘绒毛发育尚不成熟,与子宫蜕膜联系不牢固,胚胎绒毛易与底蜕膜分离,故出血不多。早期流产时胚胎发育异常,一类是全胚发育异常,即生长结构障碍,包括无胚胎、结节状胚、圆柱状胚和发育阻滞胚;另一类是特殊发育缺陷,以神经管畸形、肢体发育缺陷等最常见。妊娠 8~12 周,胎盘虽未完全形成,但胎盘绒毛发育旺盛,与底蜕膜联系较牢固,妊娠产物往往不易完整地从子宫壁剥离而排出,部分组织残留于宫腔内影响子宫收缩,出血较多。妊娠 12 周后,胎盘完全形成,流产过程与足月分娩相似,流产时先有腹痛,然后排出胎儿及胎盘。胎儿在宫腔内死亡过久,被血块包围可形成血样胎块引起出血不止,也可因血样胎块的血红蛋白被吸收形成肉样胎块,或纤维化与子宫壁粘连。偶见胎儿因被挤压形成纸样胎儿,或发生钙化形成石胎。

三、临床表现

主要为停经后阴道出血和腹痛。

1.早期流产

开始时绒毛与蜕膜剥离,血窦开放,出现阴道出血,剥离的胚胎和血液刺激子宫收缩,排出胚胎或胎儿,产生阵发性下腹部疼痛。胚胎或胎儿及其附属物完全排除后,子宫收缩,血窦闭合,出血停止。

2.晚期流产

与足月产相似,流产时先有腹痛(阵发性子宫收缩),胎儿娩出后胎盘娩出,出血不多。

四、临床类型

1.先兆流产

妊娠 28 周前,出现少量阴道出血,黯红色或血性白带,无妊娠物排出,无腹痛或伴有阵发性下腹痛或腰背痛。妇科检查:宫颈口未开,胎膜未破,子宫大小与停经月份相符,妊娠试验阳性。症状消失后可继续妊娠。若阴道出血量增多或下腹痛加剧,可发展为难免流产。

2.难免流产

流产已不可避免,多由先兆流产发展而来。表现为阴道出血量增多,阵发性腹痛加剧,可发生胎膜破裂,出现阴道流水。妇科检查:宫颈口已扩张,有时可见胚胎组织或胎囊堵塞于宫颈口,子宫大小与停经月份相符或略小。妊娠试验多为阴性。

3.不全流产

难免流产继续发展,部分妊娠物排出宫腔,且部分残留于宫腔内或嵌顿于宫颈口处,或胎儿排出后胎盘滞留宫腔或嵌顿于宫颈口,影响子宫收缩,导致大量出血,甚至引起出血性休克。

妇科检查:宫颈口已扩张,有大量血液自宫颈口内流出,有时可发现胎盘组织堵塞于宫颈口,或部分妊娠物已排出于阴道内。通常子宫小于停经月份。

4.完全流产

妊娠物已全部排出,阴道出血逐渐停止,腹痛逐渐消失。妇科检查:宫颈口已关闭,子宫接近正常大小。

此外,流产有以下 3 种特殊情况:

(1)稽留流产。又称过期流产,指胚胎或胎儿已死亡,但仍滞留于子宫腔内未能自然排出。典型表现为早孕反应消失,有先兆流产症状或无任何症状,子宫不再增大反而缩小。若已到妊娠中期,孕妇腹部不见增大,胎动消失。妇科检查:宫颈口未开,子宫较停经月份小,质地不软,不能闻及胎心。

(2)习惯性流产。指连续发生 3 次或 3 次以上的自然流产者。近年常用复发性流产(连续 2 次及 2 次以上的自然流产)取代习惯性流产。每次流产多发生于同一妊娠月份,其临床经过与一般流产相同。早期流产的常见原因为黄体功能不足、甲状腺功能减退、胚胎染色体异常等。晚期流产的常见原因为子宫畸形或发育不良、宫颈内口松弛、子宫肌瘤等。

(3)流产合并感染。流产过程中,若阴道出血时间过长、有组织残留子宫腔内或非法堕胎等,有可能引起宫腔内感染,常为厌氧菌及需氧菌混合感染,严重时感染可扩展到盆腔、腹腔乃至全身,并发盆腔炎、腹膜炎、败血症及感染性休克。

五、诊断检查

1.病史

询问有无停经史、反复流产史、早孕反应、阴道出血,有无阴道排液及排液的色、量、气味;有无妊娠物排出;有无腹痛及腹痛的部位、性质和程度等;有无全身性疾病、生殖器官疾病、内分泌功能失调及有无接触有害物质等,以了解流产的原因。

2.体格检查

测量体温、脉搏、呼吸、血压及有无贫血和感染征象。妇科检查注意宫颈口是否已扩张,羊膜囊是否膨出,有无妊娠产物堵塞于宫颈口内,子宫大小与停经月份是否相符,有无压痛等。检查双侧附件有无肿块、增厚及压痛。

3.辅助检查

(1)B 超检查:疑为先兆流产者,根据有无胎囊及其形态、胎动、胎心等,以确定胚胎或胎儿是否存活。不全流产及稽留流产均可借助 B 超协助确诊。

(2)人绒毛膜促性腺激素(hCG)测定:多采用放射免疫方法进行血 β-hCG 定量测定,正常妊娠 6~8 周时,其值每日应以 66% 的速度增长,若 48h 增长速度<66%,提示妊娠预后不良。

六、治疗

1.先兆流产

卧床休息,减少刺激,必要时给予对胎儿危害小的镇静药;禁止性生活;黄体功能不足者,肌内注射黄体酮 10~20mg,每日或隔日 1 次,也可口服维生素 E 保胎治疗;甲状腺功能减退者可口服小剂量甲状腺片;及时进行 B 超检查,了解胚胎发育情况;重视心理护理,稳定情绪,增强保胎信心。

2.难免流产

一旦确诊,应尽早使胚胎及胎盘组织完全排出,以防止出血和感染。早期流产应及时行刮宫术,对妊娠物应仔细检查,并送病理检查。晚期流产时,子宫较大,出血较多,可用缩宫素 10~20U 加于 5%葡萄糖注射液 500mL 中静脉滴注,促进子宫收缩。当胎儿及胎盘排出后检查是否完全,必要时刮宫以清除宫腔内残留的妊娠物。应给予抗生素预防感染。

3.不全流产

一经确诊,应及早行刮宫术或钳刮术以清除宫腔内残留组织。

4.完全流产

流产症状消失,B 超检查证实宫腔内无残留物,如无感染征象,不需要特殊处理。

5.稽留流产

处理较困难。应及时促使胎儿和胎盘排出。由于胎儿死亡,稽留时间过长,胎盘可释放凝血活酶进入血液循环,母体可发生凝血功能障碍,导致弥散性血管内凝血(DIC),引起严重出血。所以处理前应做凝血功能检查,并做好输血输液准备。

6.习惯性流产

染色体异常的夫妇应于妊娠前进行遗传咨询,确定是否可以妊娠。女方通过妇科检查、子宫输卵管造影及宫腔镜检查明确子宫有无畸形与病变,有无宫颈口松弛等。男女双方均应进行详细的必要检查,查出原因,对因治疗。有学者对不明原因的复发流产患者行主动免疫治疗,将丈夫的淋巴细胞在女方前臂内侧或臀部做多点皮内注射,妊娠前注射 2~4 次,妊娠早期加强免疫 1~3 次,妊娠成功率达 86%以上。

7.流产合并感染

治疗原则为控制感染的同时尽快清除宫内残留物。若合并感染性休克,应积极进行抗休克治疗,病情稳定后再行彻底刮宫。若感染严重或盆腔脓肿形成,应行手术引流,必要时切除子宫。

七、护理

1.先兆流产孕妇的护理

(1)卧床休息,禁止性生活,禁用肥皂水灌肠等以减少刺激。

(2)遵医嘱给予孕妇对胎儿无害的适量镇静药、孕激素等。

(3)观察孕妇的病情变化,如腹痛是否加重、阴道出血量是否增多等。

(4)观察孕妇的情绪反应,加强心理护理,从而稳定孕妇情绪,增强其保胎信心。

2.流产孕妇的护理

(1)做好输血、输液及终止妊娠的准备,协助医师完成手术过程,使妊娠物完全排出。

(2)严密监测孕妇的生命体征,并观察其面色、腹痛、阴道出血以及有无休克征象。有凝血功能障碍者应先予以纠正,然后再行引产或手术。

（3）给予心理支持,消除孕妇对手术的紧张和恐惧心理。

3.预防感染

（1）监测患者的体温、血象及阴道出血的性质、颜色、气味等。

（2）严格执行无菌操作规程,加强会阴部护理。

（3）指导孕妇使用消毒会阴垫,保持会阴部清洁。

（4）一旦发现感染征象应及时报告医师,遵医嘱进行抗感染处理。

（5）嘱患者于流产后1个月返院复查,确定无禁忌证后,方可开始性生活。

4.协助患者度过悲伤期

患者由于失去胎儿,往往会出现伤心、悲哀等情绪。护士应给予同情和理解,帮助患者及家属接受现实,顺利度过悲伤期。此外,护士还应指导有习惯性流产史的孕妇在下一次妊娠确诊后应卧床休息,加强营养,禁止性生活,补充维生素 B、维生素 E、维生素 C 等,治疗期必须超过以往发生流产的妊娠月份。病因明确者,应积极接受对因治疗。如宫颈内口松弛者应在未妊娠前做宫颈内口松弛修补术;如已妊娠,则可在妊娠14～16周行子宫内口缝合术。

（公海宏）

第三节　异位妊娠

受精卵在子宫体腔外着床、发育,称为异位妊娠,习称宫外孕。根据发生的部位不同,可分为输卵管妊娠、卵巢妊娠、腹腔妊娠、阔韧带妊娠、宫颈妊娠及子宫残角妊娠等,其中输卵管妊娠最为常见,约占 95%。输卵管妊娠因发生部位不同可分为间质部、峡部、壶腹部和伞部妊娠,其中壶腹部妊娠多见,约占 78%,其次为峡部,伞部和间质部妊娠少见。

一、病因

1.慢性输卵管炎症

是异位妊娠的主要病因。慢性炎症可引起输卵管黏膜皱襞发生粘连,致使管腔变窄;纤毛的缺损影响了受精卵在输卵管内的正常运行;输卵管周围粘连,输卵管扭曲,管腔狭窄,管壁肌蠕动减弱等,妨碍了受精卵的顺利运行。

2.输卵管发育不良或功能异常

输卵管过长、黏膜纤毛缺乏、肌层发育差、双输卵管、有输卵管副伞等,均可造成输卵管妊娠。输卵管蠕动、纤毛活动及上皮细胞的分泌功能异常,也可影响受精卵正常运行。此外,精神因素也可引起输卵管痉挛和蠕动异常,干扰受精卵运送。

3.输卵管手术史

有输卵管绝育史及手术史者,输卵管妊娠的发生率为 10%～20%,尤其是腹腔镜下电凝输卵管及硅胶环套术绝育,可因输卵管瘘或再通导致输卵管妊娠。曾因不孕接受输卵管粘连分离术、输卵管成形术者,再妊娠时输卵管妊娠的可能性亦增加。

4.避孕失败

研究表明,宫内节育器本身并不增加异位妊娠的发生率,但若宫内节育器避孕失败而受孕时,异位妊娠的机会较大。

5.其他

神经内分泌系统功能失调、受精卵游走、子宫肌瘤或卵巢肿瘤及子宫内膜异位症等均可增加受精卵着床于输卵管的可能性。

二、病理

(一)输卵管妊娠的特点

输卵管管腔狭窄、管壁薄,妊娠时不能形成完好的蜕膜,不利于孕卵的生长发育,常发生以下结局。

1.输卵管妊娠流产

多见于妊娠 8~12 周输卵管壶腹部妊娠。由于输卵管妊娠时管壁形成的蜕膜不完整,发育中的囊胚常向管腔突出,最终突破包膜而出血,囊胚可与管壁分离,若整个囊胚剥离落入管腔并经输卵管逆蠕动排到腹腔,即完全流产,此时出血一般不多。若囊胚剥离不完整,有一部分仍残留于管腔,则为不完全流产。此时滋养细胞继续侵蚀输卵管壁,导致反复出血,形成输卵管血肿或周围血肿,血液不断流出并积聚在子宫直肠陷窝形成盆腔血肿。量多时甚至流入腹腔,出现腹膜刺激症状且发生休克。

2.输卵管妊娠破裂

多见于妊娠 6 周左右输卵管峡部妊娠。当囊胚生长时绒毛侵蚀输卵管壁的肌层及浆膜层,最后穿破浆膜层,形成输卵管妊娠破裂。输卵管肌层血管丰富,输卵管妊娠破裂所致的出血比输卵管妊娠流产更加严重,短时间内即发生腹腔内大量出血,孕妇随即发生休克。

3.陈旧性宫外孕

输卵管妊娠流产或破裂,若长期反复内出血所形成的盆腔血肿可不消散而逐渐机化变硬,并与周围组织粘连,临床上称为陈旧性宫外孕。

4.继发性腹腔妊娠

输卵管妊娠流产或破裂后,胚胎被排入腹腔或阔韧带内,偶尔有存活者,存活胚胎的绒毛继续从原部位或其他部位获得营养,生长发育形成继发性腹腔妊娠。

(二)子宫的变化

与正常妊娠一样,合体滋养细胞产生的 hCG 维持黄体生长,使甾体激素分泌增加,致使月经停止来潮,子宫增大变软,子宫内膜出现蜕膜反应。若胚胎死亡,滋养细胞活力消失,蜕膜从子宫壁剥离而发生阴道出血。有时蜕膜可完整地剥离,随阴道出血排出三角形蜕膜管型;有时呈碎片排出。排出的组织见不到绒毛,组织学检查也无滋养细胞。

三、临床表现

与受精卵的着床部位、有无流产或破裂以及出血量的多少、出血时间的长短等有关。

(一)症状

1.停经

患者多有 6～8 周的停经史,20％～30％的患者无停经史。将异位妊娠时出现的不规则阴道出血误认为月经,或因月经仅过期数日而不认为是停经。

2.腹痛

输卵管妊娠患者的主要症状。输卵管妊娠在发生流产或破裂前,因胚胎的增大,常表现为一侧下腹部隐痛或酸胀感。输卵管妊娠流产或破裂时,突感一侧下腹部撕裂样疼痛,常伴有恶心、呕吐。若血液局限于病变区,则疼痛的部位主要在下腹部;若血液积聚于直肠子宫陷凹处,可出现肛门坠胀;如未得到及时处理,血液可由下腹部逐渐流向全腹,疼痛则向全腹扩散,当血液刺激膈肌时,可引起肩胛部及胸部放射性疼痛。

3.阴道出血

胚胎死亡后,常出现不规则阴道出血,色黯红或深褐,量少,一般不超过月经量,少数患者阴道出血量较多,类似月经。阴道出血可伴有蜕膜管型或蜕膜碎片排出,系子宫蜕膜剥离所致,在病灶去除后,阴道出血会自行停止。

4.晕厥与休克

急性腹腔内大量出血以及剧烈腹痛可引起患者晕厥甚至休克。出血量越快、越多,症状出现越迅速、越严重,但与阴道出血量不成比例。

5.腹部包块

输卵管妊娠流产或破裂后所形成的血肿时间过长,可因血液凝固与周围器官(子宫、输卵管、卵巢、肠管等)发生粘连而形成包块。

(二)体征

1.生命体征

腹腔内出血量较大时,患者呈贫血貌。可出现面色苍白、脉搏细弱、血压下降等休克表现。体温通常正常,休克时体温略低,腹腔内血液吸收时体温略升高,但不超过 38℃。

2.腹部检查

下腹部可出现明显压痛、反跳痛,患侧更甚。出血较多时,叩诊有移动性浊音。

3.盆腔检查

阴道内可有少许来自宫腔的血液。未发生流产或破裂者,可发现子宫略大较软,输卵管轻度胀大及压痛。流产或破裂者,阴道后穹窿饱满、有触痛,宫颈举痛明显,如将宫颈轻轻上抬或向左右摇动,可引起剧烈疼痛,这是输卵管妊娠的主要特征之一。

四、诊断检查

1.血 β-hCG 测定

血 β-hCG 测定是早期诊断异位妊娠的重要方法。异位妊娠时,患者体内 hCG 水平较宫内妊娠低,需采用灵敏度高的放射免疫法测定血 β-hCG 并行定量测定,对保守治疗的效果评价具有重要意义。

2.超声诊断

B 超有助于诊断异位妊娠。阴道 B 超较腹部 B 超准确性高。异位妊娠的声像特点:宫腔内空虚,宫旁出现低回声区,其内探及胚芽及原始心管搏动,可确诊异位妊娠。但有时可见假妊娠囊(蜕膜管型与血液形成),有时被误诊为宫内妊娠。

3.阴道后穹窿穿刺

是一种简单可靠的诊断方法,适用于疑有腹腔内出血的患者。腹腔内出血最易积聚于直肠子宫陷凹,即使血量不多,也能经阴道后穹窿从上述陷凹处抽出血液。抽出黯红色不凝固血液则为阳性,说明有血腹症存在;抽出不凝固的陈旧血液或小血块,为陈旧性宫外孕;抽不出血液可能无内出血、内出血量少、血肿位置较高或子宫直肠陷凹有粘连,因此穿刺阴性并不能排除输卵管妊娠。

4.腹腔镜检查

目前腹腔镜检查为异位妊娠诊断的金标准,可以在确诊的情况下起到治疗作用。适用于原因不明的急腹症鉴别及输卵管妊娠尚未破裂或流产的早期。腹腔内大量出血或伴有休克,禁做腹腔镜检查。

5.子宫内膜病理检查

目前很少依靠诊断性刮宫协助诊断,诊刮仅适用于阴道出血量较多的患者,目的在于排除同时合并宫内妊娠流产。将宫腔排出物或刮出物送做病理检查,若切片中见到绒毛,可诊断为宫内妊娠;仅见蜕膜未见绒毛者有助于诊断异位妊娠。

五、治疗

1.期待疗法

少数输卵管妊娠可能发生自然流产或被吸收,症状较轻无须手术或药物治疗。

2.药物治疗

(1)化学药物治疗:适用于早期异位妊娠,要求保存生育能力的年轻患者。一般采用全身用药,亦可采用局部用药。全身用药常用甲氨蝶呤,治疗机制为抑制滋养细胞增生,破坏绒毛,使胚胎组织坏死、脱落、吸收。若病情无改善,甚至发生急性腹痛或输卵管破裂症状,应及时进行手术治疗。

(2)中医治疗:中医认为本病属血瘀少腹、不通则痛的实证,以活血祛瘀、消癥为治则,但应严格掌握指征。

3.手术治疗

在积极纠正休克的同时,迅速开腹或经腹腔镜进行病变输卵管切除术或保守手术。

六、护理

1.接受手术治疗患者的护理

(1)护士在严密监测患者生命体征的同时,积极纠正患者休克症状,做好术前准备。对于严重内出血并发休克的患者,护士应立即开放静脉,交叉配血,做好输血输液的准备,以便配合医师积极纠正休克、补充血容量,并按急诊手术要求做好术前准备。

(2)加强心理护理,护士术前简洁明了地向患者及家属讲明手术的必要性,并以亲切的态度和切实的行动赢得患者及家属的信任,保持周围环境安静、有序,减少和消除患者的紧张、恐惧心理,协助患者接受手术治疗方案。护士应帮助患者以正常的心态接受此次妊娠失败的现实。

2.接受非手术治疗患者的护理

(1)护士须密切观察患者的一般情况、生命体征,并重视患者的主诉,尤应注意阴道出血量与腹腔内出血量不成比例的情况。护士应协助患者正确留取血标本,以监测治疗效果。

(2)患者应卧床休息,避免腹部压力增大。护士需提供相应的生活护理,并指导患者摄取足够的营养,尤其是摄入富含铁的食物,如动物肝脏、鱼肉、豆类、绿叶蔬菜以及黑木耳等。

3.出院指导

护士应做好妇女的健康保健工作,防止发生盆腔感染。教育患者保持良好的卫生习惯,勤洗浴、勤换衣,性伴侣稳定。发生盆腔炎后须立即彻底治疗。并告诫患者,下次妊娠要及时就医。

(公海宏)

第四节 前置胎盘

妊娠28周后,胎盘附着于子宫下段,甚至胎盘下缘达到或覆盖宫颈内口,其位置低于胎先露部,称为前置胎盘。前置胎盘是妊娠晚期的严重并发症,也是妊娠晚期出血最常见的原因,其发病率国外报道为0.5%,国内报道为0.24%~1.57%。病因目前尚不明确,可能与子宫内膜病变、胎盘面积过大或受精卵发育迟缓等因素有关,如产褥感染、多产、剖宫产或多次刮宫等因素引起的子宫内膜炎或子宫内膜损伤,使子宫蜕膜血管生长不良、营养不足,致使胎盘为摄取足够的营养而扩大面积,伸展到子宫下段,形成前置胎盘;还可能由于多胎妊娠形成过大面积的胎盘,伸展至子宫下段或遮盖了宫颈内口;或有副胎盘延伸至子宫下段;或由于受精卵发育迟缓,到达子宫下段方具备植入能力,在该处生长发育而形成前置胎盘。

一、临床表现

前置胎盘的典型症状是妊娠晚期或临产时发生无诱因、无痛性反复阴道出血。阴道出血发生迟早、反复发生次数、出血量多少与前置胎盘类型有关。完全性前置胎盘初次出血的时间早，多在妊娠 28 周左右，称为"警戒性出血"；边缘性前置胎盘出血多在妊娠晚期或临产后，出血量较少；部分性前置胎盘的初次出血时间、出血量及反复出血次数介于两者之间。孕妇的一般情况与出血量有关，大量出血呈现面色苍白、脉搏增快、血压下降等休克表现。

腹部检查：子宫软，无压痛，大小与妊娠周数相符。由于子宫下段有胎盘占据，影响胎先露部入盆，故先露部高浮，易并发胎位异常。部分患者在耻骨联合上方可闻及胎盘杂音。B 超检查可清楚看到子宫壁、胎头、宫颈和胎盘的位置，胎盘定位准确率达 95％以上。妊娠中期 B 超检查发现胎盘前置者，称为胎盘前置状态。

根据胎盘下缘与宫颈内口的关系，将前置胎盘分为 3 类：①完全性前置胎盘又称中央性前置胎盘，胎盘组织完全覆盖宫颈内口；②部分性前置胎盘，胎盘组织部分覆盖宫颈内口；③边缘性前置胎盘，胎盘附着于子宫下段，边缘到达宫颈内口，未覆盖宫颈内口。

二、治疗

治疗原则是抑制宫缩、止血、纠正贫血和预防感染。根据阴道出血量、有无休克、妊娠周数、产次、胎位、胎儿是否存活、是否临产及前置胎盘类型等做出决定，制订具体方案。

1.期待疗法

其目的是在保证孕妇安全的前提下使胎儿能达到或更接近足月，从而提高围生儿成活率。这种方案适用于妊娠 37 周以前或估计胎儿体重＜2300g，阴道出血不多，孕妇全身情况良好，胎儿存活者。住院期间严密观察病情变化，为孕妇提供全面优质护理是期待疗法的关键措施。

2.终止妊娠

适用于入院时有出血性休克者，或期待疗法中发生大出血或出血量虽少，但妊娠已近足月或已临产者，应采取积极措施选择最佳方式终止妊娠。其中剖宫产术能迅速结束分娩，既能提高胎儿存活率又能迅速减少或制止出血，是处理前置胎盘的主要手段。阴道分娩适用于边缘性前置胎盘、胎先露为头位、临产后产程进展顺利并估计能在短时间内结束分娩者。

三、护理

1.护理评估

(1)病史：除个人健康史外，在孕产史中尤其注意识别有无剖宫产史、人工流产史及子宫内膜炎等前置胎盘的易发因素。了解此次妊娠过程中，特别是妊娠 28 周后是否出现无痛性、无诱因、反复阴道出血症状，并详细记录具体治疗经过。

(2)身心状况：患者的一般情况与出血量的多少密切相关。大量出血时可出现面色苍白、脉搏细弱、血压下降等休克症状。孕妇及其家属可因突然阴道出血而感到恐惧或焦虑,既担心孕妇的健康,又担心胎儿的安危,导致恐惧紧张、手足无措等。

(3)产科检查:子宫软,无压痛,大小与妊娠周数相符,胎先露部高浮,胎心音可以正常,也可因孕妇失血过多致胎心音异常或消失。前置胎盘位于子宫下段前壁时,可于耻骨联合上方听到胎盘血管杂音。临产后,宫缩为阵发性,间歇期子宫肌肉可以完全放松。

2.护理要点与措施

(1)病情观察:严密观察阴道出血量和性质,保留会阴垫,便于估计出血量。观察宫缩频率及强度,听胎心或行胎心监护,监测孕妇血压、脉搏、呼吸、体温、尿量、意识变化,及时发现休克征象。禁止肛检和阴道检查。

(2)抗休克护理:取平卧或头低位,给予氧气吸入,同时注意保暖。建立静脉通道,抽血,配血,输液,先给予平衡液或遵医嘱输入羟乙基淀粉。

(3)终止妊娠的护理:行术前准备,交待产妇禁食水,备皮,导尿,做好母婴急救准备。

(4)预防产后出血和感染:胎儿娩出后,尽早使用缩宫药,以预防产后大出血。产妇回病房休息时严密观察产妇的生命体征、阴道出血情况,发现异常及时报告医生,以防止或减少产后出血;及时更换会阴垫,以保持会阴部清洁、干燥。

(5)期待疗法的护理。

1)抑制宫缩药物的护理:抑制宫缩能有效减少前置胎盘的出血,延长孕周。目前常用的药物有盐酸利托君和硫酸镁,盐酸利托君会使心率增快,硫酸镁使用过量会出现镁中毒症状。因此,需严密观察药物的不良反应。

2)一般护理:绝对卧床休息,尤以左侧卧位为适宜,止血后方可轻微活动;定时吸氧,每日2次;使用消毒会阴垫并保留,以便估计出血量。保持外阴清洁,保持大便通畅。

3)纠正贫血:除口服补血药物、输血等措施外,需加强饮食指导,建议孕妇多食用高蛋白质以及含铁丰富的食物。

4)胎儿监测:听胎心每日6次,胎心监护每日1～2次。

5)严密观察病情变化:阴道出血量增多,立即报告医生,配合处理。有休克体征时,应积极抗休克,及时终止妊娠。

6)心理护理:多与孕妇交流,增加孕妇的信任感、安全感。根据孕妇爱好,选择听轻音乐、看书、看电视等活动分散精力,提供积极的心理支持,减轻焦虑和恐惧感。

3.健康教育

(1)自我监护指导:向孕妇讲解前置胎盘的出血特点,教会孕妇自数胎动的方法,告知孕妇如出现阴道出血、胎动异常、规律宫缩、阴道流水等情况应立即报告医护人员。

(2)活动指导:左侧卧位休息,吸氧20min,每日2次,避免诱发宫缩的活动,如抬举重物、性生活,保持排便通畅,避免便秘而诱发阴道出血。指导孕妇主动活动双下肢,建议使用抗血栓压力带,预防下肢血栓形成。

(3)用药指导:讲解在非手术治疗期间,如使用盐酸利托君时出现心悸症状是正常现象,在孕妇能耐受的情况下需坚持用药。如使用硫酸镁静脉滴注,要告诉孕妇监测呼吸、膝反射和尿量的意义,配合护士观察病情。

（4）饮食指导：指导孕妇进食富含蛋白质、维生素、微量元素的食物，多食用富含粗纤维的新鲜蔬菜和水果，多饮水，在保证母儿营养的同时要防止便秘。

（张玲妍）

第五节　胎盘早剥

妊娠 20 周后或分娩期，正常位置的胎盘于胎儿娩出前，部分或全部从子宫壁剥离，称为胎盘早剥。胎盘早剥是妊娠晚期严重并发症，往往起病急、进展快，如处理不及时，可危及母婴生命。国内报道其患病率为 0.46%～2.1%，围生儿死亡率为 20%～35%，15 倍于无胎盘早剥者。本病病因及发病机制尚不清楚，可能与下述因素有关：①孕妇血管病变；②机械性因素；③宫腔内压力骤减；④子宫静脉压突然升高等。其主要病理改变是底蜕膜出血并形成血肿，使胎盘从附着处分离。按病理类型，胎盘早剥分为显性剥离、隐性剥离和混合性剥离 3 种类型。严重的胎盘早剥可引起一系列病生理变化，从剥离处的胎盘绒毛和蜕膜中释放大量组织凝血活酶，进入母体血循环，激活凝血系统，导致弥散性血管内凝血（DIC）。

一、临床表现

根据病情严重程度，Sher 将胎盘早剥分为 3 度。

Ⅰ度：多见于分娩期，胎盘剥离面积小，孕妇常无腹痛或腹痛轻微，贫血体征不明显。腹部检查无异常。产后检查见胎盘母体面有凝血块及压迹即可诊断。

Ⅱ度：胎盘剥离面积为胎盘面积 1/3 左右，主要症状是突然发生的持续性腹痛，腰酸或腰背痛，疼痛程度与胎盘后积血多少呈正相关，无阴道出血或出血量不多，贫血程度与阴道出血量不相符。腹部检查，子宫大于妊娠周数，宫底随胎盘后血肿增大而升高，胎盘附着处压痛明显（胎盘位于后壁则不明显），宫缩有间隙，胎位可扪及，胎儿存活。

Ⅲ度：胎盘剥离面积超过胎盘面积 1/2，临床表现较Ⅱ度重，孕妇可出现恶心、呕吐、面色苍白、四肢湿冷、脉搏细数、血压下降等休克症状。腹部检查，子宫硬如木板，于宫缩间隙时不能放松，胎位扪不清，胎心消失。

二、治疗

胎盘早剥的处理原则是纠正休克，及时终止妊娠。孕妇入院时，若处于休克状态，首先积极补充血容量，及时输入新鲜血液，尽快改善孕妇状况。胎盘早剥一经确诊，必须及时终止妊娠。终止妊娠的方法根据胎次、早剥的严重程度、胎儿宫内状况及宫口开大等情况而定，同时处理并发症，如弥散性血管内凝血、急性肾衰竭、产后出血等。

三、护理

1.护理评估

(1)病史:妊娠晚期或临产时突然发生腹部剧痛,有急性贫血或休克现象应引起高度重视。护理人员需结合有无妊娠期高血压疾病、原发性高血压病史、胎盘早剥史、慢性肾炎史、仰卧位低血压综合征史及外伤史等进行综合评估。

(2)身体评估:胎盘早剥孕妇内出血较多时,常表现为急性贫血和休克症状,仅有少量阴道出血或无阴道出血。因此应重点评估孕妇腹痛的程度、性质、生命体征和一般情况。通过B超和胎心监测了解胎儿宫内情况,B超还可显示胎盘早剥的典型声像图,并可与前置胎盘相鉴别。如果实验室检查出现血小板降低、血浆凝血酶原时间延长、血浆纤维蛋白原减少则提示DIC。

(3)心理评估:此类孕妇入院时,常常情况危急,母儿生命均危在旦夕,孕妇及其家属均感到高度紧张和恐惧。如果已确定胎死宫内,产妇常有内疚、失落、悲痛情绪。

2.护理要点与措施

(1)纠正休克,改善孕妇一般情况:迅速建立静脉输液通路,积极补充血容量。及时输入新鲜血液,既能补充血容量,又可补充凝血因子,应使血细胞比容提高到0.30以上,尿量>30mL/h,同时密切监测胎儿状态。

(2)严密观察病情变化,及时发现并发症:凝血功能障碍表现为皮下、黏膜或注射部位出血,阴道出血不凝,有时有尿血、咯血及呕血等现象;急性肾衰竭可表现为尿少或无尿。一旦发现上述症状,应及时报告医生并配合处理。

(3)为终止妊娠做好准备:一旦确诊应及时终止妊娠,依具体情况决定分娩方式,需做好相应的准备。

(4)预防产后出血:分娩后应及时给予缩宫素,并配合按摩子宫,必要时遵医嘱做切除子宫的术前准备。产后未发生出血者,仍应加强生命体征观察,预防晚期产后出血。

(5)心理护理:关心体贴患者,在抢救过程中,注意患者的感受,多交流,多鼓励,缓解患者紧张及焦虑的情绪,帮助孕妇树立战胜疾病的信心。如果胎儿已经死亡,要帮助产妇做适当的情感宣泄。

3.健康教育

(1)产后饮食指导:产妇应进食富含蛋白质、维生素、微量元素的食物及新鲜蔬菜和水果,特别是含铁丰富的食物,如瘦肉、猪肝、大枣等,有利于纠正贫血,避免生冷、辛辣食品。

(2)卫生指导:勤换会阴垫,保持外阴清洁,42d内禁止盆浴及性生活。

(3)心理调适指导:与产妇及家属共同讨论此次发病及抢救经过。如果胎儿已死亡,建议家属多给予产妇心理支持,鼓励产妇休产假期间多与家人和朋友交流,参加力所能及的社会活动。

(4)乳房护理指导:如果胎儿存活,根据产妇身体情况指导母乳喂养,保持乳汁通畅,如死产者需及时给予退乳措施。

(5)复诊指导:嘱产妇42d后来医院复查,如有阴道出血增多、腹部切口红肿等异常情况,随时复诊。

(张玲妍)

第六节　妊娠期特有疾病

一、妊娠期高血压疾病

妊娠期高血压疾病是妊娠期特有的疾病,以高血压、蛋白尿为主要特征。该病严重影响母婴健康,是孕产妇及围生儿死亡的重要原因之一。

(一)高危因素与病因

1.高危因素

初产妇、孕妇年龄过小或大于35岁、子宫张力过高(如羊水过多、双胎妊娠、糖尿病巨大儿等)者、妊娠高血压病史及家族史、慢性高血压、慢性肾炎、糖尿病、肥胖、营养不良、精神过度紧张或因受到刺激、寒冷季节等。

2.病因

(1)异常滋养层细胞侵入子宫肌层:研究认为,子痫前期患者胎盘有不完整的滋养层细胞侵入子宫动脉,蜕膜血管与血管内滋养母细胞并存,子宫螺旋动脉发生血管内皮损伤、组成血管壁的原生质不足、肌内膜细胞增殖及脂类聚集的变化,最终发展为动脉粥样硬化,进而导致动脉瘤性扩张和螺旋动脉腔狭窄、闭锁,引起胎盘血流量灌注减少,引发妊娠期高血压疾病的一系列症状。

(2)神经内分泌机制:肾素-血管紧张素-前列腺素系统的平衡失调可能与本病的发生有一定关系。研究证实,妊娠期高血压疾病患者对肾素-血管紧张素Ⅱ敏感性增高,从而使血管收缩,血压升高。近年又发现有两种前列腺素类似物,即前列环素(PGI_2)和血栓素 A_2(TXA_2)对妊娠期高血压的发病可能更具有重要意义。PGI_2 具有抑制血小板凝集及增强血管扩张的作用,而 TXA_2 则具有诱发血小板凝集及增强血管收缩作用,正常妊娠时二者处于平衡状态。妊娠期高血压时,PGI_2 明显下降,而 TXA_2 却增高,从而使血管收缩、血压升高,并可引起凝血功能障碍。

(3)免疫机制:妊娠是成功的自然同种异体移植。正常妊娠的维持有赖于母胎之间免疫平衡的建立和稳定。免疫学观点认为,妊娠期高血压疾病的发生是由于胎盘某些抗原物质免疫反应的变态反应。

(4)遗传因素:研究发现血管紧张素原基因变异 T_{235} 的妇女妊娠期高血压疾病的发生率较高。也有发现妇女纯合子基因突变有异常滋养细胞浸润。遗传性血栓形成可能发生子痫前期。

(5)营养缺乏:已发现低清蛋白血症,钙、镁、锌、硒等缺乏与子痫前期发生发展有关。研究发现,妊娠期高血压疾病患者细胞内钙离子升高,血清钙下降,导致血管平滑肌细胞收缩,血压上升。对有高危因素的孕妇自妊娠 20 周起每日补钙 2g 可降低妊娠期高血压疾病的发生率。若自妊娠 16 周开始每日补充维生素 E 400U 和维生素 C 100mg 可使妊娠期高血压疾病的发生率下降 18%。

(6)胰岛素抵抗:研究发现,妊娠期高血压疾病患者存在胰岛素抵抗,高胰岛素血症可导致 NO 合成下降及脂质代谢紊乱,影响前列腺素 E$_2$ 的合成,增加外周血管的阻力,升高血压。

(二)病理生理变化

全身小血管痉挛是本病的基本病变。由于小血管痉挛,造成管腔狭窄,周围阻力增大,内皮细胞损伤,血管通透性增加,体液和蛋白质渗漏,临床表现为水肿、血压升高、蛋白尿等。因缺血、缺氧,全身各组织器官受到不同程度损害,严重时可导致抽搐、昏迷、脑水肿、脑出血,心肾衰竭,肺水肿,肝细胞坏死,胎盘绒毛退行性变、出血和梗死,胎盘早剥以及凝血功能障碍等,病情危重者可导致母儿死亡。

(三)分类与临床表现

子痫前可有不断加重的重度子痫前期,但子痫也可发生于血压升高不显著、无蛋白尿或水肿的病例。通常产前子痫较多,约 25% 发生于产后 48h。

通常正常妊娠、贫血及低蛋白血症均可发生水肿,妊娠期高血压疾病的水肿无特异性,因此不能作为其诊断标准及分类依据。

血压较基础血压升高 30/15mmHg 时,然而低于 140/90mmHg 时,不作为诊断依据,但必须严密观察。

子痫抽搐进展迅速,前驱症状短暂,表现为抽搐、面部充血、口吐白沫、深昏迷;随之深部肌肉僵硬,很快发展成典型的全身高张阵挛惊厥、有节律的肌肉收缩和紧张,持续 1～1.5min,其间患者无呼吸动作;此后抽搐停止,呼吸恢复,但患者仍昏迷,最后意识恢复,但困惑、易激惹、烦躁。

(四)诊断检查

1.病史

患者有本病的高危因素及上述临床表现者,特别应注意有无头痛、视力改变、上腹不适等。

2.高血压

高血压的定义是持续血压升高至收缩压≥140mmHg 或舒张压≥90mmHg。舒张压不随患者情绪变化而剧烈变化是妊娠期高血压诊断和评估预后的一个重要指标。若间隔 4h 或 4h 以上的 2 次舒张压≥90mmHg,可诊断为高血压。为确保准确性,袖带应环绕上臂周长至少 3/4,否则测量值偏高;若上臂直径超过 30cm,应用加宽袖带。

3.尿蛋白

尿蛋白的定义是指 24h 内尿液中蛋白含量≥300mg 或相隔 6h 的两次随机尿液蛋白浓度为 30mg/L(定性＋)。蛋白尿在 24h 内有明显波动,应留取 24h 尿做定量检查。避免阴道分泌物或羊水污染尿液。

4.水肿

体重迅速增加是多数患者的首发症状,孕妇体重突然增加每周≥0.9kg 或每 4 周≥2.7kg

是子痫前期的信号。水肿特点是自踝部逐渐向上延伸的凹陷性水肿,经休息后不缓解。水肿局限于膝下为"＋",延及大腿为"＋＋",延及外阴及腹壁为"＋＋＋",全身水肿或伴有腹水为"＋＋＋＋"。

5.辅助检查

(1)血液检查:包括全血细胞计数、血红蛋白含量、血细胞比容、血黏度、凝血功能,根据病情轻重可反复检查。

(2)肝肾功能测定:肝细胞功能受损可致 ALT、AST 升高。患者可出现清蛋白缺乏为主的低蛋白血症,白/球蛋白比值倒置。肾功能受损时,血清肌酐、尿素氮、尿酸升高,肌酐升高与病情严重程度相平行。尿酸在慢性高血压患者中升高不明显,因此可用于本病与慢性高血压的鉴别诊断。重度子痫前期与子痫应测定电解质与二氧化碳结合力,以早期发现酸中毒并纠正。

(3)尿液检查:应测尿比重、尿常规,当尿比重≥1.020 时说明尿液浓缩,尿蛋白(＋)时尿蛋白含量 300mg/24h,当尿蛋白(＋＋＋＋)时尿蛋白含量 5g/24h。尿蛋白检查在重度子痫前期患者应每日 1 次。

(4)眼底检查:视网膜小动脉的痉挛程度反映全身小血管痉挛的程度,可反映本病的严重程度。通常眼底检查可见视网膜小动脉痉挛、视网膜水肿、絮状渗出或出血,严重时可发生视网膜剥离,出现视物模糊或失明。

(5)其他:根据病情变化,可行心电图、超声心动图、胎儿成熟度、胎盘功能等检查。

(五)治疗

1.妊娠期高血压

(1)休息:保证充足睡眠,取左侧卧位,休息不少于 10h。左侧卧位可减轻子宫对腹主动脉、下腔静脉的压迫,使回心血量增加,改善子宫胎盘的血供。有研究发现左侧卧位 24h 可使舒张压降低 10mmHg。

(2)镇静:对于精神紧张、焦虑或睡眠欠佳者可给予镇静药。如地西泮 2.5～5mg,每日 3 次,或 5mg 睡前服用。

(3)密切监护母儿状态:应询问孕妇是否出现头痛、视力改变、上腹不适等症状。嘱孕妇每日监测体重及血压,每两日复查尿蛋白。定期监测血液、胎儿发育状况和胎盘功能。血压继续增高,按轻度子痫前期治疗。

(4)间断吸氧:可增加血氧含量,改善全身主要脏器和胎盘的氧供。

(5)饮食:应包括充足的蛋白质、热量,不限盐和液体,但对于全身水肿孕妇适当限制盐的摄入。

2.子痫前期

需住院治疗,防止子痫及并发症的发生。治疗原则为休息、镇静、解痉、降血压、合理扩容及必要时利尿,密切监测母胎状态,适时终止妊娠。

(1)休息:同妊娠期高血压。

(2)镇静:适当镇静可消除患者的焦虑和精神紧张,达到降低血压、缓解症状及预防子痫发作的作用。常用药物有地西泮、冬眠药物及苯巴比妥钠、异戊巴比妥钠、吗啡。

（3）解痉：首选药物为硫酸镁。①作用机制：此药能抑制运动神经末梢释放乙酰胆碱，使骨骼肌松弛；镁离子可以刺激血管内皮细胞合成前列环素，降低机体对血管紧张素Ⅱ的反应，预防并控制子痫发作；同时，镁离子可以提高孕妇和胎儿血红蛋白的亲和力，改善氧代谢。②用药指征：控制子痫抽搐及防止再抽搐；预防重度子痫前期发展成为子痫；子痫前期临产前用药预防抽搐。③用药方案：静脉给药结合肌内注射。静脉给药为首次负荷剂量 25％硫酸镁 20mL 加于 10％葡萄糖注射液 20mL 中，缓慢静脉注入，5～10min 推完；继之 25％硫酸镁 60mL 加于 5％葡萄糖注射液 500mL 静脉滴注，滴速为 1～2g/h。根据血压情况决定是否加用肌内注射，用法为 25％硫酸镁 20mL 加 2％利多卡因 2mL，臀肌深部注射，每日 1～2 次。每日总量为 25～30g，用药过程中可监测血清镁浓度。

（4）降血压：降血压的目的是为了延长孕周或改变围生期结局。对于血压≥160/110mmHg，或舒张压≥110mmHg 或平均动脉压≥140mmHg 者，以及原发性高血压、妊娠前高血压已用降压药者，须应用降血压药物。降压药物选择的原则：对胎儿无不良反应，不影响心排血量、肾血浆流量及子宫胎盘灌注量，不致血压急剧下降或下降过低。常用药物有硝苯地平、肼屈嗪、拉贝洛尔、硝普钠、尼莫地平等。

（5）扩容：一般不主张应用，仅用于严重的低蛋白血症、贫血，可选用人血清白蛋白、全血、血浆等。

（6）利尿药物：一般不主张应用，仅用于全身性水肿、急性心力衰竭、肺水肿、血容量过多且伴有潜在性肺水肿者。常用药物有呋塞米、甘露醇等。

（7）适时终止妊娠：终止妊娠是治疗妊娠期高血压的有效措施。

终止妊娠的指征：子痫前期患者经积极治疗 24～48h 仍无明显好转者；子痫前期患者孕周已超过 34 周；子痫前期患者孕龄不足 34 周，胎盘功能减退，胎儿已成熟者；子痫前期患者，孕龄不足 34 周，胎盘功能减退，胎儿尚未成熟者，可用地塞米松促胎肺成熟后终止妊娠；子痫控制后 2h 可考虑终止妊娠。

终止妊娠的方式：①引产，适用于病情控制后，宫颈条件成熟者。②剖宫产，适用于有产科指征者，宫颈条件不成熟，不能在短时间内经阴道分娩，引产失败，胎盘功能减退，或已有胎儿窘迫征象者。

延长妊娠的指征：①孕龄不足 32 周经治疗症状好转，无器官功能障碍或胎儿情况恶化。②孕龄 32～34 周，24h 尿蛋白定量＜5g；轻度胎儿生长受限、胎儿监测指标良好；羊水轻度过少，彩色多普勒超声测量显示无舒张期脐动脉血反流；重度子痫前期经治疗后血压下降；无症状、仅有实验室检查提示胎儿缺氧经治疗后好转者。

产后子痫多发生于产后 24h 直至 10d 内，故产后不应放松子痫的预防。

3.子痫

子痫是妊娠期高血压最严重的阶段，是妊娠期高血压所致母儿死亡的最主要原因，应积极处理。立即左侧卧位减少误吸，开放呼吸道，建立静脉通道。处理原则为控制抽搐、纠正缺氧和酸中毒，控制血压，抽搐控制后终止妊娠。

（1）控制抽搐：25％硫酸镁 20mL 加于 25％葡萄糖注射液 20mL 静脉推注（＞5min），继之以 2～3g/h 静脉滴注，维持血药浓度，同时应用有效镇静药物，控制抽搐；20％甘露醇 250mL

快速静脉滴注降低颅压。

（2）血压过高时给予降血压药。

（3）纠正缺氧和酸中毒：面罩和气囊吸氧，根据二氧化碳结合力及尿素氮值给予适量4%碳酸氢钠纠正酸中毒。

（4）终止妊娠：抽搐控制2h可考虑终止妊娠。对于早发性子痫前期治疗效果较好者，可适当延长孕周，但须严密监护孕妇和胎儿。

（六）护理

1.妊娠期高血压的预防

（1）加强健康教育：使孕妇及家属了解妊娠期高血压的知识及其对母儿的危害，从而自觉于妊娠早期开始做产前检查，并坚持定期检查。

（2）指导孕妇合理饮食：减少脂肪摄入，不过分限制盐和液体摄入，增加蛋白质、维生素以及富含铁、钙、锌等微量元素饮食的摄入，多食新鲜蔬菜和水果。

（3）保证休息：孕妇应保证足够的休息和心情愉快，采取左侧卧位以增加胎盘血液供应。

2.妊娠期高血压患者的护理

（1）保证休息：轻度高血压患者可在家休息，适当减轻工作，保证充足睡眠（8~10h/d）。休息和睡眠时左侧卧位以改善子宫胎盘的血液循环。

（2）保持心情愉快：可阅读优美的文学作品、听轻音乐，从事一些力所能及的手工艺等活动，使孕妇既不紧张劳累，又不单调郁闷。

（3）调整饮食：与孕妇一起设计适宜的食谱，保证足够的蛋白质、水分、纤维素和适量盐的摄入。盐（全身水肿者除外）不必严格限制。

（4）加强产前保健：适当增加产前检查次数，加强母儿监测措施，防止发展为重症。同时向孕妇及家属讲解妊娠期高血压相关知识，并督促孕妇每天数胎动，监测体重。

3.子痫前期患者的护理

（1）一般护理。

1）做好心理护理，为孕妇提供与病情有关的信息，解释治疗及护理计划，可减轻孕妇及家属因不了解病情而产生的焦虑，并能在异常情况发生时及时得到处理。

2）住院治疗，左侧卧位卧床休息。保持病室安静，避免各种刺激。护士应准备好呼叫器、床挡、急救车、吸引器、氧气、开口器、产包，以及急救药品，如硫酸镁、葡萄糖酸钙等。

3）密切注意病情变化，需每天监测尿蛋白、血压、水肿状况，异常时及时与医师联系、尽快处理；注意患者的主诉，如出现头晕、头痛、目眩等自觉症状，则应提高警惕，防止子痫的发生。

4）注意胎心变化，以及胎动有无改变。

5）重度高血压患者适当限制食盐入量，每天少于3g。监测体重，记出入量，监测24h尿蛋白定量及肝肾功能变化。

（2）用药护理：硫酸镁是目前治疗中、重度妊娠期高血压的首选解痉药物。硫酸镁的用药方法、不良反应以及注意事项如下。

1）用药方法：可采用肌内注射或静脉用药。①肌内注射，通常于用药2h后血液浓度达高峰，且体内浓度下降缓慢，作用时间长，但局部刺激性强。注射时应注意使用长针头、深部肌内注射,也可加利多卡因于硫酸镁溶液中,以缓解疼痛刺激,必要时可行局部按摩或热敷,促进肌肉组织对药物的吸收,注射后注意预防注射部位感染。②静脉滴注或推注,可使血中浓度迅速达到有效水平,用药后约1h血浓度可达高峰,可避免肌内注射引起的不适。临床多采用两种方式取长补短,以维持体内有效浓度。

2)毒性反应:硫酸镁的治疗浓度和中毒浓度相近。正常孕妇血清镁离子浓度为0.75~1mmol/L,治疗有效浓度为2~3.5mmol/L,若血清镁离子浓度超过5mmol/L即可发生镁中毒。首先表现为膝反射减弱或消失,随着血镁浓度的增加可出现全身肌张力减退、呼吸困难、复视、语言不清,严重者可出现呼吸肌麻痹,甚至呼吸停止、心脏停搏。

3)注意事项:护士在用药前及用药过程中均应监测孕妇血压,同时还应检测膝腱反射必须存在、呼吸不少于16/min、尿量每小时不少于25mL或每24h不少于600mL,尿少提示肾排泄功能受到抑制,镁离子易积聚中毒;随时准备好10%的葡萄糖酸钙注射液10mL,1g葡萄糖酸钙静脉推注可以逆转轻至中度的呼吸抑制。肾功能不全时应减量或停用硫酸镁;产后24~48h停药。

4.子痫患者的护理

(1)控制抽搐:遵医嘱采取药物控制抽搐,首选药物为硫酸镁,必要时加用镇静药、降血压药等,注意在抽搐时切忌选用硫酸镁注射,因为疼痛刺激可能诱发抽搐。

(2)专人护理,防止受伤:发生子痫时,使患者取头低、左侧卧位,以防黏液吸入呼吸道,必要时,用吸引器吸出喉部黏液或呕吐物,以免窒息;立即给氧,用开口器或在患者上、下臼齿之间放置一缠好纱布的压舌板,用舌钳固定舌头以防咬伤或舌后坠;拉起床挡,放置枕头于患者与床挡之间,以免患者受伤;在患者昏迷或未完全清醒时,禁止给予一切饮食和口服药,防止误入呼吸道而致吸入性肺炎。

(3)严密监护:监测生命体征的变化,密切观察尿量,可留置导尿,同时记录出入量,并按医嘱及时做尿常规、血液化学检查,心电图和眼底检查等。另需特别注意观察瞳孔变化、肺部呼吸音、四肢运动情况、腱反射等,以及早发现脑出血、肺水肿、肾功能不全及药物中毒的征兆,观察有无宫缩以及胎儿的状况,并判定是否已临产。

(4)减少刺激,以免诱发抽搐:将患者安排于单人暗室,避免声、光刺激;限制探视以防干扰其休息;医护动作轻柔,避免因外部刺激而诱发抽搐。

(5)做好终止妊娠的准备:子痫发作者往往在发作后自然临产。如经治疗病情得以控制仍未临产者,应在孕妇清醒后24~48h内引产,或子痫患者经药物控制后6~12h,需考虑终止妊娠。护士做好终止妊娠的准备。

5.分娩期的护理

若经阴道分娩,在第一产程中,应密切监测患者的生命体征、尿量、胎心及宫缩情况以及有无自觉症状。尽量缩短第二产程,避免产妇用力。第三产程中须预防产后出血,在胎儿娩出前肩后立即静脉推注缩宫素(禁用麦角新碱),及时娩出胎盘并按摩宫底,观察血压变化,重视患者主诉。病情较重者于分娩开始即需开放静脉。胎儿娩出后测血压,病情稳定者2h后可送回病房。

6.产褥期的护理

产后 24h 至 5d 内仍有发生子痫的可能,故产褥期仍需继续监测血压。产后 48h 内应至少每 4h 测量血压 1 次,重症患者产后应继续硫酸镁治疗 1～2d。使用大量硫酸镁的孕妇,产后易发生子宫收缩乏力,故应密切观察子宫复旧及恶露情况,严防产后出血。

妊娠期高血压的患者很容易产生产后抑郁症,护士应鼓励产妇说出内心的感受,增加家属探视及与新生儿接触的机会,随时为其提供有效的支持。如果此次妊娠失败,要协助患者及其家庭度过哀伤期,增强其再次妊娠的信心。同时应使患者及家属了解其属于高危人群,在下次妊娠时应予以重视并随诊,尽早接受孕期保健指导。

二、妊娠期肝内胆汁淤积症

妊娠期肝内胆汁淤积症(ICP)是妊娠中、晚期特有的并发症,临床上以皮肤瘙痒和黄疸为特征,主要危害胎儿。本病具有复发性,本次分娩后可迅速消失,再次妊娠或口服雌激素避孕药时常会复发。ICP 发病率 0.8%～12.0%。

(一)病因

目前尚不清楚,可能与雌性激素、遗传及环境等因素有关。

1.激素作用

妊娠期胎盘合成雌激素,孕妇体内雌激素水平大幅增加,雌激素可使 Na^+-K^+-ATP 酶活性下降,能量提供减少,导致胆酸代谢障碍;雌激素使肝细胞膜中胆固醇与磷脂比例上升,流动性降低,影响对胆酸的通透性,使胆汁流出受阻;雌激素作用于肝细胞表面的雌激素受体,改变肝细胞蛋白质合成,导致胆汁回流增加。上述因素综合作用可导致 ICP 的发生。

2.遗传和环境因素

流行病学研究发现,ICP 发病率与季节有关,冬季高于夏季。在母亲或姐妹中有 ICP 病史的妇女中 ICP 的发生率明显增高,其完全外显及母婴垂直传播的特性符合孟德尔优势遗传规律。

3.药物

一些减少胆小管转运胆汁的药物,如肾移植后服用的硫唑嘌呤可引起 ICP。

总之,ICP 可能是多因素引起的,其中遗传因素决定患者的易患性,而非遗传性因素决定 ICP 的严重程度。

(二)对母儿影响

1.对孕妇的影响

ICP 患者脂溶性维生素 K 的吸收减少,致使凝血功能异常,导致产后出血,也可发生糖、脂代谢紊乱。

2.对胎儿及婴儿的影响

胆汁酸毒性作用使围生儿发病率和病死率明显升高。还可发生胎膜早破、胎儿宫内窘迫、自发性早产或妊娠期羊水胎粪污染。此外,尚有胎儿生长受限、不能预测的胎儿突然死亡、新生儿颅内出血、新生儿神经系统后遗症等。

（三）临床表现

1.瘙痒

几乎所有患者的首发症状为妊娠晚期发生无皮肤损伤性的瘙痒，约80%患者在30周后出现，有的更早。瘙痒程度不一，常呈持续性，白昼轻，夜间加剧。一般从手掌和脚掌开始，逐渐向肢体近端延伸甚至可到面部，但极少侵及黏膜。瘙痒症状常在实验室检查异常结果之前，平均约3周，于分娩后数小时或数日内迅速消失。

2.其他症状

严重瘙痒可引起失眠和疲劳、恶心、呕吐、食欲缺乏及脂肪痢。

3.体征

四肢皮肤可见抓痕。20%～50%患者在瘙痒发生数日或数周内出现轻度黄疸，部分病例黄疸与瘙痒同时发生，于分娩后数日内消退，同时伴尿色加深等高胆红素血症表现。

（四）诊断

1.血清胆酸测定

胆汁中的胆酸主要是甘胆酸（CG）及牛磺酸，ICP患者血CG浓度在30周时突然升高至2～2.5μmol/L，可达正常水平100倍左右，并持续至产后下降，5～8周恢复正常。血清胆酸升高是ICP最主要的特异性实验室证据，在瘙痒症状出现或转氨酶升高前几周血清胆酸就已升高，其水平越高，病情越重，出现瘙痒时间越早。因此测定母血胆酸是早期诊断ICP最敏感的指标。

2.肝功能测定

大多数ICP患者的门冬氨酸转氨酶（AST）、丙氨酸转氨酶（ALT）轻至中度升高，为正常水平的2～10倍，ALT较AST更敏感。部分患者血清胆红素轻至中度升高，其中直接胆红素占50%以上。

3.病理检查

ICP患者肝组织活检见肝细胞无明显炎症或变性表现，仅肝小叶中央区胆红素轻度淤积，毛细胆管胆汁淤积及胆栓形成。电镜切片发现毛细胆管扩张合并微绒毛水肿或消失。

（五）治疗

1.一般处理

适当卧床休息，取左侧卧位以增加胎盘血流量，给予吸氧、高渗葡萄糖、维生素类及能量。定期复检肝功能、血胆酸了解病情。

2.药物治疗

减轻孕妇临床症状，改善胆汁淤积的生化指标和围生儿预后。常用药物有：①腺苷蛋氨酸。为治疗ICP的首选药物。该药对雌激素代谢物起灭活作用，防止雌激素升高所引起的胆汁淤积，保护肝脏，改善症状，延缓病情发展。②熊去氧胆酸。抑制肠道对疏水性胆酸重吸收，降低胆酸，改善胎儿环境，从而延长胎龄。③地塞米松。可减少胎儿肾上腺脱氢表雄酮的分泌，降低雌激素的产生，减轻胆汁淤积。能促进胎肺成熟，避免早产儿发生呼吸窘迫综合征，可使瘙痒症状缓解甚至消失。④苯巴比妥。增加胆汁流量，改善瘙痒症状，但生化参数变化不明显。

3.产科处理

(1)产前监护:从妊娠34周开始每周行无激惹试验(NST),必要时行胎儿生物物理评分,以便及早发现隐性胎儿缺氧。NST基线胎心率变异消失可作为预测ICP胎儿缺氧的指标。

(2)适时终止妊娠:孕妇出现黄疸,胎龄已达36周;无黄疸、妊娠已足月或胎肺已成熟者;有胎盘功能明显减退或胎儿窘迫者应及时行剖宫产终止妊娠。

(六)护理

1.心理护理

焦虑是ICP患者首先出现的心理问题。经常性的瘙痒干扰孕妇的睡眠,使其产生焦虑。可以边做好解释工作,告知孕妇此症状一般于产后1周内消失,边通过药物治疗和配合物理疗法减轻症状,消除孕妇的焦虑心理。此外,不少孕妇会自责自己饮食不当心,担心是否患肝炎、是否会传染给下一代或亲友等,护士应向患者解释该病是妊娠肝损害,无传染性,产后该病自然会缓解,消除不必要自责和自卑,增强其自信心。

2.积极主动的母胎监护

护士应指导孕妇自测胎动情况,及时监测,正确留取血尿标本,了解雌三醇浓度,掌握胎盘变化情况,协助孕妇完成胎儿监护,B超和生物物理五项指标等监测,了解胎儿、胎盘情况。同时注意患者胆酸浓度变化,一旦异常升高,迅速配合医师终止妊娠,防止胎死宫内。对于准备阴道分娩的ICP患者应加强动态观察和持续的母儿监测,一则观察产程进展、破膜情况和羊水颜色变化;二则加强胎心变化监测,防止发生胎儿窘迫,以便及时处理。

3.回乳护理

对于产后需回乳者,应采用大剂量维生素 B_6 口服或麦芽煎茶饮,配合皮硝外敷乳房每天1次,或根据具体情况增加外敷次数,但禁用苯甲酸雌二醇等雌激素类针剂注射回乳,因应用大剂量的雌激素可造成并加重可逆性胆汁淤积。

(王林霞)

第七节　妊娠期合并症

一、妊娠合并心脏病

妊娠合并心脏病是严重的妊娠合并症。妊娠期、分娩期和产褥期均可使心脏负担加重而诱发心力衰竭,在我国孕产妇死因中高居第2位,占非直接产科死因的第1位。

(一)妊娠、分娩对心脏病的影响

1.妊娠期

妊娠期母体循环血量自妊娠6周开始逐渐增加,至妊娠32~34周达到最高峰,较妊娠前增加30%~45%,导致心排血量增加,心率加快,心肌耗氧量加大,心脏负担显著加重。妊娠早期以心排血量增加为主,妊娠4~6个月时增加最多,平均较妊娠前增加30%~50%。心排血量受孕妇体位影响极大,约5%孕妇可因体位改变使心排血量减少出现不适,如"仰卧位低血压综合征"。妊娠中晚期需要增加心率以适应血容量增多,分娩前1~2个月心率每分钟平均约增加10次。此外,妊娠晚期子宫增大,使膈肌上升,导致心脏向左向上移位,使出入心脏的大血管发生扭曲,机械性地增加心脏负担,更易使心脏病孕妇发生心力衰竭。

2.分娩期

分娩期为心脏负担最重的时期。在第一产程,子宫收缩能增加周围循环阻力,使血压升高,另外,每次宫缩有250~500mL血液从子宫被挤出进入体循环,每次宫缩时心排血量约增加24%,同时有血压增高、脉压增大及中心静脉压升高。第二产程时由于产妇用力屏气,腹壁肌及骨骼肌同时收缩,使周围循环阻力及肺循环阻力均增加,同时腹压增加又使内脏血液涌向心脏,所以,第二产程心脏负担最重。第三产程胎儿胎盘娩出后,子宫突然变小,胎盘循环停止,子宫血窦内大量血液突然进入体循环,另外,由于腹压骤降,血液向内脏灌注,造成血流动力学急剧变化。此时,患心脏病的孕妇易发生心力衰竭。

3.产褥期

产后3d内仍是心脏负担较重的时期。除子宫收缩使一部分血液进入体循环以外,妊娠期组织间潴留的液体也开始回到体循环,使循环血量暂时性增加,应警惕心力衰竭的发生。

(二)妊娠合并心脏病的类型及其对妊娠的影响

1.先天性心脏病

占妊娠合并心脏病患者的35%~50%,位居第1。无发绀型心脏病如房间隔缺损、室间隔缺损、动脉导管未闭等,除个别症状严重外,一般均能安全度过妊娠期、分娩期和产褥期。发绀型心脏病如法洛四联症、艾森曼格综合征等,对妊娠期血流量增加和血流动力学改变的耐受性极差,妊娠时母亲和胎儿的死亡率可高达30%~50%,若发绀严重,自然流产率可高达80%,所以这类心脏病妇女不宜妊娠,如已妊娠应该尽早终止。经手术治疗后心功能为Ⅰ~Ⅱ级者,可在严密观察下继续妊娠。

2.风湿性心脏病

(1)二尖瓣狭窄:最多见,占风湿性心脏病的2/3~3/4。由于血流从左心房流入左心室受阻,妊娠期血容量增加和心率加快,舒张期左室充盈时间缩短,可发生肺淤血和肺水肿。无明显的血流动力学改变的轻症患者,可在严密的监护下妊娠。二尖瓣狭窄越严重,妊娠的危险性越大,能否妊娠应根据心功能情况慎重考虑。

(2)二尖瓣关闭不全:由于妊娠期外周阻力下降,使二尖瓣反流程度减轻,故一般能较好耐受妊娠及分娩。

(3)主动脉瓣狭窄及关闭不全:妊娠期外周阻力降低可使主动脉反流减轻,一般可以耐受妊娠。主动脉瓣狭窄增加左心射血阻力,严重者应手术矫正后再考虑妊娠。

3.妊娠期高血压疾病性心脏病

既往无心脏病史和体征的妊娠期高血压孕妇,突然发生以左心衰竭为主的全心衰竭者称妊娠期高血压疾病性心脏病,系因冠状动脉痉挛、心肌缺血、周围小动脉阻力增加、水钠潴留及血黏稠度增加等因素加重了心脏负担而诱发急性心力衰竭。合并中、重度贫血时,更易发生心肌受累。这种心脏病在发生心力衰竭之前,常有干咳,夜间明显,易误认为上呼吸道感染或支气管炎而延误诊疗时机。若诊断及时,经积极治疗,大多数能度过妊娠期和分娩期,产后随着病因消除,病情会逐渐缓解。

4.围生期心脏病

围生期心脏病是发生于妊娠期后 3 个月至产后 6 个月内的扩张型心肌病。确切病因不清,可能与病毒感染、免疫、高血压、肥胖、营养不良及遗传因素有关。发生于妊娠晚期者占 10%,产褥期及产后 3 个月内最多,约占 80%,产后 3 个月以后占 10%。其特征为既往无心血管疾病史的孕妇,出现心肌收缩功能障碍和充血性心力衰竭。主要表现为呼吸困难、心悸、咯血、胸痛、肝大、水肿等心力衰竭的症状,结合胸片、超声心动图、心电图,诊断并不困难。初次心力衰竭经早期治疗后,1/3～1/2 患者可完全康复,再次妊娠可能复发。曾患围生期心脏病心力衰竭且遗留心脏扩大者,应避免再次妊娠。

5.心肌炎

为心肌本身局灶性或弥漫性炎性病变。可发生于妊娠任何阶段,主要认为是病毒感染及细菌、真菌、原虫、药物、毒性反应或中毒引起。急慢性心肌炎临床表现差异较大,诊断较困难。主要表现为既往无心瓣膜病、冠心病或先天性心脏病,在病毒感染后 1～3 周内出现发热、咽痛、咳嗽、恶心、呕吐、乏力、心悸、呼吸困难和心前区不适。急性心肌炎病情控制良好者,可在密切监护下继续妊娠。

(三)妊娠合并心脏病对胎儿的影响

不宜妊娠的心脏病患者一旦妊娠,或妊娠后心功能恶化者,流产、早产、死胎、胎儿宫内发育迟缓、胎儿窘迫及新生儿窒息的发生率均明显增高。围生儿死亡率是正常妊娠的 2～3 倍。某些治疗心脏病的药物对胎儿也存在潜在的毒性反应,如地高辛可以通过胎盘到达胎儿体内。多数先天性心脏病为多基因遗传,国外报道,双亲中任何一方患有先天性心脏病,其后代先天性心脏病及其他畸形的发生机会较对照组增加 5 倍,如室间隔缺损、肥厚性心肌病、马方综合征等均具有较高的遗传性。

(四)心脏病孕妇心功能分级

纽约心脏病协会(NYHA)依据患者对体力活动的耐受情况将孕妇心功能分为 4 级。

Ⅰ级:一般体力活动不受限制。

Ⅱ级:一般体力活动稍受限制,活动后心悸、轻度气短,休息时无症状。

Ⅲ级:一般体力活动显著受限制,休息时无不适,轻微日常工作即感不适、心悸、呼吸困难,或既往有心力衰竭史。

Ⅳ级:不能进行任何活动,休息时仍有心悸、呼吸困难等心力衰竭表现。

心功能分级应动态进行,它与决定可否妊娠、分娩时机和分娩方式的选择及判断预后有关。

(五)妊娠期心力衰竭的临床表现

1.早期心力衰竭的临床表现

(1)轻微活动后即出现胸闷、心悸、气短。

(2)休息时心率每分钟超过 110 次,呼吸每分钟超过 20 次。

(3)夜间常因胸闷而坐起呼吸,或到窗口呼吸新鲜空气。

(4)肺底部出现少量持续性湿啰音,咳嗽后不消失。

2.典型心力衰竭的临床表现

(1)左心衰竭:①症状:程度不同的呼吸困难(劳力性呼吸困难,夜间阵发性呼吸困难,端坐呼吸,急性肺水肿);咳嗽、咳痰、咯血;乏力、疲倦、心悸、头晕;少尿、肾功能损害症状。②体征:肺部湿啰音;心脏体征(除心脏病固有体征外,尚有心脏扩大、肺动脉瓣区第二心音亢进及舒张期奔马律)。

(2)右心衰竭:以体循环淤血的表现为主。①症状:消化道症状(腹胀、食欲缺乏、上腹部胀痛、恶心、呕吐等);劳力性呼吸困难。②体征:颈静脉怒张,肝大,下肢水肿,心脏体征(可因右心室显著扩大而出现三尖瓣关闭不全的反流性杂音)。

(六)诊断

(1)妊娠前有心悸、气短、心力衰竭史,或曾有风湿热病史,体检、X线、心电图检查曾被诊断有器质性心脏病。

(2)有劳力性呼吸困难,经常性夜间端坐呼吸、咯血,经常性胸闷、胸痛等临床症状。

(3)有发绀、杵状指、持续性颈静脉怒张。心脏听诊有舒张期2级以上或粗糙的全收缩期3级以上杂音。有心包摩擦音、舒张期奔马律和交替脉等。

(4)心电图有严重心律失常,如心房颤动、心房扑动、三度房室传导阻滞,ST段及T波异常改变等。

(5)X线检查显示心脏显著扩大。超声心动图检查心肌肥厚、瓣膜运动异常、心内结构畸形。

(七)治疗

1.非妊娠期

患有心脏病的育龄妇女,妊娠前应进行医学咨询,由医生根据心脏病的类型和程度,决定患者能否妊娠。对不能妊娠者,应指导患者避孕。

2.妊娠期

(1)决定是否继续妊娠:凡不宜妊娠的心脏病孕妇应在孕12周前行人工流产。若妊娠已超过12周,终止妊娠需进行较复杂的手术,手术的危险性不亚于继续妊娠和分娩,所以应积极治疗心力衰竭,使其度过妊娠和分娩为宜。对顽固性心力衰竭病例,为减轻心脏负担,应与内科医师配合,在严密监护下行剖宫取胎术。

(2)定期产前检查:能及早发现心力衰竭的早期征象。对可以妊娠者,应加强妊娠期监护,定期产前检查,严密监护心功能状态和妊娠情况,积极预防、纠正各种妨碍心功能的因素,预防心力衰竭,适时终止妊娠。

(3)动态观察心脏功能:定期进行超声心动图检查,测定心脏射血分数、每分心排血量、心脏排血指数及室壁运动状态,判断随妊娠进展的心功能变化。

(4)心力衰竭的治疗:与未孕者基本相同。但应用强心药时应注意,孕妇血液稀释、血容量增加及肾小球滤过率增强,同样剂量的药物在孕妇血中浓度相对偏低。同时孕妇对洋地黄类药物耐受性较差,需注意其不良反应。妊娠晚期发生心力衰竭,原则是待心力衰竭控制后再行产科处理,应放宽剖宫产指征。如为严重心力衰竭,经内科各种治疗均未能奏效,继续发展将导致母儿死亡时,也可以边控制心力衰竭边紧急行剖宫产,取出胎儿,减轻心脏负担,以挽救孕产妇及胎儿的生命。

3.分娩期

对心功能Ⅰ～Ⅱ级,胎儿不大,胎位正常,宫颈条件良好者,可考虑在严密监护下经阴道分娩。在分娩过程中,注意各产程的处理,预防心力衰竭的发生。凡胎儿偏大,产道条件不佳及心功能Ⅲ～Ⅳ级者,均应择期行剖宫产结束妊娠。手术时以选择连续硬膜外阻滞麻醉为好,麻醉药中不应加肾上腺素,麻醉平面不宜过高,为防止仰卧位低血压综合征,可采取左侧卧位15°,上半身抬高30°。术中、术后应严格限制液体输入量。不宜再妊娠者,最好同时行输卵管结扎术。

4.产褥期

产后3d尤其是产后24h内仍是发生心力衰竭的危险时期,产妇必须充分休息并密切监护。应用广谱抗生素预防感染,直至产后1周左右,无感染征象时停药。心功能Ⅲ级以上者不宜哺乳。不宜再妊娠者,可在产后1周行绝育术。

(八)护理问题

1.组织灌注量改变

与胎盘血液灌注改变有关。

2.心排血量减少

与产后腹压下降,回心血量减少有关。

3.有感染的危险

与宫腔内操作、产道损伤及机体抵抗力降低有关。

4.有胎儿受损的危险

与血氧含量不足致胎儿发育迟缓、胎儿宫内窘迫有关。

5.焦虑

与担心新生儿健康及照顾新生儿能力受限有关。

(九)护理措施

1.非妊娠期

根据心脏病的种类、病情、心功能及是否手术矫治等具体情况,决定是否适宜妊娠。对不宜妊娠者,指导患者采取有效措施严格避孕。

2.妊娠期

(1)加强孕期保健,定期产前检查或家庭访视。重点评估心功能及胎儿宫内情况。若心功能在Ⅲ级或以上,有心力衰竭者,均应立即入院治疗。心功能Ⅰ～Ⅱ级者,应在妊娠36～38周入院待产。

(2)预防心力衰竭,保证孕妇每天至少10h的睡眠且中午宜休息2h,休息时采取左侧卧位或半卧位。提供良好的支持系统。注意营养的摄取,指导孕妇摄入高热量、高维生素、低盐低脂饮食且富含多种微量元素如铁、锌、钙等,少量多餐,多食蔬菜和水果。妊娠16周后,每日食盐量不超过5g。

(3)预防及治疗诱发心力衰竭的各种因素,如贫血、心律失常、妊娠高血压综合征、各种感染尤其是上呼吸道感染等。

（4）指导孕妇及家属掌握妊娠合并心脏病的相关知识。及时为家人提供信息。

3.急性心力衰竭的紧急处理

患者取坐位,双腿下垂;立即高流量加压吸氧,可用50%的乙醇湿化;按医嘱用药,如吗啡、快速利尿药、血管扩张药(硝普钠、硝酸甘油、酚妥拉明)、强心药、氨茶碱等。另外,一定情况下可用四肢轮流三肢结扎法。

4.分娩期

（1）严密观察产程进展,防止心力衰竭的发生。左侧卧位,上半身抬高。观察子宫收缩、胎头下降及胎儿宫内情况,正确识别早期心力衰竭的症状及体征。第一产程,每15min测血压、脉搏、呼吸、心率各1次,每30min测胎心率1次。第二产程每10min测1次上述指标,或持续监护。给予吸氧。观察用药后反应。严格无菌操作,给予抗生素治疗持续至产后1周。

（2）缩短第二产程,减少产妇体力消耗。

（3）预防产后出血。胎儿娩出后,立即在产妇腹部放置沙袋,持续24h。为防止产后出血过多,可静脉或肌内注射缩宫素(禁用麦角新碱)。遵医嘱输血、输液,仔细调整滴速。

（4）给予生理及情感支持,降低产妇及家属焦虑。

5.产褥期

（1）产后72h严密监测生命体征,产妇应半卧位或左侧卧位,保证充足休息,必要时镇静,在心功能允许时,鼓励早期下床适度活动。

（2）心功能Ⅰ～Ⅱ级的产妇可以母乳喂养;Ⅲ级或以上者,应及时回乳。指导摄取清淡饮食,防止便秘。保持外阴部清洁。产后预防性使用抗生素及协助恢复心功能的药物。

（3）促进亲子关系建立,避免产后抑郁发生。

（4）不宜再妊娠者在产后1周做绝育术,未做绝育术者应严格避孕。

（5）详细制订出院计划。

二、妊娠合并糖尿病

妊娠合并糖尿病有两种情况:一种为妊娠前已有糖尿病的妊娠患者(即糖尿病合并妊娠),另一种为妊娠期首次出现或发现的妊娠期糖尿病(GDM)。糖尿病孕妇中80%以上为GDM,糖尿病合并妊娠者不足20%。GDM的发病率世界各国报道差异较大,为1%～14%,我国为1%～5%,产后大多数可以恢复,但33.3%的病例于产后5～10年转为糖尿病,所以要定期随访。

（一）妊娠对糖尿病的影响

妊娠可以使隐性糖尿病显性化,使原来无糖尿病者发生GDM,使原有糖尿病的患者病情加重。妊娠期血容量增加、血液稀释,胰岛素相对不足。随着妊娠的进展,抗胰岛素样物质(如胎盘生乳素、雌激素、孕激素等)增加,使母体对胰岛素的需要量较非妊娠时增加近1倍。妊娠期肾小球滤过率增加和肾小管对糖的再吸收减少,造成肾排糖阈降低,导致20%～30%的正常孕妇发生妊娠期糖尿病。在分娩期,产妇体力消耗较大,进食减少,若不及时减少胰岛素用量,容易发生低血糖。随着胎盘排出,胎盘分泌的抗胰岛素物质会迅速消失,所以胎盘娩出后,应立即减少胰岛素用量,否则易出现低血糖休克。

(二)糖尿病对妊娠的影响

1.对孕妇的影响

(1)高血糖可使胚胎发育异常甚至死亡,流产发病率高,可达 15%～30%,糖尿病患者宜在血糖控制正常后再妊娠。

(2)妊娠期高血压疾病发生率高,为正常孕妇的 2～4 倍,GDM 并发妊娠高血压疾病可能与存在严重胰岛素抵抗状态及高胰岛素血症有关。糖尿病孕妇因糖尿病导致广泛血管病变,使小血管内皮细胞增厚及管腔变窄,组织供血不足。糖尿病合并肾血管病变时,妊娠期高血压疾病的发病率可高达 50%。糖尿病孕妇一旦并发高血压,病情较难控制,对母儿极为不利。

(3)感染是糖尿病的主要并发症。糖尿病时白细胞有多种功能缺陷,趋化性、吞噬作用、杀菌作用均显著降低,未能很好控制血糖的孕妇易发生感染。感染也可增加糖尿病代谢紊乱,甚至诱发酮症酸中毒等急性并发症。与妊娠期糖尿病有关的感染有:外阴阴道假丝酵母菌病、肾盂肾炎、无症状菌尿症、产褥感染及乳腺炎等。

(4)羊水过多的发生率较非糖尿病孕妇高 10 倍左右。原因可能与羊水中含糖量过高,刺激羊膜分泌有关,也可能与胎儿高糖、高渗性利尿致胎儿尿量增多有关。

(5)因巨大儿发生率明显增高,难产、产道损伤、手术产概率增高,产程延长易发生产后出血。

(6)易发生糖尿病酮症酸中毒。糖尿病酮症酸中毒对母儿危害大,不仅是糖尿病孕妇死亡的主要原因,发生在妊娠早期还有致畸作用,发生在妊娠中晚期易导致胎儿窘迫及胎死宫内。

(7)GDM 孕妇再次妊娠时,复发率高达 33%～69%。远期患糖尿病概率增加,17%～63%将发展为 2 型糖尿病。心血管系统疾病的发生率也高。

2.对胎儿及新生儿的影响

(1)巨大儿发生率可高达 25%～42%。其原因为孕妇血糖高,血糖可通过胎盘,而胰岛素不能通过胎盘,使胎儿长期处于高血糖状态,刺激胎儿胰岛 B 细胞增生,产生大量胰岛素,活化氨基酸转移系统,促进蛋白、脂肪合成和抑制脂肪脂解作用,导致躯干过度发育。GDM 孕妇过胖或体重指数过大是发生巨大儿的重要危险因素。

(2)胎儿畸形率高于正常孕妇,严重畸形发生率为正常妊娠的 7～10 倍,与早孕时血糖过高或治疗糖尿病的药物有关。以神经系统和心血管系统的畸形最常见。

(3)胎儿生长受限发生率为 21%,妊娠早期高血糖有抑制胚胎发育的作用,导致妊娠早期胚胎发育落后。糖尿病合并微血管病变者,胎盘血管常出现异常,影响胎儿发育。

(4)早产发生率为 10%～25%。原因有羊水过多、妊娠期高血压疾病、胎儿窘迫以及其他严重并发症,常需提前终止妊娠。

(5)死胎及新生儿死亡率高。糖尿病常伴有严重的血管病变或产科并发症,影响胎盘血供,引起死胎、死产。新生儿主要由于母体血糖供应中断而高胰岛素血症仍存在,如不及时补充糖,易发生低血糖,严重者可导致新生儿死亡。另外,高胰岛素血症具有拮抗糖皮质激素促进肺泡Ⅱ型细胞表面活性物质合成及释放的作用,使胎儿肺表面活性物质产生及分泌减少,胎儿肺成熟延迟,导致新生儿呼吸窘迫综合征发生率增加,增加了新生儿的死亡率。

(三)诊断

1.病史

具有糖尿病高危因素,包括糖尿病家族史、年龄>30岁、肥胖、巨大儿分娩史、无原因反复流产史、死胎、死产、足月新生儿呼吸窘迫综合征分娩史、胎儿畸形史等。

2.临床表现

妊娠期有三多症状(多饮、多食、多尿),或外阴阴道假丝酵母菌感染反复发作,孕妇体重>90kg,本次妊娠并发羊水过多或巨大胎儿者,应警惕合并糖尿病的可能。

3.实验室检查

(1)空腹血糖测定:妊娠期2次或2次以上空腹血糖≥5.8mmol/L者可诊断为糖尿病。

(2)糖筛查:一般孕妇宜在24～28周进行糖筛查,有症状者或以前有不良孕产史的孕妇应在妊娠早期进行。糖筛查的方法:将50g葡萄糖溶于200mL温水中,5min内服完,从开始服糖水时计时,1h抽静脉血测血糖值,若≥7.8mmol/L,为50g糖筛查试验阳性,应检查空腹血糖,空腹血糖异常可诊断为糖尿病,空腹血糖正常者再行口服葡萄糖耐量试验(OGTT)。

(3)OGTT:我国多采用75g糖耐量试验。指空腹12h后,口服葡萄糖75g,测空腹血糖及服糖后1h、2h、3h4个时间点的血糖值,正常值为5.6mmol/L、10.3mmol/L、8.6mmol/L、6.7mmol/L。有2项或2项以上超过正常值者,可诊断为妊娠期糖尿病。仅1项高于正常值,诊断为糖耐量异常。

(4)其他:包括眼底检查、肾功能检查、尿糖、尿酮体的监测等。

(四)妊娠合并糖尿病的分期

目前普遍使用White分类法,根据糖尿病的发病年龄、病程、是否存在血管合并症等进行分类,有助于估计病情的严重程度及预后。

A级:妊娠期出现或发现的糖尿病。

A1级:经控制饮食,空腹血糖<5.8mmol/L,餐后2h血糖<6.7mmol/L。

A2级:经控制饮食,空腹血糖≥5.8mmol/L,餐后2h血糖≥6.7mmol/L。

B级:显性糖尿病,20岁以后发病,病程<10年。

C级:发病年龄10～19岁,或病程10～19年。

D级:10岁以前发病,或病程≥20年,或合并单纯性视网膜病变。

F级:糖尿病肾病。

R级:眼底有增生性视网膜病变或玻璃体出血。

H级:冠状动脉粥样硬化性心脏病。

T级:有肾移植史。

(五)治疗

一般认为D、F、R级糖尿病患者不宜妊娠,应采取避孕措施,若已妊娠者应及早人工终止。器质性病变较轻,血糖控制良好者,可在积极治疗、密切监护下继续妊娠。

(1)饮食控制是治疗糖尿病的基础。

(2)药物治疗应根据孕妇血糖情况,用胰岛素进行血糖调节。

（3）定期产前检查,除一般产前检查及血糖监测外,还需进行肾功能监测、眼底检查、血压监测、宫高和腹围监测。胎儿监护,包括胎儿生长发育情况、胎儿成熟度、胎儿-胎盘功能等监测。

（4）适时终止妊娠。

（六）护理问题

1.营养失调

少于或多于机体需要量与摄入量低于或超过新陈代谢的需要量有关。

2.焦虑

与担心自身情况和胎儿预后有关。

3.有胎儿受伤的危险

与胎盘功能受损、组织缺氧有关。

4.有感染的危险

与糖尿病患者白细胞功能缺陷有关。

5.知识缺乏

与不了解血糖检测、胎儿诊断性检查及胰岛素注射方法相关知识有关。

（七）护理措施

1.非妊娠期

指导糖尿病妇女在妊娠前寻求咨询。多数严重的糖尿病患者不宜妊娠;对于器质性病变较轻者,指导控制血糖水平在正常范围后再妊娠。

2.妊娠期

（1）指导孕妇正确控制血糖,使其掌握注射胰岛素的正确过程。预防各种感染,缓解心理压力。

（2）妊娠期监测血糖变化,并进行肾功能监测及眼底检查。

（3）通过B超、胎儿超声心动图、胎动计数、胎心监护、胎盘功能测定等了解胎儿健康状况。

（4）控制孕妇饮食,提倡多食绿叶蔬菜、豆类、粗谷物、低糖水果等,并坚持低盐饮食。

（5）适度运动。

（6）孕妇不宜口服降糖药物,而胰岛素是其主要的治疗药物。

（7）提供心理支持,维护孕妇自尊。

3.分娩期

在控制血糖、确保母儿安全的情况下,尽量推迟终止妊娠的时间,可等待至近预产期（38～39周）。妊娠合并糖尿病本身不是剖宫产指征,如有胎位异常、巨大儿、病情严重需终止妊娠,常选择剖宫产。若胎儿发育正常,宫颈条件较好,则适宜经阴道分娩。阴道分娩时,应严密监测血糖、尿糖和尿酮体。鼓励产妇左侧卧位。密切监护胎儿状况。产程时间不超过12h。

无论新生儿体重大小均按早产儿提供护理。在新生儿娩出30min后定时滴服25%葡萄糖液防止低血糖,同时预防低血钙、高胆红素血症及呼吸窘迫综合征的发生。多数新生儿在出生后6h内血糖值可恢复正常。糖尿病产妇,即使接受胰岛素治疗,哺乳也不会对新生儿产生不良影响。

4.产褥期

分娩后 24h 内胰岛素减至原用量的 1/2,48h 减少到原用量的 1/3,产后需重新评估胰岛素的需要量。预防产褥感染,鼓励母乳喂养。指导产妇定期接受产科和内科复查。

三、妊娠合并贫血

贫血是妊娠期较常见的合并症,属高危妊娠范畴。妊娠期间,血容量增加,且血浆的增加比红细胞增加相对要多,因此血液被稀释,产生生理性贫血。贫血在妊娠各期对母儿均可造成一定危害,是孕产妇死亡的重要原因之一。妊娠合并贫血以缺铁性贫血最常见。

(一)缺铁性贫血

缺铁性贫血是妊娠期最常见的贫血,约占妊娠期贫血的 95%。由于胎儿生长发育及妊娠期血容量增加,对铁的需要量增加,尤其妊娠后半期,孕妇对铁摄入不足或吸收不良,均可引起贫血。

1.病因

妊娠期铁的需要量增加是孕妇缺铁的主要原因。妊娠期需铁约 1000mg,每日需铁至少4mg,但早孕常因胃肠功能失调致恶心、呕吐、食欲缺乏或腹泻而影响铁的摄入和吸收。每日饮食中含铁 10~15mg,吸收利用率仅为 10%,即 1~1.5mg,妊娠后半期铁的最大吸收率可达40%,仍不能满足需求,若不给予铁剂治疗,容易耗尽体内储存铁而造成贫血。

2.妊娠合并缺铁性贫血对妊娠的影响

(1)对孕妇的影响:贫血孕妇的抵抗力低下,对分娩、手术和麻醉的耐受能力也很差,即使是轻度或中度贫血,孕妇在妊娠和分娩期间的风险也会增加。世界卫生组织的资料表明,贫血使全世界每年约 50 万名孕产妇死亡。如重度贫血可因心肌缺氧导致贫血性心脏病;胎盘缺氧易发生妊娠期高血压疾病或妊娠期高血压疾病性心脏病;严重贫血对失血耐受性降低,易发生失血性休克;由于贫血降低产妇抵抗力,易并发产褥感染。

(2)对胎儿的影响:孕妇骨髓和胎儿在竞争摄取孕妇血清铁的过程中,胎儿组织占优势。而铁通过胎盘由母亲运至胎儿是单向运输,不能逆向转运。因此,一般情况下,胎儿缺铁程度不会太严重。但当孕妇患重症贫血时,经过胎盘供氧和营养物质不足以补充胎儿生长所需,容易造成胎儿生长受限、胎儿窘迫、早产或死胎。

3.诊断

(1)病史:既往有月经过多等慢性失血性疾病史;有长期偏食、妊娠早期呕吐、胃肠功能失常导致的营养不良病史等。

(2)临床表现:妊娠合并缺铁性贫血的早期或轻症患者常无特殊症状,称为隐匿期缺铁,此时可仅有疲倦、乏力、脱发、指甲异常、舌炎等,铁储备下降,而血红蛋白及红细胞可正常。贫血严重时可有典型症状,如面色苍白、水肿、乏力、头晕、耳鸣、心悸气短、食欲缺乏、腹胀腹泻,甚或伴有腹水等。

(3)实验室检查:①血象。外周血涂片为小红细胞低血红蛋白性贫血。②血清铁浓度。能灵敏反映缺铁状况,正常成年妇女血清铁为 $7\sim27\mu mol/L$。若孕妇血清铁<$6.5\mu mol/L$,可诊断为缺铁性贫血。③骨髓象。红系造血呈轻度或中度增生活跃,以中、晚幼红细胞增生为主,骨髓铁染色可见细胞内外铁均减少,尤以细胞外铁减少明显。

4.治疗

(1)补充铁质:口服铁剂治疗为主。硫酸亚铁 0.3g,每日 3 次,同时服用维生素 C 0.3g 和 10%稀盐酸0.5~2mL促进铁的吸收。也可选用 10%枸橼酸铁铵 10~20mL,每日 3 次口服。口服铁剂治疗应尽早开始,单纯缺铁性贫血经治疗 2 周后,血细胞比容及血红蛋白浓度升高,并继续上升,可于4~6周逐渐恢复正常。严重贫血7~10d后网织红细胞可上升6%~8%,说明治疗有效。若 3 周后,仍不见网织红细胞或血红蛋白上升,应确定诊断是否正确,查明原因并予以纠正。注射铁剂疗效不一定快,主要优点在于能短期内补铁,但偶可引起致命性变态反应,应严格掌握,肌内注射时局部疼痛明显或有恶心、呕吐、头晕、腹泻时,应停止注射。

(2)输血:多数缺铁性贫血孕妇经补充铁剂后血象很快改善,不需输血。当血红蛋白<60g,接近预产期或短期内需行剖宫产术者,应少量多次输血,速度宜慢,并应预防输血反应。

(3)产时及产后处理:中、重度贫血产妇于临产后应配血备用。分娩时应尽量减少出血,防止产程延长、产妇疲乏及产后出血,必要时可阴道助产以缩短第二产程。积极预防产后出血,胎儿前肩娩出后,肌内注射或静脉注射缩宫素 10~20U。如无禁忌证,胎盘娩出后可肌内注射或静脉注射麦角新碱 0.2mg,同时用缩宫素 20U 加于 5%葡萄糖注射液中静脉滴注,持续至少2h。出血多时应及早输血。产程中严格无菌操作,产时及产后应用广谱抗生素预防感染。

5.预防

一般从妊娠12~16周开始到哺乳期应补充铁剂,剂量、途径与贫血程度相关。维生素 C、稀盐酸有利于铁的吸收,应同时补充。如补铁后改善不明显可加入氨基酸,可通过在食物中增加蛋白质及新鲜蔬菜的方法进行补充。注意饮食多样化,有助于各类营养物质的吸收利用。有些影响铁吸收和加剧铁消耗的因素应及时纠正,如胃肠系统疾病及慢性感染、血液丢失等。另外有一些生活的细节应当注意,如铁锅炒菜有利于铁吸收;服铁剂时禁忌饮浓茶;抗酸药物影响铁剂效果,应避免服用。

(二)巨幼细胞性贫血

巨幼细胞性贫血是由叶酸或维生素 B_{12} 缺乏引起 DNA 合成障碍所致贫血。外周血呈大细胞正血红蛋白性贫血。其发病率国外报道为 0.5%~2.6%,国内报道为 0.7%。

1.病因

妊娠期本病 95%是叶酸缺乏,少数因缺乏维生素 B_{12} 而发病。引起叶酸或维生素 B_{12} 缺乏的原因有:来源缺乏或吸收不良;妊娠期需要量增加;叶酸排泄增多。

2.巨幼细胞性贫血对妊娠的影响

重度贫血时,贫血性心脏病、妊娠期高血压、胎盘早剥、早产、产褥感染等疾病的发病率明显增多。叶酸缺乏可致胎儿神经管缺陷等多种畸形,已被许多研究证实。胎儿宫内生长受限、死胎等的发生率也明显增多。

3.诊断

(1)临床表现。

1)贫血:多发生于妊娠中、晚期,起病较急,贫血多为中、重度。表现为头晕、心悸、气短、皮肤黏膜苍白等。

2)消化道症状:食欲缺乏、恶心、呕吐、腹胀、腹泻、厌食、舌炎、舌乳头萎缩等。

3)周围神经炎症状:手足麻木、针刺、冰冷等感觉异常以及行走困难。

4)其他:低热、水肿、脾大、表情淡漠者也较常见。

(2)实验室检查:外周血象为大细胞性贫血;骨髓象:红细胞系统呈巨幼细胞增生,不同成熟期的巨幼细胞系列占骨髓细胞总数的30%~50%,核染色质疏松,可见核分裂;叶酸和维生素 B_{12} 值,血清叶酸<6.8nmol/L,红细胞叶酸<227nmol/L 提示叶酸缺乏。血清维生素 B_{12} <90pg,提示维生素 B_{12} 缺乏。维生素 B_{12} 缺乏常有神经系统症状,而叶酸缺乏无神经系统症状。

4.防治

(1)加强妊娠期营养指导,改变不良饮食习惯,多食新鲜蔬菜、水果、瓜豆类、肉类、动物肝及肾等食物。对有高危因素的孕妇,应从妊娠3个月开始,每日口服叶酸0.5~1mg,连续服用8~12周。

(2)补充叶酸,确诊为巨幼细胞性贫血的孕妇,应每日口服叶酸15mg,或每日肌内注射叶酸10~30mg,直至症状消失、贫血纠正。

(3)维生素 B_{12} 100~200μg 肌内注射,每日1次,2周后改为每周2次,直至血红蛋白恢复正常。

(4)血红蛋白<60g/L 时,应少量间断输新鲜血或红细胞悬液。

(5)分娩时避免产程延长,预防产后出血,预防感染。

(三)再生障碍性贫血

再生障碍性贫血,简称再障,是因骨髓造血干细胞数量减少和质的缺陷导致造血障碍,引起外周全血细胞减少为主要表现的一组综合征。国内报道,妊娠合并再障占分娩总数的0.3‰~0.8‰。

1.再障与妊娠的相互影响

目前认为妊娠不是再障的原因,但妊娠可能使原有病情加重。孕妇血液相对稀释,使贫血加重,易发生贫血性心脏病,甚至造成心力衰竭。由于血小板数量减少和质的异常,以及血管壁脆性及通透性增加,可引起鼻、胃肠道黏膜出血。由于外周血粒细胞、单核细胞及丙种球蛋白减少,淋巴组织萎缩,使孕妇防御功能低下,易引起感染。再障孕妇易发生妊娠期高血压,使病情进一步加重。分娩后宫腔内胎盘剥离创面易发生感染,甚至引起败血症。颅内出血,心力衰竭及严重呼吸道、泌尿道感染或败血症常是再障孕产妇的重要死因。

一般认为,妊娠期血红蛋白>60g/L 对胎儿影响不大。分娩后能存活的新生儿一般血象正常,极少发生再障。妊娠期血红蛋白≤60g/L 对胎儿不利,可导致流产、早产、胎儿生长受限、死胎及死产。

2.诊断

主要表现为进行性贫血、皮肤及内脏出血及反复感染。可分为急性型和慢性型,孕妇以慢性型居多。贫血呈正细胞型,全血细胞减少。骨髓象见多部位增生减低或严重减低,有核细胞甚少,幼粒细胞、幼红细胞、巨核细胞均减少,淋巴细胞相对较高。

3.治疗

(1)妊娠期:再障患者在病情未缓解之前应避孕,若已妊娠,妊娠早期在做好输血准备同时行人工流产。妊娠中、晚期,因终止妊娠有较大危险,应加强支持治疗,在严密监护下妊娠直至足月分娩;注意休息,增加营养,间断吸氧,少量、间断、多次输新鲜血,提高全血细胞,使血红蛋白＞60g/L;有明显出血倾向者给予肾上腺皮质激素或蛋白合成激素治疗;选用对胎儿无影响的广谱抗生素预防感染。

(2)分娩期:尽量经阴道分娩,缩短第二产程,防止用力过度造成脑等重要脏器出血或胎儿颅内出血。可适当助产,但要防止产伤。产后仔细检查软产道,认真缝合伤口,防止产道血肿形成。有产科手术指征者,行剖宫产术时一并将子宫切除为宜,以免引起产后出血及产褥感染。

(3)产褥期:继续支持疗法,应用宫缩药加强宫缩,预防产后出血,广谱抗生素预防感染。

(四)妊娠合并贫血的护理

1.护理问题

(1)营养失调:低于机体需要量,与含铁食物摄入不足影响血红蛋白合成有关。

(2)活动无耐力:与贫血所致的组织缺氧有关。

(3)便秘:与每日服用铁剂有关。

(4)有胎儿受损的危险:与孕妇贫血使胎盘供氧不足造成胎儿发育不良有关。

(5)潜在的并发症:是感染,与贫血致机体抵抗力低下,感染机会增加有关。

(6)知识缺乏:与妊娠期不了解服用铁剂的重要性有关。

2.护理措施

(1)预防:妊娠前积极治疗慢性失血性疾病,改变长期偏食等不良饮食习惯,适度增加营养,必要时补充铁剂,以增加铁的储备。

(2)妊娠期:建议孕妇摄取高铁、高蛋白质及高维生素C食物,纠正偏食、挑食等不良习惯。多食富含铁的食物,如瘦肉、家禽、动物肝脏及绿叶蔬菜等。铁剂的补充应首选口服制剂,补充铁剂的同时服维生素C及稀盐酸可促进铁的吸收。指导餐后或餐中服用铁剂,并告知孕妇服用铁剂后出现黑便的道理。对于妊娠末期重度缺铁性贫血或口服铁剂胃肠道反应较重者,可采用深部肌内注射法补充铁剂。血红蛋白在7g/L以下者应全休,以减轻机体对氧的消耗,避免因头晕而发生意外。妊娠期应加强产前检查和母儿监护措施,并积极预防各种感染。

(3)分娩期:临产前给止血药维生素K等并备新鲜血。严密观察产程,为减少孕妇体力消耗,第二产程酌情给予阴道助产。预防产后出血。胎儿前肩娩出时,遵医嘱给宫缩药。同时为产妇提供心理支持及预防感染。

(4)产褥期:密切观察子宫收缩及阴道出血,继续应用抗生素预防和控制感染,补充铁剂,纠正贫血。指导母乳喂养,对于因重度贫血不宜哺乳者,详细讲解原因。采取正确的回奶方法,如口服生麦芽冲剂或用芒硝外敷乳房。提供家庭支持,增加休息和营养,避免疲劳。

四、妊娠合并急性病毒性肝炎

病毒性肝炎在孕妇中较常见,是肝病和黄疸的最常见原因,国内报道,孕妇病毒性肝炎的发病率约为非孕妇的 6 倍,而重症肝炎的发病率为非孕妇的 66 倍,占孕产妇间接死因的第 2 位。病原体主要有甲、乙、丙、丁、戊型 5 种肝炎病毒,其中以乙型病毒性肝炎最为常见。

(一)妊娠期肝脏的生理变化

妊娠期肝组织结构无明显改变,大小形态也无改变,肝血流量不增多,肝糖原稍有增加。妊娠晚期肝功能检查:因血液稀释,约 50% 孕妇的血清总蛋白值低于 60g/L。白蛋白降低,球蛋白轻度升高,白蛋白与球蛋白的比例下降。球蛋白增多系网状内皮系统功能亢进所致。血清丙氨酸转氨酶(ALT)和门冬氨酸转氨酶(AST)多在正常范围内,少数在妊娠晚期略有升高。碱性磷酸酶(ALP)升高,可能主要来自胎盘。血浆纤维蛋白原及部分凝血因子增加,凝血酶原时间正常。妊娠期雌激素水平升高,部分孕妇出现"肝掌""蜘蛛痣",并随妊娠进展加重,分娩后 4~6 周消失。

(二)妊娠对病毒性肝炎的影响

妊娠加重肝脏负担,使孕妇易感染病毒性肝炎,也易使原有的肝炎病情加重,主要与以下因素有关:①妊娠期新陈代谢率增高,营养物质消耗增多,肝内糖原储备降低,不利于疾病恢复;②妊娠期产生的大量雌激素需要在肝内灭活而且妨碍肝对脂肪的转运和胆汁的排泄;③胎儿代谢产物需在母体肝内解毒;④并发妊娠期高血压时常使肝脏受损,易发生急性肝坏死;⑤分娩时体力消耗、缺氧、酸性代谢产物增加,加重肝脏损害。

(三)病毒性肝炎对妊娠的影响

1.对母体的影响

妊娠早期合并病毒性肝炎,可使妊娠反应加重,流产、胎儿畸形发生率约高 2 倍。发生于妊娠晚期,则妊娠期高血压的发病率明显增高,可能与肝炎时肝脏对醛固酮的灭活能力下降有关。分娩时,因肝功能受损,凝血因子合成障碍,产后出血的发生率增高。若为重症肝炎,常并发 DIC,直接威胁母婴的生命。有资料报道,病毒性肝炎孕妇的死亡率为 18.3%,明显高于非孕妇。

2.对胎儿及新生儿的影响

妊娠早期患病毒性肝炎,胎儿畸形发生率增加。流产、早产、死胎、死产和新生儿死亡率也显著增高。有资料报道显示,肝功能异常的孕产妇,其围生儿死亡率可高达 46‰。

3.母婴传播

其传播情况因病毒类型不同而有所不同。

(1)甲型肝炎病毒(HAV):由甲型肝炎病毒(HAV)引起,经粪-口途径传播,不会通过胎盘或其他途径传给胎儿。但妊娠晚期患甲型肝炎,在分娩过程中接触母体血液或粪便可使新生儿感染。

(2)乙型肝炎病毒(HBV):母婴传播是 HBV 传播的主要途径之一,其方式有以下几种。

1)宫内传播:病毒通过胎盘传播给胎儿,近年研究资料证明,HBV 宫内感染率为 9.1%~

36.7%。影响宫内传播的因素有：①妊娠后期患急性肝炎易传播给胎儿；②HBeAg 阳性者母婴宫内传播的危险性大；③羊水中存在 HBsAg 时，其新生儿感染率高。

2）产时传播：是 HBV 母婴传播的主要途径，占 40%～60%。分娩时新生儿吞咽含 HBsAg 的母血、羊水、阴道分泌物，或在分娩过程中子宫收缩使胎盘绒毛破裂，母血进入胎儿血液循环而使胎儿感染。只要有 10^{-8} mL 母血进入胎儿体内即可使胎儿感染。

3）产后传播：与接触母亲唾液及母乳喂养有关。当母血 HBsAg、HBeAg、抗 HBc 均阳性时，母乳 HBV-DNA 出现率为 100%。

（3）丙型肝炎病毒（HCV）：属 RNA 病毒，已证实存在母婴传播，妊娠晚期患丙型肝炎时约 2/3 发生母婴传播，受感染者约 1/3 将来发展为慢性肝病。

（4）丁型肝炎病毒（HDV）：是一种缺陷性负链 RNA 病毒。必须同时有 HBV 感染，随 HBV 引起肝炎。传播途径与 HBV 相同。母婴间传播少见。

（5）戊型肝炎病毒（HEV）：为 RNA 病毒，传播途径及临床表现与甲型肝炎类似，但孕妇较易感染且易发展为重症肝炎，死亡率较高。目前已有母婴传播的病例报道。

（6）输血传播病毒引起的肝炎：也称乙型肝炎，主要经输血传播。

（7）庚型肝炎（HGV）：可发生母婴传播，但有人认为，HGV 母婴传播虽较常见，但婴儿感染 HGV 后并不导致肝功能紊乱。慢性乙型、丙型肝炎患者易发生 HGV 感染。

（四）临床表现

1.症状

常出现消化系统症状，如食欲缺乏、恶心、呕吐、腹胀、肝区痛等，不能用妊娠反应或其他原因加以解释；继而出现乏力、畏寒、发热，部分患者有皮肤黄染、尿色深黄。

2.体征

可触及肝大，肝区有叩击痛。妊娠晚期受增大子宫影响肝脏极少被触及，如能触及应考虑为异常。

（五）诊断检查

血清 ALT 增高。病原学检查，相应肝炎病毒血清学抗原抗体检测出现阳性。血清总胆红素在 17μmol/L（1mg/dL）以上，尿胆红素检测阳性。

（六）治疗

1.妊娠期病毒性肝炎的处理

治疗与非妊娠患者相同。主要措施包括：①注意休息，加强营养，给予高维生素、高蛋白、足量糖类、低脂肪饮食；②积极保肝治疗，避免应用可能损害肝脏的药物；③注意预防感染，产时严格消毒，并用广谱抗生素，以防感染诱发肝性脑病；④有黄疸者应立即住院，按重症肝炎处理。

2.重症肝炎的处理要点

（1）保护肝脏：高血糖素-胰岛素-葡萄糖联合应用，能改善氨基酸及氨的异常代谢，有防止肝细胞坏死和促进肝细胞再生的作用。人血白蛋白静脉滴注能促进肝细胞再生。新鲜血浆输入能促进肝细胞再生和补充凝血因子。

（2）预防及治疗肝性脑病：限制蛋白质摄入，每日应<0.5g/kg，增加糖类摄入，使每日热量

维持在7431.2kJ(1800kcal)以上。保持大便通畅,以减少氨及毒素的吸收。口服新霉素抑制大肠埃希菌,减少游离氨及其他毒素的形成。应用保肝药物。六合氨基酸可调整血清氨基酸比值,促使肝性脑病苏醒。谷氨酸钠(钾)能降低血氨,可改善脑功能。

(3)预防及治疗DIC:进行凝血功能检查,有异常时补充凝血因子,如输新鲜血、凝血酶原复合物、纤维蛋白原、抗凝血酶Ⅲ和维生素K等。伴DIC者可在凝血功能监测下,酌情应用肝素治疗。产前4h至产后12h内不宜应用肝素,以免发生产后出血。

(4)预防肾衰竭:避免应用损害肾脏的药物,有肾功能异常者给予保肾治疗。

3.产科处理

(1)妊娠期:妊娠早期患急性肝炎如为轻症,应积极治疗,可继续妊娠。慢性活动性肝炎,妊娠后对母儿威胁较大,应经适当治疗后终止妊娠。妊娠中、晚期,应尽量避免手术、药物对肝脏的影响,加强胎儿监护,防治妊娠期高血压。

(2)分娩期:分娩前准备新鲜血液,宫口开全后可行胎头吸引术助产,以缩短第二产程。防止产道损伤和胎盘残留。胎肩娩出后立即静脉注入缩宫素以减少产后出血。对重症肝炎,经积极控制24h后应迅速终止妊娠。因母儿耐受能力较差,过度的体力消耗可加重肝脏负担,宜选择剖宫产。

(3)产褥期:选用对肝脏损害较小的广谱抗生素预防感染,可用头孢素或氨苄西林等。注意监测肝功能,予以对症治疗。对产后哺乳问题尚有争议,现主张HBeAg阳性产妇和初乳中HBV-DNA阳性者不宜哺乳,其他情况下在新生儿接受免疫预防后可以哺乳。

(七)护理问题

1.营养失调

低于机体需要量,与摄入不足和呕吐有关。

2.知识缺乏

与不了解肝炎的感染途径、对妊娠的影响及防治措施的相关知识有关。

3.预感性悲哀

与肝炎对母儿造成的严重危害有关。

4.潜在并发症

产后出血,与重度肝炎造成凝血功能障碍有关。

(八)护理措施

(1)加强卫生宣教,普及防病知识。重视围婚期保健,提倡生殖健康。已患肝炎的育龄妇女应避孕。患急性肝炎应于痊愈后半年,最好2年后在医师指导下妊娠。

(2)妊娠合并轻型肝炎者的护理与非妊娠期肝炎患者相同,更需注意增加休息,避免体力劳动。加强营养,增加优质蛋白、高维生素、富含糖类、低脂肪食物的摄入。保持大便通畅。定期产前检查,防止交叉感染。阻断乙型肝炎的母婴传播,孕妇于妊娠28周起每4周肌内注射1次乙型肝炎免疫球蛋白(HBIG)200U,直至分娩。

(3)妊娠合并重症肝炎者需保护肝脏,积极防治肝性脑病。保持大便通畅,并严禁肥皂水灌肠。严密观察有无性格改变,行为异常,扑翼样震颤等肝性脑病的前驱症状。并严密监测生命体征,记出入量。注意观察有无出血倾向。预防产后出血,产前4h及产后12h内不宜使用肝素治疗。

(4)分娩期密切观察产程进展,避免各种不良刺激,防止并发症发生,并监测凝血功能。于临产前一周开始服用维生素 K、维生素 C,临产后备新鲜血。阴道助产缩短第二产程,严格执行操作程序。胎儿娩出后,正确应用缩宫素、止血药,预防产后出血。严格执行消毒隔离制度,应用广谱抗生素预防其他感染性疾病的发生。

(5)产褥期观察子宫收缩及阴道出血,加强基础护理,并继续遵医嘱给予对肝脏损害较小的抗生素预防感染。指导母乳喂养时注意,目前认为如乳汁中 HBV-DNA 阳性不宜哺乳,母血 HBsAg、HBeAg 及抗-HBc 三项阳性及后二项阳性产妇均不宜哺乳。对新生儿接受免疫,母亲为携带者(仅 HBsAg 阳性),建议母乳喂养。对不宜哺乳者,应回乳,注意不宜使用雌激素。新生儿出生后 6h 和 1 个月时各肌内注射 1mL 的 HBIG,出生后 24h 内、生后 1 个月、6 个月分别注射乙型肝炎疫苗。继续保肝治疗,加强休息和营养,指导避孕措施。

(王林霞)

第八节　正常产褥期

一、正常产褥期妇女的身心变化

(一)生殖系统

1.子宫复旧

胎盘娩出后,子宫逐渐恢复到妊娠前的大小和功能的过程称为子宫复旧。分娩结束时,子宫约重 1000g,产后 6 周后恢复到 50～60g;子宫高度在脐平以下,以后每天下降 1～2cm,约 10d 后在腹部触及不到子宫。

2.子宫内膜修复

胎盘剥离后,表层组织因为坏死而剥落,剥落部位的边缘及内膜底层便开始细胞的增生,胎盘剥离部位的修复需要 42d 形成新的子宫内膜。

3.子宫颈

产后子宫颈松软,外口如袖管状,紫红色,水肿,厚约 1cm。之后宫口张力逐渐恢复,产后 1 周子宫内口关闭,宫颈管形成。产后 4 周宫颈形成恢复正常。初产后宫颈两侧不可避免的有轻度裂伤,故子宫颈外口呈横裂状,无法恢复到原来的椭圆形。

4.排卵和月经的重现

排卵和月经的复潮多发生于产后 6～8 周,纯母乳喂养的妇女,排卵和月经的恢复时间可延后。

5.阴道

由于受激素影响及分娩过程中强力的伸展,阴道皱襞便消失不见。产后阴道逐渐地恢复其形状和弹性,皱襞再度出现完全恢复致妊娠前的紧张度需要 6 周时间。分娩过程中处女膜破碎撕裂,产后妇女的处女膜呈现不规则的形状,称为处女膜痕。

6.会阴

产后会阴有轻度水肿,2～3d 消失。因产时会阴切开、裂伤、伤口水肿或痔疮而引起疼痛,约 1 周后会阴不适才会渐渐消失。

7.乳房

乳房的主要变化为分泌乳汁。婴儿出生后与母亲进行皮肤接触,吸吮乳房时,感觉冲动从乳头传到大脑。垂体反应性地分泌泌乳素。下丘脑经神经垂体分泌催产素。泌乳素、催产素经血液循环到达乳房,泌乳素使泌乳细胞分泌乳汁。哺乳约 30min 后,催乳素在血液中达到高峰,它使乳房为下次哺乳而产奶。催产素使腺泡周围的肌细胞收缩,使存在腺泡内的乳汁流到乳头处。

(二)循环系统

子宫胎盘循环结束后,大量血液从子宫进入产妇的体循环,加之妊娠期潴留在组织中的液体亦进入母体循环中。产后 72h 内,产妇血容量增加 15%～25%,此时心脏负担明显加重,患有心脏病的产妇应注意预防心力衰竭的发生。一般产后 2～6 周血容量恢复到妊娠前水平。产褥早期血液仍处于高凝状态,可减少产后出血,容易形成血栓。

(三)泌尿系统

妊娠期潴留在体内的大量液体,在产褥早期主要通过肾脏排出。产后第 1 周,一般为多尿期。由于分娩过程中膀胱受压、黏膜充血、水肿对膀胱充盈感下降,不习惯卧床排尿以及外阴疼痛使产妇出现一过性尿潴留。

(四)消化系统

产后 1～2 周消化功能逐渐恢复正常。产褥早期胃肠肌张力仍较低,产妇食欲欠佳,喜进汤食。加之产妇活动少,肠蠕动减弱,容易发生便秘。

(五)产褥期的心理调适

妊娠和分娩对妇女是一种压力,产妇的生理、心理改变及新生儿的出生对产妇是一种新的变化,需要调整及适应。

美国心理学家鲁宾于 1977 年针对产后妇女的行为和态度将产妇的心理调适分为 3 期,即依赖期、依赖-独立期和独立期。

1.依赖期

产后 1～3d 是产妇的依赖期。产妇疲劳,对睡眠需求很强烈,兴奋、喜欢谈论妊娠及分娩的感受,需要医务人员、家人帮助,照顾新生儿及做好自身的生活护理。在依赖期,丈夫及家人的关心,医务人员的帮助指导极为重要。耐心倾听她们的感受,满足其心理需求。

2.依赖-独立期

产后 3～14d 是产妇的依赖-独立期。表现出较为独立的行为,热衷于学习和护理新生儿,主动参与婴儿护理,能独立进行母乳喂养,对自身的产后康复十分关注。

3.独立期

产后 2 周至 1 个月是产妇的独立期。这时新家庭形式已经建立,产妇开始适应哺育孩子、照顾家务及维持夫妻关系的各种角色。

二、产褥期的护理

1.产后24h内护理

对自然分娩的产妇实施Ⅰ级护理,卧床休息,24h后Ⅱ级护理,鼓励下床活动,促进血液循环、恶露排出、子宫复旧。

2.生命体征监测

产后产妇血压一般无明显改变,妊娠合并高血压的产妇要严密观察血压的变化。大多数产妇体温在正常范围,如产程长、过度疲劳,产妇会有疲劳热,产后24h之内体温略升高,不超过38℃。不需要任何处理,休息后恢复正常。产后3d左右,乳房肿胀,体温会有升高但不超过38℃,按摩乳房,将乳汁吸出,乳腺管通畅后体温恢复正常。

3.严密观察子宫收缩及阴道出血情况

产后4h内每小时按摩子宫,观察阴道出血。24h内是产后出血多发期,要严密观察及护理。

4.产后恶露

胎盘娩出后,子宫蜕膜脱落,含有血液及坏死蜕膜等的组织经阴道排出称为恶露。根据其颜色及内容物的不同分为血性恶露、浆液性恶露、白色恶露。

(1)血性恶露:其颜色鲜红,出现在产后最初3~4d,内容包含蜕膜碎片、上皮细胞、红细胞、白细胞及偶有的胎粪、胎脂和胎毛。血性恶露的时间过长,表示子宫复旧不良。

(2)浆液性恶露:其颜色淡红,出现在产后3~10d,内容包含蜕膜碎片、红细胞、白细胞、细菌、子宫颈黏液。以后逐渐变为白色恶露。

(3)白色恶露:其颜色淡乳黄色,出现在产后10d后,持续3~4周干净,成分包括白细胞、细菌、一些蜕膜细胞、上皮细胞、脂肪、子宫颈黏液和胆固醇。

正常恶露有血腥味,无臭味,总量可达500mL。约3/4的恶露在产后1周内排出,但个体差异很大。日间恶露量较多,夜间较少。若有胎盘、胎膜残留或感染,可使恶露持续时间延长并有臭味,需进一步检查其原因。

5.会阴护理

保持外阴清洁,每天会阴清洗2次,及时更换会阴垫。外阴肿胀者,用50%硫酸镁、95%乙醇湿热敷。侧切伤口3d后拆线,Ⅰ、Ⅱ度裂伤2d后拆线。

6.保持排尿通畅

产后多饮水,督促产妇排尿,产后6h不能自排小便者,可热敷下腹部、温水冲洗外阴、按摩膀胱,扶产妇去厕所,肌内注射新斯的明帮助排尿,必要时行导尿术。

7.饮食

应进高蛋白、高维生素、易消化的食品,少食多餐,多食蔬菜水果以防止便秘,食物要清淡。

8.乳房护理及母乳喂养

产后预防乳房肿胀和乳头皲裂,生后立即母婴皮肤接触,婴儿早吸吮,早开奶,按需哺乳,可预防乳房肿胀。帮助母亲掌握正确哺乳体位、新生儿掌握正确含接姿势可预防乳头皲裂。

9.做好健康指导及母乳喂养知识及技巧的宣教

包括产褥期卫生、新生儿护理知识及操作、母乳喂养的知识及技巧宣教。

三、正常新生儿的护理

新生儿:胎龄≥37周至<42周,出生体重在2500～3999g,从出生至满28d的婴儿。

(一)正常新生儿的生理特点

1.呼吸系统

新生儿出生后,脐循环停止,血中二氧化碳升高刺激呼吸中枢,同时新生儿受到冷、声、光的刺激,产生呼吸运动。新生儿代谢快,需要氧气量多,因此呼吸较快,在每分钟40次左右。新生儿呼吸中枢发育不健全,容易发生呼吸暂停,要注意观察。

2.循环系统

新生儿出生后,动脉导管关闭,肺循环开始。心率每分钟120～160次。

3.消化系统

新生儿胃容量小,肠道容量相对较大,蠕动较快,能适应较大量流质食物。出生时吞咽功能虽近完善,但因食管无蠕动,胃贲门括约肌不发达,故哺乳后容易发生溢乳。新生儿消化蛋白质的能力较好,母乳喂养是哺育新生儿的最佳选择。

新生儿出生后第1日排出的墨绿色黏稠大便称为胎粪。胎粪含黏液、胆汁、肠道分泌物、上皮细胞、胎儿吞咽的胎毛及胎脂等,但不含细菌。哺乳后,粪便渐变为黄色,呈糊状。

4.泌尿系统

新生儿出生时的肾发育尚不成熟,滤过能力差,排钠的能力也较低。记录第1次排尿的时间(正常在出生后12～24h),描述尿量、颜色。新生儿排尿的次数是判断纯母乳喂养的婴儿是否吃饱的标准,每天有6次小便证实新生儿得到了充足的乳汁。

5.免疫系统

新生儿对多种传染病有特异性免疫,从而在出生后6个月内对麻疹、风疹、白喉等有免疫力,但本身的主动免疫力尚未发育完善。所以在日常护理工作中应做好消毒隔离,以预防感染。出生后,母乳喂养、初乳能增强婴儿的免疫力。

(二)新生儿生理现象

新生儿在出生后会出现几种特殊的生理现象,这些是暂时的,随着年龄的增长,这些现象都会逐渐消失,不需要治疗。

1.生理性黄疸

大部分新生儿在生后2～3d皮肤及黏膜出现黄染,全身情况良好,无其他不适,黄疸在1～2周消退。

(1)新生儿胆红素代谢的特点:新生儿生理性黄疸的发生与新生儿胆红素代谢的特点有关。新生儿胆红素产生相对过多,胆红素与白蛋白联结运送的能力不足,肝细胞摄取间接胆红素的能力差,肝脏系统发育不成熟,肠肝循环增加。

(2)生理性黄疸的临床表现:生理性黄疸大多在生后2～3d出现,第4~第5日最明显,多在生后 10～14d 消退,早产儿黄疸程度较重,消退也较迟,可延迟至第 3～第 4 周消退。黄疸先见于面、颈,然后可遍及躯干及四肢,一般稍呈黄色,巩膜可有轻度黄染,但手心、足底不黄。除黄疸外,小儿全身健康状况良好,不伴有其他临床症状,无贫血,肝功能正常,不发生核黄疸,大小便颜色正常,血中间接胆红素升高。

(3)实验室检查:正常新生儿脐血胆红素最高约 $51.3\mu mol/L(3mg/dL)$,在生后 4d 左右达高峰,一般不超过 $205\mu mol/L(12mg/dL)$,早产儿不超过 $256.5\mu mol/L(15mg/dL)$,以后逐渐恢复。

(4)生理性黄疸的护理:每天哺乳次数较少的新生儿黄疸较重并消退慢。应该鼓励母亲加强早期喂养,增加哺乳次数。及早建立肠道正常菌群,促进胎粪尽早排出,增加大小便次数,帮助胆红素的排出,减少肠壁再吸收胆红素,减少肠肝循环。加强婴儿皮肤的护理,着重是脐部和臀部的护理,防止感染。保持室内适应的温度与湿度,每日开窗进行有效通风,保持空气新鲜。

2.生理性体重下降

新生儿在出生 1 周内往往有体重减轻的现象,这是正常的生理现象,是因为新生儿出生后吸吮能力比较弱,进食量少,再加上胎粪、尿液的排出,汗液的分泌,以及由呼吸和皮肤排出一些水分,造成新生儿暂时性的体重下降。一般生后 3～4d 体重的减轻可累积达出生时体重的 6%～9%,不能超过 10%,出生后 4～5d 体重开始回升,7～10d 恢复到出生时体重。如果下降太多、回升过慢应寻找原因并给予处理。体重下降程度及恢复速度,与新生儿开始喂奶时间及进入量有关。做到早开奶,按需哺乳。母婴同室的温度应在 22～24℃,过热可造成新生儿液体丢失过多。如果生后 10d 新生儿仍未恢复到出生时体重,则要寻找原因,例如是否因为哺乳量不够充足、牛奶冲调浓度不符合标准或有无疾病等。

正常情况下,新生儿前半年每月平均增长 600～900g,后半年每月平均增长 300～500g。4～5 个月时体重增至出生时的 2 倍,1 周岁时增至 3 倍。

3.新生儿假月经

有些女性新生儿生后 1 周内,可出现大阴唇轻度肿胀,阴道流出少量黏液及血性分泌物,称为假月经,又称为"新生儿月经"。假月经是由于母亲体内雌激素在妊娠期经胎盘进入胎儿体内,而生后突然中断而导致,是新生儿早期的生理现象之一,一般 2～3d 即消失,不必做任何处理。

(王林霞)

第九节 异常产褥期

一、产褥感染

产褥感染是产时或产后病原体侵入生殖器官,在产褥期引起生殖器局部或全身感染性病变。产后 24h 到产后 10d 内体温有 2 次超过 38℃ 称为产褥病率,多见原因为产褥感染、上呼吸道感染、泌尿系统感染、乳腺炎等。

（一）病因

病原体可来自产妇生殖系统或其他部位原来存在者，也可因早破水、手术操作而带入生殖系统。产妇身体抵抗力下降，生殖道防御功能下降是诱因。

（二）临床表现

1.发热

产后 24h 后发热，要仔细检查原因，努力寻找感染病灶，可做血常规、尿常规、X 线胸片，血、尿及宫颈分泌物培养，白细胞增多，中性粒细胞增多，C 反应蛋白阳性。

2.会阴伤口感染

局部红肿、压痛、有分泌物或化脓，全身反应轻，可有低热。

3.子宫内膜炎

多在产后 3～5d 发病，可有发热、无力、白细胞增多等全身症状，恶露多，且有臭味，色粉红、浑浊；如为致病力低的菌种感染，恶露量少、无味，但体温高达 39℃ 以上，为致病力高的菌种感染。子宫体缩复差，有压痛。炎症可扩散到子宫肌层。

4.盆腔结缔组织炎

子宫内膜炎治疗不及时或未控制，向宫旁组织扩散，产后 7d 左右全身症状更为明显，寒战、高热，白细胞数升高，宫旁一侧或双侧有明显压痛或包块形成，B 超可协助诊断。

5.盆腔腹膜炎

除上述盆腔结缔组织炎症状外，全身症状更为明显，出现盆腔腹膜刺激症状，肠胀气，排尿困难，下腹剧痛，压痛、反跳痛明显。

6.弥漫性腹膜炎

全身痛，可有肠麻痹，全腹压痛、反跳痛，感染中毒症状明显。可致周围循环衰竭。

7.败血症或中毒性休克

稽留热，体温高达 40℃，甚至出现休克。血培养阳性。

8.血栓性静脉炎

症状多发生在产后 1～2 周，寒战、高热，病变静脉肿、硬，触之为硬索状物，有压痛，而且局部血液回流障碍，多见髂静脉、股静脉、腘静脉，患肢肿胀压痛，严重至"股白肿"。如栓子脱落，可有转移病灶，如腹膜炎、肺炎、肺脓肿、肾周围脓肿等。

（三）辅助检查

(1)血常规：白细胞计数增高。

(2)阴道拭子、宫颈拭子阳性，血液细菌培养有致病菌。

(3)B 超：检查子宫及盆腔组织，了解感染部位及病变情况。

（四）治疗

1.病因治疗

针对病原菌选用抗生素。革兰阴性杆菌，多用氨苄西林、头孢菌素、甲硝唑等。革兰阳性球菌，多用青霉素、红霉素。厌氧菌感染可用甲硝唑。常为混合感染，故可选用广谱抗生素或两种及两种以上抗生素合用。病情急或重可通过静脉给药,缓轻者,可肌内注射或口服。如复方阿莫西林(安灭菌)可用48g/d,或头孢曲松(罗氏芬)2g/d,甲硝唑(灭滴灵)0.5～1g/d。治疗用抗生素要足量,足疗程。如有效,体温正常,症状消失后继续使用3～7d。如72h无效,再考虑改药,忌不断换药,造成耐药菌种,血栓静脉炎可用低分子肝素5000U每日皮下注射5d。

2.支持疗法

(1)物理降温,半卧位,以利引流及病灶局限。

(2)高热量、高蛋白、高维生素饮食。若饮食不好,要静脉补充能量及大量维生素C,纠正贫血,维持水、电解质平衡等。

(3)病情重,可少量分次输血或血浆,以增强抵抗力。也可在广谱抗生素基础上加用泼尼松或地塞米松,停药时先停激素,后停用抗菌药。

(4)外科处理。如宫腔有残留物或积脓,可在抗生素控制感染后清理宫腔;腹腔或盆腔脓肿时,应经腹或经阴道引流,无法控制的败血症行子宫切除等。

(五)护理问题

1.体温过高

与产褥感染有关。

2.舒适的改变

与产褥感染、高热有关。

3.疼痛

与感染部位炎性浸润有关。

4.焦虑

与担心自身健康和婴儿喂养有关。

(六)护理措施

1.一般护理

保持病室的安静、清洁及空气新鲜,每日通风,并注意保暖。保持床单位及衣物、用物洁净。保证产妇获得充足休息和睡眠;给予高蛋白、高热量、高维生素的易消化饮食;鼓励产妇多饮水,保证足够的液体摄入,必要时可静脉输液补充体液。对患者出现高热、疼痛、呕吐时按症状进行护理,解除或减轻患者的不适。做好心理护理,解除产妇及家属的疑虑,提供母婴接触的机会,减轻产妇的焦虑。

2.病情观察

评估产妇的全身情况,是否有发热、寒战、恶心、呕吐、全身乏力、腹胀、腹痛等症状。同时评估产妇有无下肢持续性疼痛、局部静脉压痛及下肢水肿等。并做好生命体征,恶露的颜色、性状与气味,子宫复旧情况,腹部体征及会阴伤口情况的记录。

3.治疗配合

根据医嘱进行支持治疗,纠正贫血和水、电解质失衡,增加蛋白质、维生素的摄入。根据细菌培养和药敏试验结果选择抗生素,注意需氧菌与厌氧菌及耐药菌株的问题。感染严重者,首选广谱高效抗生素等综合治疗,按医嘱必要时短期加用肾上腺糖皮质激素,以提高机体应激能力。注意抗生素使用的间隔时间,维持血液中有效浓度。做好脓肿引流术、清宫术、阴道后穹窿穿刺术等的术前准备及护理。配合医师清除宫腔残留物,包括对盆腔脓肿要切开排脓或穿刺引流等。对血栓性静脉炎患者,按医嘱可加用肝素,并口服双香豆素,也可用活血化瘀中药及溶栓类药物。严重病例有感染性休克或肾衰竭者应积极配合抢救。

4.预防生殖道感染和并发症

工作人员、家属、患者均要注意手的清洁。待产或分娩时工作人员严格执行无菌操作技术,分娩时避免过多的阴道检查,以减少伤口感染。单独特殊处理被污染的物品如衣物、床单等。做好健康教育与出院指导,鼓励和帮助产妇做好会阴部护理,及时更换会阴垫,外阴伤口每天 2 次用 1∶5000 高锰酸钾温水溶液擦洗,如伤口有红肿可用红外线照射会阴部进行伤口理疗。指导患者采取半卧位或抬高床头,促进恶露流出、炎症局限、防止感染扩散。

5.产后生殖道感染的健康教育和心理护理

由于产妇的伤口愈合不良或全身感染症状严重,影响正常哺喂新生儿,甚至造成母婴分离,护士应向产妇讲解感染等并发症的症状、诊断、检查与治疗,以减少焦虑情绪,使其配合各项治疗与护理措施。做好治疗、休息、饮食、活动、用药的健康指导,提供产妇有效的自我护理及新生儿护理,有问题及时报告医师,告知产妇产后检查的时间和咨询电话。

二、晚期产后出血

分娩 24h 后到产后 42d 内,大量子宫出血称为晚期产后出血。

(一)病因

常因胎盘胎膜残留,子宫复旧不全所致。剖宫产子宫伤口裂开,止血不彻底;感染坏死引起出血;也可见于滋养叶细胞肿瘤出血。

(二)临床表现

(1)产后血性恶露持续时间长,间或有鲜血或大出血。胎盘附着部位复旧不全,引起出血好发在产后1~4周,胎盘胎膜残留多在产后 10d 内。

(2)子宫复旧不好,宫口松弛,有时可触及残留的组织物堵塞宫口外。

(3)有剖宫产子宫伤口感染、坏死常在术后 10~28d 发生,出血间断反复发生,大量活跃性阴道出血,可引起休克。

(三)辅助检查

(1)B 超协助检查子宫复旧、宫腔残留物及子宫剖宫产切口愈合情况。

(2)血常规:了解感染与贫血情况。

(四)治疗

(1)查明出血原因。

(2)出血量不多时,可用药物治疗,益母草膏、产复康、生化汤等口服,配用抗生素及止血药物。

(3)出血多或 B 超提示宫腔有残留物,则应在输血或输液条件下行刮宫术,清理宫腔,刮出组织送病理检查,可明确诊断;剖宫产术后出血,B 超未提示有残留物则不必刮宫,可用抗生素及宫缩药,卧床休息,非手术治疗;如反复出血,或造成出血性休克则需子宫切除。有条件时可做介入治疗。

(4)纠正贫血,加强营养,抗感染。

(五)护理

1.病情观察

密切观察生命体征,血压、脉搏、面色、出血量,注意有无休克发生。同时注意观察恶露的性质、量、气味,子宫复旧等,出血时应保留会阴垫。

2.配合抢救

大出血出现休克时,应积极配合医师抢救,输血、输液、补充血容量,保留静脉通道。

3.预防感染

产妇在出血期间,应保持床单位的清洁干燥,严格会阴护理,遵医嘱使用抗生素。同时注意产妇的体温及血象变化。

4.心理护理

产妇因出血时间长、量大,心情烦乱和恐慌,护士应多关心产妇、解释相关治疗和护理问题,缓解产妇压力。

5.加强生活护理

因产妇身体虚弱,生活上应给予更多关照,帮助并协助产妇日常生活起居,满足基本生理需求。

6.健康教育

指导产妇学会自我检查子宫复旧的方法,观察恶露的变化。有贫血的产妇应根据自己的体力适量活动。加强营养,补充含铁的食物,注意休息。观察体温的变化,预防感染发生。加强母乳喂养,促进子宫复旧。

(郭成成)

第十节　异常分娩

一、产力异常

分娩能否顺利进行的 4 个主要因素是产力、产道、胎儿及产妇的精神心理状态。这些因素在分娩过程中相互影响,其中任何 1 个或 1 个以上的因素发生异常,或这些因素之间不能相互适应而使分娩过程受阻,称为异常分娩,俗称难产。产力包括子宫收缩力、腹肌和膈肌收缩力以及肛提肌收缩力,其中以子宫收缩力为主,子宫收缩力贯穿于分娩全过程。在分娩过程中,子宫收缩的节律性、对称性及极性不正常或强度、频率有改变,称为子宫收缩力异常。子宫收缩力异常临床上分为子宫收缩乏力和子宫收缩过强两类。每类又分为协调性子宫收缩和不协调性子宫收缩。

(一)子宫收缩乏力

1.病因

子宫收缩乏力的原因是综合性的,常见有以下因素。

(1)产道与胎儿因素:由于胎儿先露部下降受阻,不能紧贴子宫下段及子宫颈部,不能刺激子宫阴道神经丛引起有力的反射性子宫收缩,是导致继发性子宫收缩乏力的最常见原因。

(2)精神因素:多见于初产妇,尤其是35岁以上的高龄初产妇,恐惧心理及精神过度紧张,干扰了中枢神经系统的正常功能而影响子宫收缩。

(3)子宫因素:子宫肌纤维过度伸展(如双胎、羊水过多、巨大胎儿等)使子宫肌纤维失去正常收缩能力;经产妇使子宫肌纤维变性、结缔组织增生影响子宫收缩;子宫肌瘤、子宫发育不良、子宫畸形(如双角子宫)等均能引起宫缩乏力。

(4)内分泌失调:临产后,产妇体内雌激素、催产素、前列腺素、乙酰胆碱等分泌不足,孕激素下降缓慢,子宫对乙酰胆碱的敏感性降低等,均可影响子宫肌兴奋阈值,致使子宫收缩乏力。电解质(钾、钠、钙、镁)异常尤其子宫平滑肌细胞内钙离子浓度降低也影响子宫肌纤维收缩的能力。

(5)药物影响:临产后使用大剂量镇静药与镇痛药,如吗啡、哌替啶、氯丙嗪、硫酸镁、巴比妥等可使宫缩受到抑制。

(6)其他:营养不良、贫血和一些慢性疾病所致体质虚弱者,临产后进食与睡眠不足、过多的体力消耗、产妇过度疲劳、膀胱直肠充盈、前置胎盘影响先露下降等均可使宫缩乏力。

2.临床表现

(1)协调性子宫收缩乏力:子宫收缩具有正常的节律性、对称性和极性,但收缩力弱,宫腔压力低,<15mmHg,持续时间短,间歇期长且不规律,宫缩<2/10min。在收缩的高峰期,子宫体不隆起和变硬,用手指压宫底部肌壁仍可出现凹陷,此种宫缩乏力多属继发性宫缩乏力。产程开始子宫收缩正常,于第一产程活跃期后期或第二产程时宫缩减弱,常见于中骨盆与骨盆出口平面狭窄,持续性枕横位或枕后位等。此种宫缩乏力对胎儿影响不大。

(2)不协调性子宫收缩乏力:多见于初产妇,其特点为子宫收缩的极性倒置,宫缩的兴奋点不是起自两侧子宫角部,而是来自子宫下段的一处或多处冲动,子宫收缩波由下向上扩散,收缩波小而不规律,频率高,节律不协调。宫腔内压力达20mmHg,宫缩时宫底部不强,而是中段或下段强,宫缩间歇期子宫壁不能完全松弛,这种宫缩不能使宫口如期扩张和先露部如期下降,属无效宫缩。此种宫缩乏力多属原发性宫缩乏力,故需与假临产鉴别。鉴别方法是给予强镇静药哌替啶100mg肌内注射,能使宫缩停止者为假临产,不能使宫缩停止者为原发性宫缩乏力。此种宫缩容易使产妇自觉宫缩强,持续腹痛,拒按,精神紧张,烦躁不安,体力消耗,产程延长或停滞,严重者出现脱水、电解质失常、肠胀气、尿潴留。由于胎儿-胎盘循环障碍,可出现胎儿宫内窘迫。

(3)产程曲线异常:产程进展的标志是宫口扩张和胎先露部下降。宫缩乏力导致产程曲线异常有8种。

1)潜伏期延长:从临产规律宫缩开始至宫口开大3cm为潜伏期。初产妇潜伏期正常约需8h,最大时限16h,超过16h为潜伏期延长。

2)活跃期延长:从宫口开大 3cm 开始至宫口开全为活跃期。初产妇活跃期正常约需 4h,最大时限 8h,超过 8h 为活跃期延长。

3)活跃期停滞:进入活跃期后,宫口不再扩张达 2h 以上。

4)第二产程延长:第二产程初产妇超过 2h,经产妇超过 1h 尚未分娩。

5)第二产程停滞:第二产程达 1h 胎头下降无进展。

6)胎头下降延缓:活跃期晚期至宫口扩张 9~10cm,胎头下降速度初产妇每小时 <1cm,经产妇每小时 <2cm。

7)胎头下降停滞:活跃期晚期胎头停留在原处不下降达 1h 以上。

8)滞产:总产程超过 24h。

3.对母儿影响

(1)对产妇的影响。

1)体力损耗:由于产程延长,产妇休息不好、进食少,重者引起脱水、酸中毒、低钾血症;产妇精神疲惫及体力消耗可出现肠胀气、尿潴留等,加重子宫收缩乏力。

2)产伤:由于第二产程延长,膀胱被压迫于胎先露部(特别是胎头)与耻骨联合之间,可导致组织缺血、水肿、坏死脱落以致形成膀胱阴道瘘或尿道阴道瘘。

3)产后出血:子宫收缩乏力影响胎盘剥离、娩出和子宫壁的血窦关闭,容易引起产后出血。

4)产后感染:产程进展慢、滞产、多次肛查或阴道检查、胎膜早破、产后出血等均增加产后感染的机会。

(2)对胎儿的影响:由于产程延长、子宫收缩不协调而致胎盘血液循环受阻,供氧不足;或因胎膜早破脐带受压或脐带脱垂易发生胎儿窘迫,新生儿窒息或死亡;因产程延长,导致手术干预机会增多,产伤增加,新生儿颅内出血发病率和病死率增加。

4.治疗

(1)协调性子宫收缩乏力:一旦出现协调性宫缩乏力,首先应寻找原因,检查有无头盆不称与胎位异常,阴道检查了解宫颈扩张和先露部下降情况。若发现有头盆不称,估计不能经阴道分娩者,应及时行剖宫产术。若判断无头盆不称和胎位异常,估计能经阴道分娩者,应采取加强宫缩的措施。

1)第一产程:①一般处理:消除紧张恐惧心理,鼓励多进食,适当休息与睡眠。不能进食者每日液体摄入量应不少于 2500mL,可将维生素 C 1~2g 加入 5%~10% 的葡萄糖注射液 500~1000mL 静脉滴注。对酸中毒者补充适量 5% 碳酸氢钠。低钾血症时应给予氯化钾缓慢静脉滴注。补充钙剂可提高子宫肌球蛋白及腺苷酶活性,增加间隙连接蛋白数量,增强子宫收缩。自然排尿困难者,先行诱导法,无效时及时导尿。破膜 12h 以上应给予抗生素预防感染。②加强子宫收缩:a.人工破膜。宫颈扩张 3cm 或 3cm 以上,无头盆不称,胎头已衔接者,可行人工破膜。破膜后先露下降紧贴子宫下段和宫颈内口,引起反射性宫缩,加速宫口扩张。有学者主张胎头未衔接、无明显头盆不称者也可行人工破膜,认为破膜后可促进胎头下降入盆。破膜前必须检查有无脐带先露,破膜应在宫缩间歇、下次宫缩将开始时进行。破膜后术者手指应停留在阴道内,经过 1~2 次宫缩待胎头入盆后,术者再将手指取出。b.缩宫素静脉滴注。适用于协调性宫缩乏力、宫口扩张 3cm、胎心良好、胎位正常、头盆相称者。先用 5% 葡萄糖注射液

500mL 静脉滴注,调节为每分钟 8~10 滴,然后加入缩宫素 2.5~5U,摇匀,每隔 15min 观察一次子宫收缩、胎心、血压和脉搏,并予记录。如子宫收缩不强,可逐渐加快滴速,一般不宜超过每分钟 40 滴,以子宫收缩达到持续 40~60s,间隔 2~4min 为好。评估宫缩强度的方法有 3 种:触诊子宫;电子监护;应用 Montevideo 单位(MU)表示,置羊水中压力导管测子宫收缩强度 mmHg×10min 宫缩次数,例如 10min 有 3 次宫缩,每次压力为 50mmHg,就等于 150MU。一般临产时子宫收缩强度为 80~120MU,活跃期宫缩强度为 200~250MU,应用缩宫素促进宫缩时必须达到 250~300MU,才能引起有效宫缩。若 10min 内宫缩超过 5 次、宫缩持续 1min 以上或听胎心率有变化,应立即停滴。外源性缩宫素在母体血中的半衰期为 1~6min,故停药后能迅速好转,必要时加用镇静药。若发现血压升高,应减慢滴注速度。由于缩宫素有抗利尿作用,水的重吸收增加,可出现尿少,需警惕水中毒的发生。c.地西泮静脉推注。地西泮能使宫颈平滑肌松弛,软化宫颈,促进宫口扩张,适用于宫口扩张缓慢及宫颈水肿时。常用剂量为 10mg,间隔 4~6h 可重复使用,与缩宫素联合应用效果更佳。

2)第二产程:出现子宫收缩乏力时,在无头盆不称的前提下,也应加强子宫收缩,给予缩宫素静脉滴注,促进产程进展。若胎头双顶径已通过坐骨棘平面,等待自然分娩,或行会阴后一侧切开以胎头吸引术或产钳术助产;若胎头仍未衔接或伴有胎儿窘迫征象,应行剖宫产术。

3)第三产程:为预防产后出血,于胎儿前肩娩出时静脉推注麦角新碱 0.2mg 或静脉推注缩宫素 10U,并同时给予缩宫素 10~20U 静脉滴注,使宫缩增强,促使胎盘剥离与娩出及子宫血窦关闭。凡破膜时间超过 12h,总产程超过 24h,肛查或阴道助产操作多者,应用抗生素预防感染。

(2)不协调性子宫收缩乏力:原则是恢复子宫收缩的生理极性和对称性,给予适当的镇静药哌替啶 100mg 或吗啡 10~15mg 肌内注射或地西泮 10mg 静脉推注,确保产妇充分休息,醒后不协调性宫缩多能恢复为协调性宫缩,产程得以顺利进展。如经上述处理无效,有胎儿窘迫或头盆不称,均应行剖宫产术。若不协调性子宫收缩已被控制,而子宫收缩力仍弱,可按协调性子宫收缩乏力处理,但在子宫收缩恢复其协调性之前,严禁应用缩宫素。

5.护理

(1)协调性子宫收缩乏力者:明显头盆不称不能从阴道分娩者,应积极做剖宫产的术前准备。估计可经阴道分娩者做好以下护理。

1)第一产程的护理:①改善全身情况:a.保证休息,关心和安慰产妇,消除精神紧张与恐惧心理。对产程时间长,产妇过度疲劳或烦躁不安者遵医嘱可给予镇静药,使其休息后体力、子宫收缩力得以恢复。b.补充营养、水分、电解质,鼓励产妇多进易消化、高热量饮食,对入量不足者需补充液体。c.保持膀胱和直肠的空虚状态。初产妇宫颈口开大不足 3cm、胎膜未破者,可给予温肥皂水灌肠,以促进肠蠕动,排除粪便与积气,刺激子宫收缩。自然排尿有困难者可先行诱导法,无效时应予导尿,因排空膀胱能增宽产道。经上述处理后,子宫收缩力可加强。②加强子宫收缩:如经上述护理措施后仍子宫收缩乏力,且能排除头盆不称、胎位异常和骨盆狭窄,无胎儿窘迫,产妇无剖宫产史,则按医嘱加强子宫收缩。在用缩宫素静脉滴注时,必须专人监护,随时调节剂量、浓度和滴速,以免发生子宫破裂或胎儿窘迫。③剖宫产术的准备:如经上述处理产程仍无进展,或出现胎儿宫内窘迫、产妇体力衰竭等,立即行剖宫产的术前准备。

2)第二产程的护理:应做好阴道助产和抢救新生儿的准备,密切观察胎心、宫缩与胎先露下降情况。

3)第三产程的护理:与医师继续合作,预防产后出血及感染。密切观察子宫收缩、阴道出血情况及生命体征的各项指标。注意产后及时保暖及饮用一些高热量饮品,利于产妇体力恢复。

(2)不协调性宫缩乏力者:医护人员要关心患者,指导产妇宫缩时做深呼吸、腹部按摩及放松技巧,减轻疼痛。陪伴不协调性宫缩乏力的产妇,稳定其情绪,多数产妇均能恢复为协调性宫缩。若宫缩仍不协调或伴胎儿窘迫、头盆不称等,应及时通知医师,并做好剖宫产术和抢救新生儿的准备。

(二)子宫收缩过强

1.病因

(1)急产几乎都发生于经产妇,其主要原因是软产道阻力小。

(2)缩宫素应用不当,如引产时剂量过大、误注子宫收缩药或个体对缩宫素过于敏感,分娩发生梗阻或胎盘早剥血液浸润肌层,均可导致强直性子宫收缩。

(3)产妇的精神过度紧张,产程延长,极度疲劳,胎膜早破及粗暴地、多次宫腔内操作等,均可引起子宫壁某部肌肉呈痉挛性不协调性宫缩过强。

2.临床表现

子宫收缩过强有两种类型,临床表现也各异。

(1)协调性子宫收缩过强:子宫收缩的节律性、对称性和极性均正常,仅子宫收缩力过强(宫腔压力大于 5.0mmHg)、过频(10min 内有 5 次或 5 次以上的宫缩且持续达 60s 或更长),若产道无阻力,宫颈口在短时间内迅速开全,分娩在短时间内结束,宫口扩张速度>5cm/h(初产妇)或 10cm/h(经产妇),总产程<3h 结束分娩,称为急产。经产妇多见。急产产妇往往有痛苦面容,大声叫喊。若伴头盆不称、胎位异常或瘢痕子宫,有可能出现病理缩复环或发生子宫破裂。

(2)不协调性子宫收缩过强:有两种表现。

1)强直性子宫收缩:通常不是子宫肌组织功能异常,几乎均由外界因素异常造成,例如临产后由于不适当地应用缩宫素,或对缩宫素敏感,以及胎盘早剥血液浸润子宫肌层等,使子宫强力收缩,宫缩间歇期短或无间歇,均可引起宫颈口以上部分的子宫肌层出现强直性痉挛性收缩。产妇烦躁不安、持续腹痛、拒按。胎方位触诊不清,胎心音听不清。有时可在脐下或平脐处见一环状凹陷,即病理性缩复环。肉眼血尿等是先兆子宫破裂的征象。

2)子宫痉挛性狭窄环:子宫壁某部肌肉呈痉挛性不协调性子宫收缩所形成的环状狭窄,持续不放松,称子宫痉挛性狭窄环。狭窄环发生在宫颈、宫体的任何部位,多在子宫上下段交界处,也可在胎体某一狭窄部,以胎颈、胎腰处多见。产妇出现持续性腹痛、烦躁,宫颈扩张缓慢,胎先露下降停滞,胎心律不规则。此环特点是不随宫缩上升,阴道检查可触及狭窄环。

3.对母儿的影响

(1)对母体的影响:子宫收缩过强、过频,产程过快,可致初产妇宫颈、阴道以及会阴撕裂伤,若有梗阻则可发生子宫破裂危及母体生命,接产时来不及消毒可致产褥感染。产后子宫肌纤维缩复不良易发生胎盘滞留或产后出血。子宫痉挛性狭窄环虽不是病理性缩复环,但因产程延长,产妇极度痛苦、疲劳无力也容易致产妇衰竭,手术产机会增多。

(2)对胎儿的影响:宫缩过强、过频影响子宫胎盘的血液循环,胎儿在子宫内缺氧,易发生胎儿窘迫、新生儿窒息,甚至胎死宫内。胎儿娩出过快,胎头在产道内受到的压力突然解除可致新生儿颅内出血。如果来不及消毒即分娩,新生儿易发生感染。若坠地可致骨折、外伤等。

4.治疗

(1)凡有急产史的产妇,在预产期前1~2周不宜外出,宜提前住院待产。

(2)产兆开始即应做好接生及抢救新生儿窒息的准备。胎儿娩出时嘱产妇勿向下屏气。产后仔细检查宫颈、阴道、外阴,如有撕裂应及时缝合,并给予抗生素预防感染。

(3)如发生早产,新生儿应肌内注射维生素 K_1 10mg 预防颅内出血,并尽早肌内注射破伤风抗毒素 1500U 和抗生素预防感染。

(4)强直性子宫收缩,应及时给予宫缩抑制药,如 25% 硫酸镁 20mL 加入 5% 葡萄糖注射液 20mL 缓慢静脉推注,或肾上腺素 1mg 加入 5% 葡萄糖注射液 250mL 内静脉滴注。如属梗阻性原因,应立即行剖宫产术。

(5)子宫痉挛性狭窄环,首先寻找原因,及时给予纠正。停止一切刺激,如禁止阴道内操作、停用缩宫素等。如无胎儿窘迫征象,可给予镇静药,如哌替啶 100mg 或吗啡 10mg 肌内注射,一般可消除异常宫缩。当子宫收缩恢复正常时,可行阴道助产或等待自然分娩。如经上述处理不能缓解,宫口未开全,胎先露部高,或伴有胎儿窘迫征象,均应行剖宫产术。

5.护理

(1)预防宫缩过强对母儿的损伤:密切观察孕妇状况,嘱其勿远离病房,一旦发生产兆,卧床休息,最好左侧卧位;需排大小便时,先查宫口大小及胎先露的下降情况,以防分娩在厕所内造成意外伤害;有产兆后提供缓解疼痛、减轻焦虑的支持性措施;鼓励产妇做深呼吸,进行背部按摩,嘱其不要向下屏气,以减慢分娩过程;与产妇交谈分散其注意力,向其说明产程进展及胎儿状况,以减轻产妇的焦虑与紧张。

(2)密切观察宫缩与产程进展:常规监测宫缩、胎心及母体生命体征变化;观察产程进展,发现异常及时通知医师;对急产者,提早做好接生及抢救新生儿准备。

(3)分娩期及新生儿的处理:分娩时尽可能做会阴侧切术,以防会阴撕裂,如有撕裂伤,应及时发现并予缝合。新生儿按医嘱给维生素 K_1 肌内注射,预防颅内出血。

(4)做好产后护理:除观察宫体复旧、会阴伤口、阴道出血、生命体征等情况外,应向产妇进行健康教育及出院指导。新生儿如出现意外,需协助产妇及家属顺利度过哀伤期,并提供出院后的避孕指导。

二、产道异常

产道异常包括骨产道(骨盆腔)异常及软产道(子宫下段、宫颈、阴道、外阴)异常,产道异常可使胎儿娩出受阻,临床上以骨产道异常多见。

（一）骨产道异常

骨盆径线过短或形态异常，致使骨盆腔小于胎先露可通过的限度，阻碍胎先露下降，影响产程顺利进展，称为狭窄骨盆。狭窄骨盆可以为一个径线过短或多个径线过短，也可以一个平面狭窄或多个平面狭窄，当一个径线狭窄时，要观察同一平面其他径线的大小，再结合整个骨盆腔大小与形态进行综合分析，作出正确判断。狭窄骨盆的分类如下：

1.骨盆入口平面狭窄

分3级：Ⅰ级为临界性狭窄，骶耻外径18cm，入口前后径10cm，绝大多数可经阴道自然分娩；Ⅱ级为相对性狭窄，骶耻外径16.5～17.5cm，入口前后径8.5～9.5cm，须经试产后才能决定是否可以经阴道分娩；Ⅲ级为绝对性狭窄，骶耻外径≤16.0cm，入口前后径≤8cm，必须以剖宫产结束分娩。扁平骨盆常见有两种类型：

(1)单纯扁平骨盆：骨盆入口呈横扁圆形，骶岬向前下突出，使骨盆入口前后径缩短而横径正常。

(2)佝偻病性扁平骨盆：骨盆入口呈横的肾形，骶岬向前突，骨盆入口前后径短。骶骨变直向后翘。尾骨呈钩状突向骨盆出口平面。

2.中骨盆及骨盆出口平面狭窄

分3级：Ⅰ级为临界性狭窄，坐骨棘间径10cm，坐骨结节间径7.5cm；Ⅱ级为相对性狭窄，坐骨棘间径8.5～9.5cm，坐骨结节间径6.0～7.0cm；Ⅲ级为绝对性狭窄，坐骨棘间径≤8.0cm，坐骨结节间径≤5.5cm。我国妇女常见以下两种类型：

(1)漏斗骨盆：骨盆入口平面各径线正常，两侧骨盆壁向内倾斜，状似漏斗。其特点是中骨盆及骨盆出口平面明显狭窄，坐骨棘间径<10cm，坐骨结节间径<8cm，耻骨弓角度<90°。坐骨结节间径与出口后矢状径之和<15cm，常见于男型骨盆。

(2)横径狭窄骨盆：与类人猿型骨盆类似。骨盆入口、中骨盆及骨盆出口的横径均缩短，前后径稍长，坐骨切迹宽。测量骶耻外径值正常，但髂棘间径及髂嵴间径均缩短。临产后先露入盆不困难，但胎头下降至中骨盆和出口平面时，常不能顺利转为枕前位，形成持续性枕横位或枕后位，产程进入活跃晚期及第二产程后进展缓慢，甚至停滞。

3.骨盆3个平面狭窄

骨盆外形属女性骨盆，但骨盆每个平面的径线均小于正常值2cm或更多，称为均小骨盆。多见于身材矮小、体形匀称的妇女。

4.畸形骨盆

骨盆失去正常形态称畸形骨盆。仅介绍下列两种：

(1)骨软化症骨盆：现已罕见。系因缺钙、缺磷、缺维生素D以及紫外线照射不足，使成年人期骨质矿化障碍，被类骨组织代替，骨质脱钙、疏松、软化。由于受躯干重力及两股骨向内上方挤压，使骶岬突向前，耻骨联合向前突出，骨盆入口平面呈凹三角形，粗隆间径及坐骨结节间径明显缩短，严重者阴道不能容纳2指。一般不能经阴道分娩。

(2)偏斜骨盆：系一侧髂翼与髂骨发育不良所致骶髂关节固定，以及下肢和髋关节疾病，引起骨盆一侧斜径缩短的偏斜骨盆。

(二)软产道异常

软产道包括子宫下段、宫颈、阴道及外阴。软产道异常所致的难产少见,容易被忽视。应在妊娠早期了解软产道有无异常。

1.外阴异常

(1)会阴坚韧:多见于初产妇,尤其 35 岁以上高龄初产妇更多见。由于组织坚韧,缺乏弹性,会阴伸展性差,使阴道口狭窄,在第二产程常出现胎先露部下降受阻,且可于胎头娩出时造成会阴严重裂伤。分娩时,应预防性会阴后一侧切开。

(2)外阴水肿:妊娠期高血压、重度贫血、心脏病及慢性肾炎孕妇在全身水肿的同时,可有重度外阴水肿,分娩时妨碍胎先露部下降,造成组织损伤、感染和愈合不良等。在临产前,可局部应用 50%硫酸镁液湿敷;临产后,仍有严重水肿者,可在严格消毒下进行多点针刺皮肤放液。分娩时,可做会阴后一侧切开。若瘢痕过大,扩张困难者,应行剖宫产术。

2.阴道异常

(1)阴道横隔:横隔较坚韧,多位于阴道上、中段。在横隔中央或稍偏一侧常有一小孔,易被误认为宫颈外口。若仔细检查,在小孔上方可触及逐渐开大的宫口边缘,而该小孔的直径并不变大。阴道横隔影响胎先露部下降,当横隔被撑薄,此时可在直视下自小孔处将膈做 X 形切开。带分娩结束再切除剩余的隔,用可吸收线间断或连续锁边缝合残端。若横隔高而坚厚,阻碍胎先露部下降,则需行剖宫产术结束分娩。

(2)阴道纵隔:阴道纵隔若伴有双子宫、双宫颈,位于一侧子宫内的胎儿下降,通过该侧阴道分娩时,纵隔被推向对侧,分娩多无阻碍。当阴道纵隔发生于单宫颈时,有时纵隔位于胎先露部的前方,胎先露部继续下降,若隔膜较薄可因先露扩张和压迫自行断裂,隔膜过厚可影响胎儿娩出。

(3)阴道囊肿和肿瘤:阴道壁囊肿较大时,阻碍胎先露部下降,此时可行囊肿穿刺抽出其内容物,待产后再选择时机进行处理。阴道内肿瘤阻碍胎先露部下降而又不能经阴道切除者,均应行剖宫产术,原有病变待产后再行处理。

3.宫颈异常

(1)宫颈外口黏合:多在分娩受阻时发现。当宫颈管已消失而宫口却不扩张,仍为一很小的孔时,通常用手指稍加压力分离黏合的小孔,宫口即可在短时间内开全。但有时为使宫口开大,需行宫颈切开术。

(2)宫颈水肿:多见于扁平骨盆、持续性枕后位或滞产,宫口未开全过早使用腹压,致使宫颈前唇长时间被压于胎头与耻骨联合之间,血液回流受阻引起水肿,影响宫颈扩张。轻者可抬高产妇臀部,减轻胎头对宫颈的压力,也可于宫颈两侧各注入 0.5%利多卡因 5~10mL 或地西泮 10mg 静脉推注,待宫口近开全,用手将水肿的宫颈前唇上推,使其逐渐越过胎头,即可经阴道分娩。若经上述处理无明显效果,宫口不继续扩张,可行剖宫产术。

(3)宫颈坚韧:常见于高龄初产妇,宫颈缺乏弹性或精神过度紧张使宫颈挛缩,宫颈不易扩张。此时可静脉推注地西泮 10mg,也可于宫颈两侧各注入 0.5%利多卡因 5~10mL,若不见缓解,应行剖宫产术。

(4)宫颈瘢痕:宫颈锥形切除术后、宫颈裂伤修补术后感染、宫颈深部电烙术后等所致的宫颈瘢痕,虽于妊娠后软化,若宫缩很强,宫口仍不扩张,不宜久等,应行剖宫产术。

(5)宫颈癌:此时宫颈硬而脆,缺乏伸展性,临产后影响宫口扩张,若经阴道分娩,有发生大出血、裂伤、感染及癌扩散等危险,故不应经阴道分娩,应行剖宫产术,术后放疗。若为早期浸润癌,可先行剖宫产术,随即行广泛性子宫切除术及盆腔淋巴结清扫术。

(6)宫颈肌瘤:生长在子宫下段及宫颈部位的较大肌瘤,占据盆腔或阻塞于骨盆入口时,影响胎先露部进入骨盆入口,应行剖宫产术。若肌瘤在骨盆入口以上而胎头已入盆,肌瘤不阻塞产道则可经阴道分娩,肌瘤待产后再行处理。

(7)子宫下段异常:随着剖宫产率的增加,剖宫产术后并发症也随之升高,子宫下段切口感染,瘢痕较大,血管闭塞,血供障碍,子宫下段组织硬韧,遇到梗阻性难产可发生子宫下段破裂。分娩时要严密观察有无病理缩复环出现及血尿等,有异常及时处理。

(三)诊断检查

1.病史

询问孕妇有无佝偻病、脊髓灰质炎、脊柱和髋关节结核以及外伤史。若为经产妇,应了解有无难产史及新生儿有无产伤等。

2.一般检查

观察产妇的体型、步态有无跛足,有无脊柱及髋关节畸形,米氏菱形窝是否对称,有无尖腹及悬垂腹等体征。身高<145cm者,应警惕均小骨盆。

3.腹部检查

(1)腹部形态:注意观察腹型,尺测耻上子宫长度及腹围,B超观察胎先露与骨盆的关系,还须测量胎头双顶径、胸径、腹径、股骨长度,预测胎儿体重,判断能否顺利通过骨产道。

(2)胎位异常:骨盆入口狭窄往往因头盆不称,胎头不易入盆导致胎位异常,如臀先露、肩先露。中骨盆狭窄影响已入盆的胎头内旋转,导致持续性枕横位、枕后位。

(3)估计头盆关系:正常情况下,部分初孕妇在预产期前2周,经产妇于临产后,胎头应入盆。若已临产,胎头仍未入盆,则应充分估计头盆关系。检查头盆是否相称的具体方法:孕妇排空膀胱,仰卧,两腿伸直。检查者将手放在耻骨联合上方,将浮动的胎头向骨盆腔方向推压。若胎头低于耻骨联合平面,表示胎头可以入盆,头盆相称,称为跨耻征阴性;若胎头与耻骨联合在同一平面,表示可疑头盆不称,称为跨耻征可疑阳性;若胎头高于耻骨联合平面,表示头盆明显不称,称为跨耻征阳性。对出现跨耻征阳性的孕妇,应让其取两腿屈曲半卧位,再次检查胎头跨耻征,若转为阴性,提示为骨盆倾斜度异常,而不是头盆不称。

4.骨盆测量

(1)骨盆外测量:骨盆外测量的结果,可以间接反映真骨盆的大小。骨盆外测量各径线<正常值2cm或2cm以上为均小骨盆;骶耻外径<18cm为扁平骨盆。坐骨结节间径<8cm,耻骨弓角度<90°,为漏斗型骨盆。骨盆两侧斜径(以一侧髂前上棘至对侧髂后上棘间的距离)及同侧直径(从髂前上棘至同侧髂后上棘间的距离),两者相差>1cm为偏斜骨盆。

(2)骨盆内测量:骨盆外侧量发现异常,应进行骨盆内测量。对角径<11.5cm,骶岬突出为骨盆入口平面狭窄,属扁平骨盆。中骨盆平面狭窄及骨盆出口平面狭窄往往同时存在。应测量骶骨前面弯度、坐骨棘间径、坐骨切迹宽度(即骶棘韧带宽度)。若坐骨棘间径<10cm,坐

骨切迹宽度<2横指,为中骨盆平面狭窄。若坐骨结节间径<8cm,应测量出口后矢状径及检查骶尾关节活动度,估计骨盆出口平面的狭窄程度。若坐骨结节间径与出口后矢状径之和<15cm,为骨盆出口平面狭窄。

5.B超检查

观察胎先露与骨盆的关系,测量胎头双顶径、胸径、腹径、股骨长度,预测胎儿体重,判断能否顺利通过骨产道。

(四)对母儿的影响

1.对母体的影响

若为骨盆入口平面狭窄,影响胎先露部衔接,容易发生胎位异常,引起继发性子宫收缩乏力,导致产程延长或停滞。若中骨盆平面狭窄,影响胎头内旋转,容易发生持续性枕横位或枕后位。胎头长时间嵌顿于产道内,压迫软组织引起局部缺血、水肿、坏死、脱落,于产后形成生殖道瘘;胎膜早破及手术助产增加感染机会。严重梗阻性难产若不及时处理,可导致先兆子宫破裂,甚至子宫破裂,危及产妇生命。

2.对胎儿的影响

头盆不相称容易发生胎膜早破、脐带脱垂,导致胎儿窘迫,甚至胎儿死亡;产程延长,胎头受压,缺血缺氧容易发生颅内出血;产道狭窄,手术助产机会增多,易发生新生儿产伤及感染。

(五)治疗

1.骨产道异常

明确狭窄骨盆的类别和程度,了解胎位、胎儿大小、胎心、宫缩强弱、宫颈扩张程度、破膜与否,结合年龄、产次、既往分娩史,综合判断,选择合理的分娩方式。

(1)轻度头盆不称:在严密监护下可以试产,试产过程一般不用镇静、镇痛药,少肛查,禁灌肠。密切观察胎儿情况及产程进展。勤听胎心音,破膜后立即听胎心音,观察羊水性状,必要时行阴道检查,了解产程进展,注意有无脐带脱垂。若胎头未衔接,胎位异常已破膜的产妇应抬高床尾。试产2~4h,胎头仍未入盆,并伴胎儿窘迫者,则应停止试产,及时行剖宫产术结束分娩。

(2)中骨盆狭窄:主要影响胎头俯屈,使内旋转受阻,易发生持续性枕横位或枕后位。若宫口已开全,胎头双顶径达坐骨棘水平或更低,可用胎头吸引、产钳等阴道助产术,并做好抢救新生儿的准备;若胎头未达坐骨棘水平,或出现胎儿窘迫征象,应行剖宫产术结束分娩。

(3)骨盆出口狭窄:出口平面是产道最低部位,应在临产前对胎儿大小、头盆关系作充分估计,决定分娩方式,出口平面狭窄者不宜试产。若出口横径与后矢状径之和>15cm,多数可经阴道分娩;两者之和为13~15cm者,多数需阴道助产;两径之和<13cm,足月胎儿不易经阴道分娩,应行剖宫产术结束分娩。

(4)胎儿娩出:胎儿娩出后,及时注射宫缩药,使用抗生素预防产后出血和感染。

2.软产道异常

对软产道异常应根据局部组织的病变程度及对阴道分娩的影响,选择局部手术治疗处理,或行剖宫产术结束分娩。

（六）护理

1.产程处理过程的护理

（1）有明显头盆不称、不能从阴道分娩者,按医嘱做好剖宫产术的术前准备与护理。

（2）对轻度头盆不称的试产者其护理要点如下:

1）专人守护,保证良好的产力。关心产妇饮食、营养、水分、休息,必要时按医嘱补充水、电解质、维生素 C。

2）密切观察胎心、羊水变换及产程进展情况,发现异常及时通知医师并做好剖宫产的术前准备。

3）注意子宫破裂的先兆,用手放在孕妇腹部或用胎儿电子监护仪监测子宫收缩及胎心率变化,发现异常时,立即停止试产,及时通知医师及早处理,预防子宫破裂。

（3）中骨盆或骨盆出口狭窄者,护士必须配合医师做好阴道助产的术前准备或按医嘱做好剖宫产的术前准备。

2.心理护理

向产妇及家属讲清楚阴道分娩的可能性及优点,增强其自信心;认真解答产妇及家属的疑问,使其了解目前产程进展的状况;向产妇及家属讲明产道异常对母儿的影响,解除对未知的焦虑,建立对医护人员的信任感,以取得良好的合作。

3.预防产后出血和感染

按医嘱使用宫缩药、抗生素,保持外阴清洁,每天冲(擦)洗会阴 2 次,使用消毒会阴垫。胎先露长时间压迫阴道或出现血尿时,应及时留置导尿管 8～12d,必须保证导尿管通畅,定期更换,防止感染。

4.新生儿护理

胎头在产道压迫时间过长或经手术助产的新生儿,应按产伤处理,严密观察颅内出血或其他损伤的症状。

三、胎位异常

胎位异常包括胎头位置异常、臀先露及肩先露,是造成难产的常见原因。

（一）持续性枕后位、枕横位

在分娩过程中,胎头以枕后位或枕横位衔接。在下降过程中,胎头枕部因强有力宫缩绝大多数能向前转 135°或 90°,转成枕前位自然分娩。仅有 5%～10% 胎头枕骨持续不能转向前方,直至分娩后期仍位于母体骨盆后方或侧方,致使分娩发生困难者,称为持续性枕后位。国外报道发病率为 5% 左右。

1.病因

（1）骨盆异常:常发生于男型骨盆或类人猿型骨盆。这两类骨盆的特点是骨盆入口平面前半部较狭窄,不适合胎头枕部衔接,后半部较宽,胎头容易以枕后位或枕横位衔接。这类骨盆常伴有中骨盆平面及骨盆出口平面狭窄,影响胎头在中骨盆平面向前旋转,为适应骨盆形态而成为持续性枕后位或持续性枕横位。由于扁平骨盆前后径短小,均小骨盆各径线均小,而骨盆入口横径最长,胎头常以枕横位入盆,由于骨盆偏小,胎头旋转困难,胎头便持续在枕横位。

(2)胎头俯屈不良:若以枕后位衔接,胎儿脊柱与母体脊柱接近,不利于胎头俯屈,胎头前囟成为胎头下降的最低部位,而最低点又常转向骨盆前方,当前囟转至前方或侧方时,胎头枕部转至后方或侧方,形成持续性枕后位或持续性枕横位。

(3)子宫收缩乏力:影响胎头下降、俯屈及内旋转,容易造成持续性枕后位或枕横位。

(4)头盆不称:头盆不称使内旋转受阻,而呈持续性枕后位或枕横位。

(5)其他:前壁胎盘、膀胱充盈、子宫下段及宫颈肌瘤均可影响胎头内旋转,形成持续性枕横位或枕后位。

2.诊断

(1)临床表现:临产后胎头衔接较晚及俯屈不良,由于枕后位的胎先露部不易紧贴子宫下段及宫颈内口,常导致协调性宫缩乏力及宫口扩张缓慢。因枕骨持续位于骨盆后方压迫直肠,产妇自觉肛门坠胀及排便感,致使宫口尚未开全时过早使用腹压,容易导致宫颈前唇水肿和产妇疲劳,影响产程进展。持续性枕后位常致活跃期晚期及第二产程延长。若在阴道口虽已见到胎发,历经多次宫缩时屏气却不见胎头继续顺利下降时,可能是持续性枕后位。

(2)腹部检查:在宫底部触及胎臀,胎背偏向母体后方或侧方,在对侧明显触及胎儿肢体。若胎头已衔接,有时可在胎儿肢体侧耻骨联合上方扪到胎儿颏部。胎心在脐下一侧偏外方听得最响亮,枕后位时因胎背伸直,前胸贴近母体腹壁,胎心在胎儿肢体侧的胎胸部位也能听到。

(3)肛门检查或阴道检查:若为枕后位,感到盆腔后部空虚,查明胎头矢状缝位于骨盆斜径上。前囟在骨盆右前方,后囟(枕部)在骨盆左后方则为枕左后位,反之为枕右后位。查明胎头矢状缝位于骨盆横径上,后囟在骨盆左侧方,则为枕左横位,反之为枕右横位。当出现胎头水肿、颅骨重叠、囟门触不清时,需行阴道检查,借助胎儿耳郭及耳屏位置及方向判定胎位,若耳郭朝向骨盆后方,诊断为枕后位;若耳郭朝向骨盆侧方,诊断为枕横位。

(4)B超检查:根据胎头颜面及枕部位置,能准确探清胎头位置以明确诊断。

3.分娩机制

胎头多以枕横位或枕后位衔接,在分娩过程中,若不能转成枕前位时,其分娩机制如下。

(1)枕左(右)后位:胎头枕部到达中骨盆向后行45°内旋转,使矢状缝与骨盆前后径一致。胎儿枕部朝向骶骨呈正枕后位。其分娩方式如下:

1)胎头俯屈较好:胎头继续下降,前囟先露抵达耻骨联合下时,以前囟为支点,胎头继续俯屈使顶部及枕部自会阴前缘娩出。继之胎头仰伸,相继由耻骨联合下娩出额、鼻、口、颏。此种分娩方式为枕后位经阴道助娩最常见的方式。

2)胎头俯屈不良:当鼻根出现在耻骨联合下缘时,以鼻根为支点,胎头先俯屈,从会阴前缘娩出前囟、顶部及枕部,然后胎头仰伸,使鼻、口、颏部相继由耻骨联合下娩出。因胎头以较大的枕额周径旋转,胎儿娩出更加困难,多需手术助产。

(2)枕横位:部分枕横位于下降过程中无内旋转动作,或枕后位的胎头枕部仅向前旋转45°,成为持续性枕横位。持续性枕横位虽能经阴道分娩,但多数需用手或行胎头吸引术将胎头转成枕前位娩出。

4.对母儿影响

(1)对产妇的影响:胎位异常导致继发性宫缩乏力,使产程延长,常需手术助产,容易发生软产道损伤,增加产后出血及感染机会。若胎头长时间压迫软产道,可发生缺血坏死脱落,形成生殖道瘘。

(2)对胎儿的影响:第二产程延长和手术助产机会增多,常出现胎儿窘迫和新生儿窒息,使围生儿病死率增高。

5.治疗

持续性枕后位、枕横位在骨盆无异常、胎儿不大时,可以试产。试产时应严密观察产程,注意胎头下降、宫口扩张程度、宫缩强弱及胎心有无改变。

(1)第一产程:包括潜伏期和活跃期。

1)潜伏期:需保证产妇充分营养与休息。若有情绪紧张,睡眠不好可给予哌替啶或地西泮。让产妇朝向胎背的对侧方向侧卧,以利胎头枕部转向前方。若宫缩欠佳,应尽早静脉滴注缩宫素。

2)活跃期:宫口开大 3～4cm 产程停滞,除外头盆不称可行人工破膜,若产力欠佳,静脉滴注缩宫素。若宫口开大每小时 1cm 以上,伴胎先露部下降,多能经阴道分娩。在试产过程中,出现胎儿窘迫征象,应行剖宫产术结束分娩。若经过上述处理效果不佳,每小时宫口开大＜1cm 或无进展时,则应剖宫产结束分娩。宫口开全之前,嘱产妇不要过早屏气用力,以免引起宫颈前唇水肿,影响产程进展。

(2)第二产程:若第二产程进展缓慢,初产妇已近 2h,经产妇已近 1h,应行阴道检查。当胎头双顶径已达坐骨棘平面或更低时,可先行徒手将胎头枕部转向前方,使矢状缝与骨盆出口前后径一致,或自然分娩,或阴道助产(低位产钳术或胎头吸引术)。若转成枕前位有困难时,也可向后转成正枕后位,再以产钳助产。若以枕后位娩出时,需做较大的会阴后-斜切开,以免造成会阴裂伤。若胎头位置较高,疑有头盆不称,需行剖宫产术,中位产钳禁止使用。

(3)第三产程:因产程延长,容易发生产后宫缩乏力,胎盘娩出后应立即静脉注射或肌内注射子宫收缩药,以防发生产后出血。有软产道裂伤者,应及时修补。新生儿应重点监护。凡行手术助产及有软产道裂伤者,产后应给予抗生素预防感染。

(二)胎头高直位

胎头以不屈不仰姿势衔接于骨盆入口,其矢状缝与骨盆入口前后径相一致,称为胎头高直位。发病率国内文献报道为 1.08％,国外资料报道为 0.6％～1.6％。胎头枕骨向前靠近耻骨联合者称胎头高直前位,又称枕耻位;胎头枕骨向后靠近骶岬者称胎头高直后位,又称枕骶位。胎头高直位对母儿危害较大,应妥善处理。

1.病因

胎头高直位的病因尚不清楚,可能与下述因素有关:

(1)头盆不称,骨盆入口平面狭窄,胎头大,腹壁松弛,胎膜早破,均有可能使胎头矢状缝被固定在骨盆前后径上,形成胎头高直位。

(2)腹壁松弛及腹直肌分离,胎背易朝母体前方,胎头高浮,当宫缩时易形成胎头高直位。

(3)胎膜突然破裂,羊水迅速流出,宫缩时胎头矢状缝易固定于骨盆入口前后径上,形成胎头高直位。

2.诊断

(1)临床表现:由于临产后胎头不俯屈,进入骨盆入口的胎头径线增大,胎头迟迟不衔接,使胎头不下降或下降缓慢,宫口扩张也缓慢,致使产程延长,常感耻骨联合部疼痛。

(2)腹部检查:胎头高直前位时,胎背靠近腹前壁,不易触及胎儿肢体,胎心位置稍高在近腹中线听得最清楚。胎头高直后位时,胎儿肢体靠近腹前壁,有时在耻骨联合上方可清楚触及胎儿下颏。

(3)阴道检查:因胎头位置高,肛查不易查清,此时应做阴道检查。发现胎头矢状缝与骨盆入口前后径一致,后囟在耻骨联合后,前囟在骶骨前,为胎头高直前位,反之为胎头高直后位。

(4)B超检查:可探清胎头双顶径与骨盆入口横径一致,胎头矢状缝与骨盆入口前后径一致。

3.分娩机制

胎头高直前位临产后,胎头极度俯屈,以胎头枕骨在耻骨联合后方为支点,使胎头顶部、额部及颏部沿骶岬下滑入盆衔接、下降,双顶径达坐骨棘平面以下时,以枕前位经阴道分娩。若胎头高直前位胎头无法入盆,需行剖宫产术结束分娩。高直后位临产后,胎背与母体腰骶部贴近,妨碍胎头俯屈及下降,使胎头处于高浮状态迟迟不能入盆,即使入盆下降至盆底也难以向前旋转180°,故以枕前位娩出的可能性极小。

4.治疗

胎头高直前位时,若骨盆正常、胎儿不大、产力强,应给予充分试产机会,加强宫缩促使胎头俯屈,胎头转为枕前位可经阴道分娩或阴道助产,若试产失败再行剖宫产术结束分娩。胎头高直后位因很难经阴道分娩,一经确诊应行剖宫产术。

(三)面先露

胎头以面部为先露时称为面先露,多于临产后发现。面先露以颏骨为指示点,有颏左前、颏左横、颏左后、颏右前、颏右横、颏右后 6 种胎位,以颏左前及颏右后位多见。我国 15 所医院统计发病率为 0.80‰~2.70‰,国外资料为 0.17‰~0.2‰。经产妇多于初产妇。

1.病因

(1)骨盆狭窄:有可能阻碍胎头俯屈的因素均可能导致面先露。胎头衔接受阻,阻碍胎头俯屈,导致胎头极度仰伸。

(2)头盆不称:临产后胎头衔接受阻,造成胎头极度仰伸。

(3)腹壁松弛:经产妇悬垂腹时胎背向前反曲,胎儿颈椎及胸椎仰伸形成面先露。

(4)脐带异常:脐带过短或脐带绕颈,使胎头俯屈困难。

(5)畸形:无脑儿因无顶骨,可自然形成面先露。先天性甲状腺肿,胎头俯屈困难,也可导致面先露。

2.诊断

(1)腹部检查:因胎头极度仰伸,入盆受阻,胎体伸直,宫底位置较高。颏前位时,在孕妇腹前壁容易扪及胎儿肢体,胎心由胸部传出,故在胎儿肢体侧的下腹部听得清楚。颏后位时,于耻骨联合上方可触及胎儿枕骨隆突与胎背之间有明显凹沟,胎心较遥远而弱。

（2）肛门检查及阴道检查：可触到高低不平、软硬不均的颜面部，宫口开大时可触及胎儿口、鼻、颧骨及眼眶，并依据颏部所在位置确定其胎位。

（3）B超检查：可以明确面先露并能探清胎位。

3.分娩机制

面先露分娩机制包括：仰伸、下降、内旋转及外旋转。颏前位时，胎头以仰伸姿势衔接、下降，胎儿面部达骨盆底时，胎头极度仰伸，颏部为最低点，故转向前方，胎头继续下降并极度仰伸，颏部因位置最低而转向前方，当颏部自耻骨弓下娩出后，极度仰伸的胎颈前面处于产道小弯（耻骨联合），胎头俯屈时，胎头后部能够适应产道大弯，使口、鼻、眼、额、前囟及枕部自会阴前缘相继娩出，但产程明显延长。颏后位时，胎儿面部达骨盆底后，多数能经内旋转135°后以颏前位娩出。少数因内旋转受阻，成为持续性颏后位，胎颈已极度伸展，不能适应产道大弯，故足月活胎不能经阴道自然娩出，须行剖宫产结束分娩。

4.对母儿影响

（1）对产妇的影响：颏前位时，因胎儿颜面部不能紧贴子宫下段及宫颈内口，常引起宫缩乏力，致使产程延长；颜面部骨质不能变形，容易发生会阴裂伤。颏后位时，导致梗阻性难产，若不及时处理，造成子宫破裂，危及产妇生命。

（2）对胎儿的影响：胎儿面部受压变形，颜面皮肤发绀、肿胀，尤以口唇为著，影响吸吮，严重时可发生会厌水肿而影响吞咽。新生儿于生后保持仰伸姿势达数日之久，需加强护理。

5.治疗

颏前位时，若无头盆不称，产力良好，有可能自然分娩；若出现继发性宫缩乏力，第二产程延长，可用产钳助娩，但会阴后-斜切开要足够大。若有头盆不称或出现胎儿窘迫征象，应行剖宫产术。持续性颏后位时，难以经阴道分娩，应行剖宫产术结束分娩。若胎儿畸形，无论颏前位或颏后位，均应在宫口开全后行穿颅术结束分娩。

（四）臀先露

臀先露是最常见的异常胎位，占妊娠足月分娩总数的3%～4%，多见于经产妇。因胎头比胎臀大，分娩时后出胎头无明显变形，往往娩出困难，加之脐带脱垂较多见，使围生儿死亡率增高，是枕先露的3～8倍。臀先露以骶骨为指示点，有骶左前、骶左横、骶左后、骶右前、骶右横、骶右后6种胎位。

1.病因

妊娠30周以前，臀先露较多见，妊娠30周以后多能自然转成头先露。临产后持续为臀先露的原因尚不十分明确，可能的因素有以下几种。

（1）胎儿在宫腔内活动范围过大：羊水过多，经产妇腹壁松弛以及早产儿羊水相对偏多，胎儿易在宫腔内自由活动形成臀先露。

（2）胎儿在宫腔内活动范围受限：子宫畸形（如单角子宫、双角子宫等）、胎儿畸形（如无脑儿、脑积水等）、双胎妊娠及羊水过少等，容易发生臀先露。胎盘附着在宫底宫角部易发生臀先露，占73%，而头先露仅占5%。

（3）胎头衔接受阻：狭窄骨盆、前置胎盘、肿瘤阻塞骨盆腔及巨大胎儿等，也易发生臀先露。

2.临床分类

根据胎儿两下肢所取的姿势分为以下 3 类。

(1)单臀先露或腿直臀先露:胎儿双髋关节屈曲,双膝关节直伸,以臀部为先露。最多见。

(2)完全臀先露或混合臀先露:胎儿双髋关节及双膝关节均屈曲,有如盘膝坐,以臀部和双足为先露。较多见。

(3)不完全臀先露:以一足或双足、一膝或双膝,或一足一膝为先露。膝先露是暂时的,产程开始后转为足先露。较少见。

3.诊断

(1)临床表现:孕妇常感肋下有圆而硬的胎头。由于胎臀不能紧贴子宫下段及宫颈内口,常导致宫缩乏力,宫口扩张缓慢,致使产程延长。

(2)腹部检查:子宫呈纵椭圆形,胎体纵轴与母体纵轴一致。在宫底部可触到圆而硬、按压时有浮球感的胎头;若未衔接,在耻骨联合上方触到不规则、软而宽的胎臀,胎心在脐左(或右)上方听得最清楚。衔接后,胎臀位于耻骨联合之下,胎心听诊以脐下最明显。

(3)肛门检查及阴道检查:肛门检查时,触及软而不规则的胎臀或触到胎足、胎膝。若胎臀位置高,肛查不能确定时,需行阴道检查。阴道检查时,注意了解宫口扩张程度及有无脐带脱垂。若胎膜已破,能直接触到胎臀、外生殖器及肛门,此时应注意与颜面相鉴别。若为胎臀,可触及肛门与两坐骨结节连在一条直线上,手指放入肛门内有环状括约肌收缩感,取出手指可见有胎粪。若为颜面,口与两颧骨突出点呈三角形,手指放入口内可触及牙龈和弓状的下颌骨。若触及胎足,应与胎手相鉴别。

(4)B超检查:能准确探清臀先露类型以及胎儿大小、胎头姿势等。

4.分娩机制

以骶右前位为例加以阐述。

(1)胎臀娩出:临产后,胎臀以粗隆间径衔接于骨盆入口右斜径,骶骨位于右前方。胎臀逐渐下降,前髋下降稍快故位置较低,抵达骨盆底遇到阻力后,前髋向母体右侧行 45°内旋转,使前髋位于耻骨联合后方,此时粗隆间径与母体骨盆出口前后径一致。胎臀继续下降,胎体稍侧屈以适应产道弯曲度,后髋先从会阴前缘娩出,随即胎体稍伸直,使前髋从耻骨弓下娩出。继之双腿双足娩出。当胎臀及两下肢娩出时,胎体行外旋转,使胎背转向前方或右前方。

(2)胎肩娩出:在胎体行外旋转的同时,胎儿双肩径衔接于骨盆入口右斜径或横径,并沿此径线逐渐下降,当双肩达骨盆底时,前肩向右旋转45°。转至耻骨弓下,使双肩径与骨盆出口前后径一致,同时胎体侧屈使后肩及后上肢从会阴前缘娩出,继之前肩及前上肢从耻骨弓下娩出。

(3)胎头娩出:当胎肩通过会阴时,胎头矢状缝衔接于骨盆入口左斜径或横径,并沿此径线逐渐下降,同时胎头俯屈。当枕骨达骨盆底时,胎头向母体左前方旋转45°,使枕骨朝向耻骨联合。胎头继续下降,当枕骨下凹到达耻骨弓下时,以此处为支点,胎头继续俯屈,使颏、面及额部相继自会阴前缘娩出,随后枕部自耻骨弓下娩出。

5.对母儿影响

(1)对产妇的影响:胎臀形状不规则,不能紧贴子宫下段及宫颈内口,容易发生胎膜早破或继发性宫缩乏力,使产后出血与产褥感染的机会增多,若宫口未开全而强行牵拉,容易造成宫颈撕裂甚至延及子宫下段。

(2)对胎儿及新生儿的影响:胎臀高低不平,对前羊膜囊压力不均匀,常致胎膜早破,发生脐带脱垂是头先露的 10 倍,脐带受压可致胎儿窘迫甚至死亡;胎膜早破,使早产儿及低体重儿增多。后出胎头娩出困难,常发生新生儿窒息、臂丛神经损伤及颅内出血,颅内出血的发病率是头先露的 10 倍。臀先露导致围生儿的发病率与死亡率均增高。

6.治疗

(1)妊娠期:于妊娠 30 周前,臀先露多能自行转为头先露。若妊娠 30 周后仍为臀先露应予矫正。常用的矫正方法有以下几种:

1)让孕妇排空膀胱,松解裤带,做胸膝卧位姿势,每日 2 次,每次 15min,连做 1 周后复查。这种姿势可使胎臀退出盆腔,借助胎儿重心改变,使胎头与胎背所形成的弧形顺着宫底弧面滑动而完成胎位矫正。

2)激光照射或艾灸至阴穴,近年多用激光照射两侧至阴穴,也可用艾条灸,每日 1 次,每次 15~20min,5 次为 1 个疗程。

3)应用上述矫正方法无效者,于妊娠 32~34 周,可行外转胎位术,因有发生胎盘早剥、脐带缠绕等严重并发症的可能,应用时要慎重,术前半小时口服沙丁胺醇 4.8mg。行外转胎位术时,最好在 B 超监测下进行。孕妇平卧,两下肢屈曲稍外展,露出腹壁。查清胎位,听胎心率。操作步骤包括松动胎先露部、转胎。动作应轻柔,间断进行。若术中或术后发现胎动频繁而剧烈或胎心率异常,应停止转动并退回原胎位观察半小时。

(2)分娩期:应根据产妇年龄、胎产次、骨盆类型、胎儿大小、胎儿是否存活、臀先露类型以及有无合并症,于临产初期作出正确判断,决定分娩方式。

1)择期剖宫产的指征:狭窄骨盆、软产道异常、胎儿体重＞3500g、胎儿窘迫、高龄初产、有难产史、不完全臀先露等,均应行剖宫产术结束分娩。

2)决定经阴道分娩的处理:具体如下。

第一产程:产妇应侧卧,不宜站立走动。少做肛查,不灌肠,尽量避免胎膜破裂。一旦破膜,应立即听胎心。若胎心变慢或变快,应行肛查,必要时行阴道检查,了解有无脐带脱垂。若有脐带脱垂,胎心尚好,宫口未开全,为抢救胎儿,需立即行剖宫产术。若无脐带脱垂,可严密观察胎心及产程进展。若出现协调性宫缩乏力,应设法加强宫缩。当宫口开大 4~5cm 时,胎足即可经宫口脱出至阴道。为了使宫颈和阴道充分扩张,消毒外阴之后,使用"堵"外阴方法。当宫缩时,用无菌巾以手掌堵住阴道口,让胎臀下降,避免胎足先下降,待宫口及阴道充分扩张后才让胎臀娩出。此法有利于后出胎头的顺利娩出。在"堵"的过程中,应每隔 10~15min 听胎心 1 次,并注意宫口是否开全。宫口已开全再堵易引起胎儿窘迫或子宫破裂。宫口近开全时,要做好接产和抢救新生儿窒息的准备。

第二产程:接产前,应导尿排空膀胱。初产妇应做会阴后-斜切开术。有 3 种分娩方式:①自然分娩:胎儿自然娩出,不做任何牵拉。极少见,仅见于经产妇、胎儿小、宫缩强、骨盆腔宽大者。②臀助产术:当胎臀自然娩出至脐部后,胎肩及后出胎头由接产者协助娩出。脐部娩出后,一般应在 2~3min 娩出胎头,最长不能超过 8min。后出胎头娩出有主张用单叶产钳,效果佳。③臀牵引术：胎儿全部由接产者牵拉娩出，此种手术对胎儿损伤大，一般情况下应禁止使用。

第三产程：产程延长易并发子宫收缩乏力性出血。胎盘娩出后，应肌内注射缩宫素或麦角新碱，防止产后出血。行手术操作及有软产道损伤者，应及时检查并缝合，给予抗生素预防感染。

（五）肩先露

胎体纵轴与母体纵轴相垂直为横产式。胎体横卧于骨盆入口之上，先露部为肩，称为肩先露，占妊娠足月分娩总数的 0.25％，是对母儿最不利的胎位。除死胎及早产儿胎体可折叠娩出外，足月活胎不可能经阴道娩出。若不及时处理，容易造成子宫破裂，威胁母儿生命。根据胎头在母体左或右侧和胎儿肩胛朝向母体前或后方，有肩左前、肩左后、肩右前、肩右后 4 种胎位。发生原因与臀先露类同。

1.诊断

（1）临床表现：胎先露部胎肩不能紧贴子宫下段及宫颈内口，缺乏直接刺激，容易发生宫缩乏力。胎肩对宫颈压力不均，容易发生胎膜早破。破膜后羊水迅速外流，胎儿上肢或脐带容易脱出，导致胎儿窘迫甚至死亡。随着宫缩不断加强、胎肩及胸廓一部分被挤入盆腔内，胎体折叠弯曲，胎颈被拉长，上肢脱出于阴道口外，胎头和胎臀仍被阻于骨盆入口上方，形成忽略性肩先露。子宫收缩继续增强，子宫上段越来越厚，子宫下段被动扩张越来越薄，由于子宫上下段肌壁厚薄相差悬殊，形成环状凹陷，并随宫缩逐渐升高，甚至可以高达脐上，形成病理缩复环，是子宫破裂的先兆，若不及时处理，将发生子宫破裂。

（2）腹部检查：子宫呈横椭圆形，子宫长度低于妊娠周数，子宫横径宽。宫底部及耻骨联合上方较空虚，在母体腹部一侧触到胎头，另一侧触到胎臀。肩前位时，胎背朝向母体腹壁，触之宽大平坦；肩后位时，胎儿肢体朝向母体腹壁，触及不规则的小肢体。胎心在脐周两侧最清楚。根据腹部检查多能确定胎位。

（3）肛门检查或阴道检查：胎膜未破者，因胎先露部浮动于骨盆入口上方，肛查不易触及胎先露部。若胎膜已破、宫口已扩张者，阴道检查可触到肩胛骨或肩峰、肋骨及腋窝。腋窝尖端指向胎儿头端，据此可决定胎头在母体左或右侧。肩胛骨朝向母体前或后方，可决定肩前位或肩后位。例如胎头在母体右侧，肩胛骨朝向后方，则为肩右后位。胎手若已脱出于阴道口外，可用握手法鉴别是胎儿左手或右手，因检查者只能与胎儿同侧的手相握。例如肩右前位时左手脱出，检查者用左手与胎儿左手相握，余类推。

（4）B超检查：能准确探清肩先露，并能确定具体胎位。

2.治疗

（1）妊娠期：妊娠后期发现肩先露应及时矫正。可采用胸膝卧位、激光照射（或艾灸）至阴穴。上述矫正方法无效，应试行外转胎位术转成头先露，并包扎腹部以固定胎头。若行外转胎位术失败，应提前住院决定分娩方式。

（2）分娩期：根据胎产次、胎儿大小、胎儿是否存活、宫口扩张程度、胎膜是否破裂、有无并发症等，决定分娩方式。

1)足月活胎，伴有产科指征（如狭窄骨盆、前置胎盘、有难产史等），应于临产前行择期剖宫产术结束分娩。

2)初产妇、足月活胎,临产后应行剖宫产术。

3)经产妇、足月活胎,也可行剖宫产。若宫口开大5cm以上,破膜不久,羊水未流尽,可在乙醚深麻醉下行内转胎位术,转成臀先露,待宫口开全助产娩出。若双胎妊娠第二胎儿为肩先露,可行内转胎位术。

4)出现先兆子宫破裂或子宫破裂征象,无论胎儿死活,均应立即行剖宫产术。术中若发现宫腔感染严重,应将子宫一并切除。

5)胎儿已死,无先兆子宫破裂征象,若宫口近开全,在全身麻醉下行断头术或碎胎术。术后应常规检查子宫下段、宫颈及阴道有无裂伤。若有裂伤应及时缝合。注意产后出血,给予抗生素预防感染。

(六)复合先露

胎先露部伴有肢体同时进入骨盆入口,称为复合先露。临床以一手或一前臂沿胎头脱出最常见,多发生于早产者,发病率为0.80‰~1.66‰。

1.病因

胎先露部不能完全充填骨盆入口或在胎先露部周围有空隙均可发生。以经产妇腹壁松弛者、临产后胎头高浮、骨盆狭窄、胎膜早破、早产、双胎妊娠及羊水过多等为常见原因。

2.临床经过及对母儿影响

仅胎手露于胎头旁,或胎足露于胎臀旁者,多能顺利经阴道分娩。只有在破膜后,上臂完全脱出则能阻碍分娩。下肢和胎头同时入盆,直伸的下肢也能阻碍胎头下降,若不及时处理可致梗阻性难产,威胁母儿生命。胎儿可因脐带脱垂死亡,也可因产程延长、缺氧造成胎儿窘迫,甚至死亡等。

3.诊断

当产程进展缓慢时,行阴道检查发现胎先露部旁有肢体即可明确诊断。常见胎头与胎手同时入盆。诊断时应注意和臀先露及肩先露相鉴别。

4.治疗

发现复合先露,首先应查清有无头盆不称。若无头盆不称,让产妇向脱出肢体的对侧侧卧,肢体常可自然缩回。脱出肢体与胎头已入盆,待宫口近开全或开全后上推肢体,将其回纳,然后经腹部下压胎头,使胎头下降,以产钳助娩。若头盆不称明显或伴有胎儿窘迫征象,应尽早行剖宫产术。

(七)胎位异常的护理措施

胎位异常应加强分娩期的监测与护理,减少母儿并发症。护理措施如下:

(1)有明显头盆不称,胎位异常或确诊为巨大胎儿的产妇,按医嘱做好剖宫产术的术前准备。

(2)选择经阴道分娩的产妇应做好如下护理:

1)鼓励待产妇进食,保持产妇良好的营养状况,必要时给予补液,维持电解质平衡;指导产妇合理用力,避免体力消耗。枕后位者,嘱产妇不要过早屏气用力,以防宫颈水肿及疲乏。

2）防止胎膜早破。产妇在待产过程中应少活动,尽量少做肛查,禁灌肠。一旦胎膜早破,立即观察胎心,抬高床尾,如胎心有改变,及时报告医师,并立即行肛查或阴道检查,及早发现脐带脱垂情况。

3）协助医师做好阴道助产及新生儿抢救的物品准备,必要时为缩短第二产程可行阴道助产。新生儿出生后应仔细检查有无受伤。第三产程应仔细检查胎盘、胎膜的完整性及母体产道的损伤情况。按医嘱及时应用宫缩药与抗生素,预防产后出血与感染。

（3）心理护理。针对产妇及家属的疑问、焦虑与恐惧,护士在执行医嘱及护理照顾时,应给予充分的解释。将评估产妇及胎儿状况及时告知产妇及家属。提供使产妇在分娩过程中有舒适感的措施,如松弛身心、抚摸腹部等持续的关照。鼓励产妇更好地与医护配合,以增强其对分娩的自信心,安全度过分娩期。

（王川川）

第十一节　妊娠滋养细胞疾病

妊娠滋养细胞疾病是一组来源于胎盘滋养细胞的疾病。根据组织学可分为葡萄胎、侵蚀性葡萄胎、绒毛膜癌和极少见的胎盘部位滋养细胞肿瘤。

一、葡萄胎

葡萄胎是因妊娠后胎盘绒毛滋养细胞增生、间质水肿,而形成大小不一的水泡,水泡相互间有细蒂相连成串,形似葡萄而得名。葡萄胎可分为完全性葡萄胎和部分性葡萄胎。

葡萄胎可发生在生育期任何年龄的妇女,其病变局限于子宫腔内,不侵入肌层,也不发生远处转移,是一种良性滋养细胞疾病。其病理特点为滋养细胞呈不同程度的增生,同时绒毛间质水肿;间质内血管消失,但部分性葡萄胎的绒毛血管不一定完全消失。病变的绒毛失去吸收营养的作用,致使胚胎早期死亡。由于部分性葡萄胎患者尚存部分正常绒毛,胚胎可能存活。

（一）病因

葡萄胎的发病原因尚不完全清楚。目前认为可能与种族、营养状况、社会经济因素、病毒感染、卵巢功能失调、细胞遗传异常及免疫功能等有关。

（二）临床表现

1.病史

100%的患者有停经史,停经时间为4～37周,平均为12周。

2.症状

（1）停经后阴道出血:是最常见的症状。多数患者在停经8～12周发生不规则阴道出血,开始量少,呈咖啡色黏液状或黯红色血样,以后出血量逐渐增多,时出时停。若葡萄胎组织从蜕膜剥离,可发生阴道大量出血,导致休克,甚至死亡。阴道出血时间长、未及时有效治疗的患者可导致贫血及继发感染。

(2)子宫异常增大、变软:由于葡萄胎的迅速增长以及宫腔内出血,子宫体积一般增长较快,有 50％以上的患者子宫大于相应月份的正常妊娠子宫,且质地极软。约 1/3 的患者子宫大小与停经月份相符。少数患者子宫小于停经月份,其原因可能与水泡退行性变、停止发展有关。

(3)卵巢黄素化囊肿:由于大量 hCG 刺激卵巢卵泡内膜细胞发生黄素化而形成囊肿,称为卵巢黄素化囊肿。常为双侧,也可是单侧,囊肿大小不等,表面光滑,活动度好,切面为多房,囊壁薄,囊液清。其一般不产生症状,偶因急性扭转而致急腹症。黄素化囊肿在葡萄胎清除后,随着 hCG 水平下降,于 2～4 个月自然消失。

(4)妊娠呕吐及妊娠高血压综合征:由于增生的滋养细胞产生大量 hCG,因此患者呕吐往往比正常妊娠严重且持续时间长。发生严重呕吐且未能及时纠正,可导致水、电解质平衡紊乱。又因患者子宫增长速度较快,子宫内张力大,患者在妊娠早、中期即可出现妊娠高血压综合征,葡萄胎患者在妊娠 24 周前即可出现高血压、水肿、蛋白尿,而且症状严重,容易发展为先兆子痫。

(5)腹痛:由于子宫急速扩张而引起下腹阵发性疼痛,其常发生在阴道出血前,疼痛一般不剧烈,可耐受。但如是黄素化囊肿急性扭转则为急腹痛。

(三)辅助检查

1.人绒毛膜促性腺激素(hCG)测定

葡萄胎患者由于滋养细胞增生,产生大量 hCG,血清中 hCG 滴度高于相应孕周的正常值,而且在停经 8～10 周以后,随着子宫增大仍继续持续上升。但少数葡萄胎患者,特别是部分性葡萄胎患者血清中 hCG 水平升高不明显。

2.超声检查

B 超是诊断葡萄胎的重要辅助手段。完全性葡萄胎典型的超声影像学表现为子宫明显大于相应孕周,无妊娠囊或胎心搏动,宫腔内充满不均质密集状或短条状回声,呈"落雪状",若有较大的水泡则形成大小不等的回声区,呈"蜂窝状"。常可见两侧或一侧卵巢囊肿。部分性葡萄胎宫腔内可见由水泡状胎块所引起的超声图像的改变及胎儿或羊膜腔,胎儿常合并畸形。

(四)治疗

1.清除宫腔内容物

葡萄胎的诊断一经确定后,应立即给予清除。清宫前应做好全身检查,注意有无休克、子痫前期、甲状腺功能亢进、水电解质紊乱及贫血等。必要时先对症处理,稳定病情后再行清宫术。清除葡萄胎时应注意预防出血过多、穿孔及感染,并应尽可能减少以后恶变的机会。

2.预防性化疗

葡萄胎患者是否进行预防性化疗尚存在争议,建议对有高危因素的患者给予预防性化疗,其余的患者则进行严密的随诊。高危因素包括:①年龄＞40 岁;②葡萄胎排出前 β-hCG 值异常升高(＞100000U/L);③葡萄胎清除后,hCG 下降曲线不呈进行性下降,而是降至一定水平后即持续不降或始终处于较高值;④子宫明显大于停经月份;⑤黄素化囊肿直径＞6cm;⑥第二次清宫仍有滋养细胞高度增生;⑦无条件随访者。预防性化疗一般选用单药化疗,如氟尿嘧啶(5-FU)、放线菌素 D(KSM)、甲氨蝶呤(MTX)等。

3.卵巢黄素化囊肿的处理

因黄素化囊肿在葡萄胎排出后可自行消退,一般不需处理。若发生急性扭转,可在 B 超下或腹腔镜下进行穿刺吸出囊液,如囊肿发生坏死,则需做患侧附件切除术。

4.子宫切除术

单纯切除子宫只能去除病变侵入局部组织的危险,不能防止转移的发生。对于年龄超过40 岁,无生育要求的患者可行全子宫切除术,保留附件;子宫小于妊娠 14 周可直接进行子宫切除术,若子宫超过孕 14 周大小,应考虑吸出葡萄胎组织后再行子宫切除术。

(五)护理评估

1.病史

采集个人既往史、家族病史,特别是有无滋养细胞疾病史,以及个人的月经史、生育史。

2.身心状况

此次妊娠的反应情况,有无恶心、呕吐,呕吐的程度。有无阴道出血,阴道出血量、质、时间,是否有水泡状物排出。患者有无妊娠高血压综合征症状。有无腹部的不适感或阵发性隐痛。评估患者及家属的心理状况,有无焦虑或恐惧等情绪表现。

(六)护理问题

1.潜在的并发症

出血:与葡萄胎清宫前后随时有可能大出血有关。

2.自理能力缺陷

与长期的阴道出血、化疗及手术有关。

3.有感染的危险

与长期的阴道出血、化疗或手术,机体抵抗力降低有关。

4.知识缺乏

缺乏疾病及其相关防护知识。

5.恐惧

与不了解病情及将要接受的清宫手术有关。

6.自尊紊乱

与对分娩的期望得不到满足及对将来妊娠担心有关。

(七)护理措施

1.心理护理

详细评估患者对疾病的心理冲突程度及对接受治疗的心理准备,鼓励其表达不良情绪,并认真倾听。向患者讲解有关疾病的知识及清宫手术的过程,以解除顾虑和恐惧,增强信心。

2.病情观察

密切观察腹痛及阴道出血情况,检查阴道排出物内有无水泡状组织并保留会阴纸垫,以评估出血量及出血性质。出血过多时,密切观察血压、脉搏、呼吸等。

3.预防感染

患者阴道出血期间,保持局部的清洁干燥,每日冲洗会阴 1 次,监测体温,及时发现感染征兆。

4.生活护理

患者卧床期间,护士应经常巡视,做好生活护理,满足患者的基本生活需要。

5.清宫术的护理

葡萄胎一经诊断应立即行清宫术,为防止术中大出血,术前建立有效的静脉通路。备血,准备好抢救措施。术前协助患者排空膀胱。术中严密观察患者一般情况,注意有无面色苍白、出冷汗、口唇发绀的表现,及时测量血压、脉搏,防止出血性休克发生。术后注意观察阴道出血及腹痛情况。

6.预防性化疗的护理

部分患者需要进行预防性化疗,按妇科肿瘤化疗患者护理。

7.健康及随访指导

(1)避孕:葡萄胎后应避孕 1 年,至少半年,以免再次妊娠与恶变鉴别困难,并且患者机体的康复也需要时间。避孕方法宜选用阴茎套及阴道隔膜。

(2)随诊:葡萄胎患者随访非常重要,定期随访可以早期发现滋养细胞肿瘤并及时处理。随访内容包括:①血 hCG 的变化,葡萄胎清宫后应每周检查 1 次,直至连续 3 次正常,然后每月 1 次,至少 6 次。此后每半年 1 次,共 2 年。②月经情况,应注意有无不规则阴道出血,有无咳嗽、咯血及其他转移症状,并做妇科检查,必要时进行 B 超和影像学检查。

二、恶性滋养细胞肿瘤

恶性滋养细胞肿瘤包括侵蚀性葡萄胎和绒癌,其 60% 继发于葡萄胎,30% 继发于流产,10% 继发于足月妊娠或异位妊娠。恶性滋养细胞肿瘤多发生在葡萄胎排空半年以内,多数为侵蚀性葡萄胎;而 1 年以上者多数为绒癌;半年至 1 年者,侵蚀性葡萄胎和绒癌均有可能,但一般来说时间间隔越长,绒癌的可能性越大。继发于流产、足月妊娠、异位妊娠后者组织学诊断多为绒癌。

侵蚀性葡萄胎是指葡萄胎组织侵入子宫肌层引起组织破坏,其恶性程度一般不高,多数仅造成局部侵犯,仅有 4% 的患者并发远处转移,一般预后较好。

绒癌是一种高度恶性的滋养细胞肿瘤,早期就可以通过血液转移至全身各个组织器官,并引起出血坏死。在化疗药物问世以前,其死亡率高达 90% 以上。由于现代诊疗技术及化疗药物的发展,绒癌患者的预后已经得到极大的改善。

(一)病理改变

侵蚀性葡萄胎大体检查可见子宫肌壁内有大小不等、深浅不一的水泡状组织,宫腔内原发病灶可有可无。当侵蚀性葡萄胎接近子宫浆膜层时,子宫表面可见紫蓝色结节。病变较深时可穿透子宫浆膜层或阔韧带。镜下可见侵入肌层的水泡状组织的形态和葡萄胎相似,可见绒毛结构和滋养细胞增生和分化不良,但绒毛结构也可退化,仅见绒毛阴影。

绒癌多数原发于子宫,肿瘤常位于子宫肌层内,也可突向宫腔或穿破浆膜,单个或多个,大小不等,与周围组织分界不清,质地软而脆,伴出血坏死。镜下特点为细胞滋养细胞和合体滋养细胞不形成绒毛或水泡状结构,成片高度增生,排列紊乱,并广泛侵入子宫肌层和破坏血管,造成出血坏死。肿瘤中不含间质和自身血管,瘤细胞靠侵蚀母体血管而获取营养物质。

(二)临床分期

滋养细胞肿瘤的临床分期对于病情监测、指导治疗及估计预后有非常重要的作用。目前国内主要应用 FIGO 妇科肿瘤委员会于 2000 年审定的临床分期。

Ⅰ期:病变局限于子宫;

Ⅱ期:病变扩散,但仍局限于生殖器官(附件、阴道、阔韧带);

Ⅲ期:病变转移至肺,有或无生殖系统病变;

Ⅳ期:所有其他转移(脑、肝、肠、肾等处)。

(三)临床表现

1.病史

侵蚀性葡萄胎基本上继发于葡萄胎清除术后 6 个月以内。

2.阴道出血

为侵蚀性葡萄胎最常见的症状。多发生在葡萄胎排除后,阴道不规则出血,量多少不定。阴道出血可以在葡萄胎排除后持续不断,或断续出现,亦可先有几次正常月经,再发生阴道出血。合并有阴道转移结节,破溃时可发生反复大出血。

3.腹痛

一般无腹痛,但当子宫病灶穿破浆膜层时可引起急性腹痛及腹腔内出血症状。若子宫病灶坏死继发感染时也可引起腹痛及脓性白带。

4.黄素化囊肿

由于 hCG 的持续作用,患者黄素化囊肿持续存在。当黄素化囊肿发生急性扭转时患者可出现急性腹痛。

5.假孕症状

由于肿瘤分泌的 hCG 及雌、孕激素的作用,患者可出现假孕症状,如乳房增大,外阴、宫颈着色。

6.转移灶表现

转移灶表现大多是绒癌,特别是继发于流产、足月妊娠、异位妊娠后的绒癌,其转移发生早而且广泛。滋养细胞肿瘤是通过血行转移的,最常见的转移部位是肺,其次是阴道、盆腔、肝和脑等。由于滋养细胞生长特点之一是破坏血管,所以各转移部位症状的共同特点是局部出血。

(1)肺转移:表现为胸痛、咳嗽、咯血及呼吸困难。

(2)阴道转移:阴道转移病灶常位于阴道前壁,呈紫蓝色结节,破溃时引起不规则阴道出血,甚至大出血。大量出血患者可在较短时间内出现出血性休克。

(3)肝转移:一般情况下肝转移的患者同时伴有肺转移,患者表现为上腹部或肝区疼痛,若病灶穿破肝包膜可出现腹腔内出血的表现,导致死亡。

(4)脑转移:脑转移的患者按病情进展分为 3 期:第 1 期为瘤栓期,患者表现为一过性脑缺血症状,如突然跌倒、暂时性失语、失明等。第 2 期为脑瘤期,即瘤组织继续增生侵入脑组织形成脑瘤,表现为头痛、喷射性呕吐、偏瘫、抽搐直至昏迷。第 3 期为脑疝期,因脑瘤增大及周围组织出血、水肿,造成颅内压进一步增高,脑疝形成,压迫呼吸中枢,最终死亡。

(四)辅助检查

1.人绒毛膜促性腺激素(hCG)测定

对于葡萄胎后滋养细胞肿瘤的患者 hCG 水平是诊断及治疗监测的重要依据。一般认为,葡萄胎清除后 9 周以上,或流产、足月产、异位妊娠后 4 周以上,hCG 应降至正常范围。如 hCG 仍持续高水平,或曾一度降至正常水平后又迅速升高,即考虑发生妊娠滋养细胞肿瘤。

2.B 超检查

超声检查常可以发现广泛的肌层内肿瘤血管浸润及低阻性血流频谱。超声检查有助于早期确定滋养细胞疾病的性质。

3.X 线胸片

是诊断肺转移的重要检查方法。肺转移典型表现为棉球状或团块状阴影。转移灶以右侧肺及中下肺较多见。

4.CT 和磁共振检查

CT 对发现肺部较小病灶和脑、肝等部位的转移灶有较高的诊断价值。磁共振主要用于脑转移和盆腔转移病灶的诊断。

5.组织学诊断

在子宫肌层内或子宫外转移灶内若见到绒毛或退化的绒毛阴影,则诊断为侵蚀性葡萄胎;若仅见到成片的滋养细胞浸润及坏死出血,未见绒毛结构者,则诊断为绒癌。

(五)治疗

滋养细胞肿瘤的治疗以化学治疗为主,手术治疗和放射治疗为辅。

1.化学治疗

目前可应用于滋养细胞肿瘤的化疗药物很多,常用的一线化疗药物有氟尿嘧啶、放线菌素-D、依托泊苷、甲氨蝶呤、环磷酰胺、异环磷酰胺、长春新碱等。化疗方案要根据患者全面情况,如病情、分期、骨髓功能、肝肾功能等制定。低危患者应用单药化疗,高危患者需选用联合化疗。

2.手术治疗

手术为主要的辅助治疗方法。其在控制大出血、消除耐药病灶和缩短化疗疗程等方面有一定作用。

病变在子宫或肺、化疗疗程较多但效果差者,可考虑手术治疗。肺转移可行肺叶切除术,病变在子宫者可行子宫切除术,生育期妇女应保留卵巢。年轻患者需要保留生育功能的可行病灶挖除术。

3.放射治疗

目前应用较少,主要用于肝、脑转移和肺部耐药病灶的治疗。

三、滋养细胞肿瘤转移患者的护理

滋养细胞疾病的患者一般病情重且变化快,护士应对患者进行全面的评估,同时要重视对患者心理状态的观察,及时给予适宜的帮助和护理,使患者能够早日康复。

(一)恶性滋养细胞肿瘤肺转移的护理

1.护理评估

(1)病史:了解患者的婚育情况,月经周期,末次月经的时间,有无葡萄胎病史等。

(2)身心状况:了解患者阴道出血时间、量、颜色等,评估一般情况、呼吸情况,有无呼吸困难、咯血、胸闷等症状,了解患者患病后的心理状态。

2.护理问题

(1)潜在的并发症——出血:与肺部转移病灶可能破溃出血有关。

(2)有感染的危险:与肺转移可并发肺部感染有关。

3.护理措施

(1)密切观察病情:护士应密切观察患者有无咳嗽、咯血、胸闷、胸痛等症状,遵医嘱给予镇静药物以减轻症状。

(2)吸氧:呼吸困难的患者可间断给予吸氧,取半坐卧位,有利于呼吸及痰液排出。

(3)血胸的护理:患者出现血胸时需保持安静,避免剧烈活动;出血多、症状重的患者应遵医嘱进行胸腔穿刺,穿刺时应严格无菌操作,防止胸腔感染,同时注意观察患者的脉搏、呼吸变化。当肺部转移病灶破溃大出血时,立即将患者置于头高脚低位,头偏向一侧,以利于引流,同时通知医师,及时清除口腔及呼吸道的血块,保持呼吸道通畅,建立静脉通路,配合医生抢救。

(4)化疗:按化疗护理常规护理。

(二)滋养细胞肿瘤阴道转移的护理

恶性滋养细胞肿瘤阴道转移瘤多位于阴道前壁,尤多见于尿道下,瘤体数目不一、大小不等,多位于黏膜下,呈紫蓝色,破溃后引起大出血,容易发生感染。由于阴道黏膜静脉丛血流丰富且无瓣膜,出血往往大量、活跃,可致休克,甚至危及生命。如能及时采取有效的治疗,转移结节可完全消失。因此,护士要严密观察、精心护理,防止转移结节破溃出血,一旦发现出血应能立即采取抢救措施。

1.护理评估

评估患者阴道转移结节的大小、位置、有无破溃出血,患者近期治疗和用药情况、一般情况、心理状况。

2.护理问题

(1)潜在的并发症——出血:与阴道转移结节随时有大出血的可能有关。

(2)有感染的危险:与阴道出血有关。

(3)生活自理能力受限:与卧床、静脉输液有关。

(4)知识缺乏:缺乏疾病相关知识及保健知识。

3.护理措施

(1)预防出血:具体如下。

1)阴道转移患者应尽早开始应用化疗,以便结节尽快消失。

2)阴道转移结节未破溃的患者应以卧床休息为主,活动时勿用力过猛过重,以免因摩擦引起结节破溃出血。

3)减少一切增加腹压的因素,如患者出现恶心、呕吐、咳嗽应及时给予有效的处理,同时保持大便通畅,必要时给予缓泻药。

4)注意饮食。保证热量及蛋白质的需要,同时要粗细搭配,注意维生素的供给。

5)做好大出血抢救的药物及物品准备。备好无菌填塞包及止血药,止血药物应装入喷雾器内备用。

6)避免不必要的阴道检查及盆腔检查。如必须检查要先做指检,动作要轻柔,防止碰破结节引起出血。阴道转移的患者严禁行阴道冲洗。

7)加强巡视,严密观察病情变化。

(2)大出血的抢救:具体如下。

1)护士必须具备大出血抢救的基本知识,操作熟练。当发现患者有阴道大出血时及时通知医生,以最快的速度建立静脉通路、备好抢救物品及药品,积极进行抢救。

2)滋养细胞阴道转移结节大出血时,立即将患者移至治疗室并用双拳压迫腹主动脉以达到紧急止血的目的,同时请其他人员通知医生,配血,配合医生进行阴道填塞。当患者出血多、病情危急时,可在床边进行抢救。

3)阴道填塞过程中,护士要严密观察患者血压、脉搏、呼吸及面色的变化,定时测量血压,必要时应用心电监护仪,以随时了解病情变化,防止发生出血性休克。

(3)阴道填塞后护理:具体如下。

1)心理护理:患者发生阴道出血后多表现为紧张、焦虑并担心再次出血,此时要多与患者交谈,了解患者的心理状况及需要,及时解除患者的心理负担,使其能积极配合治疗。

2)加强生活护理:填塞后的患者需绝对卧床休息,做好患者生活护理,满足其基本生活需要。

3)饮食护理:阴道填塞后患者可根据病情给予相应的饮食,但要注意保持大便通畅,必要时可应用缓泻药或用1%肥皂水低压灌肠,以减少增加腹压因素,避免再次出血。

4)加强巡视:必要时每15min巡视1次,严密观察填塞纱条有无渗血,如出现较多渗血,及时通知医生并保留会阴垫,以估计出血量。

5)留置尿管的护理:阴道填塞期间为防止纱条脱落和小便污染填塞纱条,要置保留尿管,操作时注意无菌操作防止感染,每日更换尿袋,保持尿管通畅。

6)保持外阴清洁:每日用消毒剂或无菌生理盐水擦洗外阴,大便后亦应擦洗,切忌冲洗外阴。

7)观察体温的变化:每日测3~4次体温,体温升高时要警惕感染发生,必要时遵医嘱使用抗生素。

8)更换阴道填塞纱条:阴道填塞纱条应每24h更换1次。第1次填塞的纱条亦不应超过36h,以免填塞时间过长发生感染。更换纱条应在抢救措施准备好的情况下进行。

(三)滋养细胞肿瘤脑转移的护理

滋养细胞肿瘤脑转移瘤是由于肺内瘤细胞向上沿颈内动脉或脊椎动脉进入脑血管而形成的。脑转移患者病情变化快,因此,护士要随时观察病情变化,特别是早期症状的观察是非常重要的,以便抓住治疗抢救时机,挽救患者生命。

1.护理评估

评估患者的生命体征,特别注意患者的意识、瞳孔及血压、肢体活动情况,有无偏瘫;评估患者的语言能力、听力、视力等。有无一过性症状、有无喷射性呕吐等,注意相关的辅助检查如脑脊液的蛋白测定、hCG测定等。评估心理状况。

2.护理问题

(1)头痛:与颅内压升高有关。

(2)有皮肤完整性受损的危险:与脑转移引起偏瘫、昏迷使局部皮肤长期受压有关。

(3)生活自理能力受限:与卧床、昏迷、静脉输液有关。

(4)有受伤的危险:与脑转移引起意识障碍有关。

3.护理措施

(1)病室环境:脑转移患者应置于单间病房并有专人护理,病室内保持空气新鲜,暗化光线,防止强光引起患者烦躁、紧张、头痛而加重病情。抽搐的患者应安置床挡,防止发生意外。

(2)病情观察:绒癌脑转移是病情已进入晚期,患者可出现因瘤栓引起的一过性症状,如猝然摔倒、一过性肢体失灵、失语、失明等,数分钟或数小时可恢复。亦可因瘤体压迫致颅压增高,或瘤体破裂引起颅内出血,出现剧烈头痛、喷射性呕吐、偏瘫、抽搐、昏迷等,以上症状往往来势凶猛,护士应随时观察病情变化,认真倾听患者的主诉,以便能及时发现病情变化并进行抢救。

(3)生活护理:做好生活护理,满足患者的基本生活需要,保持口腔卫生,协助其每日用生理盐水漱口。

(4)皮肤护理:保持皮肤的清洁干燥及床单位的清洁无污物,偏瘫、昏迷的患者要定时翻身,防止压疮的发生。

(5)严格准确记录出入量:认真书写病情记录及准确记录出入量,注意患者每天的总入量应限制在2000~3000mL,以防止加重脑水肿,同时应尽量控制脑转移患者钠的摄入量。应用脱水药物时,应根据药物的特性掌握好输入速度,以保证良好的药效。

(6)脑转移抽搐的护理:脑瘤期的患者,由于肿瘤压迫,患者可突然出现抽搐,当抽搐发生时应立即用开口器,以防舌咬伤,同时通知医生进行抢救。保持呼吸道通畅,定时吸痰,有假牙的患者取下假牙防止吞服。抽搐后,患者常有恶心、呕吐,此时为防止患者吸入呕吐物,应使其去枕平卧,头偏向一侧。大小便失禁者给予保留尿管长期开放。昏迷患者要定时翻身叩背,并做好口腔及皮肤护理,防止肺部并发症及压疮的发生。

(7)腰穿的护理:绒癌脑转移患者进行腰穿目的是:①测定颅内压及脑积液生化及hCG的变化。②注入化疗药物达到治疗目的。可以说腰穿是诊断和治疗的重要手段之一。因此做好腰穿患者的护理是非常重要的。

腰穿前护士协助患者摆好体位,患者去枕侧卧,背齐床边,低头手抱双膝,腰部尽量后凸,使腰椎间隙增宽,便于操作。腰穿一般选择第 3 或第 4 腰椎间隙。在治疗过程中,要严格无菌操作,防止感染。护士要观察患者的呼吸、脉搏、瞳孔及意识变化。如有异常发现应停止操作,进行抢救。操作时应注意放脑脊液的速度不可过快,防止形成脑疝。留取脑脊液标本时,1 次不可超过 6mL。腰穿后患者宜头低脚高位 6h,平卧 24h,以便达到较好的治疗目的,亦可防止低颅压性头痛。腰穿前疑有颅内压升高或体温升高的患者暂不行腰穿,控制体温及降低颅压后再进行。

(郭成成)

第十二节　胎儿窘迫及新生儿窒息复苏

一、胎儿窘迫

胎儿在子宫内因缺氧和酸中毒危及胎儿健康与生命者,称为胎儿窘迫。胎儿窘迫分为急性胎儿宫内窘迫和慢性胎儿宫内窘迫两种。慢性胎儿宫内窘迫多发生在妊娠后期,急性胎儿宫内窘迫多发生在分娩期,临产后往往表现为急性胎儿宫内窘迫。

(一)病因

1.母体因素

孕妇患有妊娠高血压综合征、重度贫血、心脏病、前置胎盘、胎盘早剥造成出血、急产、子宫收缩过强等。

2.胎儿因素

胎儿畸形、先天性心血管疾病。

3.胎儿附属物因素

脐带长度异常、缠绕胎体、打结,胎盘功能异常等。

(二)临床表现

主要表现为胎动异常、胎心率改变及羊水胎粪污染。

(三)辅助检查

胎儿心电监测、超声检查。

(四)治疗

嘱产妇左侧卧位,减少子宫对下腔静脉的压迫。吸氧,提高母亲与胎儿间氧气分压差,密切观察、监测胎心变化,宫口开全,胎先露在棘下 3cm 可阴道助产。如不具备阴道分娩的条件,立即行剖宫产结束分娩。做好新生儿复苏的准备。

(五)护理

(1)持续性胎心监护,严密观察胎心变化。吸氧、左侧卧位。

（2）做好阴道助产、剖宫产的准备。

（3）做好新生儿复苏的准备。

（4）做好产妇及家属的心理护理，减少其紧张情绪，配合治疗及抢救。

二、新生儿窒息

新生儿窒息是指胎儿娩出后，有心跳无呼吸或呼吸不规律的缺氧状态。胎儿时期所有供给胎儿的氧气都是通过胎盘从母体的血液传送到胎儿的体内。胎儿肺脏在宫腔内处于扩张状态，但是其肺泡内充满了液体，而不是空气。由于灌注肺脏的小动脉处于明显的收缩状态，只有很少的血液流经肺脏，胎肺并不为胎儿供应氧气或排除二氧化碳。大部分血液通过阻力较低的旁路由动脉导管由肺动脉进入主动脉。

脐带被结扎后，脐动脉和脐静脉血流中断，从而提高了体循环血压。出生后随着呼吸，氧气进入肺泡中，动脉导管开始收缩，血液流入肺内，并在肺内摄取氧气，引起肺小动脉舒张，肺血流量急剧增加，吸收肺泡内的氧气，富含氧的血液进入新生儿全身组织，婴儿皮肤变得红润。

（一）病因与发病机制

新生儿窒息90%以上发生在宫内和产时，产后因素较少。影响母体与胎儿间血液循环、气体交换的因素，均会造成胎儿缺氧，引起胎儿宫内窘迫。血氧浓度降低的任何因素都可引起新生儿窒息发生。

（1）出生过程中新生儿不能强有力地呼吸，将肺内液体排出肺泡或空气受阻不能进入肺内（新生儿气道中有黏液、羊水或体位造成气道不通畅）。

（2）过度失血或心脏收缩力差或因缺氧而致心动过缓导致体循环低血压。

（3）肺动脉持续收缩导致氧气不能输送到身体各组织（肺缺氧导致肺小动脉的持续收缩，造成肺动脉高压，妨碍全身动脉血的氧合）。

（二）临床表现

新生儿窒息初期，为保证身体重要器官如心脏和脑组织的供血、供氧，肠道、肾、肌肉和皮肤内小动脉血管首先收缩，血流减少，致新生儿呈现皮肤苍白、肌张力低等。但是如果窒息持续存在，器官继续缺血、缺氧，新生儿机体进入失代偿状态，导致新生儿皮肤苍白或发绀；心动过缓；呼吸抑制，无呼吸或喘息；肌张力低下；血压下降，全身器官损伤，甚至死亡。

窒息根据新生儿皮肤颜色、呼吸、心率、肌张力及对刺激的反应诊断其严重程度，目前用Apgar评分法判定新生儿窒息的程度。生后1min 0～3分者为重度窒息；4～7分为轻度窒息；8～10分为正常新生儿。新生儿出生5min后评分仍低于8分，应给予充分重视。

1.原发性呼吸暂停

新生儿缺氧的最初表现是呼吸加快，如果缺氧延续，不予纠正，则转为呼吸停止、心率减慢，继而出现原发性呼吸暂停。在此阶段，如能及时给氧，并给予触觉刺激诱发呼吸，大多数新生儿能出现自主呼吸。

2.继发性呼吸暂停

如果缺氧持续未予纠正，则新生儿可出现喘息样呼吸（无效呼吸），心率继续减慢，血压开始下降,呼吸运动越来越弱,最终出现一次深度喘息而进入继发性呼吸暂停。在临床上遇到新生儿窒息时,在初步处理阶段给予触觉刺激后仍未能诱发自主呼吸时,说明新生儿已处于继发性呼吸暂停,应立即开始正压人工呼吸进行复苏。任何延误都可能导致建立自主呼吸的时间延长,从而增加脑损伤,减少复苏成功的机会。

3.窒息新生儿复苏情况

窒息新生儿经过复苏大多数能够恢复自主呼吸,皮肤转为红润,少数严重患儿病情进展,可出现休克表现,皮肤颜色发灰或苍白,体温低,四肢冷,呼吸浅或不规则,哭声弱或出现呻吟。有吸入者可吸气凹陷,胸廓隆起,听诊偶可闻及湿啰音,心前区可出现收缩期杂音,四肢松弛,有震颤样和其他惊厥性动作。

三、新生儿窒息复苏

(一)ABCD复苏方案

A:通畅的气道。B:建立呼吸。C:建立正常的循环。D:药物治疗。

复苏方案中的每一步对于新生儿复苏都非常重要,要依次进行。在临床上有些医务人员认为新生儿复苏就要依靠药物,实际上,在没有建立通畅的气道让氧气进入新生儿体内之前急于用药是危险的。

1.物品准备

备齐新生儿急救物品,使其处于完好状态是复苏成功的第一步。具体包括新生儿辐射台、氧气湿化瓶、新生儿复苏气囊、低压吸引器、各种型号的气管插管、吸痰管、新生儿喉镜、胎粪吸引管、听诊器、肾上腺素、生理盐水等;连接好氧气装置,氧流量调节到 5L/min。

2.评估

新生儿出生时要进行快速评估:

(1)羊水内有无胎粪污染。

(2)新生儿有无呼吸或哭声。

(3)新生儿肌张力情况。

(4)新生儿是否足月。

(二)初步复苏

(1)摆正体位,清理呼吸道。胎儿娩出后,仰卧在辐射台上,可在肩下垫卷好的小毛巾使肩抬高 2～3cm,使新生儿颈部轻度仰伸呈"鼻吸气状",以使呼吸道通畅。新生儿出生后应尽快吸净口鼻黏液,以免呼吸时吸入肺内。接生者可以在胎头娩出时,用手将口鼻中的大部分黏液挤出。

(2)迅速擦干全身,重新摆正体位。用毛巾迅速擦干新生儿身上的羊水、血迹,并将湿巾撤掉。重新摆正体位,头部轻度仰伸(鼻吸气位)。

(3)触觉刺激,吸黏液和擦干羊水的本身就是对新生儿的一种轻微刺激,多数能诱发自主呼吸。若新生儿对上述刺激无反应,还可以轻柔地摩擦新生儿背部或躯体两侧、轻弹或轻拍足底。新生儿大声啼哭,表示呼吸道已通畅。新生儿初步复苏,应在 20s 内完成。

（三）正压通气

（1）在给予新生儿初步处理后，仍然呼吸暂停或喘息样呼吸，心率＜100/min要进行正压通气。自动充气式气囊正压人工呼吸是新生儿复苏中重要、有效的措施。其优点是能立即实施，大多数窒息的新生儿经过正压通气情况即可好转。

1）自动充气式气囊：新生儿复苏气囊的容量应为200～750mL，必须能输送90%～100%的氧气。自动充气式气囊由面罩、气囊、储氧器、减压阀组成。

2）面罩：应备有适用于足月儿及早产儿的不同型号的面罩。使用时可根据新生儿体重及孕周选择。面罩使用时面罩的边缘应覆盖住新生儿口、鼻和部分下颏。

3）储氧器：有密闭式和开放式两种，均可使用。

（2）复苏气囊的使用。

1）面罩的安置：操作者位于新生儿的头侧或身体一侧，这样可以方便操作和直视新生儿胸腹部。新生儿头部轻度仰伸，即"鼻吸气位"使气道通畅。

2）面罩放置：操作者右手持复苏器，面罩放置时按下颏、口、鼻的顺序放置，解剖形面罩要把尖端放在鼻根上，左手拇、中指呈"C"形环绕在面罩边缘帮助密封，其余手指注意不要压迫颈部使气道受阻。操作者将面罩紧贴患儿面部形成密闭的空间，但不可过分用力压紧面罩，致使新生儿体位改变和眼部损伤。

3）加压给氧：面罩放置正确后，即可挤压气囊加压给氧。加压给氧时，要注意观察胸廓有无起伏，若挤压气囊，胸廓随之起伏，说明面罩密闭良好，此时两肺可闻及呼吸音。如果胸廓抬高呈深呼吸状或听到减压阀开启的声音，则说明充气过量，应减少用力，以防发生气胸。如观察到上腹部隆起，是气体进入胃内所致。

4）速率与压力：气囊正压通气的速率为40～60/min，施加的压力则需要根据出生体重、肺的顺应性和肺是否扩张3个因素决定。由于正常呼吸的吸气主动有力而短促，约占整个呼吸时间的1/3，而呼气是被动无力而费时较长，约占整个呼吸时间的2/3，故挤压气囊的时间短，放松气囊的时间长。操作者实施气囊正压通气时可大声计数"一（挤压）……二……三（放松）"，在念到"一"时挤压气囊，在念到"二……三"时放松气囊。

5）评估：气囊面罩正压通气实施30s后，必须对新生儿状况进行评估。评估内容为：呼吸、心率、皮肤颜色，若心率＞100/min，皮肤红润且有自主呼吸，可停止加压给氧，并给予触觉刺激使其大声啼哭。若仍没有自主呼吸或心率＜100/min，则需继续正压人工呼吸。

（四）胸外心脏按压

新生儿窒息严重时，心肌缺氧至心肌收缩力下降导致心排血量减少，继而使组织的供血供氧量不足而造成身体重要器官如心、脑、肾、肠等损害。此时实施胸外按压的目的是使心脏被动将血液挤入肺动脉和主动脉，达到促进循环，改善氧合，恢复器官功能的目的。胸外按压必须与人工呼吸有效配合。

1.胸外按压的指征

经过30s有效的正压通气后，新生儿心率低于60/min时，应在实施正压通气的同时进行胸外心脏按压。

2.胸外按压的方法

(1)胸外按压时体位:胸外按压时新生儿仍需保持头部轻度仰伸"鼻吸位"。操作者可位于新生儿一侧,站在能接触到新生儿胸部并能正确摆放手的位置,不干扰另一名复苏者的正压通气即可。

(2)按压部位:新生儿心脏位于胸骨下 1/3 与脊柱之间的胸腔内,所以按压部位在胸骨下 1/3 处,即两乳头连线下方,避开剑突。

(3)按压深度:按压时垂直向下用力,快速使胸骨下陷,深度为前后胸直径的 1/3。

(4)按压手法:有拇指法和双指法两种。

1)拇指法:操作者用双手环绕新生儿胸廓,双手拇指端并排或重叠放置胸骨下 1/3 处,其余手指托住新生儿背部,而且拇指第一指关节应弯曲直立,使着力点垂直胸骨。拇指法的优点是操作者不易疲劳,又能较好地控制按压的深度。缺点是新生儿太大或复苏者手较小时较难实施。

2)双指法:操作者用一只手的中指和示指或中指和环指,手指并拢指端垂直向下按压胸骨下 1/3 处,另一只手放在新生儿背部做支撑。双指法的优点是如同时需脐静脉给药时,能有更大的空间留给其他的操作者,但操作者注意剪短指甲,避免操作时造成新生儿皮肤损伤。

(5)按压频率:按压与放松应有节奏地交替进行,下压的时间短于放松的时间。按压必须和通气配合进行,每按压 3 次,正压通气 1 次。4 个动作为一个周期,耗时 2s,故 1min 要做 30 个周期,共有 120 个动作,其中 90 次胸外按压,30 次正压通气。胸外按压与正压通气的比例为 3:1。正压通气与胸外按压的操作者应默契配合,胸外按压者大声计数以取得两者的协调,边按压计数边操作:"1、2、3、吸"。当说到"1、2、3"时行 3 次心脏按压,说到"吸"时心脏按压停止,通气者挤压复苏器作正压通气 1 次,如此循环有序地进行。所有这些操作都应在新生儿模型上反复练习熟练后再应用于临床。

(6)胸外按压注意事项:掌握好按压的力度和深度是胸外按压的要点,要有足够的压力使胸骨下陷达前后胸直径 1/3 的深度,然后放松,有效的按压应能触摸到动脉的搏动。放松时用力的手指抬起,但不离开胸壁皮肤,否则每次按压都需要重新定位,不仅耗时,而且按压的深度、速率和节律不易控制。

(7)评价:有效的胸外按压和通气实施 30s 后,应对新生儿情况进行评价。当心率已达 60/min 以上时,胸外按压可以停止,继续正压通气。若心率仍<60/min,心脏按压和正压通气应继续实施,同时给予肾上腺素。

(五)复苏过程中的用药

1.用药指征

经过 30s 正压人工呼吸和心脏按压后,新生儿心率仍然<60/min 时,应使用肾上腺素。

2.给药剂量

经新生儿脐静脉给药剂量是 1:10000 肾上腺素溶液 0.1~0.3mL/kg 体重。经新生儿气管导管给药剂量是 1:10000 肾上腺素溶液 0.3~0.9mL/kg 体重。给药速度要快。

(六)扩充血容量

当新生儿有胎盘剥离、前置胎盘或脐带失血病史时,可能会出现低血容量休克。新生儿皮肤苍白,毛细血管充盈延迟及脉搏微弱。心率可能持续性低水平,有效的正压人工呼吸、胸外按压和肾上腺素通常不会改善循环状况,这时应给予扩容治疗。

1.常用药物

生理盐水、乳酸林格液、Rh阴性O型红细胞。

2.剂量

生理盐水,首次剂量为10mL/kg体重。注射后新生儿好转不明显,可重复给药。注射速度要>(5~10)min。

(七)护理

1.常规护理

新生儿出生前没有危险因素,羊水清、足月,出生后只接受了初步复苏步骤就能正常过渡者,可将新生儿放在母亲胸前进行皮肤接触,并继续观察呼吸、活动和肤色。

2.复苏后护理

严密观察经过复苏的新生儿,经常评估生命体征,必要时转入新生儿重症监护室进行心肺功能和生命体征的监测及进行下一步治疗。复苏后护理包括:温度控制,生命体征、血氧饱和度、心率、血压等监测。

(郭成成)

第十三节 分娩期并发症

一、胎膜早破

在临产前胎膜自然破裂称为胎膜早破。若发生在妊娠满37周以后,称为足月胎膜早破;若发生在妊娠37周之前,称为早产胎膜早破。胎膜早破可导致早产率及围生儿死亡率的增加,使孕妇宫内感染率和产褥感染率增加。

(一)病因

发生胎膜早破的原因尚不明确,但一般与以下因素有关。

1.创伤及机械性刺激

妊娠后期性交,特别是精液内的前列腺素可诱发宫缩。腹部撞击使羊膜腔压力升高,也可造成胎膜早破。

2.宫颈内口松弛

易导致胎膜感染或受到刺激而发生胎膜早破。

3.生殖道感染

由细菌、病毒、弓形体、支原体或沙眼衣原体等感染源引起绒毛膜炎,并发展为胎膜早破。

4.羊膜腔压力升高

多胎妊娠、羊水过多等使羊膜腔压力增高,加上胎膜局部缺陷易引起胎膜早破。

5.胎先露衔接不良

常见于头盆不称、胎位异常等,使前羊膜囊压力不均而引起胎膜早破。

6.胎膜发育不良

使胎膜菲薄脆弱易破裂。

(二)护理评估

1.健康史

详细询问妊娠期有无创伤、性交、羊水过多等现象,是否有宫缩及感染的表现;确定破膜时间、妊娠周数。

2.身体状况

(1)身体评估:观察孕妇阴道内流出液体的情况,是否在打喷嚏、咳嗽、负重等增加腹压的动作后突然感到有一股液体自阴道流出,以憋尿的方式也无法止住,上推胎先露部有液体从阴道流出。同时观察孕妇有无发热、阴道分泌物有无异味等感染症状。

(2)对母儿的影响:具体如下。

1)对母体的影响:破膜后,母体易发生阴道病原微生物上行性感染,原来隐性感染的绒毛膜羊膜炎可变为显性,易导致孕产妇感染。还能造成羊水过少,因而难产概率增大。部分足月胎膜早破可造成胎盘早剥。

2)对胎儿的影响:足月前胎膜早破是造成早产的重要原因,早产儿易发生新生儿呼吸窘迫综合征、颅内出血;并发绒毛膜羊膜炎时常引起胎儿及新生儿感染;胎先露未衔接者可导致脐带脱垂(脐带在胎膜破裂后脱出于阴道或外阴部,称为脐带脱垂),继发性羊水过少使胎儿窘迫发生率也升高;远离足月的胎膜早破患者中,胎肺发育不良发生率高,如羊水过少,可有明显的胎儿宫内受压表现,表现为铲形手、弓形腿、扁平鼻等。

3.心理-社会状况

孕妇在发生不可自控的阴道流液后,担心羊水流尽会影响胎儿安全及自身的健康而发生惊慌失措;会因早产或感染而产生恐惧心理。

4.辅助检查

(1)阴道排液酸碱度检查:正常阴道液呈酸性,其 pH 为 4.5~5.5;尿液呈酸性,其 pH 为 5.5~6.5;羊水为碱性,其 pH 为 7.0~7.5、用石蕊试纸或硝嗪试纸测试阴道液,当 pH>6.5 时,则视为阳性,胎膜早破的可能性较大。

(2)阴道排液涂片检查:将阴道流液涂于玻璃片上,干燥后检查有羊齿状结晶出现为羊水。

(3)前羊水囊检查:羊膜镜直视下观察胎先露部有无前羊水囊。

5.处理要点

(1)足月胎膜早破:大多数可自然临产,若无其他并发症,不必过早干预;超过 12~24h 未临产者,给予缩宫素静滴引产,有产科指征行剖宫产术。

(2)早产胎膜早破:主要包括期待疗法和终止妊娠。

1)期待疗法:妊娠 28~35 周,不伴感染,无明显胎儿窘迫,羊水池深度>2cm,采用期待疗法,适当延长孕周。应定期进行 B 超检查,动态观察羊水量的变化。检测血常规及 C 反应蛋白,必要时行羊水细菌培养,及时发现感染征象。①宫缩抑制剂:常选用硫酸镁、沙丁胺醇、利托君等药物抑制早产,无明显宫缩者可口服药物,有明显宫缩者静脉用药,宫缩消失后改为口服用药。②促胎肺成熟:肌内注射地塞米松6mg,每12h一次,共4次。③预防性使用抗生素:常选择青霉素类或头孢类抗生素,以减少羊膜炎发生及胎儿宫内感染。

2)终止妊娠:若胎肺成熟,或期待疗法过程中有明显感染征象;羊水池深度＜2cm或出现胎儿窘迫表现,应立即终止妊娠。妊娠小于28周者,围产儿存活率很低,一般不主张保胎,应尽快终止妊娠。目前对妊娠35周以上者的处理基本同足月胎膜早破,一般不用保胎和促胎肺成熟。

（三）常见的护理诊断

1.有感染的危险

与胎膜破裂后细菌侵入宫腔有关。

2.有胎儿受伤的危险

与脐带脱垂,胎儿吸入污染的羊水引起肺炎,宫内窘迫有关。

3.焦虑

与担心胎儿、新生儿的安全有关。

（四）护理目标

(1)孕妇无感染发生。

(2)胎儿没有发生并发症。

（五）护理措施

1.一般护理

(1)住院治疗,绝对卧床。协助患者做好生活护理,如洗漱、进食、穿脱衣服等。

(2)观察孕妇的一般情况,观察生命体征,宫缩及羊水性质,查白细胞计数,排除是否感染。

2.病情监测

(1)严密观察胎心率的变化。

(2)记录破膜时间,定期观察羊水性状、颜色、气味等。

(3)胎先露部未衔接者应绝对卧床休息,以侧卧抬高臀部为宜,防止脐带脱垂。

(4)监测胎儿NST(无应激试验),阴道检查确定是否有脐带脱垂。

3.治疗配合

(1)一旦发生早产迹象,遵医嘱给予地塞米松10mg肌内注射,促进胎肺成熟,并做好早产儿的抢救和护理准备。

(2)一旦破膜,立即听胎心,记录破膜时间。一般于破膜12h后,遵医嘱使用抗生素预防感染。

(3)一旦发现脐带脱垂,应迅速遵医嘱做好终止妊娠的准备,并做好新生儿窒息的抢救准备。

4.心理护理

(1)医生引导胎膜早破的孕妇及家属讲出其担忧的问题及心理感受,把病程及所采取的治疗方案详细说明,以缓解其焦虑心理。

(2)对因胎膜早破造成的早产或采取剖宫产取出的新生儿应监护治疗,同时要与产妇及其家属做好解释与沟通工作。

(3)胎膜早破者,需向产妇及家属做好解释工作。告知孕妇胎膜虽破但不影响胎膜功能,仍可持续产生羊水,不会发生所谓的"干产"现象,以减少其不必要的担心。

5.预防措施

(1)加强妊娠期卫生保健指导,妊娠最后 3 个月禁止性生活。

(2)保持外阴清洁,每天做会阴擦洗两次。使用无菌、吸水性好的会阴垫,勤更换,保持局部清洁干燥。

(3)宫颈内口松弛者应多卧床休息,在妊娠 14 周左右施行环扎术,以靠近宫颈内口水平为环扎最佳部位。

(4)妊娠期加强营养,不宜做增加腹压的动作,不宜过度劳累。

(5)对先露部尚未入盆者(如骨盆狭窄、头盆不称、胎位不正等),应在预产期前 2 周住院待产,临产后应卧床休息,不予灌肠。

6.健康指导

(1)分析孕妇当前状况,解释发生胎膜早破的原因及对妊娠的影响,让孕妇积极参与护理。

(2)指导头盆不称、先露高浮的孕妇在预产期前 2 周住院待产。

(3)指导孕妇及家属一旦发生胎膜破裂时,应立即平卧,抬高臀部,尽快送往医院。

(六)护理评价

(1)孕妇是否无感染。

(2)胎儿是否无并发症。

二、子宫破裂

子宫破裂是指子宫体部或子宫下段在妊娠晚期或分娩期发生的破裂。它是产科极严重的并发症。

(一)病因

子宫破裂与下列因素有关:胎先露部下降受阻(如骨盆狭窄、头盆不称、胎位异常、胎儿发育异常、软产道梗阻等)、子宫瘢痕(如既往剖宫产或子宫肌瘤挖除术后遗留手术瘢痕)、手术创伤(如产钳、内倒转术、臀位牵引术、胎头吸引术等)或宫缩剂使用不当致使子宫收缩过强。

(二)护理评估

1.健康史

详细询问产次,有无剖宫产史,此次妊娠胎位情况,有无使用缩宫素引产史,有无阴道手术助产史等。

2.身体状况

子宫破裂多发生于分娩期,为逐渐发展的过程,多数分为先兆子宫破裂和子宫破裂两个阶段。

（1）先兆子宫破裂：先兆子宫破裂临产后，当产程延长、胎先露部下降受阻时，强有力的阵缩使子宫下段逐渐变薄而宫体更加增厚变短，两者间形成明显环状凹陷，随产程延长，此凹陷会逐渐上升达脐平甚至达脐上，称为病理性缩复环。评估时，应注意产妇缩复环是否明显及缩复环的位置变化情况。

此时子宫下段膨隆，压痛明显，子宫圆韧带极度紧张，可触及并有压痛。产妇自述下腹剧痛难忍，烦躁不安、喊叫，呼吸脉搏加快。膀胱受胎先露部压迫充血，出现排尿困难、血尿。由于过频宫缩，胎儿供血受阻，胎心率改变或听不清。这种状况若不迅速解除，子宫将在病理性缩复环处及其下方发生破裂。评估时，主要关注产妇宫缩的强度、持续时间、间歇时间及腹部疼痛的部位和程度，了解产妇有无排尿困难及血尿出现。

（2）子宫破裂：子宫破裂时，产妇突感腹部如撕裂样剧痛，破裂后产妇感觉腹痛骤减，宫缩停止，但不久腹痛又呈持续性，很快进入休克状态。

检查时有全腹压痛及反跳痛，在腹壁下可清楚地摸及胎体，宫体缩小位于胎体一侧，胎心消失，阴道可能有鲜血流出，量可多可少。拨露或下降中的胎先露部消失（胎儿进入腹腔内），曾扩张的宫口缩小。子宫前壁破裂时裂口可向前延伸导致膀胱破裂。

3.心理-社会状况

产妇出现子宫先兆破裂时，感到胎儿的生命受到严重威胁，家属及产妇的情绪发生很大变化，不肯接受并责怪他人。产妇知道胎儿已死亡而自己又不能再怀孕时，感到悲伤、愤怒，甚至出现罪恶感。家属得知详情后常表现为悲哀、恐惧、否定等情绪。

4.辅助检查

（1）血常规检查：血红蛋白值下降，白细胞计数增多。

（2）尿常规检查：可见红细胞或肉眼血尿。

5.处理要点

先兆子宫破裂，应立即采取措施抑制宫缩，给予静脉全身麻醉，肌内注射哌替啶100mg等，以缓解宫缩，同时应尽快行剖宫产术，防止子宫破裂。一旦确诊子宫破裂，无论胎儿是否存活，均应抢救休克，同时及时进行手术治疗，以抢救产妇生命。根据产妇一般情况、子宫破裂程度、感染程度及有无子女来决定行修补术、次全子宫切除术或全子宫切除术。无论有无感染，术后均应给予抗生素预防感染。

（三）常见的护理诊断

1.疼痛

与剧烈子宫收缩或子宫破裂后血液刺激腹膜有关。

2.潜在并发症

休克。

3.有感染的危险

与多次阴道检查、宫腔内操作及软产道开放性伤口致抵抗力下降，胎盘剥离创面有关。

4.预感性悲哀

与子宫破裂后胎儿死亡、子宫切除有关。

（四）护理目标

（1）强直性子宫收缩得到抑制，产妇疼痛减轻。

(2)产妇低血容量得到纠正和控制。

(3)产妇没有发生感染。

(4)产妇情绪得到控制,哀伤程度减低。

(五)护理措施

1.预防措施

(1)加强子宫破裂的预防工作,做好妊娠期宣教。宣传孕产妇保健知识,强化产前检查的意识。妊娠期发现胎位异常时在妊娠 30 周后结合孕妇具体情况进行矫正。

(2)监测宫缩、胎心率及子宫破裂的征兆。有胎位不正、头盆不称、剖宫产史者,在预产期前 2 周住院待产,及时监测胎心音和宫缩,有异常及时采取措施。

(3)正确产科处理。应用缩宫素、前列腺素等子宫收缩剂时,应严格掌握使用方法,避免滥用。

2.病情监测

严密观察产程进展并记录宫缩、胎心音、产妇生命体征、出入量。发现失血,查血红蛋白。评估失血量,制定护理方案。

3.配合治疗

(1)在产妇待产时出现宫缩过强,下腹部压痛,或腹部出现病理性缩复环,应立即报告医生,对应用缩宫素者要停止缩宫素的使用,给予抑制宫缩的处理,并做好剖宫产的术前准备。

(2)产妇子宫破裂者,按照休克抢救原则进行护理:尽快协助医生作紧急处理,迅速建立静脉输液通道,短时间内输血输液补充血容量。及时保暖,吸氧,指导产妇取头低足高位或中凹位。尽快做好剖腹探查手术准备,安慰产妇并护送至手术室。

(3)术后遵医嘱给予抗生素以防止感染。

4.心理护理

(1)对产妇及其家属因子宫破裂造成的心理反应和需求表示理解,并及时解释治疗计划及对未来妊娠的影响。当母婴生命受到威胁时家属会感到震惊,不能接受或将责任归罪于医务人员,对此种反应能谅解,并尽快告知手术进展状况。

(2)当胎儿已死,产妇又得知自己不可能再怀孕时,会愤怒、悲伤、哭泣。应主动听其诉说内心感受,真心地表示理解和同情,并尽快稳定孕妇及家属的情绪。

(六)护理评价

(1)强直性子宫收缩是否得到抑制,产妇疼痛是否减轻。

(2)产妇血容量是否及时得到补充,手术经过是否顺利。

(3)出院时,产妇伤口是否愈合好且无并发症。

(4)出院时,产妇情绪是否较为稳定,饮食、睡眠是否基本恢复正常。

三、产后出血

胎儿娩出后 24h 内出血量超过 500mL 称为产后出血。它是分娩期严重并发症,也是我国孕产妇死亡的最重要原因。

（一）病因

引起产后出血的原因主要有子宫收缩乏力、胎盘因素、软产道裂伤和凝血功能障碍。其中以子宫收缩乏力最常见。

（1）子宫收缩乏力，是产后出血的主要原因。影响产后子宫肌收缩和缩复功能的因素均可引起产后出血，如产妇精神过度紧张，临产后过多使用镇静剂、麻醉剂；产程过长或难产；子宫过度膨胀，如双胎妊娠、巨大胎儿、羊水过多等；子宫肌纤维发育不良，如子宫畸形或合并子宫肌瘤；子宫肌水肿及渗血，如妊娠高血压综合征、严重贫血、子宫胎盘卒中、前置胎盘等。

（2）胎盘因素。根据胎盘剥离情况，胎盘因素所导致的产后出血类型有胎盘滞留、胎盘粘连、胎盘植入、胎盘残留。

（3）软产道裂伤。各种原因引起的会阴、阴道、宫颈裂伤及过早行会阴侧切均可引起失血过多。

（4）凝血功能障碍。妊娠合并血液系统疾病如血小板减少、白血病、再生障碍性贫血、重症肝炎等，妊娠并发症如妊娠高血压综合征、胎盘早剥、死胎滞留等均可引起凝血功能障碍，导致产后出血。

（二）护理评估

1.健康史

了解产妇年龄、孕次、产次、胎儿大小，是否曾有流产、早产、难产、死胎史等，以及与诱发产后出血有关的病史，如孕前患有出血性疾病、妊高征、胎盘早期剥离、羊水过多、有多次流产及产后出血史等。重点了解分娩期产妇有无子宫收缩乏力、软产道损伤、产程延长、难产以及过量使用镇静剂或助产操作不当等情况。

2.身体状况

胎儿娩出后有多量的阴道流血，伴或不伴有失血性休克。阴道流血的表现因出血原因不同而有所不同。

（1）不同原因产后出血的表现如下。

1）子宫收缩乏力：出血多为间歇性阴道流血，血色黯红，有血凝块。有时阴道流血量不多，但按压宫底有大量血液或血块自阴道涌出。检查时，宫底较高，子宫松软如袋状，甚至子宫轮廓不清，摸不到宫底。

2）胎盘因素：胎盘剥离延缓，胎盘娩出前，阴道大量流血，出血呈间歇性，有血凝块。

3）软产道裂伤：出血发生在胎儿娩出后，持续不断，血色鲜红能自凝。出血量的多少与会阴裂伤的深度及是否伤及血管有关。会阴裂伤按程度分 3 度：

Ⅰ度是指会阴皮肤及阴道入口黏膜撕裂，未达肌层，一般出血不多。

Ⅱ度是指裂伤已达会阴体肌层，累及阴道后壁黏膜，甚至阴道后壁两侧沟向上撕裂，裂伤多不规则，使原解剖结构不易辨认，出血较多。

Ⅲ度是指肛门外括约肌已断裂，甚至阴道直肠隔及部分直肠前壁有裂伤，此种情况虽严重，出血量却不一定多。

4）凝血功能障碍：胎盘娩出前后出现持续性阴道流血，多而不凝，且伴有全身出血倾向。

（2）失血性休克的表现：失血量若不超过其血容量的 1/10（500mL 左右），可不引起症状，血压、脉搏维持正常。若失血量增多,可出现眩晕、打哈欠、口渴、呕吐、烦躁,之后有面色苍白、出冷汗、脉搏快而细弱、血压下降、呼吸急促等休克表现。

3.心理-社会状况

胎儿娩出后,产妇如获重释,倍感轻松。一旦发生产后大出血,产妇及亲属常表现出高度紧张、焦虑、恐惧,担心生命安危,产生濒死感等心理反应。

4.辅助检查

化验血型,做好输血准备,以补充血容量;测定血小板计数、凝血时间、凝血酶原时间,进行血浆鱼精蛋白副凝试验,了解有无凝血功能障碍;测定血常规,了解贫血程度及有无感染。

5.处理要点

积极寻找病因,迅速止血,抢救休克,预防感染。

(三)常见的护理诊断

1.组织灌注量改变

与阴道失血过多、体质虚弱有关。

2.有感染的危险

与失血后贫血、全身抵抗力下降、胎盘剥离创面、软产道开放性伤口距肛门过近有关。

3.恐惧

与担心生命安危有关。

4.潜在并发症

失血性休克。

(四)护理目标

(1)患者阴道出血明显减少,眩晕、口渴、呕吐、烦躁不安等症状减轻或消失。

(2)患者能说出感染的危险因素,感染征象及早被发现,体温保持正常。

(3)患者能叙述恐惧的心理感受,情绪稳定,并积极配合治疗与护理。

(4)护士及早发现休克征象,休克得到及时处理和护理。

(五)护理措施

1.一般护理

(1)给产妇提供清洁、安静、舒适、安全的休息环境,保证足够的睡眠时间,左侧卧位。加强营养,给予高热量、高蛋白、高维生素、富含铁的饮食,宜少食多餐。

(2)病情稳定后,鼓励产妇下床活动。

(3)早期指导和协助产妇进行母乳喂养。

(4)保持会阴清洁干燥,每日擦洗会阴 2 次,大小便后冲洗。

2.急救护理

(1)产妇取平卧位,及时给予吸氧、保暖。

(2)立即建立静脉通道,做好输血前准备,遵医嘱输液、输血,维持循环血量。

(3)密切配合医生查找出血原因,争分夺秒进行抢救,挽救产妇生命。

3.病情监测

(1)严密监测生命体征、神志变化,观察皮肤黏膜的颜色、四肢的温度、尿量,准确评估出血量,发现阴道出血量多或休克征兆时立即报告医生,并协助处理。

(2)产后定时检查子宫收缩,给予按摩,如子宫软,应及时报告医生。

(3)监测体温变化,观察恶露有无异常,宫腔和伤口有无感染迹象,发现异常立即报告医生,及时处理。

(4)产妇在产后2h内留产房内严密观察,及时排空膀胱,必要时应予导尿。

4.配合医生做好相应的处理

(1)宫缩乏力的处理如下。

1)按摩子宫:助产者用一手迅速置于宫底部,拇指在前壁,其余4指在后壁,均匀有节律地按摩宫底;亦可一手握拳置于阴道前穹窿,顶住子宫前壁,另一手自腹壁按压子宫后壁,使子宫前屈,两手相对紧压子宫并按摩。按压时间以子宫恢复正常收缩,并能保持收缩状态为止。

2)在按摩的同时,可肌内注射缩宫素10U或加入25%葡萄糖液注射液20mL缓慢静脉推注,然后将缩宫素10~30U加入10%葡萄糖注射液500mL内静脉滴注,必要时可用麦角新碱0.2mg肌内注射(心脏病患者慎用)。

3)通过如上处理,多能使子宫收缩而迅速止血。若仍不能奏效,可采取填塞宫腔的措施。术者一手在腹部固定宫底,另一手持卵圆钳将无菌不脱脂棉纱布条送入宫腔内,自宫底由内向外填紧。24h取出纱布条,取出前应先肌内注射宫缩剂。宫腔填塞纱布条后应密切观察生命体征及宫底高度和大小,警惕因填塞不紧,宫腔内继续出血而阴道不流血的假象。

(2)胎盘因素出血的处理如下。

1)胎盘剥离未排出,用手按摩使子宫收缩,另一手轻轻牵拉脐带,协助胎盘娩出。

2)胎盘剥离不全或粘连伴阴道流血,应人工徒手剥离胎盘。

3)剥离胎盘时如发现胎盘与宫壁关系紧密,界线不清,难以剥离,若牵拉脐带,子宫壁与胎盘一起内陷,则可能为胎盘植入,应立即停止剥离,考虑行子宫切除术。若出血不多,需保留子宫者,可保守治疗,目前用甲氨蝶呤治疗,效果甚佳。

4)残留胎盘胎膜组织徒手取出困难者,可用大号刮匙清除。

5)胎盘嵌顿在子宫狭窄环以上者,可在静脉全身麻醉下,待子宫狭窄环松解后用手取出胎盘。

(3)软产道裂伤:协助医生查找裂伤,及时准确地修补、缝合裂伤,有效止血。

(4)凝血功能障碍:遵医嘱使用药物改善凝血功能,输新鲜血液,积极做好抗休克及纠正酸中毒等抢救准备。如阴道流血不止,做好子宫切除术的准备。

5.心理护理

(1)护理人员应保持镇静的态度,工作紧张有序,切勿惊慌。要以熟练的技术、责任心和同情心及良好的服务态度,赢得产妇及家属的信任。多陪伴产妇,耐心听患者的叙述,给予同情、安慰和心理支持。

(2)认真做好产妇及家属的安慰、解释工作,让产妇保持安静,使其与医护人员配合。允许家属陪伴,给予产妇关爱及关心,增加安全感。

(3)教会产妇放松疗法,如参与照料婴儿、听音乐、谈话等,分散其注意力,消除焦急心理。

6.预防措施

(1)加强孕期保健:注意营养,定期进行产前检查,早期发现合并症和并发症,对有出血倾向或有产后出血史的产妇应及时治疗,并嘱其住院分娩。

(2)正确处理三个产程:第一产程,防止产妇体力过度消耗。必要时做好输液、输血的准备。第二产程,胎儿娩出速度不宜过快,有产后出血史或可能发生产后出血者,当胎儿前肩娩出时应立即遵医嘱肌内注射或静脉推注缩宫素 10U。第三产程,胎盘尚未剥离前不揉挤子宫及强拉脐带。胎儿娩出 30min 未见胎盘剥离征象时,应行宫腔探查术及人工剥离胎盘术。胎盘娩出后应仔细检查胎盘、胎膜是否完整,检查软产道有无损伤,并按摩子宫促进其收缩。

7.健康指导

(1)定期进行产前检查,对于妊娠合并凝血功能障碍、重症肝炎等不宜妊娠者应尽早终止妊娠。

(2)临产后及时为产妇提供心理支持,避免精神紧张,注意水和营养的补充。

(3)向产妇讲解正常分娩的过程,告知产后子宫复旧及恶露的变化及注意事项,发现异常应及时就诊。

(4)教会产妇按摩子宫、自测子宫收缩状态及会阴伤口自我护理的方法。

(5)指导哺乳的方法,合理安排休息和活动,有助体力恢复,以降低产后出血和感染的可能性。

(6)产褥期禁止盆浴及性生活。

(六)护理评价

(1)患者组织灌注量是否得到改善,生理功能是否得以恢复。

(2)患者住院期间是否有感染发生。

(3)患者情绪是否稳定,能否接受各种治疗与护理。

(4)患者生命体征是否恢复至正常范围,休克症状是否消失。

四、羊水栓塞

羊水栓塞是指羊水进入母体血液循环后所发生的肺栓塞、心肺功能衰竭、弥散性血管内凝血(DIC)及急性肾衰竭等一系列病理改变,是严重的分娩并发症,产妇死亡率高达 70%～80%。

(一)病因

羊水主要经宫颈黏膜静脉、胎盘附着处的静脉窦进入母体血液循环,其中的有形成分可阻塞肺小血管,引起机体的变态反应和凝血机制异常。高龄产妇、多产妇、过强宫缩、急产是羊水栓塞的多发因素。胎膜早破、前置胎盘、胎盘早剥、子宫破裂、剖宫产术是发生羊水栓塞的诱因。

(二)病理生理

羊水通过开放的血管进入母体血液循环,是羊水栓塞发生的必要条件。羊水中的有形成分如胎脂、胎粪、角化上皮细胞等可阻塞肺小血管,引起机体的变态反应和凝血机制异常,并引起机体的一系列病理生理变化。

1.肺动脉高压

羊水内有形物质形成小栓子,进入肺循环,阻塞肺小血管,直接引起肺动脉高压。这些有形成分又激活凝血系统,产生血管活性物质,使小血管内广泛形成血栓,又反射性引起肺血管痉挛,加重肺动脉高压。肺动脉高压使右心负荷加重,导致充血性右心衰竭,继而出现周围循环衰竭和休克。

2.过敏性休克

羊水中有形成分有较强的抗原性,可引起Ⅰ型变态反应,产生四烯酸代谢产物并且量逐渐增加,导致小支气管痉挛,气管内分泌物增多,反射性地引起肺小血管痉挛。

3.弥散性血管内凝血(DIC)

羊水中含有较多的促凝物质,激活外源性凝血系统,在血管内形成大量微血栓,导致弥散性血管内凝血。羊水中纤溶激活酶激活纤溶系统,最终由于大量凝血物质消耗和纤溶亢进,导致产妇全身出血和出血不凝。

4.急性肾衰竭

由于休克和DIC,肾脏小血管缺血和栓塞,导致急性肾小管坏死,肾实质受损,出现少尿甚至无尿的症状。

(三)护理评估

1.健康史

仔细评估有无诱发因素,如有无胎膜早破或人工破膜、前置胎盘、胎盘早剥;有无宫缩过强或强直性宫缩;有无中期妊娠引产或钳刮术、羊膜腔穿刺术、急产、宫颈裂伤、子宫破裂及手术产史。

2.身体状况

羊水栓塞可能发生在胎膜破裂后的任何时间,但多数发生于第一产程末、第二产程宫缩较强时或发生在胎儿娩出后的短时间内。典型临床经过可分为3个阶段。

(1)休克期:产妇突然出现烦躁不安、呛咳、气促、呼吸困难、发绀、面色苍白、四肢厥冷、咳泡沫样痰、心率加快、血压下降,并迅速出现循环衰竭,进入休克或昏迷状态,严重者可在数分钟内迅速死亡。

(2)出血期:短期内不死亡者,可出现血液不凝固,皮肤、黏膜、胃肠道或肾脏出血。

(3)急性肾衰竭期:羊水栓塞后期患者出现少尿、无尿和尿毒症的表现。

典型病例按顺序出现,但有时并不全出现,不典型者仅有阴道流血和休克,也有休克和出血的同时合并少尿、无尿。

3.心理—社会状况

发病急骤,病情凶险,产妇会感到痛苦和恐惧,因担心胎儿的安危而焦虑不安。家属毫无精神准备,因担心产妇和胎儿的安危而感到焦虑,一旦抢救无效,会对医务人员产生抱怨和不满情绪,甚至愤怒。

4.辅助检查

(1)床边胸部X线平片:在双侧肺部可见弥漫性点状、片状浸润阴影,沿肺门周围分布,伴右心扩大及轻度肺不张。

(2)床边心电图检查:可见右心房、右心室扩大。

(3)实验室检查:痰液涂片可查到羊水内容物,下腔静脉取血可查出羊水中的有形成分。DIC各项检查指标呈阳性。

5.处理要点

羊水栓塞一旦出现,应立即给予紧急处理。原则是改善低氧血症;抗休克和抗过敏;防治DIC和肾衰竭;预防感染。最初阶段主要是抗休克、抗过敏,解除肺动脉高压,纠正缺氧及心衰。DIC阶段应早期抗凝,补充凝血因子,晚期抗纤溶,同时也补充凝血因子。少尿或无尿阶段要及时应用利尿剂,预防及治疗肾衰竭。紧急处理还包括下腔静脉保留插管,既可测量中心静脉压,指导补充血容量,又可抽血找羊水成分做其他必要的血化验。

(1)纠正低氧血症:吸氧,行气管插管,正压供氧,必要时行气管切开,保证供氧,减轻肺水肿,改善脑缺氧。

(2)抗过敏治疗:静脉推注地塞米松20~40mg,以后依病情继续静脉滴注维持;也可用氢化可的松500mg静脉推注,以后静脉滴注500mg维持。

(3)解除肺动脉高压:应用解痉药物,解除支气管平滑肌及血管平滑肌痉挛,缓解肺动脉高压,改善肺循环血流,纠正机体缺氧。常用药物有:①阿托品:心率慢时应用,每10~20min静注10mg,直至患者面色潮红,微循环改善。②罂粟碱:与阿托品合用扩张肺小动脉效果更佳。30~90mg加入25%葡萄糖注射液20mL中静脉推注,能解除平滑肌痉挛,扩张肺、脑血管及冠状动脉。③氨茶碱:松弛支气管平滑肌及冠状动脉血管,250mg加于25%葡萄糖注射液10mL中缓慢静注。

(4)抗休克:首先补充血容量,尽快输入血浆、新鲜全血等补足血容量,扩容常选用低分子右旋糖酐。如补足血容量后血压仍不回升,需加用血管活性药物,可用多巴胺20mg加于5%葡萄糖注射液250mL中静脉滴注,以20滴/分开始,根据血压调节滴速。

(5)纠正心力衰竭:用毛花苷C 0.4mg加入50%葡萄糖注射液20mL中静脉推注,必要时1~2h后可重复应用,一般于6h后再重复一次以达到饱和量。

(6)防治肾衰竭:出现少尿或无尿时,应在补足血容量的情况下应用利尿剂。常用呋塞米20~40mg静脉推注或依他尼酸25~50mg静脉推注,防治急性肾衰竭,并有利于消除肺水肿。

(7)纠正酸中毒:常用5%碳酸氢钠250mL静脉滴注纠正酸中毒。

(8)防治DIC:羊水栓塞发生10min内,DIC高凝阶段应用肝素效果最佳,用药时应监测凝血功能;在DIC纤溶亢进期可在肝素化基础上给予抗纤溶药物、凝血因子,防止大量出血。

(9)抗生素的应用:应选用对肾脏毒性较小的广谱抗生素,剂量要大。

(10)产科处理:原则上应在产妇呼吸循环功能得到明显改善,凝血功能障碍得以纠正后结束分娩。在第一产程发病应立即考虑剖宫产终止妊娠。在第二产程发病应在抢救产妇的同时,阴道助产结束分娩。对一些无法控制的产后出血,即使在休克状态下也应在抢救休克的同时行子宫全切术。

(四)常见的护理诊断

1.气体交换受损

与肺动脉高压导致肺血管阻力增加及肺水肿有关。

2.组织灌流量改变

与失血及弥散性血管内凝血有关。

3.潜在并发症

休克、肾衰竭、DIC、胎儿宫内窘迫。

(五)护理目标

(1)产妇胸闷、呼吸困难症状经及时处理后有所改善。

(2)产妇能维持体液平衡,生命体征稳定。

(3)医护人员采取有效的措施保护胎儿及新生儿安全。

(4)产妇配合医护人员的工作,恐惧感减轻,舒适感有所增加。

(六)护理措施

1.一般护理

产妇取半卧位或抬高头肩部卧位。注意保暖,调节室温在 $25\sim30℃$,或输入加温液体,防止产妇着凉引起其他并发症。

2.治疗配合

遵医嘱实施以下护理措施:

(1)解除肺动脉高压,纠正呼吸困难。

1)加压给氧或气管切开,纠正呼吸困难。

2)遵医嘱迅速给药:①静脉注射地塞米松抗过敏;②罂粟碱、阿托品、氨茶碱静脉缓慢推注,解除肺动脉高压及支气管痉挛。

(2)维持有效循环血量,防治 DIC。

1)迅速建立静脉通道,遵医嘱输液、输血,维持有效循环血量。

2)配合医生做必要的实验室检查,注意有无出血不凝及穿刺部位渗血等。遵医嘱给予抗凝药物,做好剖宫产或子宫切除术的准备。

(3)防治心力衰竭及肾衰竭:遵医嘱应用强心剂和利尿剂,防治心力衰竭及肾衰竭。

3.心理护理

(1)医护人员应沉着冷静,不应因自身的忧虑而加重患者和家属的焦虑。

(2)陪伴、鼓励、支持产妇,使其有信心,相信病情会得到控制。

(3)理解和安慰家属的恐惧情绪,向家属介绍病情的严重性,以取得配合,因病情需要切除子宫时应向家属详细交代与沟通,并让家属签署手术同意书及做好医患沟通记录。在合适的时间允许家属陪伴,使亲情关系得到体现。

(4)在患者神志清醒后,应给予鼓励,使其增强信心,相信自己的病情会得到控制,以配合医疗和护理。

(5)产妇因病情重、发病急、抢救无效而死亡时,可能会导致家属的否认和愤怒,应尽量给予解释并陪伴在旁,帮助家属度过哀伤阶段。

4.预防措施

(1)定期进行产前检查,指导有胎儿异常、胎位异常、产道异常的孕妇提前入院,并及时处理。

（2）严格掌握缩宫素引产的指征,应用前详细检查胎位、胎儿大小、产道情况有无异常,按规定用药,用药时要防止强直性宫缩。对多产妇、死胎不下及胎膜早破者更应慎重,并有专人护理或仪器监控。

（3）钳刮术时,应先破膜,待羊水流净后钳刮,钳刮前尽量不用宫缩剂。

（4）引产用的羊膜腔穿刺针宜细,刺入与拔出穿刺针时应放好针芯,防止将羊水带入破裂的血管中,穿刺不应超过 3 次。

（5）宫缩过强时应适当给予镇静剂,如哌替啶等,必要时破膜,以减低宫腔内压力。破膜应选在宫缩间歇期,位置宜低,破口宜小,羊水流出的速度宜慢。

（6）避免损伤性较大的阴道助产及操作。人工剥离胎盘困难时,严禁用手强行挖取。

5.健康指导

（1）对顺利度过休克、出血、急性肾衰竭期的患者,治愈出院后应向其讲解保健知识,使其增加营养,加强锻炼,产后 42d 检查时应做尿常规及凝血功能的检查,判断肾功能恢复情况,防止并发症的发生。

（2）对保留子宫的患者,仍有生育愿望时,应指导其采用合适的避孕方法避孕,准备妊娠的妇女应到妇产科门诊咨询最佳受孕时间及注意事项,在心理、身体状态完好的情况下可再次妊娠。

（3）要用婉转的语言告知无法保留子宫而致子宫切除的患者,对有生育愿望的患者可帮助其想其他办法（如收养、领养、过继等）,以实现做母亲的愿望。

（七）护理评价

（1）实施处理方案后,患者胸闷、呼吸困难症状是否得到改善。

（2）补充液体及扩容后,患者的血压及尿量是否正常,阴道出血是否减少,全身皮肤及黏膜出血是否停止。

（3）胎儿及新生儿是否无生命危险,患者出院时是否无并发症。

（4）患者是否得到有效的心理指导,心态是否平和,能否正确对待所发生的一切。

（米员昆）

第十四节　双胎与胎儿发育异常

一、双胎

一次妊娠同时有两个胎儿时称为双胎妊娠。我国统计双胎与单胎之比为 1:（66～104）。

（一）双胎类型及特点

1.双卵双胎

约占双胎妊娠的 70%。2 个卵子分别受精形成两个受精卵,遗传基因不尽相同,性别、血型相同或不同,但指纹、容貌、精神类型等不同。胎盘多为两个,但血液循环各自独立。胎盘胎儿面有两个羊膜腔,中间隔有两层羊膜和绒毛膜。

2.单卵双胎

由一个卵子受精后分裂而成,约占双胎妊娠的 30%。2 个胎儿的基因相同,性别、血型一致,容貌相似。每个胎儿均有 1 根脐带,胎盘和胎囊根据受精卵分裂时间的差异,分为 4 种:①双羊膜囊双绒毛膜单卵双胎:分裂发生在受精后 3d 内,形成两个独立的受精卵、两个羊膜囊。2 个羊膜囊之间,隔有 2 层绒毛膜和羊膜,2 个胎盘。此种类型约占 30%。②双羊膜囊单绒毛膜单卵双胎:分裂发生在受精后 4～8d,胚胎发育处于胚泡期,即已分化出滋养细胞,羊膜囊尚未形成。胎盘为一个,2 个羊膜囊之间仅隔有 2 层羊膜。此种类型约占 68%。③单羊膜囊单绒毛膜单卵双胎:分裂发生在受精后 9～13d,羊膜囊已形成,2 个胎儿共存于 1 个羊膜腔内,共有 1 个胎盘。此种类型约占 1%～2%。④联体双胎:受精卵在受精第 13 日后分裂,此时原始胎盘已形成,机体不能完全分裂成 2 个,形成不同形式的联体儿,极罕见。

(二)临床表现

早孕反应较重,子宫增大快且大于孕周,尤其是妊娠 24 周后;自诉多处有胎动;下肢水肿、静脉曲张等压迫症状出现早且明显;妊娠晚期常有呼吸困难、极度疲劳和腰背部疼痛。

(三)辅助检查

1.产前检查

①子宫比孕周大,羊水量较多;②妊娠晚期触及多个小肢体和两胎头;③胎头较小,与子宫大小不成比例;④在不同部位听到两个频率不同的胎心,同时计数 1min,胎心率相差 10 次以上,或 2 胎心音之间隔有无音区。

2.B超检查

可早期诊断双胎、畸胎。在妊娠 7～8 周见到两个妊娠囊,妊娠 9 周可见两个原始心管搏动,妊娠 13 周后清楚显示 2 个胎头光环及各自拥有的脊柱、肢体等。

(四)治疗

1.妊娠期

及早诊断,增加产前检查次数,监护胎儿生长发育情况及胎位变化;防治早产、妊娠期高血压、妊娠期肝内胆汁淤积症等并发症;注意休息,加强营养,预防贫血。

2.分娩期

观察产程和胎心变化,如发现宫缩乏力或产程延长,应及时处理。第 1 个胎儿娩出后,立即断脐,助手扶正第 2 个胎儿的胎位,使其保持纵产式,等待 15～20min 后,第 2 个胎儿自然娩出。如等待 15min 仍无宫缩,可行人工破膜或静脉滴注缩宫素。

3.产褥期

为预防产后出血的发生,第二个胎儿娩出后应立即肌内注射或静脉滴注缩宫素,使其作用维持到产后 2h 以上。

(五)护理

1.一般护理

(1)增加产前检查的次数,监测宫高、腹围和体重。

(2)注意多休息,妊娠后 2～3 个月最好卧床休息,取左侧卧位,增加子宫、胎盘的血供,减少早产的机会。

(3)加强营养,进食含高蛋白、高维生素及必需脂肪酸的食物,注意补充铁、钙、叶酸等。

2.心理护理

帮助双胎妊娠的孕妇完成两次角色转变,说明保持心情愉快、积极配合治疗的重要性。

3.病情观察

加强并发症(妊娠期高血压、羊水过多、前置胎盘、贫血等)的观察,及时发现并处理。

4.症状护理

双胎妊娠孕妇胃纳差、食欲缺乏,应鼓励少量多餐,并增加铁、叶酸、维生素的供给。腰背部疼痛症状较明显,应注意休息,指导其做骨盆倾斜运动或局部热敷,还要预防静脉曲张的发生。

5.治疗配合

严密观察产程和胎心率变化,及时发现脐带脱垂或胎盘早剥等并发症。

6.健康教育

护士应指导孕妇注意休息,加强营养,观察阴道出血量和子宫复旧情况,防止产后出血。并指导产妇正确进行母乳喂养,选择有效的避孕措施。

二、胎儿发育异常

(一)胎儿发育异常及临床表现

1.胎儿生长受限(FGR)

胎儿生长受限是指胎儿受各种不利因素影响,未能达到其潜在所应有的生长速率。表现为足月胎儿出生体重＜2500g,或胎儿体重低于同孕龄平均体重的 2 个标准差,或低于同孕龄正常体重的第 10 百分位数。发病率为 3％～10％,我国发病率平均 6.39％。胎儿生长受限,围生儿患病率和病死率均高于正常体重儿,对远期体格和智力发育也有一定影响。

(1)病因:包括孕妇、胎儿、胎盘脐带因素。

1)孕妇因素:最常见,占 50％～60％。包括①营养因素:孕妇偏食、妊娠剧吐等,胎儿体重与母体血糖水平呈正相关。②妊娠病理:如妊娠期高血压、多胎妊娠、前置胎盘、胎盘早剥、过期妊娠等。③其他:孕妇年龄、体重、身高、子宫畸形、吸毒、酗酒、接触放射线等。

2)胎儿因素:基因或染色体异常、代谢紊乱、各种因子缺乏等。

3)胎盘脐带因素:胎盘病变导致胎盘血流量减少、胎儿血供不足,脐带过长过细、扭转等。

(2)分类:主要有以下三类。

1)内因性匀称型 FGR:属原发性 FGR,抑制生长的因素在妊娠早期。因胎儿在体重、头围和身长三方面均受限,头围与腹围均小,故称为匀称型。

2)外因性不匀称型 FGR:属继发性 FGR,多在妊娠晚期才受到有害因素的影响,如合并妊娠期高血压等所致的慢性胎盘功能不全。

3)外因性匀称型 FGR:为上述两型的混合型。多由双方缺乏营养物质或有害物质影响所致,在整个妊娠期间均产生影响。

2.巨大胎儿

出生体重达到或超过 4000g 者,称为巨大胎儿,约占出生总数的 6.4%。多见于父母身材高大、轻型糖尿病孕妇、经产妇、过期妊娠等。临床表现为子宫增大较快,后期孕妇出现呼吸困难,自觉腹部及肋两侧胀痛等。巨大儿常引起头盆不称、肩性难产、软产道损伤、新生儿产伤等。

3.胎儿畸形

(1)无脑儿:最常见,女胎比男胎多 4 倍,由于缺少头盖骨,双眼突出,颈短,脑部发育原始,脑髓暴露,不可能存活。分两种类型:一种是脑组织变性坏死突出颅外,另一种是脑组织未发育。B 超基本能早期诊断。

(2)脊柱裂:属脊椎管部分未完全闭合状态,分 3 种:①脊椎管缺损,多位于腰骶部,外面有皮肤覆盖,称为隐性脊柱裂,脊髓和脊神经多正常,无神经症状。②两个脊椎骨缺损,脊膜可从椎间孔突出,表面可见皮肤包着的囊,囊大时可含脊膜、脊髓及神经,称为脊髓脊膜膨出,多有神经症状。③形成脊髓部分的神经管缺失,停留在神经褶和神经沟阶段,称为脊髓裂,同时合并脊柱裂。

(3)脑积水:胎头颅腔内、脑室内外有大量(500～3000mL)脑脊液潴留,使头颅体积增大,头周径>50cm,颅缝明显增宽,囟门增大,称为脑积水,发生率约为 0.5‰。临床表现为明显头盆不称,跨耻征阳性,不及时处理可致子宫破裂。

(4)联体儿:发生率为 0.02‰,系单卵双胎在妊娠早期发育过程中未能分离,或分离不完全所致,多数性别相同。可经 B 超确诊。

(二)治疗

1.临产前

定期产前检查,一旦发现为巨大胎儿或胎儿生长受限,应查明原因,积极治疗。畸形儿一经确诊,及时终止妊娠。

2.临产后

以对产妇和胎儿造成最少的损伤为原则,采用阴道助产或剖宫产术。

(三)护理

(1)有明显头盆不称,胎位异常或确诊为巨大胎儿的产妇,按医嘱做好剖宫产术的术前准备。

(2)加强分娩期的监测与护理,减少母儿并发症。妊娠 16 周行 B 超检测胎儿各种径线,作为胎儿生长发育的基线。

(3)加强宣教,避免接触有害毒物,禁烟酒,注意 FGR 的诱发因素,积极防治妊娠合并症及并发症。

(4)建立健全三级围生期保健网,定期产检,早发现、早诊断、早治疗。

(5)针对产妇及家属的疑问、焦虑与恐惧,护士应给予充分的解释,鼓励产妇与医护人员配合,增强其对分娩的自信心。

(阮亚琼)

第十五节 生殖系统炎症

一、概述

(一)女性生殖器官自然防御功能

女性生殖器官的解剖和生理特点使健康妇女具有比较完善的自然防御功能,一般不发生炎症。

(1)两侧大阴唇自然合拢,遮掩阴道口和尿道口。

(2)盆底肌的作用,使阴道口闭合,阴道前后壁紧贴,可以防止外界的污染。

(3)阴道自净作用,阴道上皮在卵巢分泌的雌激素作用下增生变厚,增强了抵抗病原体入侵的能力,同时阴道上皮细胞含有的丰富糖原,被阴道杆菌分解为乳酸,从而维持阴道正常的酸性环境(pH 为 4～5),使适应于弱碱性环境中生存的病原体受到抑制。

(4)宫颈阴道部覆以复层鳞状上皮,具有较强的抵抗力;同时子宫颈管内膜分泌"黏液栓",堵塞宫颈口,且平时宫颈口紧闭,阻止病原体侵入。

(5)子宫内膜周期性剥脱,可及时消除宫腔内的感染。

(6)输卵管黏膜上皮细胞的纤毛向子宫腔方向摆动以及输卵管的蠕动,均有利于阻止病原体的侵入。

虽然女性生殖器官在解剖、生理方面具有较强的自然防御功能,但是由于外阴前邻尿道,后与肛门邻近,易受污染;同时外阴与阴道又是性交及各种宫腔操作的必经之道,容易受损伤及各种感染。此外,妇女在特殊生理时期如月经期、妊娠期、分娩期和产褥期,机体抵抗力下降,病原体容易侵入生殖道造成炎症。

(二)病原体

1.细菌

大多为化脓菌,如葡萄球菌、链球菌、大肠杆菌、厌氧菌、淋病奈瑟菌、结核杆菌等。

2.原虫

多见阴道毛滴虫。

3.真菌

以白色念珠菌为主。

4.病毒

以疱疹病毒、人乳头瘤病毒多见。

5.螺旋体

多见苍白密螺旋体。

6.衣原体

常见沙眼衣原体，感染症状不明显，但可引起炎症较严重的盆腔广泛粘连。

7.支原体

正常菌群的一种，在一定条件下可引起生殖道炎症。

（三）传染途径

1.沿生殖器黏膜上行蔓延

病原体侵入外阴、阴道后，沿黏膜经宫颈、子宫内膜、输卵管黏膜至卵巢及腹腔。葡萄球菌、淋病奈瑟菌及沙眼衣原体沿此途径扩散。

2.经血液循环播散

病原体从人体的其他系统经过血液循环感染生殖器官，此为结核杆菌主要传播途径。

3.经淋巴系统蔓延

病原体经生殖器创伤处的淋巴管侵入扩散至盆腔结缔组织及内生殖器其他部分，是产褥感染、流产后感染及放置宫内节育器后感染的主要传播途径。多见于链球菌、大肠杆菌、厌氧菌感染。

4.直接蔓延

腹腔脏器感染后，直接蔓延到内生殖器官，如患阑尾炎时可引起右侧输卵管炎。

（四）炎症的发展及转归

1.痊愈

当患者抵抗力强，病原体致病能力不强或治疗及时，抗生素使用恰当时，病原体完全被消灭，炎症很快消失，炎性渗出物完全被吸收为痊愈。痊愈后组织结构、功能都可以恢复正常，不留任何痕迹。但如果坏死组织炎性渗出物机化形成瘢痕或粘连，组织结构和功能不能完全恢复，只是炎症消失。

2.转为慢性

炎症治疗不彻底、不及时或病原体对抗生素不敏感，身体防御功能和病原体的作用处于相持状态，炎症长期存在；当身体抵抗力强时，炎症可以逐渐好转被控制；当机体抵抗力低下时，慢性炎症可急性发作。

3.扩散与蔓延

当患者抵抗力低下，病原体毒性作用强时，炎症可经淋巴和血行扩散或蔓延到邻近器官，严重时可形成败血症，危及生命。但目前各种广谱抗生素的问世，这种情况已不多见。

（五）治疗

1.病因治疗

积极寻找病因，针对病因进行治疗。选用抗生素进行治疗，要求及时、足量、规范、彻底、有效地使用。可以全身或局部使用，必要时加用辅助药物以提高疗效。

2.局部治疗

局部药物热敷、坐浴、冲洗等，或用抗生素软膏局部涂抹。

3.物理或手术治疗

物理治疗有微波、激光、超短波、冷冻、离子透入等，可以促进局部血液循环，以利炎症吸收和消退。手术治疗可根据情况选择经阴道、经腹手术或腹腔镜手术。

4.中药治疗

根据情况不同,选用清热解毒、清热利湿或活血化瘀的中药。

(六)护理评估

1.病史

询问患者的年龄、可能的诱因,如宫腔内手术操作史、接受大剂量雌激素治疗或长期应用抗生素治疗史,发病后有无发热,寒战,腹痛及阴道分泌物量、色、性状的改变,有无排尿、排便改变。外阴有无痒、痛、灼热感等,此次患病的治疗经过和结果。进一步追问月经史、婚育史、生殖系统手术史、传染病及家族遗传性疾病史,采用的避孕或节育措施等。

2.身心状况

身心状况包括患者的症状和出现症状时相应的心理反应。

(1)外阴:询问外阴瘙痒、疼痛等主观感觉及其与活动、性交、排尿、排便的关系。

(2)白带:正常白带呈白色稀糊状或蛋清样,无腥臭味,量少,起润滑作用。生殖系统炎症患者白带量往往增多,性状发生改变,护理人员应询问患者白带的量、性状、气味。

(3)阴道出血:排除正常月经出血,护理人员应评估妇女生殖道任何部位的出血量、出血时间(经间、经前、经后、性交后、停经后或绝经后)及伴随症状。

(4)炎症扩散症状:当炎症扩散到盆腔时,可有腰骶部、盆腔部疼痛不适,常因劳累、性交或月经前后加剧。如果出现恶心、呕吐等消化系统症状时,则表明炎症已涉及腹膜。

(5)全身症状:如精神不振、乏力、头痛、四肢疼痛等。

(6)心理反应:及时观察患者的行为变化,了解患者心理状态的改变,从而积极处理影响疾病愈合的不利因素,达到良好的治疗效果。

3.辅助检查

(1)妇科检查

1)外阴:检查外阴局部皮肤有无改变(如糜烂、溃疡、增厚等),有无乳头状疣、丘疹或斑疹。

2)阴道:观察阴道黏膜炎性改变情况及阴道分泌物量、色、质情况。

3)宫颈:观察宫颈充血、水肿、肥大、糜烂、息肉、宫颈腺囊肿等炎症情况,有无举痛。

4)子宫:检查宫体大小、位置、质地、活动度及压痛情况。

5)附件:检查有无肿块、增粗、压痛。记录肿块位置、大小及与子宫和盆壁关系。左右两侧情况分别记录。

(2)实验室检查

1)阴道分泌物检查:在阴道分泌物中寻找病原体,必要时做细菌培养。

2)宫颈刮片或分段诊刮术:有利于早期发现宫颈恶性肿瘤及子宫内膜病变。

3)阴道镜检查:对发现宫颈病变有帮助。

4)聚合酶链反应(PCR):此方法简便、快速、灵敏度高、特异性强,可确定乳头瘤病毒感染、淋病奈瑟菌感染等。

5)局部组织活检:活体组织检查可明确诊断。

6)腹腔镜及宫腔镜:既可诊断疾病也能治疗疾病。

7)B超:了解子宫、附件情况。

（七）护理诊断

1.组织完整性受损

与炎性分泌物刺激局部引起瘙痒有关。

2.焦虑

与治疗效果不佳有关。

3.睡眠型态紊乱

与局部不适及住院环境等有关。

4.疼痛

与局部炎性刺激有关。

5.知识缺乏

缺乏外阴清洁知识和预防炎症发生的知识。

（八）护理措施

1.加强预防

穿纯棉透气内裤，保持外阴清洁，定期进行妇科检查，及早发现异常，并积极治疗。

2.一般护理

注意休息，避免劳累。指导患者进食高热量、高蛋白、高维生素饮食。

3.缓解症状，促进舒适

指导患者定时清洁会阴，保持会阴清洁，炎症急性期患者采取半卧位姿势，以利于炎症局限或便于引流。注意对疼痛、瘙痒等对症处理，促进舒适。

4.执行医嘱，配合治疗

严格执行医嘱，帮助护理对象接受妇科诊疗时的各种体位，解除患者不安的情绪。及时、正确收集各种标本。

5.心理护理

尊重患者的隐私，耐心解释及时治疗和随访的重要性，消除患者的顾虑，给予精神支持，配合医生治疗。

6.病情观察

密切观察患者的病情变化，随时注意异常情况，如患者生命体征的变化，分泌物性状、量、色等的改变以及用药后的反应等，如有异常及时通知医生。

7.健康教育

（1）指导患者预防疾病穿纯棉透气内裤，保持外阴清洁，注意卫生，定时体检。

（2）指导用药治疗期间禁止性生活，教会患者自己局部用药的作用、不良反应，以保证疗程和疗效。

二、外阴部炎症

（一）外阴炎

外阴炎指外阴部的皮肤与黏膜的炎症。

1.病因

阴道分泌物、产后恶露、月经血、尿液、粪便的刺激均可引起外阴不同程度的炎症。另外，如尿瘘患者的尿液、粪瘘患者的粪便、糖尿病患者的糖尿的长期刺激等，穿紧身化纤内裤，月经垫透气性差，局部经常潮湿等也可引起外阴部的炎症。

2.临床表现

(1)症状：外阴皮肤瘙痒、疼痛、灼热感，于性交、活动、排尿时加重。

(2)体征：可见局部充血、肿胀、糜烂，严重者形成溃疡或外阴局部皮肤或黏膜增厚、粗糙等。

3.治疗

(1)病因治疗：积极寻找病因，治疗原发病。

(2)局部治疗：保持局部清洁、干燥，局部使用 1：5000 高锰酸钾坐浴，还可选用微波或红外线物理治疗。

4.护理

(1)治疗指导：指导患者配制坐浴液，包括温度、坐浴的时间及注意事项，坐浴时要使会阴部浸没于溶液中。月经期停止坐浴。每次坐浴 20min，每天 2 次。

(2)健康教育：注意个人卫生，保持外阴清洁、干燥，局部严禁搔抓，勿用刺激性药物或肥皂擦洗，预防继发感染。少进辛辣食物。

(二)前庭大腺炎

前庭大腺炎是病原体侵入前庭大腺引起的炎症，包括前庭大腺脓肿和前庭大腺囊肿。

1.病因

主要病原体为葡萄球菌、链球菌、大肠杆菌等，在性交、流产或其他情况污染外阴部时，病原体侵入引起炎症。急性炎症发作时，腺管口因炎症肿胀阻塞，渗出物不能外流、积存而形成脓肿。急性炎症消退后，腺管口粘连闭塞，分泌物不能排出，脓液逐渐转为清液形成前庭大腺囊肿。

2.临床表现

前庭大腺脓肿多发生于一侧。

(1)症状：初起时局部肿胀、疼痛，行走不便，出现发热等全身症状。

(2)体征：检查发现局部皮肤红肿、发热、压痛明显。当脓肿形成时，表面皮肤变薄，可触及波动感。

前庭大腺囊肿多为单侧，大小不等，患者往往无明显症状，囊肿大者，外阴常有坠胀感或性交不适。

3.治疗

急性期须卧床休息。取开口处分泌物做细菌培养和药敏试验，根据病原体选用抗生素。局部可用清热解毒的中药热敷或坐浴。

脓肿形成后可切开引流并行造口术。近年采用 CO_2 激光做囊肿造口术效果良好，此法操作简单，术中出血极少，术中、术后患者无不适，无须缝合，并能保持腺体功能。早期治疗直径<3cm的囊肿，治愈率较高，复发率极低。

4.护理

（1）急性期卧床休息，按医嘱给予抗生素对症处理，局部可选用蒲公英、紫花地丁、连翘等清热解毒中药熏洗或坐浴。

（2）脓肿或囊肿切开术后，局部引流条需每天更换。外阴用 1∶5000 氯己定棉球擦洗，每天 2 次。伤口愈合后，改用 1∶8000 呋喃西林坐浴，每天 2 次。

三、阴道炎症

（一）滴虫性阴道炎

1.病因

滴虫性阴道炎是由阴道毛滴虫引起的常见的阴道炎。适应滴虫生长的温度为 25～40℃，pH 为5.2～6.6，环境潮湿。月经前后、妊娠期、产后等阴道 pH 发生变化，故滴虫常在此期得以繁殖，引起炎症发作。同时滴虫吞噬上皮内糖原，阻碍乳酸生成，降低阴道酸性环境，有利于繁殖。滴虫还侵入尿道或尿道旁腺，甚至膀胱、肾盂以及男性的包皮皱褶、尿道或前列腺中。

2.传染途径

（1）经性交直接传播。

（2）经公共物品等间接传播。

（3）医源性传播：经污染的器械及敷料传播。

3.临床表现

潜伏期为 4～28d。

（1）症状：常见典型增多的稀薄泡沫状白带及外阴瘙痒。若合并细菌感染，分泌物常呈脓性伴臭味。若感染尿道口，可有尿频、尿痛等。滴虫能吞噬精子，可致不孕。

（2）体征：妇科检查可见阴道黏膜充血，后穹窿部有多量泡沫状白带，呈灰黄色、黄白色或黄绿色脓性分泌物。

4.治疗

切断传播途径，杀灭阴道毛滴虫，恢复阴道正常的自净环境。

（1）局部用药：甲硝唑片 200mg 每晚塞入阴道 1 次，10 次为一疗程。局部用药前，可先用 1％乳酸液或 0.1％～0.5％醋酸液冲洗阴道，改善阴道内环境，提高疗效。

（2）全身用药：常与局部用药联合，甲硝唑 400mg，每日 2～3 次。对初患者单次口服甲硝唑 2g，可收到同样效果。口服吸收好，疗效高，毒性小，应用方便。性伴侣同时全身用药治疗。妊娠早期及哺乳期妇女慎用。

5.护理

（1）指导患者自我护理：注意个人卫生，保持外阴清洁、干燥。生活用物煮沸消毒，避免交叉感染及重复感染。

（2）指导患者配合检查：告知患者取分泌物前 24～48h 避免性交、阴道冲洗或局部用药。

（3）指导患者正确使用阴道用药：告知患者各种剂型的阴道用药方法，酸性药液冲洗阴道后再放药的原则，在月经期间暂停坐浴、阴道冲洗及阴道用药。用药期间应禁酒。甲硝唑可透过胎盘到达胎儿体内,也可从乳汁中排泄,故妊娠 20 周前或哺乳期慎用。

(4)观察用药反应:患者服用甲硝唑后偶见食欲减退、恶心、呕吐等胃肠道反应,若患者不能耐受,发现后应报告医师并停药。

(5)强调治愈标准及随访:滴虫性阴道炎常于月经后复发,故应每次月经干净后复查白带,若经连续 3 次检查均为阴性,方可称为治愈。

(6)解释坚持治疗的重要性:向患者解释坚持正确治疗的重要性。若治疗后检查滴虫阴性时,下次月经后继续治疗一疗程,以巩固疗效。

(7)治疗中的注意事项:已婚者还应检查男方生殖器有无滴虫,若为阳性应同时治疗。

(二)念珠菌性阴道炎

1.病因

念珠菌性阴道炎是一种常见的阴道炎,80%～90%的病原体为白念珠菌。白念珠菌对热的抵抗力不强,加热至 60℃一小时即可死亡。但对干燥、日光、紫外线及化学制剂的抵抗力较强。

白念珠菌为条件致病菌,约 10%非孕妇女及 30%孕妇阴道中有此菌寄生,并不引起症状。当阴道内糖原增加、酸度增高、局部细胞免疫力下降,适合念珠菌的繁殖而引起炎症,故多见于孕妇、糖尿病患者及接受大量雌激素治疗者。此外,长期应用抗生素,改变了阴道内微生物之间的相互制约关系;皮质类固醇激素或免疫缺陷综合征,使机体的抵抗力降低;穿紧身化纤内裤、肥胖可使会阴局部的温度及湿度增加,也易使念珠菌得以繁殖而引起感染。

2.传染方式

念珠菌除寄生于阴道外,还可寄生于人的口腔、肠道,这 3 个部位的念珠菌可互相自身传染,当局部环境条件适合时易发病。此外,少部分患者可通过性交直接传染或接触感染的衣物间接传染。

3.临床表现

(1)症状:主要为外阴瘙痒、灼痛,严重时坐卧不宁,还可伴有尿痛及性交痛等。急性期白带增多,白带稠厚,色白呈凝乳或豆渣样。

(2)体征:可见外阴皮肤抓痕,小阴唇内侧及阴道黏膜有白色膜状物,擦除后露出红肿黏膜面。

4.治疗

(1)消除诱因:积极治疗糖尿病,及时停用广谱抗生素、糖皮质激素及类固醇激素等。

(2)局部用药:用 2%～4%碳酸氢钠溶液冲洗阴道,再选用咪康唑栓剂、制霉菌素栓剂或片剂放于阴道内。

(3)全身用药:若局部用药效果差或病情顽固者,可口服伊曲康唑、氟康唑等药物治疗。

5.护理

基本同滴虫性阴道炎。鼓励患者坚持用药,不随意中断疗程。妊娠期合并感染者,应坚持局部治疗,可选用达克宁栓。性伴侣应进行念珠菌的检查及治疗,一般全身用药。

(三)老年性阴道炎

1.病因

老年性阴道炎常见于绝经后妇女。绝经后卵巢功能衰退,雌激素水平降低,阴道壁萎缩,黏膜变薄,上皮细胞内糖原含量减少,阴道内 pH 值增高,局部抵抗力降低,致病原体入侵繁殖引起炎症。此外,各种原因引起卵巢功能衰退、长期闭经、长期哺乳等均可引起此病发生。

2.临床表现

(1)症状:主要症状为阴道分泌物增多及外阴瘙痒、灼热感,严重者呈血样脓性白带。

(2)体征:妇科检查见阴道呈老年性改变,上皮萎缩,皱襞消失,上皮平滑、菲薄。阴道黏膜充血,常伴有小出血点,严重者可以出现浅表小溃疡。

3.治疗

增加阴道抵抗力,抑制细菌生长。

(1)增加阴道酸度:用 1%乳酸液或 0.1%～0.5%的醋酸溶液冲洗阴道,增加阴道酸度,抑制细菌生长繁殖,每天 1 次。

(2)局部用药:甲硝唑 200mg,阴道入药,每天 1 次,7～10d 为一疗程。炎症严重者,使用雌激素局部给药,常用乙烯雌酚 0.125mg 或 0.25mg,每晚放入阴道 1 次,7d 为一疗程。

(3)全身用药:在排除肿瘤后,可口服少量雌激素。如尼尔雌醇,首次 4mg,以后每 2～4 周 1 次,每晚 2mg,维持 2～3 个月。

4.护理

加强健康教育,注意保持会阴部清洁。告知局部用药方法,用药前注意洗净双手及会阴,以减少感染的机会。自己用药有困难者,可以指导其家属协助用药或由医务人员帮助使用。乳腺癌或子宫内膜癌患者慎用雌激素制剂。

四、宫颈炎症

宫颈炎症是妇科最常见的疾病。宫颈易受分娩、宫腔操作的损伤,宫颈管单层柱状上皮抗感染能力较差,并且由于宫颈管黏膜皱襞多,一旦发生感染,很难将病原体完全清除,因此,临床多见宫颈黏膜炎。

(一)病因

多见于各种原因损伤宫颈后,病原体从损伤处侵入引起感染。病原体主要为葡萄球菌、链球菌等,目前,沙眼衣原体及淋病奈瑟菌感染引起的慢性宫颈炎日益增多,应引起注意。

(二)临床表现

1.症状

主要是白带增多,依据病原体的种类、炎症的程度不同,白带的性状可呈乳白色黏液状,也可呈淡黄色脓性或血性白带。当炎症沿宫骶韧带扩散到盆腔时,患者可有腰骶部疼痛,盆腔部下坠痛等。宫颈黏稠脓性分泌物不利于精子通过,可造成不孕。

2.体征

妇科检查见宫颈呈不同程度糜烂、肥大、息肉、裂伤、外翻及宫颈腺囊肿等。

(三)治疗

治疗前先行宫颈刮片、碘试验或宫颈组织切片检查,排除早期宫颈癌。炎症急性期可针对病原体及时采用足量抗生素治疗。一般国外学者认为,宫颈炎无临床症状者,不需要任何治疗,不需要做细胞学筛查。国内目前仍以物理治疗作为最常用的治疗方法。其原理是将宫颈糜烂面上皮破坏,坏死脱落后,新的鳞状上皮覆盖创面。恢复时间需 6~8 周,宫颈恢复光滑外观。临床常用的方法有激光治疗、冷冻治疗、红外线凝结疗法及微波疗法等。

(四)护理

1.加强预防

避免在分娩时或手术时损伤宫颈,发现宫颈损伤及时缝合。

2.物理治疗术后护理

物理治疗的时间应选择月经干净后 3~7d 内进行。急性生殖器炎症者,列为禁忌。术后每天清洗外阴 2 次,保持外阴清洁,禁止性交和盆浴 2 个月。告知患者在宫颈创面痂皮脱落前,阴道有大量黄水流出,术后 1~2 周脱痂时可见少量血水或少许流血,此为正常,不需就诊。出血量多者需急诊处理。局部用止血粉或压迫止血,必要时加用抗生素。一般于 2 个月后复查,未痊愈者可择期再进行第二次治疗。

3.健康教育

指导妇女定期做妇科检查,发现宫颈炎予以积极治疗。治疗前常规行宫颈刮片细胞学检查,以排除癌变可能。

五、盆腔炎症

女性内生殖器及其周围的结缔组织、盆腔腹膜发生炎症时称为盆腔炎。盆腔炎大多发生在性活跃期,有月经的妇女。炎症可局限于一个部位,也可同时累及几个部位,最常见的是输卵管炎及输卵管卵巢炎,单纯的子宫内膜炎或卵巢炎较少见。盆腔炎有急性和慢性两类。急性盆腔炎发展可引起弥漫性腹膜炎、败血症、感染性休克,严重者可危及生命。若在急性期未能得到彻底治愈,则转为慢性盆腔炎,往往经久不愈,并可反复发作,不仅严重影响妇女的健康、生活及工作,也会造成家庭与社会的负担。现在,由于医疗条件及水平的提高、妇女卫生保健知识的普及、广谱抗生素的应用,严重危及生命的急性盆腔炎及久治不愈的慢性盆腔炎,临床已不多见。

(一)急性盆腔炎

1.病因

(1)经期卫生不良:使用不洁的月经垫、经期性交等均可引起病原体侵入引起炎症。

(2)产后或流产后感染:分娩后或流产后产道损伤、组织残留、阴道流血时间长、手术无菌操作不严格,均可发生急性盆腔炎。

(3)宫腔内手术操作后感染:如刮宫术、输卵管通液术、子宫输卵管造影术、子宫镜检查、放置宫内节育器等,手术消毒不严格或术前适应证选择不当,都可引起炎症发作并扩散。

(4)邻近器官炎症蔓延:阑尾炎、腹膜炎等导致炎症蔓延。

(5)慢性炎症的急性发作:慢性炎症遇到身体免疫力下降等原因会急性发作。

2.临床表现

因炎症轻重及范围大小而有不同的临床表现。

(1)症状:发病时下腹痛伴发热,严重者有寒战、高热、头痛、食欲不振。

(2)体征:患者呈急性病容,体温升高,心率加快,腹部有压痛、反跳痛等。妇科检查可见阴道充血,并有大量脓性分泌物从宫颈口外流;穹窿明显触痛,宫颈充血、水肿,举痛明显;宫体增大,有压痛,活动受限;子宫两侧压痛明显,若有脓肿形成,则可触及包块且压痛明显。

3.治疗

采用支持疗法、药物治疗、中药治疗和手术治疗等措施控制炎症、消除病灶。

4.护理

(1)做好经期、妊娠期及产褥期的卫生宣教,经期禁止性交。

(2)遵医嘱输液,纠正水、电解质紊乱和酸碱失衡。

(3)及时对症处理,手术患者做好术前准备、术中配合和术后护理。

(二)慢性盆腔炎

慢性盆腔炎常为急性盆腔炎未能彻底治疗,或患者体质较差病程迁延所致,但亦可无急性盆腔炎病史。慢性盆腔炎病情较顽固,当机体抵抗力较差时,可有急性发作。严重影响妇女的健康、生活及工作,也会造成家庭与社会的负担。

1.病理

(1)慢性输卵管炎与输卵管积水:慢性输卵管炎多为双侧,输卵管呈轻度或中度肿大,伞端可闭锁并与周围组织粘连。输卵管炎症较轻时,伞端及峡部粘连闭锁,浆液性渗出物积聚形成输卵管积水。积水输卵管表面光滑,管壁甚薄,形似腊肠或呈曲颈的蒸馏瓶状,可游离或与周围组织有膜样粘连。

(2)输卵管卵巢炎及输卵管卵巢囊肿:输卵管发炎时波及卵巢,输卵管与卵巢相互粘连形成炎性肿块,或伞端与卵巢粘连贯通,液体渗出形成输卵管卵巢囊肿,也可由输卵管卵巢脓肿的脓液被吸收后由渗出物替代而形成。

(3)慢性盆腔结缔组织炎:炎症蔓延至宫骶韧带,使纤维组织增生、变硬。若蔓延范围广泛,可使子宫固定,宫颈旁组织也增厚变硬,形成"冰冻骨盆"。

2.临床表现

(1)症状:具体如下。

1)全身症状多不明显,有时出现低热、乏力。由于病程较长,部分患者可有神经衰弱症状,如周身不适、失眠等。当患者抵抗力下降时,易有急性或亚急性发作。

2)慢性炎症形成的瘢痕粘连以及盆腔充血,常引起下腹部坠胀、隐痛及腰骶部酸痛。常在劳累、月经前后、性交后加重。

3)慢性炎症导致输卵管粘连堵塞,导致不孕。

(2)体征:子宫后倾、后屈,活动受限,粘连固定。输卵管炎症时可在子宫一侧或两侧触及条索状增厚的输卵管,伴有轻度压痛。输卵管积水或输卵管卵巢囊肿,可触及囊性肿物,活动受限。盆腔结缔组织发炎时,子宫一侧或两侧有片状增厚、压痛,宫骶韧带常增粗、变硬,有触痛。

3.治疗

采用综合方案控制炎症,包括中药治疗、物理治疗、药物治疗和手术治疗。同时注意增强局部和全身的抵抗力。

中药治疗以清热利湿、活血化瘀为主;物理治疗能促进盆腔局部血液循环,提高新陈代谢,以利于炎症吸收和消退;西药治疗主要应用抗生素及松解粘连药物,以利于粘连分解和炎症吸收;手术治疗以彻底治愈为原则,避免遗留病灶有再复发的机会,对年轻女性应尽量保留卵巢功能。

4.护理

(1)心理护理:耐心听患者的诉说,提供患者表达不适的机会;探讨适合个人的治疗方案,解除患者思想顾虑,使其增强对治疗的信心。

(2)健康教育:指导患者保持良好的个人卫生习惯,积极锻炼身体,提高机体抵抗力,注意劳逸结合。

(3)执行医嘱,减轻不适:认真执行治疗方案,观察病情,及时对症处理,减轻患者的不适。

(4)手术护理:为接受手术患者提供手术前后的常规护理。

(阮亚琼)

第十六节 性传播疾病

一、尖锐湿疣

尖锐湿疣是由人乳头瘤病毒(HPV)感染引起的鳞状上皮增生性疣状病变,属性传播疾病。近年来发病率呈上升趋势。此病常与多重性传播疾病如滴虫、淋病、外阴阴道假丝酵母菌病等并存。

(一)病因及发病机制

尖锐湿疣是由人乳头瘤病毒(HPV)感染引起的鳞状上皮增生性疣状病变。HPV 有 100多个型别,其中 30 多个型别与生殖道感染及生殖道恶性肿瘤有关。生殖道尖锐湿疣主要与低危型 HPV6、HPV11 有关。HPV 可通过性交损伤的皮肤黏膜到达基底层细胞,其 DNA 游离于宿主染色体外,随细胞分化,复制大量病毒,使表皮增生、变厚。过早性交、多个性伴侣、性激素水平过高、免疫功能低下、吸烟等是 HPV 感染的高危因素。

(二)传播途径

1.性交直接传播

为主要的传播途径。

2.间接传播

主要通过污染的物品传播。

3.母婴传播

通过母亲软产道感染。

（三）临床表现

1.潜伏期

0.5～8个月,平均3个月。

2.好发部位

舟状窝附近、大小阴唇、肛门周围、阴道前庭、尿道口、阴道和宫颈。

3.症状

临床症状不明显,部分患者有外阴瘙痒、烧灼痛或性交后疼痛。

4.体征

初为微小散在的乳头状疣,病灶逐渐增大、增多,互相融合成鸡冠状或菜花,表面凹凸不平,疣体常呈白色、粉红色或污灰色,质脆,表面可有溃疡或感染。

5.对妊娠、分娩及胎儿的影响

(1)尖锐湿疣病灶易寄生细菌,上行感染可导致绒毛膜、羊膜、胎盘炎症或导致会阴伤口感染。

(2)个别病例病毒可通过胎盘、羊水、血液及分泌物使胎儿感染,出现畸胎或死胎。

(3)新生儿感染该病毒后可引起幼儿喉乳头瘤。

(4)阴道内疣疣体过大,可因损伤而大出血。

（四）辅助检查

1.细胞学检查

细胞学涂片可见挖空细胞。该项检查特异性高但敏感性低。

2.醋酸发白试验

局部涂抹3％～5％的醋酸液,3～5min感染组织变白即为阳性。

3.阴道镜检查

有助于发现亚临床病变,尤其对宫颈病变颇有帮助。辅以醋酸发白试验可提高阳性率。

4.病理检查

主要表现为鳞状上皮增生。

5.核酸检查

PCR及核酸DNA探针杂交。该方法简便、快速,敏感性高,特异性强。

（五）治疗

目前尚无根除HPV方法,治疗仅为去除外生疣体,改善症状和体征。

1.局部药物治疗

消除疣体。

2.物理或手术治疗

适合于任何部位病灶的物理治疗有微波、激光、冷冻。对数字多、面积广及对其他治疗失败的尖锐湿疣可用微波刀或手术切除。

3.干扰素治疗

干扰素有抗病毒及调节免疫的作用,适用于病情严重或反复发作的患者。

4.剖宫产

孕妇若病灶过大影响阴道分娩者,可行剖宫产手术。

(六)护理问题

1.焦虑

与疾病本身及担心治疗效果有关。

2.组织完整性受损

与病变组织破溃、湿疹等改变有关。

(七)护理措施

1.一般护理

(1)尊重患者,了解患者的心理状况,减轻患者思想负担。

(2)保持外阴清洁,每日清洗外阴。

(3)内裤及毛巾进行煮沸消毒,防止交叉感染。

(4)保护患者隐私,做好心理疏导,提高患者的复诊率。

2.疾病护理

(1)指导患者治疗后用药及伤口的护理,促进伤口愈合。

(2)手术治疗时应严格执行无菌操作,防止感染。

(3)手术后每日清洗外阴,按时涂药,定期随访。

(4)患病孕妇的护理,由于分娩后病灶有可能消退,故妊娠期可暂不处理。

(八)健康教育

(1)尊重患者,解除患者的思想顾虑,使患者及早接受治疗。

(2)教育患者保持外阴清洁卫生,避免混乱的性关系。

(3)指导患者对污染的衣被进行消毒,防止交叉感染。

(4)教育患者坚持工具避孕,防止与性伴侣相互传播。

(5)讲解尖锐湿疣的发病机制、疾病转归及预防措施,以消除患者恐惧心理,积极配合治疗。

二、淋病

淋病是由淋病奈瑟菌(简称淋菌)引起的感染,它是以侵袭泌尿、生殖系统黏膜的柱状上皮和移行上皮为特点的性传播疾病。近年其发病率在我国性传播疾病居榜首。

(一)病因与发病机制

淋菌对柱状上皮和移行上皮有特殊的亲和力,淋菌在上皮细胞内大量繁殖,引起细胞损伤崩解,同时淋菌的脂多糖内毒素与体内补体协同作用,共同引起局部反应,形成脓液。女性感染淋菌后首先侵犯宫颈管、尿道、尿道旁腺和前庭大腺,然后沿生殖道黏膜上行感染,引起子宫内膜炎、输卵管炎、盆腔腹膜炎等。任何年龄均可发生,以 20～30 岁居多。淋菌喜潮湿,怕干燥,最适宜的培养温度为 35～36℃,在潮湿的环境中可生存 10～17h,完全干燥情况下 1～2h

死亡。一般消毒剂或肥皂均能使其迅速灭活。

（二）临床表现

淋病潜伏期 1～10d,平均 3～5d。约 60％的患者无临床症状,但仍然具有很强的传染性。按病理过程分为急性和慢性两种。

1.急性淋病的临床表现

首先表现为宫颈黏膜炎、急性尿道炎、前庭大腺炎。继而病情发展至上生殖道。

（1）宫颈黏膜炎:阴道分泌物增多、外阴烧灼感或外阴瘙痒,偶有下腹痛。体检发现宫颈充血、水肿、糜烂,宫颈口有脓性分泌物排出,触及宫颈易出现出血及疼痛。

（2）急性尿道炎:尿频、尿急、尿痛,排尿时尿道口有烧灼感。检查可见尿道口红肿、触痛,挤压尿道或尿道旁腺有脓性分泌物流出。

（3）前庭大腺炎:腺体开口处红肿、触痛、溢脓,当腺口阻塞时可形成前庭大腺脓肿。

（4）上生殖道感染:患者主要表现为发热、寒战、恶心、呕吐、下腹部疼痛等。

2.慢性淋病的临床表现

表现为慢性尿道炎、尿道旁腺炎、前庭大腺炎、慢性宫颈炎、慢性输卵管炎、输卵管积水等。此期阴道分泌物中可无淋菌,但可长期潜伏在尿道旁腺、前庭大腺或宫颈黏膜腺体中引起反复急性发作。

3.妊娠期感染淋菌

可引起不良后果,妊娠早期感染可导致感染性流产与流产后感染。妊娠晚期易发生胎膜早破,羊膜腔感染综合征引起滞产,分娩后产妇抵抗力下降,可出现播散性淋病。胎儿感染淋菌易发生胎儿窘迫,胎儿宫内发育迟缓,甚至死胎、死产。

（三）实验室检查

1.分泌物涂片检查

宫颈管分泌物涂片并行革兰染色。

2.淋病奈瑟菌培养

阳性率为 80％～90.5％,同时可做药物敏感试验。

3.核酸检测

PCR 技术检测淋病奈瑟菌 DNA 片段,此方法特异性及敏感性高。

（四）治疗

以及时、足量、规范应用抗生素为治疗原则。急性期以药物治疗为主,性伴侣同时治疗。慢性淋病需采用综合治疗方案,如对症疗法、支持疗法、物理疗法及手术治疗等。

（五）护理问题

1.焦虑

与疾病本身及担心预后有关。

2.舒适的改变

与尿道刺激征、下腹部不适等症状有关。

3.知识缺乏

缺乏疾病相关知识。

（六）护理措施

1.一般护理

(1)做好患者的心理护理,向患者讲解有关疾病的常识,解除患者思想顾虑,积极配合治疗。

(2)做好生活护理,急性患者绝对卧床休息。

(3)做好严密的床旁隔离,对患者接触过的物品严格消毒灭菌,防止交叉感染。

2.疾病护理

(1)急性期积极治疗,指导患者及时、足量、规范用药,确保疗效。

(2)指导患者患病期间禁止性生活,防止播散性淋病的发生。

(3)患病孕妇的护理。孕早期常规筛查淋菌,争取早发现、早治疗。

(4)做好淋病孕妇分娩后新生儿的护理,特别是新生儿眼部护理。

（七）健康教育

(1)告知患者治愈的标准:①临床症状和体征全部消失;②治疗结束后4～7d取宫颈管分泌物涂片及复查淋病奈瑟菌培养为阴性。每月复查1次,连续3次阴性则确定治愈。

(2)教育患者治疗期间严禁性交,并指导患者治愈后按时随访。

(3)教会患者自行消毒的方法,如内衣裤、毛巾、浴盆应煮沸消毒5～10min,患者接触的物品可用消毒液浸泡消毒。

(4)告知患者急性期及时、彻底治疗的重要性和必要性,防止病情恶化。

三、梅毒

梅毒是由梅毒螺旋体(又称苍白密螺旋体)引起的慢性全身性的性传播疾病。苍白密螺旋体在体外干燥条件下不易生存,一般消毒剂和肥皂即可将它杀灭。

（一）病因与发病机制

梅毒可累及全身各器官,产生各种症状和体征,并可通过胎盘传染给胎儿,导致流产、早产、死产及先天梅毒。梅毒螺旋体在体外干燥条件下不易生存,一般消毒剂和肥皂即可将它杀灭。其耐寒力强,4℃存活3d。约90%的梅毒患者是通过性交经皮肤、黏膜破损处被传染的,潜伏期平均为6～8周。未经治疗的患者在感染后1年内最具传染性,随着病程的延长,传染性越来越小,病程超过4年者基本无传染性。但孕妇仍可通过胎盘传染给胎儿。孕妇软产道有梅毒病灶时,新生儿也可以通过软产道而被感染。偶有经过哺乳、输血、衣物等间接传播。

（二）临床表现

潜伏期平均为6～8周。

1.早期梅毒

(1)硬性下疳(Ⅰ期梅毒):大小阴唇内侧或子宫颈可见圆形或椭圆形硬结,表面糜烂,有浆液性分泌物,内有大量梅毒螺旋体,具有很强的传染性。

(2)丘疹斑、脓疱等皮疹(Ⅱ期梅毒):此期梅毒螺旋体侵入到血液及淋巴液中引起全身发疹,外阴丘疹形成小圆形糜烂面。Ⅱ期梅毒晚期,外阴及肛门周围出现扁平疣,其表面湿润有黏液分泌物,内有大量梅毒螺旋体,传染性很强。

2.晚期梅毒(Ⅲ期梅毒)

病变累及多个系统的组织和器官,形成神经系统梅毒、梅毒瘤、马鞍鼻等。

3.潜伏期梅毒

无临床表现,只有血清梅毒检查阳性。1年内为早期潜伏梅毒,1年以上者为晚期潜伏梅毒。

（三）实验室检查

1.涂片检查

取病损处分泌物涂片,经银染色法染色后镜检。

2.梅毒血清学检查

梅素螺旋体进入机体后产生两种抗体,非特异的抗心脂质抗体和抗梅毒螺旋体特异抗体。可进行非螺旋体抗原试验及血清螺旋体抗原试验。

3.脑脊液检查

此检查用于怀疑神经梅毒者。神经梅毒患者脑脊液中淋巴细胞$\geq 10 \times 16^6/L$,蛋白质$>500mg/L$,为阳性。

（四）治疗

1.药物治疗

以青霉素治疗为主,用药应尽早、足量、规范。

2.性伴侣治疗

应用同法进行检查、治疗。

3.其他

治疗期间应禁止性生活。

（五）护理问题

1.焦虑

与担心疾病预后有关。

2.知识缺乏

缺乏与疾病相关的治疗、预防及护理知识。

3.组织完整性受损

与疾病引起外阴局部组织糜烂有关。

（六）护理措施

1.一般护理

(1)尊重患者,讲解有关疾病的常识,帮助患者建立治愈的信心。

(2)严格执行消毒隔离制度,对患者污染的用物进行严格终末消毒,防止交叉感染。

(3)做好染病孕妇的心理护理,及早接受正规、足量治疗。

2.疾病护理

(1)注意观察患者用药后的反应,积极预防过敏反应。

(2)孕妇治疗时禁止使用四环素类药物。

(3)复查如发现血清学复发或症状复发应及时治疗。

(七)健康教育

(1)教育患者治疗期间禁止无保护性生活,性伴侣应同时接受检查和治疗。

(2)告知患者治疗后随访的时间,第1年每3个月复查1次,以后每半年复查1次,连续2～3年。

(阮亚琼)

第十七节　月经失调

一、功能失调性子宫出血

功能失调性子宫出血,简称功血,是一种常见的妇科疾病。是由于调节生殖的神经内分泌机制失常引起的异常子宫出血,经诊查后未发现有全身及生殖器官器质性病变。常表现为月经周期不规律、经量过多、经期延长或不规则出血。功血可分为无排卵型及排卵型两大类,前者最为多见,占80%～90%,主要发生在青春期及围绝经期;后者多见于生育期妇女。

(一)病因

1.无排卵型功血

无排卵型功血主要发生于青春期和围绝经期,也可发生在生育年龄。其原因是下丘脑-垂体-性腺轴调控异常,促性腺激素释放激素、促性腺激素或卵巢激素的释放或相互调节失常,或者卵巢局部调节异常导致卵巢不排卵和子宫异常出血。性功能发育不成熟和衰退期,其他因素诸如精神过度紧张、恐惧、忧伤,环境和气候骤变以及全身性疾病,均可导致上述异常。营养不良、贫血及代谢紊乱也可影响激素的合成、转运和对靶器官的效应,从而导致月经失调。

2.排卵型功血

这种病多发生在生育年龄的妇女,有时也出现在围绝经期。可分为黄体功能不全和黄体萎缩不全两种。

(1)黄体功能不足:月经周期中有卵泡发育及排卵,但黄体期孕激素分泌不足或黄体过早衰竭,导致子宫内膜分泌反应不良,引起功血。

(2)黄体萎缩不全:在月经周期中,患者有排卵,黄体发育良好,但未能及时全面萎缩而黄体功能持续过久,导致子宫内膜不规则脱落。

(二)发病机制

1.无排卵型功血

正常月经的周期、持续时间和出血量表现出明显的规律性和自限性,而无排卵型月经周期中因卵巢无排卵、无黄体生成,卵巢分泌雌激素而无孕激素分泌,子宫内膜在单一雌激素持久作用下增生过长,但间质、血管和腺体发育不同步,组织脆弱,易破溃脱落出血,且失去局部出血自限机制,导致出血不止。各年龄期的发病机制有所不同。

(1)青春期功血:由于下丘脑-垂体-卵巢轴的调节功能尚不稳定及成熟,下丘脑-垂体对雌激素的正负反馈反应缺陷,FSH呈低水平,LH无高峰形成,虽有成批卵泡发育,但达不到成熟和排卵。虽然有一定水平的雌激素,但是无规律性变化,从而导致无排卵型功血。

(2)围绝经期功血:与青春期不同,由于绝经前卵巢功能减退,卵巢储备明显减少,卵泡对促性腺激素的敏感性降低,垂体FSH水平升高,表现为卵泡发育成熟异常、不排卵或黄体不健。雌、孕激素比例失常,或缺少孕激素,均可引起此病。

(3)育龄期功血:生育年龄也可发生无排卵型功血,可因体内外多种因素的影响或其他内分泌异常而引起,如肥胖、多囊卵巢、高泌乳素血症,精神刺激或流产等引起持续或暂时性无排卵型功血。

2.排卵型功血

神经内分泌调节功能紊乱、LH峰值不高、LH不足、LH/FSH比率异常造成性腺轴功能紊乱等,均可使卵泡发育不良,排卵后黄体发育不全,以致子宫内膜分泌反应不足,引起排卵型功血。此外,如初潮、分娩后及绝经前,也可能出现下丘脑-垂体-卵巢轴功能紊乱,导致黄体功能不足的发生。

(三)子宫内膜病理变化

1.无排卵型功血

由于卵巢无排卵,使子宫内膜受到雌激素的持续刺激,缺乏孕激素拮抗,可引起不同程度的子宫内膜增生,少数呈萎缩性改变。增生期子宫内膜与正常月经周期中的增生期内膜无区别,但是在整个月经期,均表现为增生期形态。子宫内膜增生过长可分为3种类型:①简单型增生过长:即腺囊型增生过长,表现为内膜腺体和间质细胞增生程度超过正常月经周期,腺体密集,大小轮廓不规则,腺腔囊性扩大,呈瑞士干酪样。②复杂型增生过长:即腺瘤型增生过长,内膜呈灶性高度增生,间质相对减少,腺体与腺体呈背靠背现象,但无不典型性改变。③不典型增生过长:即癌前期病变,腺细胞核呈现不典型改变,少数可转化为子宫内膜癌。

2.排卵型功血

黄体功能不足者,子宫内膜的形态往往表现为腺体分泌不足,或在内膜各个部位显示分泌反应不均。黄体萎缩不全者,子宫内膜不规则脱落,于月经期第5~第6天仍能见到呈分泌反应的内膜或混合型子宫内膜。而在正常月经期第3~第4天时,分泌期内膜就应当全部脱落,代之以再生的增生期内膜。

(四)临床表现

1.无排卵型功血

子宫不规则性出血是无排卵型功血的主要临床症状。可能为停经一段时间后发生出血,出血为无规律性,周期紊乱,经期长短不一,出血量或多或少,有的呈现大量出血,持续2~3周或更长时间,不易自止;也有的表现为类似正常月经的周期性出血,有的仅表现经量增多、经期延长。大量出血时,可造成严重贫血。子宫可稍大,质较软,宫颈口松。

2.排卵型功血

黄体功能不足者,主要表现为月经周期缩短,经期和经量尚正常。患者不易受孕或受孕后早期流产。患者常诉月经频发,不孕或孕早期流产。基础体温双相型,但排卵后体温上升缓慢,上升幅度偏低,高相期<11d。子宫内膜显示分泌反应落后至少 2d。黄体萎缩不全者,表现为月经周期时间正常,但经期延长,出血量增多,淋漓不净长达十余日。

(五)治疗

1.无排卵型功血

治疗原则是首先止血,然后根据病因进行相应治疗,具体方案根据患者年龄和发病情况的不同个体对待。

(1)一般治疗:由于失血,患者体质多较差,伴贫血,应加强营养,注意改善全身状况。补充铁剂,纠正贫血,失血严重时应予以输血。流血时间长者应用抗生素预防感染,适量应用凝血药物减少出血。

(2)止血:主要包括刮宫、性激素止血。

1)刮宫:已婚妇女可采用刮宫止血,将子宫内膜全部刮除,达到立即止血的目的,还可以了解宫腔情况,将刮除物送病理检查,进一步排除其他疾病,是已婚者止血的首选方法,未婚者一般不用。

2)性激素止血:使用性激素止血极有效。一般在 48～72h 内止血,若超过 96h,出血不止时要考虑其他器质性疾病。通过性激素作用,使内膜生长修复或使其全部脱落后修复而止血。治疗原则根据年龄不同而有所差异。青春期少女以止血、调整周期、促排卵为主进行治疗;围绝经期妇女止血后以调整周期、减少经量或诱导绝经为原则。

常见性激素止血有以下几种:①孕激素止血:适用于体内已有一定水平雌激素的患者。补充孕激素使增生期子宫内膜转化为分泌期,停药后内膜脱落,出现撤药性出血。由于此种内膜脱落较彻底,故又称"药物性刮宫"。一般是肌内注射黄体酮20mg/d,连用 3～5d,或口服安宫黄体酮 6～10mg/d,连用7～10d。出血时间长、出血量多者,需加大剂量及延长服药时间,从血止或基本止血后算起,继续服药 20d。可用以下药物:炔诺酮 5～7.5mg、甲地孕酮 8mg 或安宫黄体酮 8～10mg。用药 4～6 次后,流血明显减少,血止后逐渐减量,每 3d 约减原用量的1/3,直至维持量,即炔诺酮每天约 2.5mg,甲地孕酮 4mg 或安宫黄体酮 4～6mg,维持到血止后 15～20d 停药,停药后 3～7d 发生撤药性出血。②雌激素治疗:适用于内源性雌激素不足者,主要用于青春期功血,补充后促使内膜修复,达到止血目的。剂量按出血多少来决定,一般用己烯雌酚 1～2mg,每日服 2～3 次,有效者于 2～3d 内止血,血止或明显减少后,每 3d 减量不超过原用量的 1/3,减至维持量每天0.5mg;或苯甲雌二醇肌内注射 3～4mg/d,分 2～3次,在 2～3d 内止血。血止后每 3d 递减 1/3 量,直至维持量 1mg/d。血止后 2 周开始加用孕激素,使子宫内膜转化。雌、孕激素的同时撤退,有利于子宫内膜同步脱落,一般在停药后 3～7d发生撤药性出血。③雌激素、孕激素合剂止血:可用口服避孕药Ⅰ号或Ⅱ号,每天 4 次,每次1 片,常能在 2d 内止血。血止后,将剂量逐渐减至每天 1 片,总疗程共 20～22d。适用于生育年龄并有避孕要求的妇女。④雄激素:有拮抗雌激素作用,能减轻盆腔充血,减少出血量,但单独用药效果不佳,多与孕激素和雌激素联合应用。常用丙酸睾丸酮 25～50mg,每日 1 次肌内注射,连用3～5d。⑤联合用药:可克服单一用药的不足,止血效果优于单一药物。青春期功血在孕激素止血基础上可加用小剂量雌激素,围绝经期功血在孕激素止血基础上配伍雌激素和雄激素。

(3)调整月经周期:使用性激素人为地控制出血并形成周期是治疗中的一项过渡措施,其目的是暂时抑制患者本身的下丘脑-垂体-卵巢轴不正常调节,恢复正常的分泌调节,另一方面直接作用于生殖器官,使子宫内膜发生周期性变化。一般连续用药3个周期。在此过程中务必积极纠正贫血,加强营养,以改善体质。常用方案有以下几种:

1)雌孕激素序贯法:即人工周期,适用于青春期功血或育龄期功血内源性雌激素水平较低者。于出血第5天起口服戊酸雌二醇(补佳乐)1mg或妊马雌酮(倍美力)0.625mg,连服21d,服药第17天,每日加用黄体酮注射液20mg肌内注射,或服药第12天开始加用安宫黄体酮8～10mg/d。与雌激素同时用完,停药后3～7d出血。于出血第5天重复用药,连续使用3个周期。停药后,多数患者能恢复自发排卵。

2)雌、孕激素合并应用:适用于育龄期功血内源性雌激素水平较高者。雌激素使子宫内膜再生修复,孕激素用以限制雌激素引起的内膜增生程度。可用口服避孕药Ⅰ号全量或半量,于出血第5天起,每日1片,连服21d,撤药后出现出血,血量较少,连用3个周期。

3)后半周期疗法:适用于围绝经期功血。于月经周期后半期服用甲羟孕酮8～10mg/d,连服10d,3个周期为1个疗程,或同时每日加甲睾酮(甲基睾丸素)10mg含化,或最后3～5d每日肌内注射丙酸睾酮50mg,以减少月经量。

4)促进排卵:适用于青春期功血和育龄期功血,尤其适合不孕患者。

(4)手术治疗:仅适用于药物治疗无效、无生育要求、子宫内膜不典型增生或疑有恶变者,可行全子宫切除术,子宫内膜切除术适用于对全子宫切除术有禁忌的妇女。

2.排卵型功血

(1)黄体功能不足:处理措施如下。

1)促进卵泡发育:由于卵泡发育不良可引起黄体功能不足,所以可用促排卵的方法进行治疗,以利于正常黄体的形成。①小剂量雌激素:能兴奋垂体分泌促性腺激素,促使卵泡发育,从而改善黄体功能作用。可于周期第5天开始,每晚口服补佳乐1mg,连服20d。②氯米芬:月经周期第5～第9天,每日口服氯米芬50mg。③绒毛膜促性腺激素:监测到卵泡成熟时,采用绒毛膜促性腺激素5000～10 000U,1次或分2次注射,模拟或加强排卵期LH峰,促进黄体形成和提高其分泌孕酮的作用。

2)黄体功能刺激疗法:绒毛膜促性腺激素有促进及支持黄体的功能。于基础体温上升后开始,隔日肌内注射绒毛膜促性腺激素2000～3000U,共5次,可使血浆孕酮明显上升,随之恢复正常月经周期。

3)黄体功能替代疗法:一般选用天然黄体酮制剂。自排卵后开始肌内注射黄体酮20mg/d,共10d,用以补充黄体分泌孕酮的不足。

(2)黄体萎缩不全:给予孕激素、绒毛膜促性腺激素。

1)孕激素:自下次月经前10～14d开始,口服甲羟孕酮8mg/d;有生育要求者肌内注射黄体酮20mg,或口服天然微粒化孕酮,其作用是调节下丘脑-垂体-卵巢轴的负反馈功能,使黄体及时萎缩,促使内膜及时完整脱落。

2)绒毛膜促性腺激素:用法同黄体功能不足,绒毛膜促性腺激素有促进黄体功能的作用。

(六)护理评估

1.健康史

询问患者年龄、月经史、婚育史、避孕措施、既往史,有无慢性疾病(如肝病、血液病、高血压、代谢性疾病等);了解患者发病前有无精神紧张、情绪打击、过度劳累及环境改变等引起月经紊乱的诱发因素;回顾发病经过如发病时间,目前流血情况,流血前有无停经史及诊治经历,所用激素名称和剂量、效果,诊刮的病理结果,区分异常子宫出血的几种类型:①月经过多:患者的月经周期规则,但经量过多(>80mL)或经期延长(>7d)。②月经频发:患者的月经周期规则,但短于21d。③不规则出血:患者的月经周期不规则,在两次月经周期之间任何时间发生子宫出血。④月经频多:患者的月经周期不规则,血量过多。询问有无贫血和感染征象。

2.身体状况

观察精神和营养状态,有无肥胖、贫血貌、出血点、紫癜、黄疸和其他病态。体格检查淋巴结、甲状腺、乳房发育情况,进行腹部触诊。盆腔检查排除器质性病灶,常无异常发现。

3.心理-社会状况

患者尤其是年轻患者常因害羞或其他顾虑而不及时就诊,随着病程延长并发感染或止血效果不佳,大量出血更容易使患者产生恐惧和焦虑,影响其身心健康和工作学习。围绝经期患者常常担心疾病严重程度,疑有肿瘤而焦虑不安、恐惧。

4.辅助检查

(1)诊断性刮宫:简称诊刮,目的有二,其一是止血,其二是明确子宫内膜病理诊断。于月经前3～7d或月经来潮12h内刮宫,以确定排卵或黄体功能。为确定子宫内膜是否为不规则脱落,应在月经期第5～第6日进行诊刮。不规则流血者可随时进行刮宫。诊刮时应注意宫腔大小、形态,宫壁是否光滑,刮出物的性质和量。

(2)子宫镜检查:直接观察子宫内膜情况,表面是否光滑,有无组织突起及充血。在子宫镜直视下选择病变区进行活检,可诊断宫腔内病变,如子宫内膜息肉、子宫黏膜下肌瘤、子宫内膜癌等,较盲取内膜的诊断价值高。

(3)基础体温测定:是测定排卵的简易可行方法。无排卵性功血患者基础体温无上升改变而呈单相曲线,提示无排卵。排卵性功血患者则表现为基础体温呈双相,但排卵后体温上升缓慢者,或上升幅度偏低,升高时间仅维持9～10d即下降者,提示黄体发育不良。若黄体萎缩不全致子宫内膜脱落不全者,则基础体温呈双相,但下降缓慢。

(4)宫颈黏液结晶检查:经前出现羊齿植物叶状结晶提示无排卵。

(5)阴道脱落细胞涂片检查:判断雌激素影响程度。一般表现为中、高度雌激素影响。

(6)激素测定:为确定有无排卵,可测定血清孕酮或尿孕二酮,若呈卵泡期水平为无排卵,为排除其他内分泌疾病,可测定血催乳激素水平及甲状腺功能。

(七)常见的护理诊断

1.疲乏

与子宫异常出血导致的继发性贫血有关。

2.有感染的危险

与子宫不规则出血、出血量多导致严重贫血,机体抵抗力下降有关。

(八)护理目标

(1)患者能够完成日常活动。

(2)患者住院期间无感染发生。

(九)护理措施

1.补充营养

患者体质往往较差,应加强营养,改善全身情况,可补充铁剂、维生素 C 和蛋白质。成人体内大约每 100mL 血液中含 50mg 铁,行经期妇女,每天从食物中吸收铁 0.7～2.0mg,经量多者应额外补充铁。向患者推荐含铁较多的食物如猪肝、豆角、蛋黄、胡萝卜、葡萄干等。按照患者的饮食习惯,为患者制订适合于个人的饮食计划,保证患者获得足够的营养。

2.维持正常血容量

观察并记录患者的生命体征、出入量,嘱患者保留出血期间使用的会阴垫及内裤,以便更准确地估计出血量。出血量较多者,督促其卧床休息,避免过度疲劳和剧烈活动。贫血严重者,遵医嘱做好配血、输血、止血措施,执行治疗方案维持患者正常血容量。

3.预防感染

严密观察与感染有关的征象,如体温、脉搏、子宫体压痛等,监测白细胞计数和分类,同时做好会阴护理,保持局部清洁。如有感染征象,及时与医师联系并遵医嘱进行抗生素治疗。

4.遵医嘱使用性激素

(1)按时按量服用性激素,保持药物在血中的稳定程度,不得随意停服和漏服,以免性激素使用不当引起子宫出血。

(2)药物减量必须按规定在血止后才能开始,每 3d 减量一次,每次减量不得超过原剂量的1/3,直至维持量。

(3)维持量服用时间,通常按停药后发生撤退性出血的时间,与患者上一次行经时间综合考虑。

(4)指导患者在治疗期间严格遵医嘱正确用药,如出现不规则阴道流血,应及时就诊。

5.加强心理护理

(1)鼓励患者表达内心感受,耐心倾听患者的诉说,了解患者的疑虑。

(2)向患者解释病情并提供相关信息,帮助患者澄清问题,解除思想顾虑,摆脱焦虑。也可交替使用放松技术,如看电视、听广播、看书等分散患者的注意力。

(十)护理评价

(1)患者按规定正确服用性激素,服药期间出现的药物不良反应程度轻。

(2)患者未发生感染,表现为体温正常,血白细胞正常,血红蛋白正常。

二、闭经

闭经是妇科常见的一种症状。通常将闭经分为原发性和继发性两类,前者系年满 16 周岁

月经尚未来潮;后者指既往曾有过正常月经,现因某种病理性原因停经6个月,或按自身月经周期计算停经3个周期以上。按其发生原因又分为生理性和病理性闭经,妊娠期、哺乳期、绝经后的闭经以及少女初潮后1年以内有闭经者均为生理性闭经。

(一)病因和分类

1.子宫性闭经

闭经的原因在子宫。先天性无阴道及(或)子宫阙如或发育不良,睾丸女性化(男性假两性畸形),过度的刮宫或严重的感染如结核等造成子宫内膜损伤或粘连,哺乳时间过长使子宫内膜萎缩,子宫切除后或子宫腔内放射治疗后等。

2.卵巢性闭经

闭经的原因在卵巢。先天性卵巢阙如或性腺发育不良(Turner综合征),一般占原发性闭经的12%～20%。继发性闭经可因卵巢功能早衰、手术切除、放射治疗后以及卵巢男性化肿瘤等引起。

3.垂体性闭经

主要病变在垂体。发生在青春期前的垂体肿瘤可导致原发性闭经。继发性闭经主要因垂体受损引起功能不全,较常见于产后大出血伴休克、严重的产后感染或弥散性血管内凝血(DIC)时,致垂体前叶缺血坏死,随之出现功能减退、闭经,又称席汉综合征。垂体肿瘤可发生于蝶鞍内或蝶鞍外,可因机械性压迫或因肿瘤本身的异常功能导致闭经、性机能减退及其他有关症状,如视野障碍、头痛、泌乳和肢端肥大症等。

4.下丘脑性闭经

最常见的一类闭经。下丘脑受中枢神经系统控制,过度精神紧张、忧虑、恐惧、生活环境改变,均可引起中枢神经系统与丘脑下部功能失调,出现闭经。特别是年轻妇女,卵巢功能尚不健全,更易出现月经紊乱。多囊卵巢综合征多引起月经稀发或继发闭经,由于月经失调、无排卵,体内雌激素分泌过多,可伴有不孕、多毛、肥胖等,双侧卵巢呈多囊性增大,可比正常大1～3倍,卵巢包膜肥厚,皮质下出现多数发育不同程度的滤泡。子宫内膜呈不同程度的增殖状态。其他如严重营养不良,特别是神经性厌食症、消耗性疾病、严重贫血等,都可影响下丘脑GnRH的合成分泌,从而引起闭经。长期服用某些药物如利血平、氯丙嗪、眠尔通及避孕药等,也可引起闭经。垂体瘤患者除影响GnRH合成分泌外,还可使泌乳素抑制因子及多巴胺受抑制,出现闭经及泌乳,称为闭经泌乳综合征。

5.其他内分泌腺异常

肾上腺、甲状腺及胰腺等功能紊乱时也可影响月经。例如肾上腺皮质功能亢进或减退、甲状腺功能亢进或减退以及糖尿病等,都能通过丘脑下部影响垂体功能而引起闭经。

(二)临床表现

年满16周岁月经尚未来潮;既往曾有过正常月经,现因某种病理性原因停经6个月,或按自身月经周期计算停经3个周期以上。

(三)治疗

1.对症治疗

加强身体锻炼,合理安排生活、工作。避免精神紧张,消除不良刺激。增加营养,去除慢性病灶,消除患者顾虑,增强信心。哺乳期过长使子宫萎缩者,应立即停止哺乳。对引起闭经的器质性病变,应予治疗。

2.激素治疗

(1)调整月经周期:使用性激素促成撤药性出血,起到精神治疗的目的。

雌、孕激素序贯疗法(人工周期)对体内雌激素水平不足、先天性性腺阙如、性腺发育不良或卵巢以上部位病变均适用。通过模拟生理周期使子宫内膜周期性剥脱,并刺激卵巢及垂体间的正常反馈机制。用法:妊马雌酮(倍美力)0.625mg 或戊酸雌二醇(补佳乐)1mg,每日 1 次,连续 21d,后 5d 每日肌内注射黄体酮 20mg。停药 2～7d 发生撤药性出血,从出血第 5 天起再开始第一个周期治疗,用药同上,重复 3～6 个周期。

(2)诱发排卵:在调整月经周期后,采用诱发排卵。方法很多,大多数促排卵药物的效果与体内雌激素水平有关。

1)克罗米芬:是一种非甾体制剂,其作用机制尚未明确,可能作用于下丘脑部位,与雌激素竞争受体,刺激内源性 LHRH 释放,促进垂体分泌 FSH 及 LH,诱发排卵,适用于体内有雌激素而无排卵者。其排卵率及受孕率与体内雌激素水平有关。对雌激素水平低落、子宫萎缩者,宜先用小量雌激素。用法:克罗米芬 50mg,每日 1 次,连服 5d,从月经周期第 5 天或黄体酮引起的撤药性出血第 5 天开始服用,停药后 3～8d 排卵。若无排卵,可于用药第 20 天加用黄体酮 20mg,每天肌内注射 1 次,连续 5d,使其发生撤药性出血。出血后第 5 天开始第二周期治疗,克罗米芬加大剂量至 100mg,连服 5d,若仍无排卵,应改用其他药物或与其他药物合并使用。例如克罗米芬加绒毛膜促性腺激素(hCG):用克罗米芬后第 3～第 4 天加用 hCG 5000U,肌内注射一次,目的是人工造成或加强 LH 高峰。连续观察 5～6 个周期。治疗期间应测基础体温,观察有无排卵。

2)促性腺激素:可刺激卵泡发育,使雌激素分泌明显增高,诱发 LH 分泌而排卵。适用于垂体功能不全,促性腺激素水平低落而卵巢反应功能正常者。人绝经期促性腺激素(HMG)每日肌内注射 1 支,连续 7～14d。用药时观察宫颈黏液结晶,5d 内无羊齿状结晶出现,可酌情增加药量。同时测定尿雌激素及 B 超监测卵泡发育,若宫颈黏液出现典型羊齿状结晶,尿雌激素达 50～100mg/24h,卵泡直径达 20mm 时,肌内注射 hCG 3000～5000U,连续 3～4d。HMG 使用过量可产生卵巢过激综合征,出现腹痛、头痛及卵巢增大,甚至囊性变或破裂,需停药。

3)黄体生成激素释放激素(LHRH):适用于内源性 LHRH 不足所造成的闭经及垂体反应正常,滤泡发育良好者,排卵作用强。对垂体性、卵巢性闭经无效。用法:模拟 LHRH 的脉冲式释放生理现象,采用间歇性小剂量给药。静脉或皮下每 60～90min 注入 5～10μg LHRH,效果良好。

(3)抑制垂体泌乳素分泌过多:适用于采用非手术治疗的高泌乳素血症患者,常用溴隐停,可直接抑制垂体分泌催乳素,降低循环中泌乳素水平,恢复排卵。还可抑制垂体肿瘤细胞生长和分泌泌乳素。一般从每日 1.25mg 开始,每 3d 增加 1.25mg,逐渐加至治疗量。正常后逐渐减量。

(4)甲状腺素:适用于甲状腺功能低下引起的闭经。一般每日 30～40mg。

(四)护理评估

1.健康史

回顾患者婴幼儿期生长发育过程,有无先天性缺陷或其他疾病。询问家族中有无相同疾病者。详细询问月经史,包括初潮年龄,第二性征发育情况,月经周期、经期、经量,有无痛经,了解闭经前月经情况。已婚妇女询问其生育史及产后并发症。此外特别注意询问闭经期限及伴随症状,发病前有无引起闭经的诱因如精神因素、环境改变、体重增减、剧烈运动、各种疾病及用药影响等。

2.身体状况

注意观察患者精神状态、营养、全身发育状况,测量身高、体重、智力情况、躯干和四肢的比例,观察五官生长特征,检查有无多毛,观察第二性征发育情况,如音调、乳房发育、阴毛及腋毛情况、骨盆及是否具有女性体态,并挤双乳观察有无乳汁分泌。妇科检查观察第二性征发育程度,注意内外生殖器的发育,有无缺陷、畸形和肿瘤,腹股沟区有无肿块。

3.心理-社会状况

闭经是主要的症状,其对患者的自我概念有较大的影响,患者担心闭经对自己的健康、性生活和生育能力产生影响。病程过长及反复治疗效果不佳时会加重患者和家属的心理压力,表现为情绪低落,对治疗和护理丧失信心,反过来又会加重闭经。

4.辅助检查

(1)子宫功能检查:主要了解子宫、子宫内膜状态及功能。

1)诊断性刮宫:适用于已婚妇女。用以了解宫腔深度和宽度,宫颈管或宫腔有无粘连。刮取子宫内膜做病理学检查,可了解子宫内膜对卵巢激素的反应,刮出物同时做结核菌培养,还可以确定子宫内膜结核的诊断。

2)子宫输卵管碘油造影:了解宫腔形态、大小及输卵管情况,用以诊断生殖系统发育不良、畸形、结核及宫腔粘连等病变。

3)子宫镜检查:在子宫镜直视下观察子宫腔及内膜有无宫腔粘连、可疑结核病变,常规取材送病理学检查。

4)药物撤退试验:常用孕激素试验和雌、孕激素序贯试验。①孕激素试验用以评估内源性雌激素水平。服用或肌内注射孕激素(黄体酮或安宫黄体酮)5d,停药3~7d后出现撤药性出血(阳性反应),提示子宫内膜已受一定水平的雌激素影响;如孕激素试验无撤药性出血(阴性反应),说明患者体内雌激素水平低下,对孕激素无反应,应进一步做雌、孕激素序贯试验。②雌激素试验目的是以雌激素刺激子宫内膜增生,停药后出现撤退性出血,可以了解子宫和下生殖道情况。服用雌激素20d,最后5d加用孕激素,停药后3~7d发生撤药性出血为阳性,提示子宫内膜功能正常,对甾体激素有反应,闭经是由于患者体内雌激素水平低落所致,应进一步寻找原因。若无撤药性出血为阴性,可再重复试验一次。若两次试验均为阴性,提示子宫内膜有缺陷或被破坏,可诊断为子宫性闭经。

(2)卵巢功能检查

1)基础体温测定:基础体温在正常月经周期中显示双相型,即月经周期后半期的基础体温较前半期上升0.3~0.6℃,提示卵巢功能正常,有排卵或黄体形成。

2)阴道脱落细胞检查:涂片见有正常周期性变化,提示闭经原因在子宫。涂片中见中、底层细胞,表层细胞极少或无,无周期性变化,若 FSH 升高,提示病变在卵巢。涂片表现不同程度雌激素低落,或持续轻度影响,若 FSH、LH 均低,提示为垂体或以上中枢功能低下引起的闭经。

3)宫颈黏液结晶检查:羊齿状结晶越明显、越粗,提示雌激素作用越显著。若涂片上见成排的椭圆体,提示雌激素作用的基础上已受孕激素影响。

4)血甾体激素测定:做雌二醇、孕酮及睾酮的放射免疫测定。若雌、孕激素浓度低,提示卵巢功能不正常或衰竭;若睾酮值高,提示有多囊卵巢综合征、卵巢男性化肿瘤或睾丸女性化等疾病的可能。

5)B 超监测:从周期第 10 日开始用 B 超动态监测卵泡发育及排卵情况。卵泡直径达18~20mm 时为成熟卵泡,估计约在 72h 内排卵。

6)卵巢兴奋试验:又称尿促性素(HMG)刺激试验。用 HMG 连续肌内注射 4d,了解卵巢是否产生雌激素。若卵巢对垂体激素无反应,提示病变在卵巢;若卵巢有反应,则病变在垂体或垂体以上。

(3)垂体功能检查:雌激素试验阳性提示患者体内雌激素水平低落。为确定原发病因在卵巢、垂体或下丘脑,需做以下检查:

1)血 PRL、FSH、LH 放射免疫测定:PRL>25μg/L 时,称高催乳激素血症;PRL 升高时,应进一步做头颅 X 线摄片或 CT 检查,以排除垂体肿瘤;FSH>40U/L,提示卵巢功能衰竭;LH>25U/L,怀疑多囊卵巢;FSH、LH 均<5U/L,提示垂体功能减退,病变可能在垂体或下丘脑。

2)垂体兴奋试验:又称 GnRH 刺激试验,用以了解垂体功能减退起因于垂体或下丘脑。静脉注射 LHRH 15~60min 后,LH 较注射前高 2~4 倍,说明垂体功能正常,病变在下丘脑;若经多次重复试验,LH 值仍无升高或升高不显著,提示引起闭经的病变在垂体。

3)影像学检查:疑有垂体肿瘤时,应做蝶鞍 X 线摄片,阴性时需再做 CT 或 MRI 检查。疑有子宫畸形、多囊卵巢、肾上腺皮质增生或肿瘤时,可做 B 超检查。

4)其他检查:疑有先天性畸形者,应做染色体核型分析及分带检查。考虑闭经与甲状腺功能异常有关者,应测定血 T_3、T_4、TSH;闭经与肾上腺功能有关时,可做尿 17-酮、17-羟类固醇或血皮质醇测定。

(五)常见的护理诊断

1.功能障碍性悲哀

与长期闭经及治疗效果不明显有关。

2.焦虑

与担心疾病对健康、性生活、生育的影响有关。

(六)护理目标

(1)患者能够接受闭经的事实,客观地评价自己。

(2)患者能够主动诉说病情及担心。

(3)患者能够主动、积极地配合诊治方案。

（七）护理措施

(1)加强心理护理,建立良好的护患关系,鼓励患者表达自己的感情,对健康问题、治疗和预后提出问题。向患者提供诊疗信息,帮助其澄清一些观念,解除患者担心疾病及其影响的心理压力。鼓励患者与同伴、亲人交往,参与力所能及的社会活动,保持心情舒畅,正确对待疾病。

(2)指导合理用药,说明性激素的作用、不良反应、剂量、具体用药方法、时间等问题。

(3)鼓励患者加强锻炼,供给足够的营养,保持标准体重,增强体质。

（八）护理评价

(1)患者能主动配合治疗。

(2)治疗期间,患者能与病友交流病情和治疗感受。

三、痛经

凡在经期前后或经期出现下腹疼痛或其他不适,影响工作和生活者,称为痛经,分为原发性和继发性两种。原发性痛经是指生殖器官无器质性病变者;继发性痛经是指因盆腔器质性病变而致的痛经,如子宫内膜异位症、子宫腺肌病、盆腔炎等。

（一）病因

确切的病因不清,目前认为与子宫过度收缩、子宫肌肉缺血及产生过多前列腺素有关,已经证实分泌期子宫内膜能合成前列腺素 F,痛经患者子宫内膜中前列腺素含量较正常妇女明显升高。前列腺素分泌过多可引起子宫痉挛性收缩,子宫张力升高,子宫肌肉缺血缺氧而致痛经。过多的前列腺素 F 进入血液循环,作用于胃肠道可引起恶心、呕吐、腹泻、头晕等症状。

（二）临床表现

疼痛多自月经来潮后开始,痛经的主要症状为下腹疼痛,常于经前数小时开始,月经第一天疼痛达高峰,常呈痉挛性疼痛,持续时间长短不一,从数小时至 3d。严重者常伴有面色苍白、出冷汗、恶心、呕吐、头痛等。疼痛一般位于下腹部,也可放射至腰骶部、外阴及肛门。妇科检查无异常发现。

（三）治疗

主要是对症治疗。

1.一般治疗

加强锻炼,增强体质,经期不要食生冷食物,注意保暖,重视心理治疗。

2.前列腺素合成抑制剂或拮抗剂

如甲灭酸 500mg,每日口服 3 次,或消炎痛 25mg,每日 3 次。

3.抑制排卵

适用于要求避孕的痛经妇女,如雌、孕激素序贯疗法,或口服避孕药也可有效减轻疼痛。

4.解痉剂和镇静剂

阿托品 0.5mg 以缓解平滑肌痉挛,精神过度紧张者可同时加用镇静剂,如安定或鲁米那等。

(四)护理评估

1.健康史

了解患者的年龄、月经史与婚育史,询问与诱发痛经相关的因素,疼痛与月经的关系,疼痛发生的时间、部位、性质及程度,是否服用止痛药缓解疼痛,用药量及持续时间,疼痛时伴随的症状以及自觉最能缓解疼痛的方法和体位。

2.身体状况

一般妇女对痛经不适都能耐受,但对此不适的反应因人而异。有的人疼痛阈低,对疼痛较为敏感,反应强烈,因此伴随痛经还可产生一些其他的身体不适。妇科检查无阳性体征(注意行经期无特殊需要不行妇科检查)。

3.心理-社会状况

痛经引起小腹胀痛或腰酸的感觉,往往会使患者有意识或无意识地怨恨自己是女性,认为来月经是"倒霉""痛苦",甚至出现神经质的性格。

4.辅助检查

为排除盆腔病变,可做超声检查、腹腔镜检查、子宫输卵管造影、宫腔镜检查,也用于排除子宫内膜异位症、子宫肌瘤、盆腔粘连、感染、充血等疾病。腹腔镜检查是最有价值的辅助诊断方法。

(五)常见的护理诊断

1.急性疼痛

与月经期子宫收缩,子宫肌肉组织缺血缺氧,刺激疼痛神经元有关。

2.恐惧

与长期痛经造成的精神紧张有关。

3.睡眠形态紊乱

与痛经症状有关。

(六)护理目标

(1)患者的痛经症状得到缓解。

(2)患者月经来潮前及经期无恐惧感。

(3)患者在月经期得到足够的休息和睡眠。

(七)护理措施

1.健康教育

(1)进行月经期保健的教育工作,包括注意经期清洁卫生,经期禁止性生活,加强经期保护,预防感冒,注意合理休息和充足睡眠,加强营养。

(2)重视精神心理护理,关心并理解患者的不适和恐惧心理,阐明月经期可能有一些生理反应如小腹坠胀和轻度腰酸,讲解有关痛经的生理知识,疼痛不能忍受时,提供非麻醉性镇痛治疗。

2.缓解症状

(1)腹部局部热敷和进食热的饮料,如热汤或热茶。

(2)执行医嘱:指导患者按医嘱使用两种药物可以有效地治疗原发性痛经,即口服避孕药和前列腺素合成酶抑制剂。避孕药适用于要求避孕的痛经妇女,可抑制子宫内膜生长,使月经量减少。药物抑制排卵,使机体缺乏黄体,无内源性孕酮产生,而孕酮刺激为子宫内膜生物合成 PG 所必需的,从而使月经血中 PG 浓度降低。前列腺素合成酶抑制剂可抑制环氧合酶系统而减少 PG 的产生,缓解痛经。未婚少女可行雌、孕激素序贯疗法减轻症状。若因每一次经期习惯服用止痛剂,则应防止成瘾。必要时,还可配合中药治疗。

(3)应用生物反馈法:增加患者的自我控制感,使身体放松,以解除痛经。

(八)护理评价

(1)患者诉说痛经症状减轻,并能够列举减轻疼痛的应对措施。

(2)患者恐惧的行为表现和体征减少,在心理和生理上的舒适感增加。

(3)患者自诉在月经期睡眠良好。

四、围绝经期综合征

围绝经期是妇女绝经前后的一段时期,为妇女卵巢功能逐渐衰退到完全消失的一个过渡时期,过去使用的"更年期"一词已被废除。部分妇女在此时期出现一系列由性激素减少所致的以自主神经功能紊乱为主,伴有神经心理症状的一组症候群及低雌激素水平的相关疾病、症状,称围绝经期综合征。一般来讲,围绝经期发生于 40~60 岁,绝经是其主要变化之一。

(一)病因

卵巢功能衰退、雌激素分泌减少是导致围绝经期综合征的主要原因。因卵巢功能逐渐衰退,排卵次数减少,雌激素、孕激素分泌减少,对垂体和丘脑下部的反馈调节作用减弱,导致 FSH、LH 升高及其他内分泌的变化、代谢障碍以及自主神经功能紊乱等一系列围绝经期综合征症状。雌激素分泌减少还干扰了中枢神经递质的代谢和分泌,表现出情绪不稳定、易激动等一系列精神症状。

(二)临床表现

1.生殖系统变化

(1)月经紊乱:常表现为周期不规则,持续时间长,经量增多,多为无排卵性周期,所以部分患者先表现为功血,然后出现长期闭经甚至绝经,但要与其他原因引起的子宫异常出血相区别。

(2)生殖器官萎缩:表现为外阴、阴道萎缩,阴毛稀少,阴道分泌物减少,阴道炎发病率增加。同时子宫萎缩,盆底组织及尿道括约肌松弛,易出现尿失禁及阴道壁膨出。

(3)性欲改变:由于雌激素缺乏,阴道黏膜萎缩,弹性消失,致性交疼痛或性欲减退。

2.自主神经功能失调

(1)心血管症状:阵发性潮热,头面部发红、出汗,持续数秒至数分钟,每日数次至数十次。突发性、阵发性胸部紧迫感及部分伴有心悸、气短、血压升高。

(2)精神神经症状:情绪不稳定,易激动,不能自我控制,头痛或抑郁,多虑,失眠等。

3.物质代谢障碍

脂类代谢障碍可致胆固醇升高、动脉粥样硬化,易诱发冠心病。水盐代谢障碍可致水肿。

钙磷代谢障碍可致骨质疏松。骨质疏松的发生与雌激素水平降低有密切关系。

（三）治疗

保证充足的睡眠。加强围绝经期卫生宣教，提高妇女对围绝经期的进一步认识，解除思想顾虑，对切除双侧卵巢者及时补充雌激素，避免围绝经期综合征的出现。

1.一般治疗

适用于围绝经期综合征症状轻者。饮食中应有充分的维生素和营养，必要时可适当应用镇静剂，如地西泮（安定）2.5～5mg/d，或利眠宁10～20mg/d，谷维素有助于调节自主神经功能，常用量30～60mg/d。

2.雌激素治疗

适当的雌激素治疗可补充体内雌激素的不足，改善围绝经期症状及绝经后生殖器官的萎缩性变化，预防心血管疾病及骨质疏松。但长期应用可引起子宫内膜增生、子宫出血，并有一定的致癌危险，因此应用激素治疗时要掌握其指征和剂量。

（1）雌激素替代治疗的指征：有明显心血管系统及精神症状者；有明显的生殖道萎缩者；患老年性阴道炎、泌尿系感染者；绝经后骨质疏松明显发展者；40岁以前的妇女行双侧卵巢切除或卵巢早衰者。

（2）雌激素制剂及治疗方法：具体如下。

1）尼尔雌醇：一种长效E_3，对子宫内膜的影响小，不致引起子宫出血。用法：每次5mg。每月1次，症状改善后维持量为1～2mg，每月2次。

2）雌、孕激素联合应用：见功能失调性子宫出血。

3）1号或2号避孕药：按常规方法服用。

（3）雌激素替代治疗时应注意的问题如下。

1）剂量：雌激素以能缓解症状的最小剂量为宜，原则是症状缓解后即减量以致停用。长期应用雌激素的患者，应采取雌、孕激素序贯疗法或合并应用，以防止长期应用雌激素引起子宫内膜增生甚至癌变。

2）用药禁忌：雌激素治疗不宜用于肝病，静脉栓塞及乳腺、子宫、肾脏肿瘤患者和原因不明的子宫出血患者，生殖道恶性肿瘤或手术后一般也不宜使用。

（4）雌激素用药持续时间：短期用药至症状消除，长期用药的问题尚有争论。

（5）雌激素治疗的不良反应：雌激素治疗的不良反应包括子宫出血、性激素的不良反应，单一雌激素引起的子宫内膜癌及乳腺癌。

（四）护理评估

1.健康史

对已经40岁的妇女，若月经增多或不规则阴道出血，必须详细询问并记录病史，包括月经史、生育史、肝病、高血压、其他内分泌腺疾病等。

2.身体状况

围绝经期综合征患者的症状包括：

（1）卵巢功能减退及雌激素不足引起的症状。

(2)由于家庭因素和社会环境因素的变化诱发的一系列的症状。妇女进入绝经期以后,由于家庭和社会环境的变化可加重身体与精神的负担,如子女长大离家自立、父母年老或去世、丈夫工作职位的改变、自己健康与容貌的改变、工作责任的加重等引起心情不愉快、忧虑、多疑、孤独等。

进行全身状况的体格检查,包括精神状态、贫血程度、出血倾向、高血压程度及症状、肺部及泌尿系统检查,皮肤、毛发改变,乳房萎缩、下垂,并排除器质性病变。妇科检查:发现外阴萎缩,大、小阴唇变薄,皱襞减少,阴道萎缩,如合并感染,阴道分泌物增多,味臭,子宫颈及子宫萎缩变小,尿道口因萎缩而呈红色。

3.心理-社会状况

妇女在围绝经期以前曾有过精神状态不稳定,进入围绝经期以后则往往较易发生失眠、多虑、抑郁、易激动等,也有一些妇女认为绝经后解脱了妇女生理上的烦恼,反而可以焕发出青春的活力。

4.辅助检查

(1)血常规、血小板计数、出凝血时间、异常血细胞检查:了解贫血程度及有无出血倾向。

(2)心电图及血脂检查:了解有无胆固醇增高。

(3)尿常规、细菌学、膀胱镜检查:排除泌尿系统病变。

(4)宫颈刮片:进行防癌涂片检查。

(5)分段诊断性刮宫:除外器质性病变。

(6)B超。

(7)其他:必要时行 X 线、阴道脱落细胞、腹腔镜等检查。

(8)FSH 基础值测定:FSH>10U/L 提示卵巢储备功能下降,处于绝经过渡期。FSH>40U/L 提示卵巢功能衰竭。

(9)氯米芬兴奋试验:于月经第 5 日始连服氯米芬 5d,每日 50mg,于停药第 1 日抽血测FSH 值,若 FSH>12U/L 提示月经紊乱的病因是卵巢储备功能下降。

(五)常见的护理诊断

1.身体意象紊乱

与月经紊乱,出现精神和神经症状等围绝经期症候群有关。

2.焦虑

与不适应围绝经期内分泌改变、家庭和社会环境改变等有关。

3.有感染的危险

与绝经期膀胱黏膜变薄,防御感染能力下降有关。

(六)护理目标

(1)患者能够积极参与社会活动,正确评价自己。

(2)患者能够描述自己的焦虑心态,采取应对方法。

(3)患者在围绝经期不发生膀胱炎、阴道炎等感染。

（七）护理措施

1.健康教育

（1）向围绝经期妇女及其家属讲解绝经是一个生理过程,绝经发生的原因及绝经前后身体将发生的变化,帮助患者消除因绝经变化产生的恐惧心理,并对将发生的变化做好心理准备。

（2）介绍减轻围绝经期前后症状的方法,以及预防围绝经期综合征的措施,如适当摄取钙质和维生素 D,将减少因雌激素降低使得骨质变得疏松;规律的运动如散步、骑自行车等可以促进血液循环,维持肌肉良好的张力,延缓老化的速度,还可以刺激骨细胞的活动,延缓骨质疏松症的发生;正确对待性生活等。

（3）设立"妇女围绝经期门诊",提供咨询、指导和加强护理,具体咨询内容包括以下几点：

1）帮助患者了解围绝经期是正常生理过程。

2）消除无谓的恐惧和焦虑,以乐观积极的态度对待老年期的到来,帮助解决各种心理矛盾、情绪障碍、心理冲突等问题。

3）耐心解答患者提出的问题,建立护患合作和相互信任关系,共同发挥防治作用,并对围绝经期妇女的性要求和性生活等方面给予关心和指导。

4）积极防治围绝经期妇女常见病、多发病,如糖尿病、高血压、冠心病、阴道炎、尿失禁、肿瘤和骨质疏松症等,特别注意女性生殖道和乳腺肿瘤。

5）宣传雌激素补充疗法的有关知识。

2.心理护理

（1）与围绝经期妇女交往时,通过语言、表情、态度、行为等去影响患者的认识、情绪和行为,使护理人员和患者双方发挥积极性,相互配合,达到缓解症状的目的。

（2）使患者家人了解绝经期妇女可能出现的症状并给予同情、安慰和鼓励。

3.指导用药

帮助患者了解用药目的、药物剂量、适应证、禁忌证,用药时可能出现的反应等。激素替代治疗必须在专业医师指导下进行,督促长期使用性激素者接受定期随访。指导患者用药期间注意观察,若子宫不规则出血,应做妇科检查并进行诊断性刮宫,刮出物送病理检查以排除子宫内膜病变。雌激素剂量过大时可引起乳房胀痛、白带多、阴道出血、头痛、水肿或色素沉着等。孕激素不良反应包括抑郁、易怒、乳腺痛和水肿。雄激素有发生高脂血症、动脉粥样硬化、血栓栓塞性疾病危险,大量应用出现体重增加、多毛及痤疮等症状,口服雄激素影响肝功能症状严重者,应及时就医。

（八）护理评价

（1）患者认识到绝经是女性正常生理过程,能以乐观、积极的态度对待自己,参与社区活动。

（2）围绝经期无感染性疾病发生。

（宋佳佳）

第十八节 生殖系统肿瘤

一、外阴癌

外阴恶性肿瘤(也称外阴癌)多见于 60 岁以上的妇女,其发病率占女性生殖道恶性肿瘤的 3％～5％。外阴恶性肿瘤有各种类型,以鳞状上皮癌最为多见,占外阴恶性肿瘤的 80％～90％,其他还有恶性黑色素瘤、基底细胞癌及前庭大腺癌等。

(一)病因

外阴癌的病因目前尚不清楚,可能与以下因素有关:

(1)人乳头瘤病毒(HPV)与外阴癌及其癌前病变具有密切关系,其中以 HPV118、HPV31 等感染较多见。

(2)单纯疱疹病毒Ⅱ型和巨细胞病毒等与外阴癌的发生有关。

(3)慢性外阴营养不良是外阴癌的高危因素,其发展为外阴癌的危险性为 5％～10％。

(4)性病包括淋巴结肉芽肿、尖锐湿疣及梅毒等与外阴癌的发病有关。

(二)临床表现

1.症状

外阴瘙痒是最常见症状,且持续时间较长,或同时患有外阴硬化性萎缩性苔藓或外阴增生性营养障碍。外阴癌还常伴有不同形态的肿物,如结节状、菜花状、溃疡状,如伴有感染则分泌物增多有臭味,并有疼痛或出血。

2.体征

癌灶可生长在外阴任何部位,大阴唇最多见,其次是小阴唇、阴蒂、会阴、尿道口、肛周等。早期局部表现为丘疹、结节或小溃疡;晚期可见不规则肿块,若病灶已转移,可在双侧或一侧腹股沟处扪及增大、质硬、固定的淋巴结。

(三)辅助检查

1.细胞学检查

病灶部位做细胞学涂片或印片。

2.病理组织学检查

外阴肿物进行活体组织的检查。

3.其他

B 超检查、CT、MRI、膀胱镜、直肠镜检有助诊断。

(四)治疗

外阴癌以手术治疗为主。对于早期的外阴癌患者应进行个体化治疗,即在不影响预后的前提下,尽量缩小手术范围,减少手术创伤和并发症,尽量保留外阴的生理结构,提高患者的生活质量。对于晚期患者应采用综合治疗的方法,手术治疗的同时辅以放疗、化疗,利用各种治疗的优势,最大限度地减少患者的痛苦,提高治疗效果,改善生活质量。

1.手术治疗

(1)0 期:采用单纯浅表外阴切除术。

(2)ⅠA 期:外阴局部或单侧广泛切除术。

(3)ⅠB 期:外阴广泛切除术及病灶同侧或双侧腹股沟淋巴结清扫术。

(4)Ⅱ期:外阴广泛切除术及双侧腹股沟淋巴结清扫和(或)盆腔淋巴结清扫术。

(5)Ⅲ期:同Ⅱ期或同时做部分下尿道、阴道与肛门皮肤切除。

(6)Ⅳ期:除外阴广泛切除、双侧腹股沟及盆腔淋巴结清扫术外,分别根据膀胱、上尿道或直肠受累情况做相应切除。

2.放射治疗

外阴鳞癌对放射治疗较敏感,但外阴组织对放射线耐受性极差,易发生放射反应。外阴癌放射治疗常用于:①配合手术治疗进行术前局部照射,缩小癌灶;②外阴广泛切除术后进行盆腔淋巴结照射;③用于术后局部残存病灶或复发癌治疗。

3.化学治疗

多用于晚期治疗或复发治疗,配合手术或放射治疗,可缩小手术范围或提高放射治疗效果。常用的药物有博来霉素、阿霉素、顺铂类、氟尿嘧啶等。

(五)护理评估

1.年龄

外阴癌主要是老年人的疾病,多发生于绝经后,发病年龄高峰在 60～80 岁。近年来,由于患者和医务人员均对外阴病毒感染等性传播疾病警惕性提高,加之外阴病变易于采取活检,外阴癌逐渐获得早期发现及早期诊断,因而现在亦有一些年轻患者,近年国内外病例报道有17％～18％患者年龄在 40 岁以下。

2.病史

外阴癌患者多数为老年人,多发生于绝经后。了解患者是否有长期外阴瘙痒、外阴营养不良或溃疡、白色病变等。了解患者分泌物的量、性状及有无臭味,了解患者溃疡出血感染的情况,对大小便是否有影响。由于患者年龄较大,可能会合并高血压、冠心病、糖尿病等内科疾病。

3.心理-社会问题

外阴癌患者一般都有外阴慢性疾病史,病程较长,早期患者由于忽视而延误治疗,外阴瘙痒久治不愈,给生活和工作都带来不便;中、晚期患者对恶性肿瘤感到恐惧和绝望,对手术充满期待,又担心手术后外阴形态的改变,影响正常的生理功能,特别是年轻患者担心影响正常的性功能,她们往往自我谴责,自我贬低,丧失自信心,担心社会的歧视,减少日常的生活社交活动。

(六)护理问题

1.恐惧

与外阴癌对生命的威胁以及不了解治疗方法和预后有关。

2.有感染的危险

与手术伤口靠近肛门易污染有关。

3.自我形象紊乱

与外阴手术伤口致外阴形态改变,放化疗后脱发有关。

4.性功能障碍

与外阴手术后阴道狭窄造成性交困难疼痛有关。

5.知识缺乏

与患者缺乏疾病及其预防保健知识有关。

(七)护理措施

1.心理护理

外阴癌患者手术前,护士要做好健康宣教,让患者了解手术的相关知识,讲解手术后应注意的问题,鼓励其表达出焦虑恐惧的心理,表达出对目前生殖器官丧失的感受,帮助其正确认识现在的身体状况,以良好的身体和心理状态迎接手术。手术后帮助患者与配偶交流情感,寻找适宜的性表达方式,获得性满足,提高生活质量;帮助患者参与有关的社会团体活动,完成角色转变,树立正确的人生观和价值观,回归家庭和社会。

2.术前护理

(1)手术前进行全面的身体检查和评估,积极治疗各种内科疾病,完善各项化验检查。特别是糖尿病患者,维持血糖正常水平,防止影响术后伤口愈合。

(2)皮肤准备。多数外阴癌患者局部病灶都有溃疡,脓性分泌物亦较多,常伴有不同程度的继发感染,术前3～5d给予1:5000高锰酸钾溶液坐浴,每日2次,保持外阴清洁;术前1d,外阴及双侧腹股沟备皮,备皮动作轻柔,防止损伤局部病变组织。

(3)肠道准备。术前3d开始,每日口服50%硫酸镁40mL;术前第3日少渣半流食,术前第2日流食,术前1日禁食补液。

(4)阴道准备。术前1日阴道冲洗2次。

(5)尿道准备。不需安放导尿管,去手术室前排尿,将导尿管带至手术室。

3.术后护理

(1)按硬膜外麻醉或全身麻醉护理常规,保持患者平卧位。严密观察生命体征,严格记录出入量及护理记录。

(2)伤口护理。手术后外阴及腹股沟伤口加压包扎24h,压沙袋4～8h,注意观察伤口敷料有无渗血。外阴及腹股沟伤口拆除敷料后,要保持局部清洁,每日用1:40络和碘溶液擦洗2次,患者大便后及时擦洗外阴部。

(3)尿管护理。保持尿管通畅、无污染,保留尿管期间鼓励患者多饮水,观察尿的颜色、性质及量。一般5～7d后拔除尿管,拔尿管前2d训练膀胱功能,拔除尿管后注意观察患者排尿情况。

(4)保持局部干燥,手术后第2日即用支架支起盖被,以利通风;外阴擦洗后用冷风吹伤口,每次20min,同时观察伤口愈合情况。

(5)手术伤口愈合不良时,用1:5000高锰酸钾溶液坐浴,每日2次。

(6)饮食。外阴癌术后 1 日进流食,术后 2d 进半流食,以后根据病情改为普食。

4.健康指导

(1)对妇女加强卫生宣传,使其了解外阴癌是可以预防及早期发现的。

(2)保持外阴清洁干燥,养成良好的卫生习惯。不滥用药物,内裤和卫生用品要干净舒适。

(3)注意外阴部的各种不适,如瘙痒、疼痛、破溃、出血等,有症状及时就诊。

(4)注意外阴部的颜色改变、发白、局部黑斑、痣点、紫蓝结节等。

(5)注意外阴部的硬结、肿物,在沐浴时,用小镜子或请丈夫帮助查看,任何的异常要及时就诊,不要随意抠抓。

(6)外阴癌手术后遵医嘱坚持放化疗,按时随诊,观察治疗效果及有无复发征象。

(7)加强锻炼,劳逸结合。

(8)鼓励患者摄入高热量、高蛋白、高维生素饮食,加强营养,促进机体康复。

5.出院指导

(1)预后:外阴癌的预后与癌灶大小、部位、临床分期、组织学分化、有无淋巴结转移及治疗措施有关,其中以淋巴结转移的因素最为明显。

(2)随访:治疗后应定期随访,术后第 1 年内每 1～2 个月 1 次,第 2 年每 3 个月 1 次,3～5 年可每半年随访 1 次。

二、子宫颈癌

子宫颈癌又称宫颈癌,在女性生殖器官癌瘤中占首位,是女性各种恶性肿瘤中最多见的恶性肿瘤。我国发病年龄以 40～50 岁为最多,60～70 岁又有一高峰出现。

(一)病因

宫颈癌病因目前尚不完全清楚。相关流行病学和病因学的研究认为其发病原因主要与以下几个方面有关。

1.初次性交年龄过早

初次性交年龄为 16 岁者其相对危险性为 20 岁以上人群的 2 倍。这与青春期宫颈发育尚未成熟,对致癌物较敏感有关。

2.分娩次数

随着分娩次数的增加,患宫颈癌的危险亦增加。这可能与分娩对宫颈的创伤及妊娠对内分泌及营养的改变有关。

3.病毒感染

人乳头瘤病毒(HPV)感染是宫颈癌主要危险因素,以 HPV16 及 HPV18 型最常见。此外单纯疱疹病毒Ⅱ型及人巨细胞病毒等也可能与宫颈癌发生有一定关系。

4.其他因素

吸烟可抑制机体免疫功能,增加感染效应。与高危男子接触的妇女易患宫颈癌,高危男子包括患有阴茎癌、前列腺癌或其前妻曾患宫颈癌的男子。另外,应用屏障避孕法(子宫帽、避孕套)者宫颈癌的危险性很低,这可能是由于减少了接触感染的机会。

(二)临床表现

1.症状

早期宫颈癌常无症状,也无明显体征,与慢性宫颈炎无明显区别。患者一旦出现症状,主要表现如下。

(1)阴道出血:早期患者常表现为接触性出血,出血发生在性生活或妇科检查后,后期则为不规则阴道出血。晚期病灶侵蚀大血管可引起大出血。

(2)阴道排液:患者常主诉阴道排液增多,白色或血性,稀薄如水样或米泔状,有腥臭。晚期因癌组织破溃、坏死,继发感染则有大量脓性或米汤样恶臭白带。

(3)晚期癌的症状:根据病灶侵犯的范围而出现的继发性症状。病灶侵及盆腔结缔组织、骨盆壁,压迫输尿管或直肠、坐骨神经等时,患者主诉尿频、尿急、肛门坠胀、大便秘结、里急后重、下肢肿痛等;严重时导致输尿管梗阻、肾盂积水,最后引起尿毒症。晚期患者表现消瘦、发热、全身衰竭、恶病质等。

2.体征

早期宫颈局部无明显病灶,宫颈光滑或轻度糜烂如一般宫颈炎的表现,随着宫颈浸润癌的生长发展,根据不同的类型,局部体征亦不同。外生型见宫颈上有赘生物向外生长,呈息肉状或乳头状突起,继而向阴道突起形成菜花样赘生物,表面不规则,合并感染时表面盖有灰白色渗出物,触之易出血。内生型则见宫颈肥大、质硬,宫颈管膨大如桶状,宫颈表面光滑或有浅表溃疡。晚期由于癌组织坏死脱落,形成凹陷性溃疡,整个宫颈有时被空洞替代,并盖有灰褐色坏死组织,有恶臭。妇科检查扪及宫颈两侧增厚,结节状,质地与癌组织相似,有时浸润达盆壁,形成冰冻骨盆。

(三)辅助检查

根据病史和临床表现,尤其有接触性出血者,应考虑宫颈癌,需做详细的全身检查及妇科三合诊检查,并采用以下各项辅助检查。

1.宫颈刮片细胞学检查

是宫颈癌筛查的主要方法。必须在宫颈移行带处刮片检查,采用巴氏染色分级法。巴氏Ⅲ级及Ⅲ级以上,TBS分类中有上皮细胞异常病变时,均应重复刮片检查并行阴道镜下宫颈活组织检查。

2.碘试验

正常宫颈阴道部鳞状上皮含丰富的糖原,碘溶液涂染后应呈棕色或深褐色,不着色的区域说明该处上皮缺乏糖原,可为炎症或其他病变。因此,在不着色的区域取材行活检,可提高诊断率。

3.阴道镜检查

凡是宫颈刮片细胞学检查Ⅲ级或Ⅲ级以上者,应在阴道镜下检查,观察宫颈表面有无异型上皮或早期病变,并选择病变部位进行活检。

4.宫颈及宫颈管活组织检查

是确诊宫颈癌及癌前病变最可靠和不可缺少的方法。宫颈无明显癌变可疑区域时,可在鳞、柱状上皮交接部的 3、6、9、12 点处取材或行碘试验,阴道镜观察可疑病变区取材。宫颈刮片阳性、宫颈活检阴性时,应用小刮匙搔刮宫颈管,刮出物送病理检查。

5.宫颈锥切术

宫颈刮片检查多次阳性,而宫颈活检阴性,或活检为原位癌需确诊的患者,需要做宫颈锥切术送病理组织学检查以确定诊断。

6.其他检查

当宫颈癌确诊后,根据具体情况,进行 X 线胸片、淋巴造影、膀胱镜、直肠镜检查等以确定临床分期。

(四)治疗

宫颈癌应根据临床分期、年龄、全身情况制定治疗方案。主要的治疗方法包括手术治疗、放疗及化疗。

1.手术治疗

主要用于 I_{A1} ~ II_A 的患者。年轻患者可保留卵巢和阴道功能。① I_{A1} 期:行全子宫切除术,对于要求保留生育功能的患者可行宫颈锥切术。② I_{A2} ~ II_A 期:可行广泛子宫切除术及盆腔淋巴结清扫术,年轻患者可保留卵巢。

2.放射治疗

适用 II_B 期晚期、III 期和 IV 期的患者,或无法进行手术治疗的患者。可进行腔内照射和体外照射。早期患者以局部腔内照射为主,体外照射为辅;晚期则体外照射为主,腔内照射为辅。

3.化学治疗

主要用于晚期或复发转移的患者,也可作为手术和放疗的辅助治疗方法。常用的化疗药物主要有顺铂、卡铂、博来霉素、丝裂霉素、异环磷酰胺等。

4.手术及放疗联合治疗

对于局部病灶较大,可先做放疗,待癌灶缩小后再进行手术。手术治疗后有盆腔淋巴结转移、宫旁转移或阴道残留病灶者,可术后进行放疗,防止复发。

(五)护理评估

1.病史

宫颈癌的早期症状不明显,一旦出现症状已属中晚期。护士要了解患者的主要症状,如阴道不规则出血情况,异常阴道分泌物的性质及感染症状,是否有压迫症状,是否引起大小便的改变,了解患者的饮食情况,以及观察有无贫血和恶病质情况。了解患者的月经史,婚育史,性生活史,避孕方式等。

2.心理-社会问题

由于年轻宫颈癌患者有上升趋势,更多的患者害怕手术带来的疼痛,器官的丧失和生殖能力的丧失;担心放化疗带来的自我形象的改变和严重的不良反应,不能坚持治疗;担心失去家庭和孩子;担心疾病的预后。患者大多能积极应对手术治疗,但放化疗所带来的痛苦是她们难以想象和难以坚持面对的。

(六)护理问题

1.焦虑

与担心疾病的恶性诊断,担心预后,害怕丧失生殖器官和生殖能力有关。

2.知识缺乏

与缺乏疾病相关的治疗和护理知识有关。

3.排尿异常

与宫颈癌根治术后膀胱功能损伤有关。

4.有受伤的危险

与宫颈癌放化疗的不良反应有关。

5.疲乏

与宫颈癌阴道出血,贫血,晚期出现恶病质有关。

6.自我形象紊乱

与宫颈癌治疗导致生殖器官的丧失,脱发等不良反应有关。

7.疼痛

与手术组织损伤有关。

(七)护理措施

1.术前护理

(1)手术前评估患者的身心状况以及控制焦虑的应对能力,向患者讲解有关疾病的治疗和预防知识,讲解手术前后的注意事项,减轻患者的不安情绪。

(2)阴道准备。术前1日用1:40的络和碘行阴道冲洗2次,冲洗时动作轻柔,防止病变组织的破溃出血。对于菜花型宫颈癌,应做好阴道大出血的抢救准备工作,备齐止血药物和填塞包,备好抢救车。需要行全子宫切除的患者,2次冲洗后宫颈处涂甲紫,起到消毒和标记的作用。

(3)肠道准备。视手术范围大小,若行宫颈癌根治术则需3d的肠道准备,内容同外阴癌的肠道准备;若行简单的全子宫切除术,术前1日上午口服50%磷酸镁40mL或晚上行110mL甘油剂灌肠1次,起到清洁肠道的作用。

(4)皮肤准备。术前1d备皮,剃除手术部位的汗毛和阴毛,范围自剑突下至会阴部,两侧至腋前线,彻底清洁脐部。

2.术后护理

(1)根据手术情况按硬膜外麻醉或全身麻醉术后护理常规,观察患者的意识,神志,保持呼吸道的通畅,防止患者躁动发生及意外。

(2)严密监测患者的生命体征,观察阴道出血情况,保持腹部和阴道引流管的通畅,观察引流液的性状和量,及时发现腹腔内出血情况。

(3)术后导尿管要保留7~10d,加强尿管的护理,拔除前2d开始训练膀胱功能,夹闭尿管定时开放,拔除尿管当天,观察患者排尿情况,并于下午测量残余尿,若残余尿量超过100mL,则需继续保留尿管,继续定时夹闭尿管,训练膀胱功能。

(4)手术后7~10d即开始化疗或放疗,由于化疗或放疗会影响腹部伤口愈合,因此伤口拆线要延迟,注意观察伤口愈合情况,先部分拆线,保留张力线,待完全愈合再全部拆除。

(5)化疗一般采用以顺铂为主的化疗方案,如顺铂加氟尿嘧啶的 PF 方案,或采用放疗加单纯顺铂增敏的方案。患者按化疗护理常规护理。

3.放疗护理

放疗是女性生殖器官恶性肿瘤的主要治疗方法之一。放射线可直接作用于细胞的蛋白质分子,使之电离,产生凝结现象,改变其原有的形态和生理功能,造成细胞死亡,放射线也可使组织产生不正常的氧化过程,破坏细胞的主要生理功能。放射线在抑制和破坏肿瘤细胞的同时,也对正常组织产生不良影响。人体各器官对放射线的敏感度不一样,卵巢属于高度敏感,阴道和子宫属于中度敏感。常用的放射源有放射性^{60}钴,放射性^{192}铱、^{226}镭、放射性核素、X 射线等。常用的照射方式有体外照射、腔内照射。

(1)放疗前护理:①心理支持。多数患者对放疗缺乏正确的认识,治疗前应简明扼要地向患者和家属介绍有关放疗的知识、治疗中可能出现的不良反应及需要配合的事项。②放疗前,要做肝、肾功能及血象检查,排空小便,减少膀胱反应,会阴部备皮,1:5000 高锰酸钾溶液冲洗阴道 1 次,预防阴道、盆腔感染及粘连,增强放疗效果。准备好窥阴器、宫颈钳、阴道盒、宫腔管、纱布等。患者取膀胱截石位,护士协助医生放置阴道盒与宫腔管,将患者推入治疗间,连接好阴道盒与宫腔管和后装治疗机。

(2)放疗中护理:通过电视机和对讲机与患者联系,观察患者情况,如出现心悸、憋气、腹痛等症状及时发现,立即停机进入机房内及时处理。

(3)放疗后护理:①治疗结束后取出填塞纱布并核对数目,防止纱布留置在阴道内,观察阴道有无渗血和出血,如有出血应用无菌纱布填塞止血。如无出血可做阴道冲洗每日 1 次,防止阴道狭窄、粘连。②观察膀胱功能,注意患者排尿情况,如有排尿困难超过 4h 需导尿。应鼓励患者每日多饮水,最好>3000mL,注意补充维生素 C、维生素 K,可使用消炎利尿药物预防感染。③注意血象变化,放疗可引起骨髓抑制,使血象降低,常以白细胞及血小板减少为常见。因此要注意预防感染和出血情况,嘱患者注意个人卫生及有无皮下出血倾向。如白细胞减少至 4×10^9/L 以下、血小板降至 10×10^9/L 以下,应暂停放疗,遵医嘱给予升血象药物治疗,必要时少量输血,采取保护性隔离。④盆腹腔放疗会造成胃、肠功能紊乱,肠黏膜水肿及渗出,常表现为食欲缺乏、恶心、呕吐、腹痛、腹胀、腹泻等,严重者亦会造成肠穿孔或大出血。反应轻者对症给予流食或半流食,口服维生素 B_6、10%复方樟脑合剂等,严禁粗纤维食物,防止对直肠的刺激与损伤;严重者暂停放疗,及时输液,纠正水、电解质紊乱,注意观察大便的性状,及时送检。⑤外照射时主要是皮肤护理。被照射皮肤经放射线对组织细胞的侵袭可出现皮肤反应,多在照射后 8～10d 出现。放射性皮肤反应一般分为干性和湿性两种。干性反应表现为皮肤瘙痒、色素沉着及脱皮,但无渗出物,不会造成感染,但能产生永久性浅褐色斑。此时应给予保护性措施,用无刺激性软膏如维生素 AD 软膏或羊毛脂涂搽。湿性皮肤反应表现为照射区皮肤有湿疹、水疱,严重时可造成糜烂、破溃,因此要注意放疗区域皮肤的清洁、干燥、避免衣物摩擦,如有水疱出现可涂 2%甲紫,如已经破溃,可停止放疗,局部敷以抗生素药物,促使痊愈。护士要随时观察患者皮肤颜色、结构和皮肤完整性,嘱患者勿搔抓皮肤,注意皮肤的清洁、干燥、内衣及用物应柔软,吸湿性好,避免日晒、摩擦、热敷、粘贴胶布及使用含刺激性的肥皂和化妆品。

4.心理-社会支持

护士要了解患者在治疗前后的心理变化。选择适合的时间,用恰当的语言向患者讲解病情,同时讲解治愈的希望,让患者尽早摆脱焦虑和恐惧,以良好的心态积极配合治疗。护士还应耐心做好手术前后的健康宣教工作。同时护士还要鼓励患者正确积极面对放化疗的不良反应,树立战胜疾病的信心,坚持治疗。

5.健康指导

(1)宫颈癌治疗后,应注意休息,合理锻炼,保持愉快的心情。

(2)随诊。宫颈癌治疗后复发有 50％在第 1 年内,因此,治疗后两年内每 3 个月随访 1 次,3～5 年每 6 个月随访 1 次,第 6 年开始每年随访 1 次。随访内容包括盆腔检查、阴道涂片细胞学检查、X 线胸片及血常规等。

三、子宫肌瘤

子宫肌瘤是女性生殖系统最常见的一种良性肿瘤,由平滑肌和结缔组织所组成,好发年龄 30～50 岁。由于许多子宫肌瘤的妇女无症状而未就诊,因此,子宫肌瘤的实际发生率远比报道的高。

(一)病因

子宫肌瘤发生的原因尚不清楚。因肌瘤多发生于生育年龄的妇女,青春期前少见,绝经后逐渐萎缩,提示其发生可能与雌激素有关。另有研究表明子宫肌瘤的发生与孕激素的过度刺激关系密切,如以孕激素为主的妊娠期肌瘤生长迅速;肌瘤细胞有丝分裂在黄体期明显增高;肌瘤患者服用孕激素后,其肌瘤的有丝分裂明显增高,因此子宫肌瘤的发生可能与雌、孕激素均有关系。

(二)分类

(1)按肌瘤生长部位分为宫颈肌瘤(约 10％)和宫体肌瘤(约 90％),以宫体肌瘤最常见。

(2)按肌瘤与子宫肌壁的关系分为以下 3 类。

1)肌壁间肌瘤:占 60％～70％,肌瘤位于子宫肌壁间,周围均被肌层包围。

2)浆膜下肌瘤:占 20％左右,肌瘤向子宫浆膜面生长,并突出于子宫表面,肌瘤表面仅由子宫浆膜覆盖。

3)黏膜下肌瘤:占 10％～15％,肌瘤向宫腔方向生长,突出于宫腔,仅为黏膜覆盖。

子宫肌瘤常为多个,各种类型的肌瘤可发生在同一子宫,呈多发性子宫肌瘤。

(三)临床表现

1.症状

多无明显症状,仅在体检时偶然发现。症状与肌瘤部位、有无变性相关,而与肌瘤数目、大小关系不大。常见症状如下。

(1)异常子宫出血:为最常见的症状,表现为月经增多、经期延长。多见于黏膜下肌瘤及肌壁间肌瘤。浆膜下肌瘤月经多正常。肌瘤引起月经异常的原因有:宫腔增大,子宫内膜面积增加;肌瘤影响子宫收缩或血供,造成盆腔慢性充血;肌瘤合并内膜增生或息肉形成;肌瘤合并感染等。

(2)下腹部包块:肌瘤早期腹部摸不到肿块,当肌瘤逐渐增大使子宫超过 3 个月妊娠大小较易从腹部触及。肿块位于腹正中部位,实性、活动,无压痛,生长缓慢。

(3)白带增多:肌壁间肌瘤使宫腔面积增大,内膜腺体分泌增多,并伴有盆腔充血使白带增多;悬吊于阴道内的黏膜下肌瘤,其表面易感染、坏死,产生大量脓血性排液,有恶臭的阴道排液。

(4)压迫症状:大肌瘤可压迫邻近器官引起尿频、间歇性溢尿、肾盂积水、盆腔静脉淤血、下肢水肿或便秘。

(5)不孕或自然流产:肌瘤引起的不孕占 2%～10%。肌瘤引起的自然流产机会是正常妊娠的 2 倍。

(6)疼痛:常见下腹部坠胀、腰酸背痛,经期加重。肌瘤红色变性时有急性下腹痛,伴呕吐、发热及肿瘤局部压痛;浆膜下肌瘤扭转可有急性腹痛;子宫黏膜下肌瘤由宫腔向外排出时也可引起腹痛。

(7)继发贫血:患者由于出血过多可导致继发贫血,严重者有全身乏力、面色苍白、气短、心悸等症状。

2.体征

与肌瘤的大小、位置、数目以及有无变性有关。肌瘤增大超过 12 周时,下腹部可摸到包块。子宫增大质硬,表面不平。浆膜下肌瘤有时有蒂与子宫相连,而黏膜下肌瘤有时脱出阴道口,较大的肌瘤可有变性,检查时子宫变软。

(四)肌瘤变性

肌瘤变性是肌瘤失去了原有的典型结构。常见的变性有以下几种。

1.玻璃变性

又称透明变性,最常见。

2.囊性变

子宫肌瘤玻璃变性继续发展,肌细胞坏死液化即可发生囊性变,此时肌瘤变软,很难与妊娠子宫或卵巢囊肿区别。

3.红色样变

多见于妊娠期或产褥期,为肌瘤的一种特殊类型坏死。患者可有剧烈的腹痛,伴恶心呕吐、发热,白细胞计数升高,检查发现肌瘤迅速增大,有压痛。

4.肉瘤样变

肌瘤恶变为肉瘤较少见,仅为 0.4%～0.8%,多见于年龄较大的患者。

5.钙化

多见于蒂部细小血供不足的浆膜下肌瘤以及绝经后妇女。

(五)辅助检查

肌瘤的诊断主要根据症状及盆腔检查,结合辅助检查,如 B 超检查,宫腔镜、腹腔镜检查等协助诊断。

（六）治疗

子宫肌瘤的治疗方法应根据患者的年龄、症状、肌瘤的大小和部位以及是否有生育要求等因素来决定。

1.随访观察

肌瘤小、无症状，一般不需治疗，特别是近绝经期的妇女。每3~6个月随访1次，若肌瘤明显增大或出现症状可考虑进一步治疗。

2.药物治疗

在近绝经期患者，肌瘤小于2个月妊娠子宫大小，症状轻或全身情况不宜手术者，可给予要求对症治疗。常用的药物有促性腺激素释放素类似物（GnRH-a）、雄激素、米非司酮等。

3.手术治疗

当子宫肌瘤患者的子宫大于10周妊娠大小；月经过多继发贫血；有膀胱、直肠压迫症状或肌瘤生长较快；非手术治疗失败；不孕或反复流产排除其他原因时可行手术治疗。手术途径可经腹、经阴道或宫腔镜及腹腔镜下切除。术式包括子宫肌瘤切除术和子宫切除术。

（七）护理评估

1.病史

了解患者的年龄、月经史、生育史，是否长期使用雌激素如避孕药等，及由于肌瘤压迫所伴随的其他症状。

2.心理状况

了解患者对子宫肌瘤的认识，对自身疾病的心理反应及有无不良情绪等。

（八）护理问题

1.知识缺乏

与缺乏有关疾病和手术的相关知识有关。

2.疼痛

与手术创伤有关。

3.自理能力缺陷

与手术后伤口疼痛、输液影响患者自理活动有关。

4.活动无耐力

与手术创伤和贫血有关。

5.自我形象紊乱

与手术切除子宫、卵巢有关。

（九）护理措施

1.术前指导

护士要了解患者手术前焦虑的原因及所承受的心理压力，向她们讲解手术的方式、术前的各项准备工作的方法和目的，讲解子宫的切除不会影响性生活或改变女性特征。必要时提供一些科普书籍供患者阅读。让患者有良好的心态积极地面对手术。

2.健康指导

(1)出院以后,家里休养环境要安静舒适、温湿度适宜,注意通风,保持空气新鲜。

(2)根据自身情况适当地活动、锻炼,要注意劳逸结合,逐步恢复自理能力。

(3)在恢复期要多食用富含维生素、蛋白质、高纤维的食物,如瘦肉、蛋类和新鲜的水果、蔬菜等,以尽快恢复身体功能。

(4)注意个人卫生。伤口拆线1周后可洗淋浴,1周内用温水擦身。每日用流动的温水冲洗外阴,并更换内衣裤。3个月内禁止性生活及盆浴。

(5)腹部伤口拆线后2~3d可将覆盖伤口的敷料或纱布揭去,以便观察伤口的情况。若伤口出现疼痛、红肿、硬结、渗血、渗液,且伴有体温升高,应及时来院诊治。

(6)手术后1~2周,阴道可有少量粉红色分泌物,此为阴道残端肠线溶化所致,为正常现象。若为血性分泌物,量如月经,并伴有发热,应及时到医院就诊。

(7)不具有手术指征的患者,应遵医嘱严格随诊。

四、子宫内膜癌

子宫内膜癌是女性生殖器官最常见的恶性肿瘤之一,发病以老年妇女居多,平均年龄约55岁。子宫内膜癌占女性生殖道恶性肿瘤的20%~30%,其发病率在乳腺癌、肺癌和大肠癌之后,位居第4。近年其发病率有明显上升趋势。

(一)病因

子宫内膜癌的病因尚未得到肯定的结论,但就目前的研究结果而言,可能有两种发病机制。

1.雌激素依赖型

其发生可能是在无孕激素拮抗的雌激素长期作用下,发生子宫内膜增生症,甚至癌变。根据其流行病学特点,其危险因素包括肥胖、未孕、晚绝经、糖尿病、高血压及其他心血管疾病等。

2.非雌激素依赖型

发病与雌激素无明确关系。

(二)临床表现

1.症状

极早期无明显症状,以后出现阴道出血、阴道排液、疼痛等。

(1)阴道出血:主要表现为绝经后阴道出血,量一般不多。未绝经的妇女表现为月经量增多、经期延长或月经紊乱。

(2)阴道排液:为血性液体或浆液性分泌物,合并感染后可有脓血性排液,恶臭。

(3)下腹部疼痛:在内膜癌患者中并不多见,但当肿瘤累及宫颈内口时,可引起宫腔积脓,出现下腹部胀痛及痉挛样疼痛。晚期病灶浸润周围组织或压迫神经可引起腰骶部疼痛。

(4)其他:晚期癌症可出现贫血、消瘦及恶病质等症状。

2.体征

早期阳性体征不多。晚期可有子宫明显增大,合并宫腔积脓时可有明显触痛,宫颈管内偶有癌组织脱出,触之易出血。癌灶浸润周围组织时,子宫固定或在宫旁扪及不规则结节状物。

(三)辅助检查

对于子宫内膜癌的诊断要依靠直接采取子宫内膜标本,进行病理诊断。

1.子宫内膜活检

本方法是确诊子宫内膜癌最直接、最有效、最准确的方法。为了弄清病变是否累及宫颈管,应行"分段诊刮"。操作步骤:先刮宫颈管,宫颈管深度应根据患者是否绝经及子宫大小进行估计,宫颈管搔刮后再探宫腔,扩张宫颈,最后进入宫体,进行宫体的刮宫。刮出的组织应注明部位,分别送病理检查,以免互相污染或混淆。此为有创性操作,会给患者带来一定的痛苦。

2.B超检查

可以在明确宫腔内占位的同时,对其与子宫肌层的关系进行评估,对于患者分期、预后的估价有帮助。

3.磁共振(MRI)检查

可以对于肿瘤的情况进行全面评价,在肌层浸润的深度、宫颈受累、宫外转移的判断方面都具有其他方法无法比拟的优点。

4.CT检查

可以对于肿瘤的情况进行较为全面的评价,尤其是了解病变的范围和程度有一定的价值。

5.宫腔镜检查

可直接观察宫腔及宫颈管内有无癌灶,癌灶的大小及部位,直视下取材活检,减少对早期子宫内膜癌的漏诊。但有可能促进癌细胞的扩散。

6.血清癌抗原(CA125)测定

有子宫外癌肿播散者其血清(CA125)值明显升高。

(四)治疗

子宫内膜癌应根据患者全身情况、病变累及组织学类型选用治疗方法。早期患者以手术治疗为主,晚期则采用手术、放射、药物等综合治疗。

1.手术治疗

为首选的治疗方法。手术的目的是进行手术病例分期和切除癌变的子宫及其他可能存在的转移病灶。

2.放疗

是子宫内膜癌的治疗方法之一,可进行腔内照射和体外照射。术前放疗可缩小癌灶,为手术创作条件;术后放疗是内膜癌最主要的辅助治疗方法,可明显降低局部复发,提高生存率。

3.孕激素治疗

对晚期或复发癌、早期要求保留生育功能的患者可选用孕激素治疗。孕激素受体阳性者有效率可达80%。常用的药物有甲羟孕酮、己酸孕酮。

4.抗雌激素制剂治疗

适应证与孕激素治疗相同。常用药物是他莫昔芬。

5.化疗

适用于晚期或复发子宫内膜癌患者。常用的药物有顺铂、多柔比星、紫杉醇、环磷酰胺等。

（五）护理评估

1.病史

绝经后出血是子宫内膜癌的重要信号，因此要引起高度重视。同时还要了解患者的高危因素，如身体过重或肥胖、未孕、绝经晚（≥52岁）、糖尿病、高血压、使用雌激素等。子宫内膜癌的"三联症"是肥胖、高血压和糖尿病，患者常常是三症兼而有之。

2.社会心理问题

了解患者对疾病的认识程度及患病后的心理状态。特别是患者要面临手术前的各项检查，内心有无恐惧和焦虑情绪。

（六）护理问题

1.焦虑

与绝经后出血，担心患有恶性疾病有关。

2.知识缺乏

与缺乏疾病相关知识有关。

3.疼痛

与手术创伤有关。

4.自理能力缺陷

与手术后伤口疼痛、输液影响患者自理活动有关。

5.活动无耐力

与手术创伤和绝经后出血引起贫血有关。

6.潜在的受伤

与放疗不良反应有关。

（七）护理措施

（1）手术护理。

（2）放疗护理。

（3）化疗护理。

（4）激素及其他药物治疗护理：对于晚期和复发患者不能手术或年轻早期内膜癌要求保留生育功能的患者，应考虑孕激素治疗。如醋酸甲孕酮或己酸孕酮，在治疗中要注意观察药物的不良反应，一般可引起水钠潴留，出现水肿、药物性肝炎。此时，告知患者不必紧张，停药后会逐渐好转。用他莫昔芬（三苯氧胺）治疗的患者可能会出现类似更年期综合征的反应，如潮热、畏寒等，少数患者还可出现阴道出血、恶心、呕吐。如出现这些症状应及时就诊。

（5）健康指导。

1）大力宣传科普防癌知识，提高女性防癌普查的自觉性。年龄在40岁以上的妇女每年接受1次妇科检查，注意子宫内膜癌的高危因素，积极治疗高血压、糖尿病。

2）绝经后出血是危险信号，一旦出现就应马上就诊。此时治疗可获得满意的效果。

3）随诊。治疗后应定期随访，75%～95%复发在术后2～3年。因此，一般术后2～3年每3个月随访1次，3年后每6个月1次，5年后每年1次。随访内容包括详细病史、盆腔检查、阴道细胞学涂片、X线胸片、血清CA125检测等，必要时可做CT及MRI。

五、卵巢肿瘤

卵巢肿瘤是女性生殖器官常见的肿瘤,可发生于任何年龄,但多见生育期妇女。卵巢组织成分非常复杂,是全身各脏器原发肿瘤类型最多的器官。最多见的是卵巢上皮性肿瘤,其次是卵巢生殖细胞肿瘤、卵巢性索间质肿瘤。

卵巢恶性上皮性肿瘤是女性生殖器常见的三大恶性肿瘤之一,5年存活率仅为30%～40%。已成为威胁妇女生命和健康的主要肿瘤。

(一)卵巢肿瘤概述

卵巢组织成分复杂,分类方法多,目前卵巢肿瘤最常用的分类方法是组织学分类法。主要包括上皮性肿瘤、生殖细胞肿瘤、性索间质肿瘤、脂质细胞瘤、性腺母细胞瘤等。

1.上皮性肿瘤

占原发性卵巢肿瘤的50%～70%,其恶性类型占卵巢恶性肿瘤的85%～90%。来源于卵巢表面的生发上皮,是最常见的卵巢肿瘤,多见于中老年妇女。卵巢上皮性肿瘤分为良性、交界性和恶性,其组织学类型主要有浆液性肿瘤、黏液性肿瘤、卵巢子宫内膜样肿瘤、透明细胞肿瘤及未分化癌等。

2.生殖细胞肿瘤

占卵巢肿瘤的20%～40%。生殖细胞有分化为多种组织的功能,未分化者为无性细胞瘤,胚胎多能者为胚胎癌,向胚胎结构分化者为畸胎瘤,向外胚结构分化为内胚窦瘤、绒癌。按组织学类型分类包括畸胎瘤、无性细胞瘤、胚胎癌及绒癌等。其中畸胎瘤又分为成熟畸胎瘤和未成熟畸胎瘤。成熟畸胎瘤又称皮样囊肿,属于良性肿瘤,占卵巢肿瘤的10%～20%,占畸胎瘤的95%以上,其发病以20～40岁居多。未成熟畸胎瘤属于恶性卵巢肿瘤,多发生在11～19岁的年轻女性。该肿瘤的复发及转移率均高,但复发后再次手术可见未成熟肿瘤组织具有向成熟转化的特点,即恶性程度出现逆转。

3.性索间质肿瘤

约占卵巢肿瘤的5%。性索间质来源于原始体腔的间叶组织,可向男女两性分化。性索向上皮分化形成颗粒细胞瘤或支持细胞瘤;向间质分化形成卵泡膜细胞瘤或间质细胞瘤。此类肿瘤常有内分泌功能,故又称功能性卵巢肿瘤。性索间质肿瘤病理分类包括颗粒细胞-间质细胞瘤和支持细胞-间质细胞瘤。

4.转移性肿瘤

体内任何部位的原发癌均可转移至卵巢。常见的原发癌部位有乳腺、肠、胃、生殖器、泌尿道以及其他脏器等,占卵巢肿瘤的5%～10%。

(二)病因

卵巢上皮性肿瘤是最常见的卵巢肿瘤。卵巢上皮癌发展迅速,不易早期诊断,治疗困难,死亡率高。卵巢上皮癌的发病原因尚不清楚,其相关的高危因素主要有以下几种。

1.持续排卵

持续排卵使卵巢表面上皮不断损伤与修复,其结果一方面在修复过程中卵巢表面上皮细胞突变的可能性增加;另一方面增加卵巢上皮包涵囊肿形成的机会。减少或抑制排卵可减少卵巢上皮由排卵引起的损伤,可能降低卵巢癌发病危险。流行病学调查发现卵巢癌危险因素有未产、不孕。

2.遗传因素

5%~10%的卵巢上皮癌具有遗传异常。人群中卵巢癌的发生率为1.4%,有1个一级亲属患卵巢癌的妇女患卵巢上皮癌的危险为5%;有1个一级亲属和1个二级亲属患卵巢癌的妇女患卵巢上皮癌的危险高达7%。这些卵巢癌的家族聚集现象称为"家族性卵巢癌",认为是基因和环境共同作用的结果。

3.环境因素

环境因素是人类卵巢癌主要的病因决定因素。工业发达国家卵巢癌的发病率高,提示工业的各种物理或化学产物可能与卵巢癌的发病有关。

(三)临床表现

卵巢癌早期无任何症状,出现症状时常常已达晚期。

1.症状

卵巢癌主要症状为腹胀、腹部肿物及腹水。其症状的轻重主要取决于肿瘤的大小、位置、侵犯邻近器官的程度;肿瘤的组织学类型及有无并发症。肿瘤若向周围组织浸润或压迫神经,可引起腹痛、腰痛或下肢疼痛;若压迫盆腔静脉,可出现下肢水肿。晚期可出现消瘦、严重贫血等恶病质现象。

2.体征

三合诊检查在阴道后穹窿触及盆腔质硬结节,肿块多为双侧,实性或半实性,表面凹凸不平,不活动,常伴有腹水。有时在腹股沟、腋下或锁骨上可触及肿大的淋巴结。

(四)辅助检查

1.妇科检查

通过三合诊检查可触及包块,多为双侧,实性或囊实性,不规则,活动性差,患者常伴有腹水和子宫直肠窝结节。

2.B超检查

检测肿块部位、大小、形态,提示肿瘤性状,鉴别卵巢肿瘤、腹水和结核性包裹性积液。其诊断符合率>90%。彩色多普勒超声有助于诊断。

3.腹部X线平片

可助卵巢畸胎瘤的诊断。

4.CT检查

可清晰地显示肿块,还可显示有无肝、肺结节及腹膜后淋巴结转移。

5.肿瘤标志物

CA125是目前被认为对卵巢上皮癌较为敏感的肿瘤标志物,80%卵巢上皮癌患者CA125水平高于正常;90%以上患者CA125水平的高低与病情缓解或恶化相一致,可用于病情检查,敏感性高,其正常值为$35\mu g/L$。AFP(甲胎蛋白)主要用于生殖细胞肿瘤的诊断,内胚窦瘤可以合成AFP,因此,是诊断内胚窦瘤一个特异的肿瘤标志物,未成熟畸胎瘤患者血清AFP升高约占43.5%。

6.细胞学检查

在腹水或腹腔冲洗液中找到癌细胞。

7.腹腔镜检查

可直视肿块的大体情况,并对整个盆腔探查,在可疑部位进行多点活检。抽吸腹腔液进行细胞学检查。

(五)治疗

1.良性肿瘤

卵巢肿瘤一经确诊应手术治疗。手术范围应根据患者的年龄、生育要求及对侧卵巢情况来确定。

2.恶性肿瘤

以手术为主,辅以化疗、放疗和其他综合治疗为原则。

(1)手术治疗:是治疗卵巢上皮癌的主要手段。应根据术中探查及冷冻病理检查结果决定手术范围。第1次手术彻底性与预后密切相关。对于早期卵巢癌(Ⅰ期、Ⅱ期)应行全面确定分期的手术。晚期卵巢癌应行肿瘤细胞减灭术,术式与全面确定分期的手术相同,手术的主要目的是尽最大努力切除卵巢癌之原发灶和转移灶,使残余肿瘤直径<2cm,必要时可切除部分肠管或脾等。

(2)化疗:为主要的辅助治疗。卵巢上皮性癌对化疗较敏感,常用于术后杀灭残留病灶及控制复发;也可用于术前,先化疗缩小病灶后再行手术治疗;化疗还可以用于复发的治疗。

晚期卵巢癌对一线化疗的反应率可达70%～80%。一线化疗是指首次肿瘤细胞减灭术后的化疗。常用的药物有顺铂、卡铂、紫杉醇、环磷酰胺、博来霉素、依托泊苷等。根据病情选用静脉化疗或静脉腹腔联合化疗。腹腔化疗不仅能控制腹水,还能使小的腹腔内残存病灶缩小或消失。

二线化疗方案主要针对复发性卵巢癌和耐药性及难治性卵巢癌,常用的药物有异环磷酰胺、紫杉醇、托扑替康等。

(3)放疗:外照射可用于锁骨上和腹股沟淋巴结转移灶及部分紧靠盆壁的局限性病灶的局部治疗。对卵巢上皮癌不主张以放疗作为主要辅助治疗手段。

(4)免疫治疗:目前临床上多用细胞因子治疗,如白介素-2、干扰素、胸腺肽等,均为辅助治疗手段。可以预见的是,随着基础医学和临床医学的发展,免疫治疗将成为卵巢癌治疗的重要手段。

(六)护理评估

1.病史

护士应了解患者的年龄、月经史、生育史、主要的临床表现,要重视盆腔检查。

2.心理问题

卵巢肿瘤未确诊前,患者担心是恶性疾病,表现出焦虑、不安。当确定诊断是卵巢癌时,患者感到恐慌、孤单、痛苦。护士通过与患者及家属的交流,了解其存在的心理问题。

(七)护理问题

1.焦虑

与担心疾病的恶性诊断有关。

2.恐惧

与癌症诊断,面临死亡与家人分离有关。

3.知识缺乏

与缺乏疾病相关知识,缺乏手术及化疗注意事项有关。

4.营养失调——低于机体需要量

与癌症属于慢性消耗性疾病,肿瘤晚期恶病质有关。

5.疼痛

与手术创伤有关。

6.有感染的危险

与肿瘤细胞减灭术、腹部伤口、留置引流管、营养不良、介入性治疗有关。

7.潜在的并发症

出血,与肿瘤细胞减灭术创面大、血管断端结扎不紧或结扎脱落、患者凝血功能障碍有关。

8.有受伤的危险

与卵巢癌化疗不良反应有关。

(八)护理措施

(1)卵巢癌患者入院后,思想负担重,情绪低落。护士要耐心细致地向患者介绍病室环境,增加患者的安全感和信任感,对患者提出的问题要耐心解答,使其能积极配合治疗。

(2)患者卧床时间长,抵抗力差,易造成皮肤压伤。交接班时要查看患者全身皮肤,每2h翻身1次,按摩骨隆突处,保持床单位的清洁和整齐,预防压疮的发生。

(3)卵巢癌患者饮食宜清淡,易消化,少食多餐,根据病情需要选择营养支持的方法,如鼻饲增加营养物质摄入,也可选择完全胃肠外营养。护士在配置和输入营养液时应严格无菌技术操作,注意输液速度,预防感染。同时患者应监测血象、肝肾功能、血清蛋白等。

(4)卵巢癌手术护理。

(5)卵巢癌术后的尿管、引流管、胃管的护理非常重要。要保持其通畅,观察其颜色、量、性质,出现异常及时报告医生给予有效处理。

(6)健康指导。卵巢肿瘤治疗后易复发,应坚持长期随访。随访时间为:手术后1年内,每月1次;术后1～2年,每3个月1次;术后2～3年,每6个月1次;术后3年以上,每年1次。

(邵兰清)

第十九节 妇产科常用手术患者的护理

一、会阴切开术

会阴切开术是产科常用的手术,目的是避免严重会阴裂伤。切开方式有会阴侧斜切开及正中切开。会阴正中切开术的优点是出血少,缝合好,瘢痕小;缺点是切口有可能下延撕裂肛门括约肌,造成会阴Ⅲ度裂伤。会阴侧斜切开可充分扩大阴道,临床较为常用,除用于自然分娩外,还可用于阴道手术助产者。

(一)适应证

(1)初产妇需行产钳术、胎头吸引术、臀位助产术。

(2)初产妇会阴体较长或会阴部坚韧,有严重撕裂可能。

(3)第二产程延长,如宫缩乏力、会阴坚韧、轻度头盆不称。

(4)缩短第二产程,如重度子痫前期、妊娠合并心脏病、胎儿窘迫等。

(5)预防早产儿因会阴阻力引起颅内出血。

(二)物品准备

无菌会阴切开包1个,内有剪刀1把、20mL注射器1个、长穿刺针头1个、弯血管钳4把、巾钳4把、持针器1把、2号圆针1枚、治疗巾4张、纱布10块、1号丝线1团、0号肠线1根或2/0可吸收缝线1根、利多卡因10mL等。

(三)麻醉方式

通常采用阴部神经阻滞麻醉或局部皮下浸润麻醉。

(四)操作方法

1.会阴侧切术

(1)会阴切开:产妇取膀胱截石位,会阴侧斜切开手术者左手食、中指伸入阴道,撑起左侧阴道壁,以防护并指示切口位置,右手持会阴切开剪刀,自会阴后联合中线向左侧成45°方向剪开会阴。如会阴高度膨隆时,角度应大,可为60°～70°。在宫缩时剪开皮肤及黏膜,一般长4～5cm,切开后用纱布压迫止血,必要时钳压血管,结扎止血。

(2)会阴缝合:胎盘娩出后检查阴道有无其他部位裂伤,阴道内塞入一带尾纱布条至宫颈口,暂时阻止阴道内血液外流,以便看清手术口,利于缝合。用0号铬制肠线缝合肌层及皮下脂肪,伤口要对称缝合,勿留死腔。最后以1号丝线间断缝合皮肤。缝线不可过紧,以免组织水肿,缝线嵌入组织内。

(3)缝合完毕取出阴道内纱布条,作肛门常规检查,如有缝线穿过直肠黏膜,应立即拆除,重新缝合。

2.会阴正中切开术

若会阴正中切开,可在切开前做皮下浸润麻醉。

(1)会阴切开:沿会阴后联合中间垂直向下切开,长2.5～3.5cm,注意不要损伤肛门括约肌。

(2)缝合:胎盘娩出后以0号铬制肠线间断缝合阴道黏膜及黏膜下组织,注意勿穿过直肠黏膜,必要时可将左手食指伸入肛门内做引导。以1号丝线间断缝合皮下脂肪和皮肤。

(3)缝合完毕:常规作肛门检查。

(五)护理要点

(1)做好产妇的心理护理,解释会阴切开术的目的,说明阴道助产术的必要性,减轻或消除产妇的恐惧心理,以取得产妇的配合。

(2)指导产妇配合手术,密切观察产妇一般情况及胎心音。

(3)胎儿娩出后,即协助清理呼吸道并进行 Apgar 评分,协助医生进行各项抢救。注意观察有无头颅血肿、头皮损伤、颅内出血等情况。

(4)术后保持外阴清洁,拆线前应嘱产妇多向健侧卧位,每天擦洗外阴 2 次,大便后也需擦洗。及时更换会阴垫。

(5)注意观察会阴切口有无渗血、红肿、硬结及脓性分泌物,若有异常及时通知医生处理。

(6)会阴切口肿胀伴明显疼痛时,选用 50% 硫酸镁溶液湿热敷或 95% 乙醇湿敷,也可选用大黄芒硝外敷,配合切口局部理疗,有利于切口愈合。

(7)会阴侧切伤口于术后第 5 天拆线,正中切开则手术后第 3 天拆线。

二、胎头吸引术

胎头吸引术是用胎头吸引器置于胎头上,形成一定负压后吸住胎头,通过牵引以协助胎儿娩出的手术。常用的胎头吸引器有金属直形、牛角形空筒和金属扁圆形胎头吸引器。其优点为易于掌握,对母儿危害较小,可用来代替低位产钳。不足之处是若负压不足,吸引器滑脱可造成胎儿受伤;如负压过大,牵引时间长,易损伤头皮,甚至发生颅内出血。

(一)适应证

(1)产妇患心脏病、子痫前期等需缩短第二产程者。

(2)子宫收缩乏力致第二产程延长,或胎头拨露达半小时,胎儿仍不能娩出者。

(3)有剖宫产史或子宫有瘢痕,不宜过分屏气加压者。

(二)禁忌证

(1)有严重头盆不称、面先露、产道阻塞、尿瘘修补术后等,不能或不宜经阴道分娩者。

(2)宫口未开全或胎膜未破者。

(3)胎头位置高,未达阴道口者。

(三)适用条件

(1)头盆相称、活胎、头先露。

(2)胎头双顶径已达坐骨棘水平以下。

(3)宫口开全并且胎膜已破。

(四)物品准备

胎头吸引器(上接一长 20cm 的硬质橡皮管),50mL 或 100mL 注射器或电动吸引器,止血钳等经过高压灭菌后备用。会阴切开缝合术的物品,新生儿急救用药,导尿包。

(五)操作步骤

1.阴道检查

产妇取膀胱截石位,无菌导尿,做阴道检查,主要了解子宫颈口是否开全,胎膜是否破裂,胎头高低及其胎方位,初产妇如会阴较紧或胎头较大可先做会阴切开术。

2.放置吸引器

先将吸引器周围涂少许润滑油,术者左手食、中指下压阴道后壁,右手持吸引器沿阴道后壁放入,使吸引器边缘紧贴胎头顶骨后部。检查吸引器四周,确定吸引器与胎头之间无被夹于其中阴道壁或宫颈软组织,调整吸引器横柄与胎头矢状缝相一致,作为旋转胎头方向的标记。

3.抽吸空气形成负压

助手用50mL注射器或用电动吸引器慢慢抽出空气,一般用注射器抽出空气150～180mL,使负压达27～40kPa并维持。

4.牵引

应在宫缩时进行,牵引应按产轴方向及分娩机转进行,先向下牵引,枕部达耻骨联合下缘时,再逐渐向上牵引,使胎头逐渐仰伸娩出。如为枕后位或枕横位,可边旋转边牵引。

5.取下吸引器

当胎头娩出阴道口时即可解除负压,取下吸引器,继续按正常分娩助产,娩出胎肩及胎体。

(六)护理要点

(1)术前向产妇讲解胎头吸引术助产目的及方法,取得产妇的积极配合。

(2)牵拉胎头吸引器前,检查吸引器有无漏气。吸引器负压要适当,压力过大容易使胎儿头皮受损,压力不足容易滑脱;发生滑脱,虽可重新放置,但不应超过2次,否则改行剖宫产。

(3)牵引时间不应超过20min。

(4)术后仔细检查软产道,有撕裂伤应立即缝合。

(5)新生儿护理。

1)密切观察新生儿头皮产瘤大小、位置,有无头皮血肿及头皮损伤的发生,以便及时处理。

2)注意观察新生儿面色、反应、肌张力等,警惕发生颅内出血,做好新生儿抢救准备。

3)新生儿静卧48h,避免搬动,生后3d内禁止洗头。

4)给予新生儿维生素 K_1 10mg 肌内注射,防止出血。

三、产钳术

产钳术是用产钳牵拉胎头,协助胎儿娩出的手术。根据手术时胎头所在位置的高低分为3种:①低位产钳指胎头颅骨已达骨盆底,胎头位置已达+3,矢状缝在骨盆出口前后径上。②中位产钳指胎头双顶径已过骨盆入口,但未达到骨盆底。③高位产钳指胎头尚未衔接,即双顶径未达骨盆入口。目前临床常用的是低位产钳。产钳由左右两叶组成,每叶分钳匙、钳胫、钳锁和钳柄4个部分。

产钳术适应证同胎头吸引术,胎头吸引术失败者也可使用产钳术,适用条件同胎头吸引术。

(一)用物准备

高压灭菌的产钳,润滑剂,会阴切开缝合术的用物,新生儿急救用物,导尿包。

(二)操作步骤

1.术前准备

同胎头吸引术,除头盆不称外,确定宫口已开全,胎膜已破,先露已较低,胎心存在时,可放置产钳。

2.放置产钳

以枕前位为例。术者左手持产钳左叶钳柄,将左叶沿右手掌面伸入手掌与胎头之间,在右手引导下将钳叶缓缓向胎头左侧及深部推进,将钳叶置于胎头左侧,钳叶及钳柄与地面平行,由助手持钳柄固定。然后术者右手持产钳右叶钳柄,在左手引导下将钳叶引导至胎头右侧,达左叶产钳对应位置。

3.合拢锁扣

如两钳叶放置适当,则锁扣很容易吻合,钳柄也自然对合,胎头矢状缝应位于两钳叶的中间。检查钳叶与胎头之间应无被夹入的产道软组织或脐带。

4.牵拉

在宫缩时合拢钳柄,向外、向下缓慢牵拉。当先露部拨露时,逐渐将钳柄上提,使胎头仰伸娩出,注意保护会阴。一次宫缩不能娩出胎头时,可稍放松锁扣,待下次宫缩时再合拢锁扣牵拉。

5.取下产钳

胎头额部牵出后松懈产钳,先取下位于上方的右叶,再取下位于下方的左叶,取下时应顺胎头慢慢滑出。然后按分娩机转娩出胎体。

6.常规检查

术后常规检查宫颈、阴道壁及会阴切口,并予以缝合。

(三)护理要点

(1)做好产妇的心理护理,向产妇及家属说明行产钳术的目的,减轻其紧张情绪,以取得产妇的配合。

(2)做好术前用物准备,铺好产包,术前导尿,备好会阴侧切器械、产钳及局麻药物,并做好新生儿抢救的准备。

(3)密切观察产妇一般情况及胎心音,指导产妇正确运用腹压。

(4)术后注意观察新生儿有无头颅血肿、头皮损伤、颅内出血等情况。

(5)术后立即检查软产道及会阴侧切有无裂伤,发现裂伤应及时修补。

(6)术后注意子宫收缩,会阴侧切口按会阴侧切术后护理,并注意排尿有无困难。

四、剖宫产术

剖宫产术是指经腹切开子宫取出胎儿及其附属物的手术,是解决难产、某些妊娠并发症和合并症的一种快速、有效且相对安全的常用手术。其术式不断变迁,包括子宫体部剖宫产术、子宫下段剖宫产术、腹膜外剖宫产术和新式剖宫产术等。其中以子宫下段剖宫产术最常用。

(一)适应证

1.母体指征

(1)如骨盆狭窄、头盆不称、软产道异常,子宫先兆破裂,有剖宫产史等。

(2)孕妇年龄大于35岁、多年不孕。

(3)有妊娠合并症及并发症,如妊娠合并心脏病、重度子痫前期及子痫、胎盘早剥、前置胎盘。

(4)产力异常所致的滞产经处理无效者。

(5)严重的外阴、阴道静脉曲张,或严重外阴水肿经治疗无效。

2.胎儿指征

(1)胎位异常,如横位、臀位、额先露等。

(2)胎儿窘迫。

(3)巨大儿、珍贵儿、脐带脱垂或脐带先露。

(4)多胎妊娠及连体双胎。

3.母儿指征

胎盘是联系母儿间的纽带,胎盘病变需剖宫产者为母儿指征。

(二)禁忌证

死胎及胎儿畸形,不应行剖宫产术终止妊娠。

(三)术式及其选择

1.子宫下段剖宫产术

在妊娠晚期或临产前后,子宫下段已形成,切开其前的子宫膀胱反折腹膜后,推开膀胱,暴露子宫下段,作弧形的横切口切开子宫,或作一小横切口,横向钝性撕开,取出胎儿、胎盘。优点是术后切口愈合好,与盆腔组织粘连少,再次妊娠破裂机会较小,术后并发症小,临床广泛应用。

2.子宫体部剖宫产术

在子宫体部正中作纵形切开。手术方法较易掌握,手术时间较短,可用于妊娠任何时期。缺点是术中出血多,术后子宫易与周围脏器粘连,切口愈合不如子宫下段术式,再次妊娠发生子宫破裂的可能性较大。此术仅用于急于娩出胎儿或不能在子宫下段进行手术时。

3.腹膜外剖宫产术

利用解剖特点,于腹膜外切开子宫下段,取出胎儿及胎盘胎膜的手术。此术式虽较复杂,因不进入腹腔,术后肠蠕动恢复快,产妇不需严格禁食,身体恢复快。该术式可明显减少剖宫产术后腹腔感染的危险,对宫腔有感染者尤为适用。

(四)护理要点

1.剖宫产术产妇的术前护理

(1)介绍剖宫产术的大致过程及手术的必要性,耐心解答产妇的提问,以减轻产妇的焦虑。

(2)密切观察宫缩及胎心音的变化,如有胎儿窘迫发生应立即给产妇吸氧,取左侧卧位,并及时报告医生,遵医嘱用药。

(3)术前禁用呼吸抑制剂如盐酸吗啡,以免新生儿窒息。

(4)急诊剖宫产自决定手术起开始禁食,择期剖宫产应禁食6h。

(5)注意生命体征的观察,做好输血准备、皮肤准备、普鲁卡因及青霉素皮试,术前留置导尿管。

(6)将新生儿衣被送手术室备用,准备好新生儿急救物品,如气管插管、氧气及急救用药等。

(7)准备剖宫产手术包、器械等用物,备好子宫收缩剂,在腹部消毒前须常规复查胎心,做好局麻或硬膜外麻醉的配合工作。

2.剖宫产术产妇的术后护理

在腹部手术后常规护理及产褥期妇女的护理基础上,还应注意以下几点。

(1)手术了解:详细了解手术及麻醉情况,测量血压、脉搏、呼吸,检查腹部刀口,观察宫缩及阴道流血情况,注意尿量及颜色,并做好记录。

(2)知识宣教:向产妇及家属讲解剖宫产术有关知识,术后可能出现的不适及应对措施。耐心回答产妇的提问,介绍有助术后康复的有关知识。

(3)术后坐卧方式:根据麻醉方式的不同,安排产妇在术后去枕平卧 6～12h,以后可取半卧位。协助产妇翻身,帮助产妇尽早下床活动,以减少并发症发生。

(4)指导合理饮食:术后 6h 禁食,肛门排气前,禁食,排气后给予流质饮食,以防产气过多而出现腹胀不适。而后应进高蛋白、高热量、高维生素、高纤维素、多汤的饮食,以利于乳汁分泌。

(5)疼痛护理:解释腹痛的原因,指导产妇在翻身、咳嗽时轻按腹部两侧以减轻疼痛,可在腹部系腹带,以减轻切口张力。必要时按医嘱给予止痛剂。如出现阵发性宫缩痛,应告知这是产后的正常现象。

(6)切口护理:每日擦洗会阴 2 次,保持外阴清洁。留置尿管应保持通畅,并在 24h 后拔除,督促排尿。每日观察切口有无渗血、血肿、红肿、硬结等,保持切口敷料清洁干燥。遵医嘱使用抗生素。

(7)生活护理:在自理能力恢复前,协助产妇进食、休息、穿着、上厕所及照料新生儿。鼓励产妇自理、早期下床活动,教会婴儿护理及母乳喂养的有关知识。

(8)出院后产妇护理:指导产妇出院后保持外阴部清洁;落实避孕措施,至少应避孕 2 年;鼓励符合母乳喂养条件的产妇坚持母乳喂养;做产后保健操,摄取营养丰富的食物,有利于体力恢复、排尿及排便,促进骨盆肌及腹肌张力恢复,避免腹部皮肤过度松弛;产后 42d 去医院做产后健康检查。

五、妇科腹部手术患者的护理

随着手术技术的提高、术式的改进以及与手术相关条件的完善,手术治疗更趋安全,致使腹部手术成为妇科疾病常用的一种治疗手段,尤其是妇科肿瘤患者的主要治疗手段之一。手术既是治疗的过程,也是创伤的过程。要保证手术的顺利进行、患者术后如期康复,则需要充分的术前准备和精心的术后护理,以保证患者以最佳身心状态经历手术全过程。

(一)妇产科腹部手术种类及适应证

妇科手术按手术急缓程度,可分为择期手术、限期手术和急诊手术。按手术范围区分,有剖腹探查术、肿瘤细胞减灭术、附件切除术、全子宫切除术、次全子宫切除术、广泛子宫切除术、次广泛子宫切除术、扩大子宫切除术、盆腔淋巴清扫术和剖宫产术等。

手术适应证:子宫本身及附件有病变,因附件病变而不能或不必要保留子宫者,性质不明的下腹部肿块,诊断不清的急腹症以及困难的阴道分娩等。

(二)腹部手术术前患者的护理

1.护理评估

(1)健康史:询问患者既往健康状况,有无药物或其他过敏史;了解饮食习惯,有无烟酒嗜好。了解所患疾病及拟施行的手术种类;了解术前心理状态,对将要进行手术的了解程度,有无思想顾虑等。了解有无手术史及手术的原因。

(2)身体状况:询问有无月经来潮,对有阴道流血者应观察出血量、性状、有无异味,有无其他伴随症状。观察有无贫血、上呼吸道感染、皮肤感染等;评估睡眠时间是否充分,睡眠质量如何,有些患者因为紧张可能有失眠。测体温、脉搏、呼吸及血压。详细了解心、肺、肝、肾等重要脏器的功能情况。

(3)心理-社会状况:由于对生殖器官的认识不足,有些患者担心经妇科手术切除卵巢或子宫后,就意味着失去了女性特征。因此,妇科手术对患者而言是身心两方面的应激,它通过心理上的疑惑和生理上的创伤影响着患者正常的心理活动,并且由此影响患者术后康复。多数受术者会对手术产生焦虑、紧张、消极或悲观等各种不良的心理状态。

(4)辅助检查:包括肝功能、心电图、电解质、血尿常规等检查,以了解有无糖尿病,水、电解质紊乱,贫血及感染等情况。必要时做宫颈刮片细胞检查,阴道清洁度检查,还应注意 B 超及胸部 X 线摄片检查情况。

2.常见的护理诊断

(1)焦虑:紧张不安、忧郁、失眠,与担心能否耐受手术及手术效果有关。

(2)知识缺乏:与缺乏对生殖器功能的认识、缺乏有关疾病及手术的知识有关。

3.护理措施

(1)减轻焦虑:解释病情及手术的必要性及手术的过程,介绍手术医生的简况及手术成功的病例,消除其对手术的焦虑、恐惧心理,帮助患者对手术治疗树立信心。

(2)向患者介绍有关知识:应用通俗易懂的语言向患者介绍相关医学知识,讲解女性生殖器的功能及手术切除后可能出现的表现和应对措施。在病情许可的情况下,给予高蛋白、高热量、富含多种维生素的饮食。

(3)指导患者术前训练:手术后患者常因伤口疼痛而不敢咳嗽,因此,术前要训练患者作胸式深呼吸运动和有效咳痰。指导患者双手按住季肋部或切口两侧,以限制腹部活动的幅度,深吸气后再用力咳痰,重复训练,直到患者掌握为止。多数患者术后不习惯在床上小便,因此,术前应指导患者在床上练习使用便器,以免术后发生排尿困难。另外,可指导患者床上漱口、翻身及上下床,以利术后的康复。

(4)注意月经周期:经期一般不手术,经前期盆腔充血,手术时易造成出血。若非急症的择期手术,安排在月经后较妥。

(5)做好术前常规准备工作。

1)做普鲁卡因、青霉素等药物过敏试验。

2)皮肤准备:患者术前应沐浴、更衣、剪指甲。术前 1d 进行皮肤准备。妇科腹部手术备皮范围上自剑突下,两侧至腋中线,下达阴阜和大腿内上 1/3 处。

3)检查血型,进行必要的备血。

4)阴道准备:经腹全子宫切除术者,术前 3d 每日用 1∶5000 高锰酸钾液或 1∶1000 苯扎溴铵液冲洗阴道,如有阴道流血,改用 0.5%氯己定醇溶液(洗必泰酊)擦洗阴道,每日 1 次,共 3 次;手术当日须再次阴道冲洗,冲洗后拭干。宫颈癌和子宫内膜癌的患者冲洗擦干后,在宫颈和穹窿部涂 1%甲紫(龙胆紫),并填塞无菌纱布条。

5)胃肠道准备:妇科腹部手术者术前 1 天晚饭减量,进软食,午夜后禁食;睡前予肥皂水或生理盐水灌肠 1 次,也可用口服番泻叶水代替;手术当日晨再次灌肠。

6)为保证休息,术前 1 日晚按医嘱睡前给予镇静安眠药。

7)手术当日护理:测生命体征。去手术室前 30min,留置导尿管,排空膀胱,然后用无菌纱布将导尿管口包扎紧;按麻醉科医嘱,术前肌内注射苯巴比妥钠、硫酸阿托品等药物。入手术室前嘱患者取下义齿、贵重物品交家属保管。按手术需要将病历、输液瓶及药物等带往手术室,送患者至手术室,并与手术室护士交接班。

(三)腹部手术术后患者的护理

1.护理评估

(1)健康史:通过与麻醉师交接班、查阅手术记录,了解术中经过情况,如手术范围、术中出血量、麻醉用药情况及有无需要特别注意的情况。

(2)身体状况:术后 24h 内,麻醉作用消失后,患者感到刀口疼痛,术后 2~3d 可自行减轻。手术后,患者常有恶心、呕吐反应。有腹胀者一般于手术后 2~3d 内自然消退。术后应重点评估患者的面色及生命体征,及时发现内出血征象。术后 1~2d 体温可略升高,但不超过 38℃。了解有无保留导尿管,导尿管是否通畅,估计尿量(每小时尿量至少 50mL 以上)。观察腹壁伤口有无渗血、渗液及感染的征象;注意阴道出血及分泌物的情况。

(3)心理社会状况:患者对手术是否成功表现出极大的关心,对手术后出现的不适感到紧张、焦虑。患者及其配偶可能对术后体力的恢复、性生活的恢复表示担忧。

(4)实验室检查及其他检查:电解质、二氧化碳结合力测定,以了解有无电解质紊乱、酸碱平衡失调;血常规检查,以了解有无贫血及感染。

2.护理诊断

(1)疼痛:腹部或会阴部疼痛、咳嗽及活动受到限制,与手术切口有关。

(2)自理能力缺陷:饮食起居受限制,与手术及术后输液有关。

(3)知识缺乏:与缺乏术后康复的有关知识有关。

(4)有感染的危险:与手术切口、术后机体抵抗力降低有关。

3.护理措施

(1)一般护理:具体如下。

1)准备工作:将患者送往手术室后,病房护士应准备麻醉床及术后所需的用具,如血压计、听诊器、输液架、尿管接管、尿袋和氧气,有条件者备心电监护仪等。

2)体位:全身麻醉患者在尚未清醒前应有专人守护。去枕平卧,头侧向一旁。蛛网膜下腔麻醉者,去枕平卧 12h。硬膜外麻醉者,去枕平卧 6~8h。如患者无特殊情况,血压平稳,一般情况良好,术后次晨取半卧位。这样有助于腹部肌肉放松,降低腹部切口张力,减轻疼痛;有利于深呼吸,增加肺活量,减少肺不张情况的发生。同时,半卧位也有利于腹腔引流,术后腹腔内血性液体、炎症渗出液以重力作用向直肠子宫陷凹引流,避免对膈肌激惹,减少脏器刺激。护士要经常巡视患者,注意观察患者意识及肢体感觉的恢复情况;保持床单清洁、平整,协助患者维持正确的体位。鼓励患者活动肢体,每15min进行一次腿部运动,防止下肢静脉血栓形成。每2h翻身、咳嗽、做深呼吸1次,有助于改善循环和促进良好的呼吸功能。老年患者的卧床时间、活动方式及活动量需根据具体情况进行调整。注意防止老年人因体位变化引起血压不稳定,突然起床时发生跌倒的情况,随时提供必要的扶助,特别需要耐心地反复交代相关事项,直到确定其完全掌握为止,例如呼唤开关的使用等。

3)密切观察生命体征:患者回病房后,根据手术大小、病情轻重,每0.5～1h测血压、脉搏、呼吸1次,直至平稳。术后3d每日测体温、脉搏、呼吸4次,正常后改为每日2次。

4)饮食:腹部手术患者当天禁食;术后1～2d进流质,忌食牛奶、豆浆等产气类食物,以防发生肠胀气;以后逐渐改为半流质和普通饮食。术后每日应补充足够的热量和维生素C,进食后,每餐除给鸡蛋、肉、牛奶类外,必须搭配主食或副食。

5)大小便:发现尿少、血尿,须及时通知医生。一般术后24～48h可拔除导尿管,广泛性全子宫切除和盆腔淋巴结清除术留置10～14d。经阴道全子宫切除术和阴道前后壁修补术,必须留置导尿管3～5d,在拔管后6h内,注意患者能否自行排尿,必要时需再次保留尿管,定时开放,以锻炼膀胱肌肉,促使排尿功能的恢复。腹部手术后4d仍未解大便者,可遵医嘱给予缓泻剂或开塞露;无效时,可予肥皂水灌肠。

6)介绍有关康复的知识,做好生活护理:在自理能力恢复以前,协助进食、休息、穿着、上厕所。将日常生活用品及呼叫器放于伸手可及之处。

7)鼓励自理,早下床活动:卧床时鼓励患者多翻身,注意下肢的活动。拔除导尿管后应鼓励患者早期下床活动。第一次下床时应有人陪伴在侧,注意安全,或扶着床边活动,以后活动量逐渐增大。活动量的多少视患者的耐受力而定,如果有头晕、心悸立即休息。

(2)疼痛的护理:虽然术后疼痛是常见的问题,但妇产科手术患者术后疼痛并不严重。腹式子宫切除术后,疼痛和不适通常集中在切口处,其他还可能有下背部和肩膀,多因在手术台上的体位所致。患者在麻醉作用消失后,会感到伤口疼痛,通常手术后24h内最为明显。持续而剧烈的疼痛会使患者产生焦虑、不安、失眠、食欲不振,甚至保持被动体位,拒绝翻身、检查和护理等。护士应牢记:患者只有在不痛的情况下才能主动配合护理活动,进行深呼吸、咳嗽和翻身。为此,需根据患者具体情况,及时给予止痛处理,以保证患者在舒适状态下配合完成护理活动。具体处理措施如下:

1)保持室内安静,提供舒适环境,帮助患者床上翻身及小便。

2)必要时可遵医嘱给予镇静止痛剂。

3)恶心、呕吐时用弯盘盛接,给温水漱口,同时扶住切口两侧的腹壁以减轻疼痛。

(3)腹胀:术后腹胀多因术中肠管受到激惹使肠蠕动减弱所致。患者术后呻吟、抽泣、憋气等可咽入大量不易被肠黏膜吸收的气体,加重腹胀。一般情况下肠蠕动于术后12～24h开始恢复,此时可闻及肠鸣音。通常术后48h恢复正常肠蠕动,一经排气,腹胀即可缓解。如果术后48h肠蠕动仍未恢复正常,应排除麻痹性肠梗阻、机械性肠梗阻的可能。刺激肠蠕动、缓解腹胀的措施很多,具体如下:

1）采用生理盐水低位灌肠,热敷下腹部及采取针灸理疗等。

2）在肠蠕动已恢复但仍不能排气时,可针刺足三里,或按医嘱皮下注射新斯的明0.5mg,肛管排气等。

3）术后早期下床活动可改善胃肠功能,预防或减轻腹胀。

4）如因炎症或缺钾引起,则按医嘱分别补以抗生素或钾;形成脓肿者则应及早切开引流。

4.预防感染

（1）注意体温及伤口情况,如有体温异常升高,伤口红肿、硬结或化脓等情况,应及时报告医生。

（2）保持会阴清洁、干燥,每日擦洗2次,勤换消毒会阴垫。

（3）保留导尿管期间应保持尿管通畅,每日更换尿管接管及无菌尿袋。

（四）健康教育

健康教育内容应包括自我照顾技巧、生活形态改变后的适应、环境调整及追踪照顾的明确指导;还要提供饮食、药物使用、运动忍受度、可能的并发症及出院指导。为了保证效果,宜列出具体内容的细目单。例如子宫切除术患者的出院前教育主要包括以下几项内容。

（1）指导术后患者执行腹部肌肉增强运动,加强因手术而影响的肌肉运动。

（2）术后2个月内避免提举重物,防止正在愈合的腹部肌肉用力,并应逐渐加强腹部肌肉的力量。

（3）未经医护人员允许,避免从事会增加盆腔充血的活动,如跳舞、久站等,因盆腔组织的愈合需要良好的血液循环。

（4）未经医师同意,避免阴道冲洗和性生活,否则会影响阴道伤口愈合,并引起感染。

（5）出现阴道流血、异常分泌物时应及时报告医师。

（6）按医嘱如期返院接受追踪检查。

（7）及时澄清患者及家属的疑问。

（五）急诊手术患者的护理要点

遇到急诊手术患者,则要求护士动作敏捷,在最短时间内扼要重点地了解病史,问清医师准备实施的手术类型,医护密切配合,使工作有条不紊。

1.提供安全环境

在患者对自己病情一无所知的情况下,护士通过实施娴熟技术,使患者确信自己正被救治中。配合医师向家属耐心解说病情,解答提问,并告知一些注意事项,让家属了解目前正为患者进行的各种术前准备工作。在条件许可的情况下允许家属陪伴,避免患者初到新环境出现孤独感。

2.迅速完成术前准备

急诊患者通常病情危重,处于极度痛苦、衰竭甚至休克状态。患者到来后,护士需立即观察病情并详细记录患者的神志、体温、血压、脉搏、呼吸等。遇到失血性休克患者,除抢救休克外,手术前准备力求快捷。如用肥皂水擦洗腹部;常规备皮后不必灌肠;如情况允许,刚进食者手术可推迟2～3h进行;阴道准备可与手术准备同时进行等。

总之,在术前准备的全过程,要保证患者在舒适的环境中获得心理安全感。医护人员要在最短时间内以熟练的专业技术,完成腹部手术准备,并取得患者和家属的信任,使护理对象确信自己在接受最佳的处理方案,这里的医护人员具备相当的经验,病痛将迅速得到缓解。

六、外阴阴道手术患者的护理

外阴手术是指女性外生殖器部位的手术,主要有外阴癌根治切除术、前庭大腺切除术、处女膜切除术等;阴道手术则包括阴道局部手术和途径阴道的手术,如阴道成形术、阴道前后壁修补术、尿瘘修补术、子宫黏膜下肌瘤摘除术、阴式子宫切除术及近几年开展的盆底重建术等。外阴阴道手术与腹部手术不同之处在于手术区域血管丰富、组织松软,前方有尿道,后面近肛门的组织学及解剖学特点,导致患者易出现疼痛、出血、感染等相关的护理问题;还由于手术部位特别隐私,心理上也存在很大压力。手术患者大部分护理内容与腹部手术患者一样,除按常规护理外,应特别注意以下几点内容。

(一)外阴阴道手术术前的护理

(1)妇科阴部手术备皮范围上到耻骨联合以上 10cm,下至肛门以下 10cm,包括腹股沟、外阴和大腿内侧上 1/3,剔毛、肥皂水冲洗。

(2)妇科阴部手术者术前 3d 开始阴道冲洗,每日 1～2 次;施术当天,用肥皂水、清水、苯扎溴铵相继擦洗阴道后,用干棉球拭干。

(3)消化道的准备:术前 3d 起进少渣、半流质饮食 2d,流质饮食 1d,按医嘱给肠道抗生素;术前 1 天晚上或手术日晨予清洁灌肠。

(4)妇科外阴手术者一般不需留置导尿管,带导尿包至手术室备用。

(5)其他同腹部手术。

(二)外阴阴道手术术后的护理

(1)妇科阴部手术后阴道内纱布块数要详细交班,24h 取出,核对纱布数量并作记录。

(2)留置导尿管的时间因手术种类的不同而不同,一般 3～10d,局部要固定尿管并保持无菌,做好外阴部的护理。在准备拔除尿管前 1d,每 2～4h 开放导尿管一次,以训练膀胱的收缩功能,有利拔导尿管后自行排尿,减少尿潴留。

(3)保持外阴部的清洁、干燥,术后要注意敷料是否被渗血、尿液、粪便污染,及时更换,并用 75% 酒精消毒。若阴部放置引流管者,应在引流管前放置棉垫,并及时更换,无分泌物及时拔除引流管。

(4)阴部手术一般控制 5d 内不解大便,可服复方樟脑酊,连服 3d。术后第 5 天服石蜡油 30mL,使粪便软化。一般于排便后拆线。

(5)体位及活动:根据不同手术采取相应的体位。处女膜闭锁及有子宫的先天性无阴道患者术后应取半卧位,有利于经血的流出。若为广泛性外阴切除术,次日改低平卧位,双腿外展屈膝,膝下垫软枕,减少腹股沟部位切口的张力,有利引流;行阴道前后壁修补术或盆底重建术术后的患者应以平卧位为宜;若为阴道子宫切除术,多帮助其翻身,宜卧床 2 周后再起床活动,不能负重。

(初春晓)

参考文献

[1]夏海鸥.妇产科护理学(第4版)[M].北京:人民卫生出版社,2019.

[2]武君颖,王玉玲.儿科护理(第3版)[M].北京:科学出版社,2018.

[3]张玉兰,王玉香.儿科护理学(第4版)[M].北京:人民卫生出版社,2018.

[4]范玲,沙丽艳.儿科护理学(第3版)[M].北京:人民卫生出版社,2018.

[5]郝群英,魏晓英.实用儿科护理手册[M].北京:化学工业出版社,2018.

[6]王英.临床常见疾病护理技术与应用[M].长春:吉林科学技术出版社,2019.

[7]王慧,梁亚琴.现代临床疾病护理学[M].青岛:中国海洋大学出版社,2019.

[8]杨辉,张文光.临床疾病系统化全责整体护理[M].北京:人民卫生出版社,2016.

[9]尹安春,史铁英.内科疾病临床护理路径[M].北京:人民卫生出版社,2014.

[10]伍淑文,廖培娇.外科常见病临床护理观察指引[M].北京:科学出版社,2017.

[11]杨辉.临床常见疾病并发症预防及护理要点[M].北京:人民卫生出版社,2015.

[12]周惠珍.妇产科护理(第2版)[M].北京:科学出版社,2015.

[13]黄人健,李秀华.妇产科护理学高级教程[M].北京:中华医学电子音像出版社,2016.

[14]李京枝.妇产科护理学[M].北京:中国中医药出版社,2012.

[15]王丽芹,刘怀霞,王晓茹.妇产科护理细节管理[M].北京:科学出版社,2017.

[16]姜梅.妇产科护理指南[M].北京:人民卫生出版社,2018.

[17]刘文娜,闫瑞霞.妇产科护理(第3版)[M].北京:人民卫生出版社,2015.

[18]陈娜,陆连生.内科疾病观察与护理技能[M].北京:中国医药科技出版社,2019.

[19]尤黎明.内科护理学(第6版)[M].北京:人民卫生出版社,2017.

[20]安利杰.内科护理查房案例分析[M].北京:中国医药科技出版社,2019.

[21]杨蓉,冯灵.神经内科护理手册(第2版)[M].北京:科学出版社,2019.

[22]王莉慧,刘梅娟,王箭.消化内科护理健康教育[M].北京:科学出版社,2018.

[23]周宏珍,张晓梅,魏琳.神经内科护理健康教育[M].北京:科学出版社,2018.

[24]吴欣娟.外科护理学(第6版)[M].北京:人民卫生出版社,2017.

[25]谢萍.外科护理学[M].北京:科学出版社,2019.

[26]刘梦清,佘金文.外科护理(第2版)[M].北京:科学出版社,2019.

[27]陆静波,蔡恩丽.外科护理学[M].北京:中国中医药出版社,2016.

[28]王雪文.外科护理学(第9版)[M].北京:中国中医药出版社,2012.

[29]梁桂仙,宫叶琴.外科护理学[M].北京:中国医药科技出版社,2016.

[30]安力彬,陆虹.妇产科护理学(第6版)[M].北京:人民卫生出版社,2017.

[31]陶红,张玲娟,张静.妇产科护理查房(第2版)[M].上海:上海科学技术出版社,2016.

[32]秦瑛,吴欣娟.妇产科护理工作指南[M].北京:人民卫生出版社,2016.